crazysexy gesund

*iss' dein gemüse, entfach' dein feuer,
und leb' aus ganzem herzen!*

kris carr

AURUM

Titel der Originalausgabe: *Crazy Sexy Diet*
Erschienen bei: skirt!® (an imprint of Globe Pequot Press and registered trademark of Morris Publishing Group, LLC, used with express permission). Copyright © 2011 by Kris Carr | Crazy sexy is a registered trademark of Red House Pictures, LLC, a Kris Carr Company

Copyright der deutschen Ausgabe: © 2014 Aurum in J. Kamphausen Mediengruppe GmbH, Bielefeld

ISBN 978-3-89901-787-8

Übersetzung: Dr. Ute Weber
Lektorat: Dana Haralambie
Projektleitung: Maren Brand
Druck: Westermann Druck Zwickau
Gestalterische Umsetzung: Kerstin Fiebig, ad department
Nach Originalvorlagen von Libby Kingsbury
und Karla Baker (www.typekarla.com)

Fotonachweis
Das Foto von Kris Carr auf der Buch-Rückseite: © Rick Lew.
Alle weiteren Fotos – sofern nicht gesondert benannt – mit freundlicher Genehmigung von Kris Carr.

Rezepte
Die Rezepte *Atzteken-Salat, Barbecue-Sauce mit geräucherten Jalapeños, Vinaigrette mit gebratenen Tomaten* und *Zitronengras-Ingwer-Misosuppe* stammen aus dem Buch ‚The Candle Café Cookbook' von Joy Pierson und Bart Potenza (unter Mitarbeit von Barbara Scott-Goodman) – ©2003 Joy Pierson und Bart Potenza. Clarkson/Potter Publishers (ein Imprint der Crown Publishing Group, einem Teil der Random House, Inc.)

www.weltinnenraum.de

2. Auflage 2015

Bibliografische Information der Deutschen Nationalbibliothek:
Die Deutsche Nationalbibliothek verzeichnet diese Publikation in der Deutschen Nationalbibliografie; detaillierte bibliografische Daten sind im Internet über http://dnb.d-nb.de abrufbar.

Diese Buch wurde auf 100 % Altpapier gedruckt und ist alterungsbeständig.
Weitere Informationen hierzu finden Sie unter www.weltinnenraum.de

Die in diesem Buch vorgestellten Übungen und Ratschläge wurden von der Autorin und dem Verlag sorgfältig erarbeitet und geprüft. Eine Garantie kann jedoch nicht übernommen werden. Bei Beschwerden ist ein Heilpraktiker oder Arzt zu konsultieren. Der Verlag und die Autorin schließen jegliche Haftung für Gesundheits- und Personenschäden aus.

Alle Rechte der Verbreitung, auch durch Funk, Fernsehen und sonstige Kommunikationsmittel, fotomechanische oder vertonte Wiedergabe sowie des auszugsweisen Nachdrucks vorbehalten.

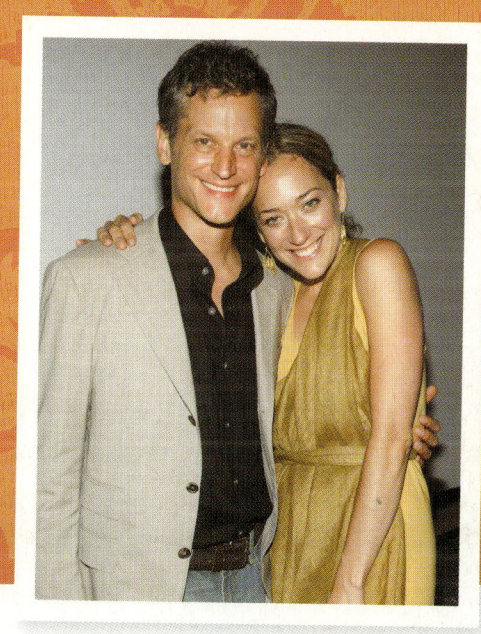

© Patrick McMullen

Für meinen talentierten Ehemann Brian: Du bist mein Polarstern, meine Inspirationsquelle und mein Mentor. Ohne deine Unterstützung (und deine brillanten Änderungen) würde dieses Buch nur in meinem Kopf existieren. Danke für die unzähligen Orientierungshilfen und dafür, dass du mir hilfst, die Frau zu werden, die ich schon immer sein wollte. Ich werde dich viele Leben lang bedingungslos lieben.

Inhalt

vorwort: Dr. Dean Ornish — vi
einführung: Rory Freedman — viii

KAPITEL 1

Hier kommt dein Weckruf – nimm schon den Hörer ab, Schätzchen! 11

Oh mein Gott! Ich schreibe ein Buch über Ernährung! • Meine Geschichte: Wie ich zuerst krank und dann Aktivistin wurde • In welcher Misere steckst du? • Schlechte Erbanlagen kontra schlechte Gewohnheiten • Werde zum Gemüsejunkie! • Such dir eine Zahl aus – aber nicht irgendeine! • Was zum Teufel ist denn da passiert? • Gesunde Ernährung für ein gesundes Klima • Los geht's!

KAPITEL 2

pHänomenal 33

Der pH-Wert – kurz erklärt • pH wie pinkeln • Den einen beklauen, um den anderen zu bezahlen • Enzyme – die aufregenden Zündfunken des Lebens • Rohe, lebendige Nahrungsmittel als wertvolle Energiespender • **Die Heilkraft roher, lebendiger Nahrung von Dr. Brian Clement** • Chlorophyll: flüssiger Sonnenschein • Wehr dich gegen freie Radikale • Vitamine • Sekundäre Pflanzenstoffe • Sauer und sauer sind zweierlei • Was heißt eigentlich basisch? • Deine Essgewohnheiten • Modediäten unter die Lupe genommen

KAPITEL 3

Cupcakes, Kaffee und Cocktails 53

Zucker: die legale Droge • Kohlenhydrate – kurz erklärt • Glukose • Krebs liebt Zucker • Der glykämische Index • Süßstoffe sind nicht sexy • Gelüste in den Griff bekommen • **Entzündungen von Dr. Lilli B. Link** • Ohne Gluten leben • **Glutenfreie Ernährung von Dr. med. Mark Hyman** • Kaffee und andere soziale Schmierstoffe

KAPITEL 4

Hamburger und Milchbärtchen 73

Herzkrankheiten, Krebs und Diabetes verhindern von Dr. med. Neal D. Barnard • Fleisch- oder Pflanzenfresser? • Die Magie der Proteine – und ihre Mythen • In den Fängen der Marketingstrategen? • **Starke Knochen von Dr. med. Lilli B. Link** • Hormone • k wie krebserregend • **Die Atkins-Diät in der Kritik von Dr. med. Alejandro Junger** • iv wie industriell verarbeitet • Was Fleisch wirklich kostet • **Zu Besuch in einem Massentierhaltungsbetrieb von Wayne Pacelle** • Massentierhaltung und Tierschutz • Soja als proteinreicher Fleischersatz • Gönn dir was!

KAPITEL 5

Vertraue deinem Bauchgefühl   103

Eine Reise durch dein Verdauungssystem • Trag den Müll raus! • Schleimige Nachrichten • Reinige deinen Verdauungskanal mit Hilfe eines inneren Klempners • **Körperentgiftung von Dr. med. Alejandro Junger** • Trennkost • Hülsenfrüchte • Gute Bakterien, schlechte Bakterien • Es ist im Scheißhaus gelandet!

KAPITEL 6

Mach Saft, nicht Krieg   119

Grüne Power-Säfte • Den richtigen Entsafter finden • Lass Gras drüberwachsen • Mixe, was das Zeug hält, Schätzchen • Entsaften versus pürieren • Heilfasten • Mögliche Nebenwirkungen des Saftfastens • Wasser • Gemeinsam trinkt es sich leichter

KAPITEL 7

Schweigen, schwingen, strahlen   137

Zeit für Meditation • Ständig beschäftigt? – Gönn dir eine Auszeit • **Morgen-Sadhana von Sharon Gannon** • Yoga lernen, aber wie? • Beweg dich, Schätzchen • Deine sexy Epidermis • **Tierische Tatsachen und natürliche Pflege von Stacy Malkan** • Trockenbürsten • Ätherische Öle • Glückliche Nebenhöhlen • Die Kunst, richtig zu atmen • Massage, Akupunktur und heilendes Handauflegen • Baden • Schönheit im Schlaf • Sorge für dich

KAPITEL 8

Erste Schritte   159

Wirf es weg! • Bedien dich, Lady! • Die „schmutzigen" Bestandteile der Zutatenlisten • Die crazy sexy Einkaufsliste • Gesunde Snacks, Schokolade und schnelle Leckereien • Gute Fette sind toll • Die crazy sexy Küchenausstattung • Kosten senken • Unterstütze die Bauern in deiner Region • Hol soviel wie möglich aus konventionellen Lebensmitteln heraus • **Essen gehen von Kathy Freston** • Gesund essen

KAPITEL 9

Crazy sexy Nahrungsergänzung   179

Probiotika • Superfoods und Proteinpulver • B wie bombig • Vitamin D • **Vitamin D von Dr. Frank Lipman** • Multivitamin- und Multimineralpräparate • Omega-3-Fettsäuren • Verdauungsenzyme • Aloe Vera • Das volle Spektrum

KAPITEL 10

Das Abenteuer Reinigung beginnt   191

20 Fragen für 21 Tage • Vorbereitung auf die Entgiftung • Ein crazy sexy Tag in deinem Leben • Das 21-Tage-Entgiftungsabenteuer • **Lebe vegan! Mit Emily Deschanel**

Fazit	220
Crazy Sexy Rezepte	221
Crazy Sexy Literatur und Links	237
Danksagung	240

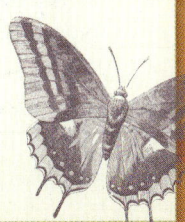

GESTALTE DEINE GESUNDHEIT AKTIV mit!
von Dr. Dean Ornish

> **Ich liebe Kris Carr.
> Sie *strahlt* von Innen heraus**

Das tut sie nicht nur, weil sie geschafft hat, was sie geschafft hat – was schon für sich genommen außergewöhnlich ist – sondern weil sie die Person ist, die sie ist.

Als Kris die vernichtende Diagnose Krebs erhielt, nahm sie das Zepter selbst in die Hand und beschäftigte sich fortan intensiv und unermüdlich mit allem, was mit Gesundheit und Wohlbefinden zu tun hat. Sie änderte ihr Leben von Grund auf, und als Frau, die sich aktiv und eigenverantwortlich um ihre körperliche, geistige und seelische Gesundheit kümmerte, wurde sie zu einem leuchtenden Beispiel für andere. Es gelang ihr, das Beste, was moderne Medizin und uralte Heiltraditionen zu bieten haben, zusammenzubringen, um eine Diagnose, die einem Todesurteil gleichkam, in pulsierende Lebendigkeit zu verwandeln.

Mir haben schon viele Patienten gesagt: „Zu erfahren, dass ich Krebs habe, war das Beste, was mir je passiert ist." Ein Skeptiker würde da wohl entgegnen: „Bist du wahnsinnig?" Worauf er vielleicht zu hören bekäme: „Genau das war notwendig, um meine Aufmerksamkeit zu wecken, damit ich anfangen konnte, mein Leben zu ändern und ihm mehr Freude und Sinn zu verleihen." Natürlich reißen wir uns nicht darum, Krankheit und Leid zu erfahren, aber manchmal sind sie aus Gründen, die sich uns nicht immer erschließen, plötzlich einfach da. Doch unser Umgang mit solchen Erfahrungen kann diese in ein ganz anderes Licht rücken. Selbst wenn physische Heilung nicht möglich sein sollte, können wir doch seelische Heilung und ein stärkeres Gefühl von Ganzheit erfahren. Wenn wir aktiv an unserer Heilung mitwirken, kann das unserem Leiden einen Sinn geben, und das macht es erträglicher. Häufig bessert sich dann auch unser körperlicher Zustand.

Im Jahre 2009 bekam Dr. Elizabeth Blackburn den Nobelpreis für Medizin. Sie hatte die Telomerase entdeckt, ein Enzym, das beschädigte Telomere – die Enden unserer Chromosomen, die den Alterungsprozess steuern – repariert und verlängert. Dr. Blackburn und ihre Kollegin Dr. Elissa Epel untersuchten Frauen, die chronischen emotionalen Belastungen ausgesetzt waren, weil sie sich um Kinder mit Autismus oder chronischen Krankheiten kümmerten.

Sie stellten Folgendes fest: Je gestresster sich die Frauen fühlten und je länger der Stress andauerte, umso geringer war ihre Telomerase-Produktion und umso kürzer waren ihre Telomere. Dies war die erste Studie, die genetische Anhaltspunkte dafür lieferte, dass chronischer emotionaler Stress die Lebenserwartung von Frauen reduzieren kann.

In diesem Zusammenhang war für mich besonders interessant, dass es kein objektives Stressmaß war, welches die Auswirkungen auf die Telomere bestimmte; den Ausschlag gab vielmehr, wie die Frau selbst ihre Belastung wahrnahm. Mit anderen Worten: Zwei Frauen konnten sich in einer vergleichbaren Situation befinden, doch die eine hatte gelernt, mit ihrem Stress besser umzugehen, indem sie sich selbst aufbaute und ihr Leben in die Hand nahm. Als Folge davon waren ihre Telomere länger.

Wir neigen dazu, Fortschritte in der Medizin an der Entwicklung neuer Medikamente, Laser oder chirurgischer Verfahren zu messen – an etwas, das möglichst ‚Hightech' und teuer ist. Wesentlich schwerer fällt es uns zu glauben, dass die einfachen Entscheidungen, die wir in unserem Leben tagtäglich treffen, für unsere Gesundheit und unser Wohlergehen überaus bedeutsam sein können: was wir essen, wie wir auf Stress reagieren, wie viel wir uns bewegen, und wie viel Liebe und Intimität es in unserem Leben gibt. Doch genau diese Faktoren sind das berühmte Zünglein an der Waage – sie geben den entscheidenden Ausschlag.

Seit den achtziger Jahren haben meine Kollegen und ich am Forschungsinstitut für Präventivmedizin und an der medizinischen Fakultät der University of California in San Francisco eine Reihe von Untersuchungen durchgeführt, die zeigen, dass Dinge, die früher für unmöglich gehalten wurden, oft durchaus erreichbar sind.

Wir haben festgestellt, dass eine vollwertige, pflanzliche Ernährungsweise, moderates körperliches Training, Methoden zur Stressbewältigung wie Yoga und Meditation sowie die (erlernbare) Fähigkeit, intensiv Liebe zu geben und zu empfangen, den Verlauf von koronaren Herzkrankheiten, Prostatakrebs im Frühstadium, Typ-2-Diabetes, Bluthochdruck, einem erhöhten Cholesterinspiegel, Fettsucht, Depressionen und anderen chronischen Krankheiten in vielen Fällen eine Wendung geben konnten: in Richtung Heilung.

Wir haben festgestellt, dass Veränderungen im Lebensstil zu Veränderungen in Genen führen. Ich höre Menschen häufig sagen: „Wissen Sie, meine Gene sind Schuld, ich kann da nicht viel machen." Das bezeichne ich als „genetischen Nihilismus". Bei Männern mit Prostatakrebs konnten wir beobachten, dass die oben beschriebenen weitreichenden Veränderungen in der Lebensführung schon nach drei Monaten zu Veränderungen in über fünfhundert Genen führten – dabei wurden Gene „eingeschaltet", die Krankheiten vorbeugen, und andere „abgeschaltet", die bekannt dafür sind, dass sie zahlreiche chronische Krankheiten begünstigen, darunter auch eine Reihe von Onkogenen, die als Auslöser für Brust-, Darm- und Prostatakrebs gelten. Deine Gene sind nicht dein Schicksal.

Freude, Genuss und Freiheit sind nachhaltig wirkende, unterstützende Lebensbegleiter. Weil die Mechanismen, die unsere Gesundheit beeinflussen, um vieles dynamischer sind, als man früher dachte, stellen die meisten Menschen fest, dass sie sich sehr schnell wesentlich besser fühlen. Und das führt dazu, dass sich die Motivation für eine Veränderung der Lebensweise wandelt: Es geht nicht länger um die Angst vor dem Sterben (die nicht unterstützend wirkt), sondern um die Freude am Leben (die es sehr wohl ist).

Das sind die Praktiken, die Kris auf so intelligente und einfache Weise in Crazy Sexy Gesund darlegt. Und sie erklärt auch in klarer, allgemein verständlicher Sprache, welche wissenschaftlichen Erkenntnisse und welche Logik sich hinter solchen Entscheidungen verbergen. Warum sollten wir pflanzliche Kost zu uns nehmen? Warum sind Vollkornprodukte besser als Weißmehlprodukte? Wie viel Protein, Fett und Zucker brauchen wir, und wie können wir sie bekommen, ohne allzu viele tierische Produkte zu verzehren?

Sieh dieses Buch nicht als Diätbuch an, sondern als einen Leitfaden, um das Leben in seiner ganzen Fülle zu erfahren; nicht als Ernährungsplan, sondern als Roadmap für ein selbstbestimmtes Leben, bereichert durch Kris' unvergleichlichen Enthusiasmus, ihren Humor und ihr Mitgefühl. Dann stehen die Chancen gut, dass du, wenn du dieses Buch zu Ende gelesen hast, Kris ebenfalls lieben wirst.

Dean Ornish, Dr. der Medizin, ist Gründer und Präsident des Forschungsinstituts für Präventivmedizin (www.pmri.org) sowie Professor für klinische Medizin an der Medizinischen Fakultät der University of California in San Francisco (UCSF).

DEIN LEBEN
wird sich bald ERSTAUNLICH entwickeln!
von Rory Freedman

Wenn du dich umschaust, wirst du möglicherweise feststellen, dass viele von uns Erdenbürgern schlafwandelnd durchs Leben gehen. Freunde, Familienmitglieder, die Massen – es ist unglaublich weit verbreitet und unglaublich traurig. Und wenn du dich selbst ansiehst, wirst du unter Umständen feststellen, dass auch du zu den Untoten gehörst. Vielleicht fragst du dich dann: „Wie konnte das passieren? Wie lange geht das schon so? Wie bin ich dorthin gekommen?"

Wen kümmerts? Das Leben ist sehr kurz! Verschwende keine weitere Sekunde im Niemandsland! Dass Kris' Buch in deinem Schoß gelandet ist, ist kein Zufall – eigentlich ist es sogar ein Wunder. Es ist ein Wunder, weil es ein Schlüssel für den Rest deines Lebens ist, der genau JETZT beginnt!

Es gibt nur wenige Dinge, mit denen du kraftvoller, stärker und dauerhafter auf dein Leben einwirken kannst als mit der Umstellung deiner Ernährung. Jeder Bissen Nahrung, der in deinem Mund landet, hat unmittelbare Auswirkungen auf deinen Körper, deinen Geist und deine Seele. Ich erfuhr das aus erster Hand, als ich im Jahre 1994 selbst meine Ernährung umstellte. Nicht nur mein Körper hat sich seitdem verändert, sondern ich fühle mich auch glücklicher, gesünder und positiver als je zuvor. In mir hat sich ein Wandel vollzogen, mit dem ich nie gerechnet hätte, ja, es wäre mir nicht einmal eingefallen, danach zu suchen. Aber da war er. Durch die Ernährungsumstellung hat sich meine Welt verändert und auch ich als Person habe mich vollkommen verändert. Und von da an wurde es immer noch besser (mein Bestseller *Skinny Bitch: Die Wahrheit über schlechtes Essen, fette Frauen und gutes Aussehen – Schlanksein ohne Hungern* entstand übrigens auch aus dieser Veränderung heraus).

Heutzutage schreibe ich alles Gute in meinem Leben dieser Umstellung zu, und ich kann mir nicht vorstellen, wer ich heute wäre, wenn ich an jenem schicksalhaften Tag nicht das Licht am Ende des Tunnels gesehen hätte. Und jetzt, heute, ist dein Tag. Dass du all diese verlockenden und hilfreichen Informationen direkt von crazy sexy Kris Carr – der Einhorn-Göttin – bekommst, ist ein wahrer Segen! Verschwende sie nicht, du Sterbliche, du Sterblicher! Auch du kannst ein Einhorn sein. Alles, was du tun musst, ist: den ersten Schritt zu machen. Ereifere dich. Mach dir ein bisschen in die Hose. Dies ist ein Riesending! BALD WIRD SICH DEIN GESAMTES LEBEN ERSTAUNLICH ENTWICKELN.

Erster Punkt auf der Tagesordnung: Stecke dir ein vernünftiges, aber trotzdem anspruchsvolles Ziel für deinen neuen Speiseplan. Es kann so grundlegend sein wie „keine Limonade mehr" oder so fortgeschritten wie „vollkommen vegan". Du entscheidest, wozu du bereit bist und womit du umgehen kannst. Du solltest dich allerdings definitiv etwas über deine Behaglichkeitszone hinausbewegen.

Wenn du herausgefunden hast, was du tun willst, dann finde heraus, wann du es tun willst. Lege einen Termin in den nächsten Wochen fest und verpflichte dich, den neuen Lebensstil mindestens einundzwanzig Tage lang auszuprobieren. Sei clever hinsichtlich des Anfangsdatums.

Geburtstage und Ferien sind nicht die besten Zeiten, um deine Gewohnheiten zu ändern. Und prüfe gewissenhaft, welche Formulierungen du verwendest, wenn du deine neuen diätetischen Ansprüche anmeldest. Achte darauf, dass sie positiv und produktiv sind. Zum Beispiel: „Ich werde meinen Tempel (meinen Körper) in den nächsten einundzwanzig Tagen mit Wasser statt mit toxischer Limonade verwöhnen", statt „ich muss einen Monat lang auf Limonade verzichten ... wie soll ich das nur durchstehen?"

Phase zwei: Gewinne eine Freundin oder einen Freund für dein Vorhaben. Wenn man ein Ziel verfolgt, gibt es nichts Besseres, als Unterstützung zu bekommen und Kameradschaft zu erleben. Mitte Oktober 2009 beschloss ich, bis Thanksgiving keinen Zucker zu essen. Sechs Wochen ohne Nachtisch. VERDAMMT BESCHISSEN. (Ich darf negative Ausdrücke benutzen, denn ich habe mein Ziel bereits erreicht. Und außerdem lege ich die Regeln fest.) Das erste, was ich tat, war, zwei Freunde dazu zu bringen, die Entgiftung mit mir zusammen zu machen. Und nur wenige Tage, nachdem wir angefangen hatten, warb ich noch drei weitere Freunde an. Wir motzten, stöhnten und litten, doch wir taten es alle gemeinsam. Drei Wochen später war einer meiner Freunde emotional am absoluten Tiefpunkt angekommen und wollte aussteigen. Doch wir waren alle da, um ihm Halt zu geben, und so schloss er die Entgiftung erfolgreich zusammen mit uns anderen ab. Als alles gesagt und getan war, fühlten sich zwei aus unserer Gruppe so erstaunlich gut, dass sie selbst nach Beendigung der Kur bei der zuckerfreien Diät blieben. Suche dir also mindestens eine Freundin (besser noch: mehrere Freunde), von der du weißt, dass sie der Herausforderung gewachsen ist – eine Freundin, die dich unterstützen wird, wenn du mutlos und traurig bist, und es dir nicht erlauben wird, dich selbst aufzugeben.

Regel Nummer drei: Bereite dich vor. Entferne sämtlichen Müll aus deiner Küche, fülle deinen Kühlschrank und deine Vorratskammer mit den richtigen Nahrungsmitteln und arbeite einen Speiseplan aus, der dich durch den Monat bringen wird (Kris wird dir zeigen wie). Habe Spaß damit. Probiere neue Kochbücher aus, gehe online, suche im Internet nach Rezepten oder plane Mahlzeiten mit deinen Freunden, bei denen jeder etwas mitbringt. Du kannst gut essen und dein Essen genießen. Und das solltest du auch unbedingt tun!

Endphase: das Versprechen, das ihr euch mit dem kleinen Finger gebt. Schau der Freundin oder dem Freund, die sich ebenfalls zu der Reinigung verpflichtet haben, in die Augen und umklammert eure kleinen Finger, um eure Abmachung zu besiegeln. Bekräftigt laut eure Anfangs- und Enddaten und eure Intentionen – für euch selbst, füreinander und für das Universum. Das ist kein Spaß. Es ist ein verbindlicher Vertrag zwischen dir und deiner Freundin oder deinem Freund, und was am allerwichtigsten ist: Es ist ein Vertrag, den du mit dir selbst schließt. Es ist der schöne, aufregende und erhebende Moment, an dem es darauf ankommt, dein Vorhaben in die Tat umzusetzen. Es ist der Moment, an dem Magie wirklich und wahrhaftig geschieht. Es ist der Moment, an dem du dein LEBEN tatsächlich VERÄNDERST!

Rory Freedman ist Veganer, Tierschützer und Koautor des Bestsellers Skinny Bitch:Die Wahrheit über schlechtes Essen, fette Frauen und gutes Aussehen – Schlanksein ohne Hungern. Goldmann Verlag 2008.

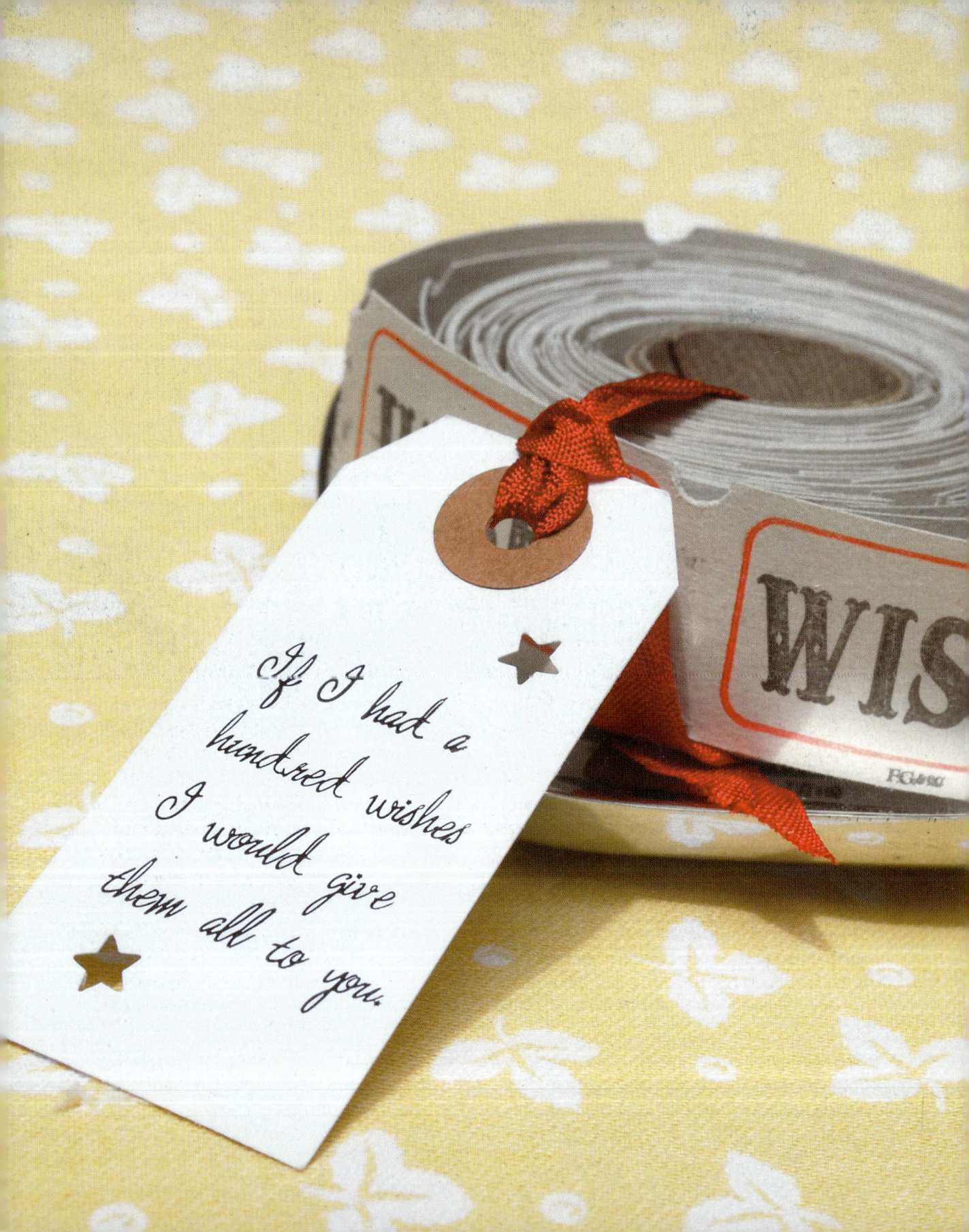

KAPITEL 1

HIER KOMMT DEIN
WECKRUF
nun nimm schon den hörer ab, schätzchen!

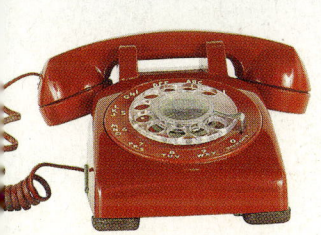

Bist du bereit, so zu leben, als würdest du es wirklich ernst meinen? Bist du bereit, deinen Durchhänger zu überwinden, dich von deiner Angst zu befreien und dein crazy sexy Potential anzuzapfen? Denjenigen von euch, die noch nicht mit dem crazy sexy-Konzept vertraut sind, möchte ich es gerne erklären: Crazy – damit meine ich wagemutig, außergewöhnlich, vorausschauend, den Status quo in Frage stellend. Sexy – damit meine ich selbstbewusst, in Kontakt mit dir selbst, heil, leidenschaftlich und bewusst. Hört sich das gut an? Tja, das rote crazy sexy Telefon klingelt, und zwar laut und deutlich! Nun nimm schon den Hörer ab, Schätzchen!

Irgendwann im Leben bekommt jede von uns atemberaubenden Frauen, die wir auf High Heels herumstöckeln, einen wichtigen Anruf von der „Das-ist-deine-Chance"-Hotline. Bei einigen Menschen – so wie bei mir – kommt die Initialzündung in Form von medizinischer Hoffnungslosigkeit. Das Leben wählt die Notfallnummer ... und plötzlich stehst du mit dem Rücken zur Wand, siehst deiner Sterblichkeit ins Auge und bittest inständig um eine weitere Chance. Du fängst an zu begreifen, dass die einzige Möglichkeit, die Bruchstücke deines Lebens wieder zusammenzufügen, die ist, ein tragfähigeres Du aufzubauen.

In anderen Fällen entzündet ein göttliches Discolicht den Funken, und dein Drittes Auge öffnet sich schlagartig voller Liebe für dich selbst. In diesem Moment erkennt deine innere Königin die heilige Wahrheit: „Wow, ich bin es wert!" Endlich ist Schluss mit dem „Ich-habe-das-Leid-für-mich-gepachtet"-Denken und du heißt den Gedanken willkommen „Mir gebührt eine königliche Fürsorge!". Dieses Erwachen ist wie ein kosmischer Bewusstseins-Cocktail!

Was sagst du? crazy sexy Ernährung?

Die crazy sexy Ernährung ist ein fettarmes, vegetarisches – oder besser noch veganes – Programm, das Wert darauf legt, den pH-Wert deines Körpers ins Gleichgewicht zu bringen, und dir deshalb den Verzehr von mehr vollwertigen Nahrungsmitteln, Früchten mit einem niedrigen glykämischen Indexwert, rohem Gemüse, basenbildenden grünen Drinks und vitalstoffreichen grünen Smoothies empfiehlt. Indem du mehr basische und weniger säurebildende Nahrungsmittel (tierische Produkte, industriell verarbeiteter Zucker oder Stärke etc.) zu dir nimmst, reduzierst du Entzündungen und stärkst dein Immunsystem und deine Lebenskraft. Kurz gesagt: Du erhöhst deine Chancen auf eine gute, stabile Gesundheit. Hipp, hipp, hurra!

Die crazy sexy Ernährung hat zwei flexible Ebenen, zwischen denen du je nach deinen Bedürfnissen und deinem Lebensstil hin und her wechseln kannst: 60:40 und 80:20. Das heißt im Klartext: 60 oder 80 Prozent basische Nahrungsmittel, 40 oder 20 Prozent säurebildende Nahrung. Und auch wenn das Verhältnis 80:20 ideal wäre, ist 60:40 immer noch eine ausgewogene Verteilung, die du langfristig aufrechterhalten kannst. Wenn du bereits bei guter Gesundheit bist, wirst du mit dieser Verteilung erstaunliche Ergebnisse erzielen. Das 80:20-Verhältnis empfehle ich denjenigen von euch, die es mit einer Krankheit oder Unpässlichkeit zu tun hatten oder haben, oder für die in Sachen Ernährung nur das Allerbeste gut genug ist. Aber lass mich eins im Voraus klarstellen: Die Verteilung bezieht sich nicht auf 60 Prozent gesunde Nahrung und 40 Prozent Junk aus der Süßigkeiten-, Chips- oder Pizza-Pasta-Abteilung. Es ist ausschließlich Vollwertnahrung. Vieles ist roh, einiges gekocht, doch nichts ist Schrott. Und wie du erfahren wirst, unterscheidet sich meine Definition von „Schrott" möglicherweise sehr von deiner.

Um mit der crazy sexy Ernährung und Lebensweise loszulegen, wirst du, nachdem du alles gelernt hast, was es über sie zu wissen gibt, die Segel für ein 21-tägiges Entgiftungsabenteuer setzen, bei dem du reichlich wertvolle Inhaltsstoffe, viel saftiges Obst und Gemüse und keinerlei stinkiges totes Zeug bekommst. Und nicht nur das, ich habe zusätzlich noch Inspiration, Affirmationen, starke Intentionen, Gebetskugeln und ein paar praktische Tipps hineingepackt, um dir einen Tritt in deinen wunderschönen Hintern zu geben und dich auf glorreiche Hochtouren zu bringen!

Aber vielleicht ist es auch nicht ganz so dramatisch und extrem. Vielleicht wird deine Aufforderung zum Handeln aus Langeweile geboren oder weil du das Gefühl hast, es reicht. Du hast im wahrsten Sinne des Wortes die Nase voll davon, dass du die Nase voll von allem hast. Es ist Zeit, nicht länger auf der Stelle zu treten. Keine Sofas mehr, keine Fernbedienungen, nicht länger Freunde auf Facebook verfolgen. Keine Entschuldigungen mehr. Amen, Schwester!

Egal, wie du hierher gekommen bist, du bist weiter gekommen, als du glaubst. Denn allein dadurch, dass du zu diesem Buch gegriffen hast, hast du bewiesen, dass du das Zeug dazu hast, eine Wellnesskriegerin zu werden. Lass uns deinem Körper und deiner Seele die Frischzellenkur bescheren, die du verdienst. Es ist an der Zeit, einen Neustart zu machen und dich auf das Wesentliche zu besinnen. Es wird dich stärker und flotter machen und du wirst tolle Haare haben, aber nur, wenn du zur Vernunft kommst und dein Leben änderst. Also hör auf, an der Stress-Nadel zu hängen oder dich mit Zimtschnecken vollzustopfen und stürze dich stattdessen in das crazy sexy Programm, Lady!

Hast du eine Ahnung, wie es ist, sich in seiner Haut herrlich wohl und behaglich zu fühlen? Weißt du, wie es ist, zentriert und geerdet zu sein und dabei über einen reichlichen Vorrat an belebender Energie zu verfügen? Du wirst es bald wissen. Die crazy sexy Ernährung und Lebensweise gibt dir die nötigen Werkzeuge an die Hand, um deinen Weg klar und ausgeglichen zu planen. Es gibt viele Dinge, auf die du keinen Einfluss hast (das freche Kind deiner Nachbarin, Regengüsse, in Mode gekommene enge Jeans und Schlauch-Tops), doch du hast wirklich sehr viel Macht über deine Gesundheit, dein Glück und dein Leben – und alles beginnt mit deinem Mund. Was du hineinsteckst und die Worte, die aus ihm herauskommen, bestimmen dein Schicksal. Beschissene Ernährung und chemische Krücken laugen dich aus. Widerliche Gedanken und verbale Selbstverachtung amputieren deine Engelsflügel.

Gesundheit ist mehr als die bloße Abwesenheit von Krankheit, sie ist das Vorhandensein von Vitalität und Lebensfreude. Gesundheit ist Freiheit von Widerständen. Mit anderen Worten: Gesund zu sein bedeutet, auf eine Weise harmonisch zu leben, die zu innerem und äußerem Frieden führt.

Ändere deinen Speiseplan. Schreibe das Rezept deines bisherigen Lebens um. Durchbrich deine schlechten Essgewohnheiten, bevor du an ihnen zerbrichst. Weil du glaubst, dass optimales Wohlbefinden außerhalb deiner Reichweite liegt, fühlst du dich berechtigt, dich der Verantwortung für die Wahl deiner Lebensweise zu entziehen. Doch wenn du dein Augenmerk auf das richtest, was du im wörtlichen und übertragenen Sinne konsumierst (Essen und Trinken bzw. Gedanken, Ideen, Klatsch und schlechtes Reality-Fernsehen), dann verändert sich deine Welt auf der tiefsten, innersten Ebene. Ja zu dir selbst zu sagen, das führt auch in anderen Bereichen deines Lebens zu vielversprechenden Veränderungen. Ein neuer Job, eine neue Passion oder ein neues Anliegen werden plötzlich sichtbar. Ein aufgegebener Traum bekommt eine zweite Chance. Erfüllende Beziehungen ersetzen Einbahnstraßen. Ein gesundheitliches Problem stabilisiert sich oder löst sich in einigen Fällen sogar auf. Und eines ist ganz sicher: Dein hinreißendes Du wird von innen und außen leuchten!

Alysia Cotter Photography

Niemand kann dir deinen rubinroten Glanz wegnehmen, wenn du glücklich und gesund bist. Und wenn du dich in diesem positiven Zustand befindest, kommt es zu einem Dominoeffekt: Du bezahlst nach dem Glücksprinzip, indem du deine Wellness-Tipps durch deine Taten und dein gutes Beispiel mit anderen teilst. Es ist eine Win-win-Situation. Doch das ist noch längst nicht alles, denn deine Entscheidungen sind nicht nur grandios für dich, sie sind auch phantastisch für den Planeten Erde. Heiliger Hüftschwung, das ist echt cool!

CRAZY = wagemutig, außergewöhnlich, vorausschauend, den Status quo in Frage stellend.

SEXY = selbstbewusst, in Kontakt mit dir selbst, heil, leidenschaftlich und bewusst.

OH MEIN GOTT!
Ich schreibe ein Buch über ERNÄHRUNG!

Um ehrlich zu sein, war es nie ein Traum von mir, noch ein weiteres Buch über Ernährung zu schreiben. Schon allein deshalb, weil Diäten nicht unbedingt funktionieren! Doch ich konnte meine jahrelangen Recherchen und Experimente nicht für mich behalten. Im Zuge des Erfolgs meines Dokumentarfilms Crazy Sexy Cancer (den ich für den amerikanischen Fernsehsender TLC schrieb und bei dem ich auch Regie führte) und meiner ersten beiden Bücher Kämpfen, Leben, Lieben (Schwarzkopf & Schwarzkopf, Berlin 2009) und Wilde, schöne Krebskriegerin (Aurum Verlag, Bielefeld 2014) haben mir sehr viele Menschen geschrieben, um mich zu fragen, was ich esse, wie man meditiert, welche Bücher man lesen sollte, wohin man zur Entgiftung gehen kann oder welche Wellness-Retreats zu empfehlen sind. Und schließlich auch noch, wie man alles am besten unter einen Hut bringt. Diese Briefe kamen nicht nur von Krebspatienten: Neugierige Sucher aus aller Welt, die nach Möglichkeiten forschen, um ihr Leben gesünder zu gestalten, haben sich ebenfalls an mich gewandt.

Das Programm, das ich dir in diesem Buch vorstelle, umfasst weit mehr als Ernährung; es ist ein Programm für einen ganzheitlichen Lebensstil, der für mich und zahllose andere Menschen funktioniert. Ich bin zwar keine Ärztin oder Wissenschaftlerin, aber ich bin eine crazy sexy Kriegerin. Seit ich meine Ernährung und meinen Lebensstil verändert habe, sind mein Körper und mein Geist gesund, stark und selbstbestimmt. Ich beweise jeden Tag, dass ich Recht habe. Und Probieren geht definitiv über Studieren. Aus diesem Grunde habe ich inspirierende Zeugnisse von Leuten eingefügt, die meine Lebensweise übernommen haben. Mach doch bei uns mit! In diesen schwierigen Zeiten ist es ungemein wichtig, dass wir zu „Vorbeugung-ist-geil"-Cheerleadern werden. Setze die richtigen Akzente, gib dein Wissen an deine Kinder weiter und gehe auf dem Weg zu Gesundheit, spirituellem Reichtum und Glück durch dein persönliches Handeln voran. Niemand kennt deinen Körper so gut wie du, und wenn du dasitzt und auf jemanden wartest, der dir aus deiner Not heraushilft, dann spielst du ein riskantes Spiel.

Dieses Buch ist mein Geschenk an dich, ein Liebesbrief an das Leben, entstanden aus einer Scheiß-Diagnose, die zum Katalysator für ein gesünderes Leben wurde. Du wirst gleich einige Details über meinen persönlichen Morast lesen. Aber hey: kein Morast, keine Lotosblumen, stimmt's? Die schönsten Dinge wachsen auf dem Komposthaufen. Der Krebs hat meine Welt auf den Kopf gestellt und mich gezwungen, eine neue Normalität zu finden. Die crazy sexy Ernährung (die CSE) ist das Ergebnis all der Jahre des Fragenstellens und Studierens. Sie steckt voller Informationen, die dein Leben in der Tiefe verändern und möglicherweise retten werden – zumindest aber wird die CSE die lästige Zellulite verringern! Es ist ein Erwachen ohne die Krankheit, es ist ein geschenkter Wissensschatz, ohne einen Preis dafür bezahlen zu müssen. Deine Einstellung zu ändern, könnte das größte Hindernis sein, vor dem du stehst. Doch wenn du es tust, wird dir bewusst werden, dass du genau der Mensch bist, auf den du gewartet hast

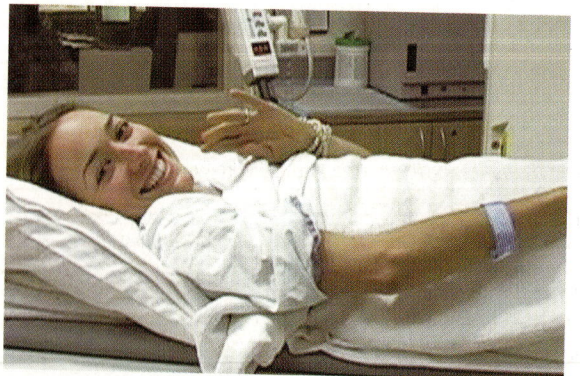

MEINE GESCHICHTE:
Wie ich zuerst krank und dann AKTIVISTIN wurde

Mein Weckruf ereilte mich am 14. Februar 2003: „Alles Liebe zum Valentinstag, du hast KrePS" – ich habe KrePs bewusst falsch geschrieben, um selbigem auf den Geist zu gehen und mir meine Kraft zurückzuholen! Zu der Zeit war ich einunddreißig, lebte in New York und war eine tolle Schauspielerin und Fotografin. Nun ja, um genau zu sein, war ich eigentlich eine Party-Mieze und Stress-Nudel, die versuchte, ihren Scheiß geregelt zu kriegen und sich einen Namen zu machen. Bisweilen lebte ich in Saus und Braus, zu anderen Zeiten schaffte ich es gerade eben, Fastfood auf den Tisch zu bringen. So ist das mit den schönen Künsten: Sekt oder Selters – entweder man wird mit Aufträgen überschwemmt oder man sitzt auf dem Trockenen. An meinem persönlichen D-Day fand ich mich auf einem kalten Untersuchungstisch mit einer Schwester namens Mildred wieder, die ein Ultraschallgerät über meinen Bauch gleiten ließ. Heftige Unterleibsschmerzen und Atemnot hatten mich gezwungen, erneut meinen Hausarzt aufzusuchen. Es war derselbe Schmerz, den ich schon die letzten drei Jahre gehabt hatte, nur viel stärker. Weil mein Arzt bei früheren Besuchen keine gesundheitlichen Probleme bei mir feststellen konnte, hatte ich gelernt, mit dem Unwohlsein zu leben. „Sie sind wie die meisten verspannten Städterinnen", sagte er, „verstopft!" Außerdem war ich schließlich jung: Mir konnte nichts passieren. Doch an jenem speziellen Tag war der Schmerz unerträglich. Ich nahm an, ich hätte es vor ein paar Wochen vergeigt, als ich auf einem Filmfestival Party machte, wo ein Film Premiere hatte, bei dem ich mitgespielt hatte. Dass ich mich dann auch noch bei der Yoga-Stunde als heiße Braut hervorgetan habe, war wahrscheinlich auch nicht gerade hilfreich gewesen.

Der verstörte Blick der Schwester nötigte mich, sie zu fragen, was sie sah. „Das kann ich Ihnen nicht sagen", antwortete sie streng. „Sie müssen mit dem Arzt sprechen." Okay, ich konnte noch ein paar Minuten länger warten. Der Doktor spazierte herein. „Die Oberfläche Ihrer Leber ist mit etwa einem Dutzend Läsionen bedeckt", sagte er. Ich hatte nicht den leisesten Schimmer, was das bedeutete. Ich bildete mir ein, Läsionen bedeuteten Schnitte, und fragte mich, wie ich mir einen Schnitt in der Leber zugefügt haben könnte. Ja, ich trank regelmäßig ein paar Cocktails und nahm auch andere Partydrogen, aber das war ein ziemlich heftiger Befund für ein paar Jugendsünden!

Dann klärte er mich auf. Die Läsionen waren Tumore, ein Riesenhaufen Elend, der die Ultraschallbilder meiner Leber wie einen Schweizer Käse aussehen ließ. Doch das war noch nicht alles; es fanden sich noch zehn weitere Tumore in meinen Lungen. Und (haltet euch fest) der Krebs war vollkommen inoperabel, keine Operation, keine Chemotherapie, und – jetzt kommt der K.O.-Schlag – keine Heilungsmöglichkeit! Im Nu mutierte ich von einer flotten Biene zu einem kranken Huhn, das die Bürde eines extrem seltenen Sarkoms namens malignes epitheloides Hämangioendotheliom (EHE) zu tragen hatte, von dem weniger als 0,01 Prozent aller Krebspatienten befallen sind. Über meine verdammt schwer zu buchstabierende und auszusprechende Krankheit ist wenig bekannt, und keine von den Krebs-Kanonen, die häufig auftretende Krebsarten erforschen, macht auch nur einen Finger dafür krumm. VS! (Das ist Slang für Verfickte Scheiße!)

LEBERTUMORE

Das muss ein Scherz sein, dachte ich. Bei mir war vorher noch nie Krebs diagnostiziert worden. Ich war kaum einen Tag über einunddreißig und Single, was für mich bedeutete, dass meine freiberufliche Dating-Karriere jetzt offiziell beendet war. Vorbei war es mit der Möglichkeit, eine ganze Reihe von Appetithäppchen zu probieren, ohne mich auf einen Hauptgang festlegen zu müssen. Die sexuelle Fastenzeit war angebrochen. Mein Leben war gebrandmarkt und zerstört. Freunde ließen mich fallen, Kollegen zogen sich zurück, als hätte ich eine ansteckende Seuche, und Beileidskarten mit Sprüchen wie „es tut uns wirklich leid zu hören, dass du im Sterben liegst", begannen einzutrudeln. Wie konnte das passieren? Ich bin ein guter Mensch, ich habe mich an die Regeln gehalten, bin nicht bei Rot über die Straße gelaufen und habe keine Banken ausgeraubt. Ich habe Sport getrieben, mehr oder weniger moderat getrunken und mich von Zeit zu Zeit „richtig" ernährt. Ich habe Bitte und Danke gesagt und, wie bei uns in den USA üblich, Trinkgeld gegeben. Himmel, Arsch und Zwirn, ich war Demokratin und außerdem ein Budweiser-Girl!

Dann kam das Einholen zweiter und dritter Meinungen, und darüber hinaus verbrachte ich endlose Stunden an einer Uni namens Google. Ich lernte schnell, dass Krankheit ein Business ist, und dass ich, wenn ich den Krebs-Hurrikan erfolgreich meistern wollte, meine Emotionen aus der Sache heraushalten musste. Goodbye, Broadway! Herzlich willkommen, Chefin der Rette-meinen-Arsch-GmbH! Ich war die alleinige Geschäftsführerin und die Ärzte arbeiteten für mich. Um zu überleben, musste ich postwendend neues Personal einstellen.

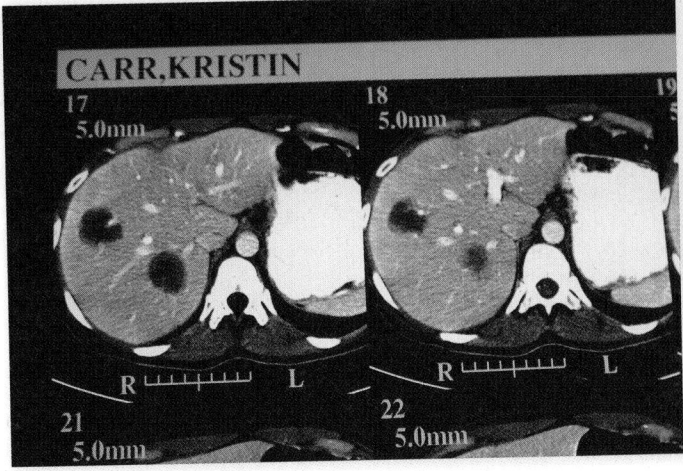

Die Stellenbeschreibung lautete in etwa so:

PANISCHE PATIENTIN
SUCHT BRILLANTEN ONKOLOGEN, DER ABSOLUT ALLES WEISS, WAS ES ÜBER IHRE ÄUSSERST SELTENE UND ABSONDERLICHE KRANKHEIT ZU WISSEN GIBT.

```
Als Bewerber kommen nur streberhaft ver-
anlagte Wissenschaftler in Frage, die ih-
ren Finger am Puls der allerneuesten Spit-
zenbehandlungen haben. Teamplayer er-
wünscht. Die Haltung „friss oder stirb"
und „Einheitsmethoden" werden nicht tole-
riert. Einfühlsamer Umgang mit der Pati-
entin unabdingbar. Keine Hells Angels
oder Militärstrategen, bitte. Bewerber
mit Abschlüssen von Berufsschulen in der
                  Karibik zwecklos.
```

Es meldeten sich einige qualifizierte Bewerber, aber auch eine Menge Luschen. Der Arzt, der mir eine dreifache Organtransplantation vorschlug, wurde unverzüglich aussortiert. Ich meine, wie ungehobelt ist das denn! Derjenige, der mir noch zehn Jahre zu leben gab, der kann mich mal! Auch wenn mir klar war, dass ich mich mitten in einem Shitstorm befand, wusste ich nicht genau, wie schnell sich der Krebs ausbreiten würde. Also schien es ein wenig voreilig zu sein, Organe rauszureißen, meinen Körper mit Chemikalien vollzupumpen oder mein Ableben vorherzusagen. Es war eindeutig, dass ich für mich selbst eintreten und lernen musste, das System für mich zu nutzen.

Ich reiste durchs ganze Land, um den passenden stellvertretenden Geschäftsführer zu finden, und schließlich fand ich ihn. Ganz ehrlich, wäre da nicht mein Onkologe gewesen, dann wäre ich heute vielleicht nicht mehr hier. Ratet mal, was er mir bestätigte? Nun, der Krebs entwickelte sich langsam, also hatte ich im Wesentlichen die eine Sache, nach der sich alle Krebspatienten sehnen – Zeit. Das war eine gute Neuigkeit, und deswegen wählte ich eine radikale Behandlungsmethode: nichts tun. Er war einverstanden.

„Wir werden den Abwarten-und-Tee-trinken-Ansatz wählen", meinte er. „Lassen Sie den Krebs den ersten Schritt tun." Wunderbar! Aber wie wär's mit einem Abwarten-und-Leben-Ansatz? Und was wäre, wenn ich den ersten Schritt täte? Wenn ich schon nicht geheilt werden konnte, konnte ich dann trotzdem gesund sein? Könnte man Wohlbefinden neu definieren, so dass es jemanden wie mich einschloss?

Statt es „Krebs" zu nennen, sollte ich es vielleicht „Ungleichgewicht" nennen. Und was würde passieren, wenn ich den Grund für das Ungleichgewicht herausfinden könnte? Vielleicht, nur vielleicht, war ich in der Lage, meinem

Körper zu helfen und die Krankheit in Schach zu halten. Ganz eindeutig hatte ich viel zu lernen, doch ich empfand wieder Freude, und meine Neugier begann zu sprudeln. Dies würde nicht mein Kampf sein: Es würde das größte Abenteuer meines Lebens werden!

Könnte man Wohlbefinden neu definieren, so dass es jemanden wie mich einschloss?

DIE INNERE ÄRZTIN AKTIVIEREN

Durch eine skrupellose persönliche Erkundung begegnete ich meiner inneren Ärztin. Sie ist pfiffig, neugierig und äußerst intuitiv (und außerdem sieht sie einfach hübsch aus in ihrem weißen Kittel). Das Rezept, das sie mir mit auf den Weg gab, war recht einfach. „Erneuere dein Leben, Kleine. Werde zu einer selbstbewussten Detektivin und füge die einzelnen Teile deines Gesundheitspuzzles zu einem Ganzen zusammen." Plötzlich fühlte ich mich wie eine der Protagonistinnen aus Drei Engel für Charlie. Brach eine von ihnen etwa unter Druck zusammen? Nein! Sie zogen sich ein verführerisches Outfit an, legten einen Hauch Lipgloss auf und kamen zur Sache. Meine innere Ärztin ermutigte mich, mit meinem Körper zusammenzuarbeiten und mich um einfachere Dinge zu kümmern, die tatsächlich etwas bewirken würden. Um das zu tun, musste ich ihr schnellstmöglich aus dem Weg treten und ihr freie Bahn geben, damit mein Körper seine Homöostase wiedererlangen konnte.

Weil meine Ernährung sich nur danach gerichtet hatte, was ich essen musste, um für die Kamera dünn zu bleiben, hatte ich keine Ahnung, wie man gesund isst. Ich verbrauchte unendlich viel Energie damit, mein Essen abzuwiegen, Kalorien zu zählen und meine Fettzufuhr zu kontrollieren. Die Mahlzeiten wurden um Zweckmäßigkeit, Proben und die Cocktail-Stunde herum geplant. Mein Mantra hieß: Auspacken, in der Mikrowelle erhitzen und REIN DAMIT! Gemüse war viel zu elegant, und es war viel zu zeitraubend, es einzukaufen und zu Hause zuzubereiten. In Plastik oder Pappkartons verpackte künstliche Nahrungsmittel ohne Nährwert waren dagegen zeitsparend und billig. Die mehrsilbigen Giftstoffe auf dem Etikett machten mir keine Angst. Ich dachte mir: „Wenn es gefährlich wäre, würde man es mir nie verkaufen. Verbietet die FDA (die US-amerikanische Lebens- und Arzneimittel-Überwachungsbehörde) nicht das schlechte Zeug?" Außerdem war das Versprechen auf der Verpackung alles, was mich interessierte. „Du siehst gut aus und verlierst Gewicht, während du gleichzeitig diesen vernünftigen Kuchen genießt." Ich konnte diesen Mist essen und mein Arsch würde klitzeklein sein. Halleluja!

Die ersten Anzeichen und Symptome waren offensichtlich, doch ich konnte sie nicht als das sehen, was sie waren: Hinweise für meinen toxischen Lebensstil und für ein Umfeld, das physischen und emotionalen Stress verursachte. Ich litt unter einer ganzen Reihe von chronischen Beschwerden wie Pickel, Erkältungen, Brustkorbinfektionen, Allergien, Depressionen (dagegen halfen Prozac und Wein), trockene Haut, Hautausschläge, wenig Lust auf Sex (mit noch nicht einmal dreißig!), Völlegefühl, Verstopfung, Unterleibsschmerzen, Sodbrennen, Hefepilzinfektionen und Müdigkeit – alles Erschöpfungssignale eines Körpers, der sich nicht im Gleichgewicht befindet. Doch statt mich um die eigentlichen Ursachen zu kümmern, verschärfte ich das Problem noch, indem ich Medikamente einwarf. Im Laufe der Zeit verschlimmerten sich meine Symptome, bis sie schließlich unerträglich wurden. Es war ziemlich offensichtlich, dass ich etwas ändern musste.

Nächste Station: der Bioladen, meine neue Apotheke. Am Anfang hatte ich keine Ahnung, was ich da tat. Ich rannte im Laden herum und füllte meinen Einkaufswagen verzweifelt mit Büchern und Videos, mit Nahrungsergänzungsmitteln, Pulvern, Säften und sämtlichen Bio-Lebensmitteln, die ich in die Finger bekam. Grünkohl? Okay. Er war dunkelgrün und ein Blattgemüse, also musste er gut für mich sein. Doch in meinem Innern fragte ich mich, was zum Teufel ich wohl mit diesem unheimlich aussehenden Unkraut anfangen würde. Wenn der Krebs mich nicht umbringen würde, würde es diese Pflanze mit Sicherheit tun.

Ich trug alle meine körperlichen Probleme in eine Checkliste ein und begann, an ihnen zu arbeiten. Ich nahm meine Schlaflosigkeit in Angriff und brachte mir das Schlafen

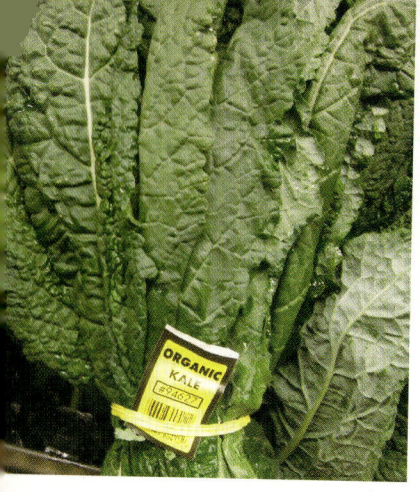

bei. Praktiken wie Meditation halfen mir, mit den wilden Tieren in meinem Kopf fertigzuwerden. Ich lernte, dass meine Ausreden, warum ich keinen Sport trieb, wirklich dürftig waren. Wenn du so bist wie ich, dann schöpfst du deine Zeit voll aus und lässt keine fürs Schwitzen übrig. Aber hey: Ein regelmäßiger Trainingsplan ist keine Option, sondern Pflicht. Er heilt unseren Körper, beruhigt unseren Geist und gibt uns die Energie, die wir brauchen, um wirklich cool zu sein.

Ich drückte von neuem die Schulbank, damit ich mich mit der Welt der Nahrungsmittel beschäftigen und endlich lernen konnte, mich richtig zu ernähren und mich um mich selbst zu kümmern! Scheiß-Geometrie, ich wähle zehn Mal lieber Ernährungslehre! Außerdem hängte ich meine Schauspielkarriere an den Nagel, verkaufte meine Appartementwohnung und wurde Vollzeit-Heilungs-Junkie (mit Zertifikaten). Nachdem ich mein hektisches New Yorker Partyleben gegen das Schneckentempo eines Zen-Klosters in New Mexico eingetauscht hatte, entschied ich mich für ein einfaches Leben in der Natur in Woodstock im Bundesstaat New York. Ich tauschte eine aggressive Fahrweise gegen Gebete ein und Fast Food gegen Fasten. Statt Martinis schlürfte ich nun grüne Biogetränke und traf die mitfühlende Entscheidung, mich fortan vegan zu ernähren.

Sieben Jahre später habe ich immer noch Krebs, doch er ist stabil. Meine Schönheitsflecken – wie ich sie nenne – sind inaktiv. Doch dank meiner Ernährung und meines Lebensstils fühle ich mich heute besser und sehe besser aus, als ich es je in meinem Leben getan habe (sogar besser als vor meiner Diagnose). Ob mein Erfolg nun auf die Besonderheit meiner Krankheit oder die meiner Entscheidungen zurückzuführen ist, ist nicht wirklich von Bedeutung. Tatsache ist: Mein Blutbild ist phantastisch, ich habe Unmengen an Energie, mein Immunsystem ist stark und (Trommelwirbel) ... ich bin glücklich! Jawohl, glücklich.

In diesem Crazy Sexy-Buch werde ich dich in die Geheimnisse einführen, die mir geholfen haben, im Angesicht einer tödlichen chronischen Krankheit aufzublühen. Male dir nur einmal aus, was diese Geheimnisse für dich bewirken können. Entschuldige, ich will nicht prahlen, aber da ist noch etwas. Wenn du nämlich (wie ich es war) eine Braut bist, die der Liebe hinterherjagt (aber nur schlechte Beziehungen findet), dann könnte es inspirierend für dich sein zu erfahren, dass ich meinen Seelenfreund gefunden habe, nachdem meine Diagnose von mir verlangte, mich zu ändern. So viel zum Thema „Krebspatientin? Beschädigte Ware!". Ich habe den Cutter meines Films geheiratet. Krebs hin oder her, nachdem ich den Junk in den Mülleimer geworfen und mich auf meinen höheren Daseinszweck ausgerichtet hatte, fügten sich die Puzzleteile zusammen. Darauf zu warten, dass die schlimmen Dinge und der Schwachsinn vorbeigehen, ist absolut unnötig. Ändere dich jetzt. Liebe jetzt. Lebe jetzt. Warte nicht darauf, dass andere dir die Erlaubnis geben zu leben, denn das werden sie nicht tun. Diese Erlaubnis ist dein Geburtsrecht – eine heiße Sache, also hol sie dir!

Ändere dich jetzt. Liebe jetzt. Lebe jetzt.

In welcher MISERE steckst du?

Also ... was ist dein Krebsgeschwür? Hast du Übergewicht oder bist du depressiv? Leidest du an einer Herzkrankheit oder an Diabetes? Ist dein Cholesterinspiegel zu hoch? Und wie steht's mit Hadern, Aufschieberitis oder vielleicht einer crazy (aber nicht so sexy) Scheidung? In welcher Misere du gerade steckst, spielt keine besonders große Rolle. Vielmehr ist dein Umgang damit der entscheidende Faktor, um dein Leben zu transformieren. Lass die Misere dein Guru sein und nicht dein Kerkermeister. Nutze sie, um die Weisheit deines Bauchgefühls zu wecken und

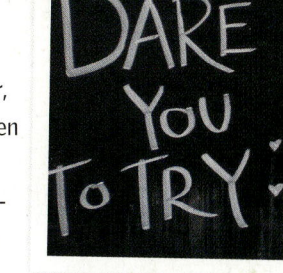

dich deiner inneren Ärztin vorzustellen. Sie wird dir bei deiner Gesundung helfen, genauso wie es meine getan hat. Ernährung und Lebensstil spielen in diesem Zusammenhang eine große Rolle. Um die Stimme deiner inneren Ärztin zu hören, musst du den Müll wegräumen. Mit einem Chips-und-Pommes-Bewusstsein kannst du keine Klarheit bekommen. Werde deinem genetischen Potential gerecht, indem du deine Ernährungsgewohnheiten und deine Einstellung zur Nahrung änderst – da kommt die crazy sexy Ernährung ins Spiel. Betrachte diese Ernährungsweise als Assistentin deiner inneren Ärztin.

Mach dich nicht runter! Denk dran, dass jeder von uns sein eigenes Krebsgeschwür hat – selbst das scheinbar perfekte, superattraktive Mädchen aus der Eigentumswohnung nebenan. Du hast Glück, weil du das erkennst und bereit bist, etwas zu unternehmen.

Mehr als die Hälfte aller Amerikaner stirbt an Herzversagen oder Krebs; zwei Drittel sind übergewichtig und bleiben es lebenslang (in Deutschland sieht es ein bisschen besser aus, aber der Trend geht in Richtung der US-Entwicklung). Die USA sind eines der reichsten Länder der Erde und stehen dennoch bei der medizinischen Versorgung nur an dreiunddreißigster Stelle (hinter Slowenien). Als ich in der Grundschule war, bekamen meine Freundinnen noch keine Erwachsenenkrankheiten wie Typ-2-Diabetes, und wir waren auch nicht mit verhaltensverändernden Medikamenten vollgestopft. Wenn jemand am Ruhelose-Beine-Syndrom litt, verordnete man ihm lange Spaziergänge!

In den USA wird mehr Geld für Krankheiten ausgegeben als für's Wohlbefinden. Junge Menschen bekommen schlimme Krankheiten, die früher nur ihre Großeltern hatten. Einige Medizinforscher sagen, dass die nächste Generation die erste sein wird, die früher sterben wird als ihre Eltern. Meiner Meinung nach liegt die Lösung für dieses Problem auf der Hand: Verbinde die aktuellsten und verlässlichsten Erkenntnisse aus Wissenschaft und Forschung mit cleverer Ernährung und positiven Veränderungen deiner Lebensweise. Während unsere brillanten Ärzte also weiter Neuland betreten, müssen wir ihnen auf halbem Wege entgegenkommen, indem wir unsere Ernährung und unsere Lebensweise verbessern und eine saubere Umwelt schaffen, sodass wir gesund bleiben können.

Tatsachen, die nicht besonders *crazysexy* sind:

Wir sitzen in der Bredouille wie nie zuvor. Wenn unser immer geringeres Wohlbefinden nichts mit dem Mist zu tun hat, den wir einatmen, uns in den Mund schieben oder durch den wir waten, dann fresse ich meine Cowboy-Stiefel! Laut Weltgesundheitsorganisation:

— ist Krebs weltweit eine der häufigsten Todesursachen: Pro Jahr erkranken rund 14 Millionen Menschen neu. Diese Zahl wird sich bis 2030 beinahe verdoppeln. 2012 starben rund 8,2 Millionen Erkrankte an den Folgen von Krebs, für 2030 werden ca. 13 Millionen Todesfälle vorausgesagt.

— In den Vereinigten Staaten und in Deutschland sind Herzkrankheiten die Haupttodesursache. Dies betrifft z.B. Erkrankungen wie Schlaganfall oder Herzinfarkt. Bis zu 80 Prozent der frühzeitigen Herzinfarkte und Schlaganfälle ließen sich durch Änderungen in Ernährung und Lebensstil verhindern.

— Mehr als 180 Millionen Menschen weltweit haben Typ-2-Diabetes. Ohne sofortige Maßnahmen wird sich die Zahl der Todesfälle aufgrund von Diabetes in den nächsten zehn Jahren um 50 Prozent erhöhen.

— Fast 1,6 Milliarden Erwachsene sind übergewichtig und 400 Millionen sind fettleibig. Weltweit sind mehr als 200 Millionen Kinder unter fünf Jahren übergewichtig.

— In den siebziger Jahren litt eines von 10.000 Kindern an Autismus; heute beträgt die Rate in einigen Ländern 1:150 Kinder. Alle zwanzig Minuten wird bei einem Kind Autismus diagnostiziert.

SCHLECHTE ERBANLAGEN kontra SCHLECHTE GEWOHNHEITEN

Die neuesten Erkenntnisse der Genforschung sind derzeit schwer angesagt. Gene werden als Heilsbringer angepriesen, in die man große Hoffnungen setzt, und als Träger von Gesundheit und Glück. Medizin, Technologie und Naturwissenschaften sind alle längst auf den Gen-Zug aufgesprungen. Doch wenn mit unserer Gesundheit etwas schief läuft, wird den Genen häufig die alleinige Schuld dafür gegeben. Egal, ob es sich nun um Krebs, Alkoholismus, Betrug oder einen fetten Hintern dreht, wir schieben den schwarzen Peter immer gerne unserem Lieblingssündenbock zu. Wie Dr. Ornish in seinem Vorwort zu diesem Buch so wortgewandt dargelegt hat, sind unsere Gene nicht unser Schicksal. Tatsächlich beweist die noch junge Wissenschaft der Epigenetik, dass unsere tagtäglichen Entscheidungen in Bezug auf Ernährung, Lebensstil und schädliche Umwelteinflüsse die Zelleigenschaften und den Aktivitätszustand unserer Gene verändern können – ohne dass sich unsere DNA verändert. Diese nicht-genetischen Faktoren können Krankheiten, Fettsucht und andere gesundheitlichen Beschwerden buchstäblich an- und abschalten.

Laut Forschungserkenntnissen des Dana-Farber-Krebsinstituts in Boston werden außerdem nur 5 bis 10 Prozent aller Krebsarten durch Veränderungen im Erbgut verursacht. Experten nehmen an, dass zwischen 70 und 80 Prozent aller Krebserkrankungen in direktem Zusammenhang mit der Ernährung und anderen verhaltensbezogenen Faktoren wie Tabak und Alkohol stehen – und nicht mit der Genetik. Einer Studie von 2009 zufolge verursacht überschüssiges Körperfett allein mehr als 100.000 Krebserkrankungen pro Jahr. Doch hier kommt die gute Nachricht: Wenn wir es vermasseln können, dann stehen die Chancen gut, dass wir es auch wieder in Ordnung bringen können. Natur trifft Umwelt und noch mehr. Olé!

Doch nicht jeder ist damit einverstanden. Als ich vor kurzem eine Rede in einem Krankenhaus in Georgia hielt, hob eine Frau im Publikum die Hand, um mir mitzuteilen, dass ich Unrecht hätte. Ihrer Meinung nach spielte die Lebensweise keine Rolle; vielmehr würden wir krank, wenn

> ## crazysexy TIPP
>
> Wenn du Vegetarierin wirst und dich auf die richtige Weise ernährst, beziehst du all die Nährstoffe, die du brauchst, aus einer abwechslungsreichen pflanzlichen Ernährung, die voller Vitamine, Mineralien, sekundärer Pflanzenstoffe, Sauerstoff und Enzyme steckt. Du glaubst mir nicht? Dann prüfe, was die Amerikanische Gesellschaft für Diätetik und Ernährung (ADA) dazu zu sagen hat: „Eine gut geplante vegetarische Ernährung ist für Individuen in allen Phasen des Lebenszyklus geeignet, einschließlich Schwangerschaft, Stillzeit, Säuglingsalter, Kindheit und Jugendalter, darüber hinaus auch für Athleten. Vegetarier scheinen außerdem einen niedrigeren Cholesterinspiegel, niedrigeren Blutdruck und geringere Raten an Bluthochdruck und Typ-2-Diabetes aufzuweisen als Nicht-Vegetarier. Außerdem haben Vegetarier tendenziell einen niedrigeren BMI und insgesamt eine niedrigere Krebsrate." Das US-amerikanische Landwirtschaftsministerium hat ebenfalls etwas dazu zu sagen: „Durch eine vegetarische Ernährungsweise können alle Empfehlungen für Nährstoffe erfüllt werden."

unser Name „in Gottes Buch" stünde. Es käme auf das Buch an und nicht auf die Peperoni-Pizza. Ich kann mir keine ohnmächtigere Lebensauffassung vorstellen. Wenn das stimmen würde, warum sollte ich mir dann überhaupt die Mühe machen, etwas anderes zu tun, als die Flusen aus meinem Bauchnabel herauszupulen? Hat Gott uns etwa keinen freien Willen gegeben? Ist dieser nicht der Fluch und der Segen des Menschseins?

Jeder von uns hat eine genetische Prädisposition für irgendwas. Manchmal fließt das Leben vorbei, ohne dass wir an den rauen Kanten hängenbleiben. Der amerikansche Schauspieler und Komiker George Burns wurde hundert Jahre alt und verbrachte ganz sicher eine tolle Zeit mit seinen Zigarren und Steaks. Er hatte eine unglaubliche

Einstellung, die das Fleisch und die Martinis ausgeglichen haben mag („Glück ist: ein guter Martini, eine gute Mahlzeit, eine gute Zigarre und eine gute Frau ... oder eine schlechte Frau, je nachdem, wie viel Glück du aushalten kannst"). Die George Burnses dieser Welt sind jedoch unglaublich rar. Gene laden das Gewehr, doch die Umwelt drückt ab. Stell es dir vor wie die Saat und das Erdreich. Ohne Dünger schafft es das Saatgut nicht in jedem Fall, Wurzeln zu schlagen. Du bist der Samen – und deine Ernährung und dein Lebensstil sind der Dünger.

Diese sehr wichtige Tatsache bringt viele Leute zum Ausflippen. Uns selbst zu erziehen und uns um unsere Gesundheit zu kümmern, bedeutet aber nicht, dass wir die Schuld auf uns nehmen. Es ist nicht nötig, mit dem Finger auf jemanden zu zeigen oder sich schuldig zu fühlen. Ich werde nie wissen, was mich krank „gemacht" hat. Doch es hilft mir, mir Gedanken darüber zu machen, wie ich zu meiner Krankheit beigetragen haben könnte, denn nur so kann ich damit aufhören.

Wenn du das nächste Mal deinen Anamnesebogen ausfüllst, dann halte einen Moment lang inne. Überleg dir, welche Leiden in deiner Familie gehäuft auftreten, aber auch, was in deiner Familie zum Essen serviert wird. Einer meiner Lehrer hat mir einmal einen hilfreichen Brocken Weisheit mit auf den Weg gegeben: „Herzkrankheiten und Diabetes liegen bei mir nicht in der Familie", sagte er, „Würstchen und Doughnuts allerdings schon!" Es braucht Mumm, sich dem Schmerz und der chaotischen Wahrheit zu stellen, damit du das Spiel, das du spielst, neu bewerten kannst, aber du schaffst das, meine Liebe!

WERDE ZUM GEMÜSEJUNKIE!

Wie Joni Mitchell, die großartige Sängerin und Hohepriesterin der Hippie-Bewegung, sagt: „Wir müssen zurück in den Garten." Die Natur ist die Quelle all dessen, was gesund ist; sie ist der ultimative Operationstisch und die Grundlage der crazy sexy Ernährung.

Worin besteht also der revolutionäre Schlachtplan, von dem ich hier rede? Nun, ich habe dir schon eine Momentaufnahme gezeigt, aber lass uns noch einmal darauf zurückkommen. Und keine Sorge, es ist einfach: Die crazy sexy Ernährung ist ein fettarmes, vegetarisches (oder veganes) Programm, das Entzündungen reduziert und den pH-Wert deines prachtvollen Körpers mit vollwertigen Nahrungsmitteln, Früchten mit einem niedrigen glykämischen Indexwert, rohem Gemüse und Salaten, basenbildenden grünen Drinks und grünen Power-Smoothies ins Gleichgewicht bringt. In der crazy sexy Ernährung (oder wie ich sie von nun an nennen werde, in der CSE) ermutige ich dich, alle tierischen Produkte, raffinierten Zuckerarten, jeden industriell verarbeiteten Mist und alles andere, was du nicht buchstabieren kannst, von deinem Speisezettel zu eliminieren (mit Ausnahme von exotischem Gemüse).

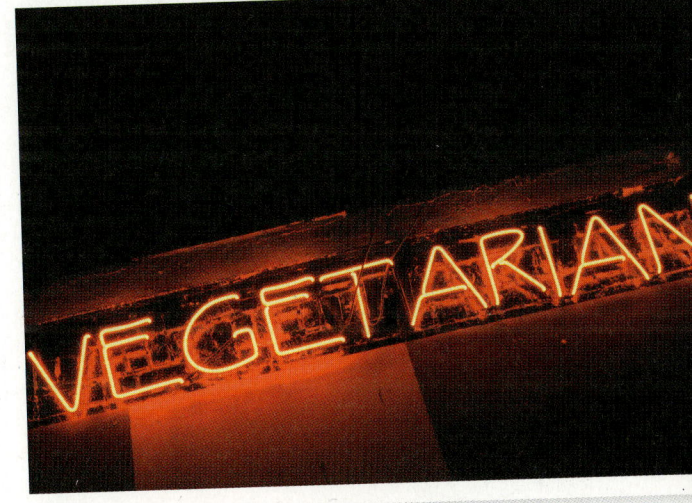

Indem du den Verzehr von säurebildenden Nahrungsmitteln einschränkst, gibst du deinem Körper die Chance, sich selbst zu reparieren und auf natürliche Weise zu heilen.

Dein neues Mantra lautet: sauberes Essen aufnehmen, Müll rausschmeißen. Eine basische Ernährungsweise hat die Kraft, gespeicherten Mist und Giftstoffe freizusetzen und dich wirklich zu befreien. Als Folge davon kommen dein pH-Wert ebenso wie deine Gesundheit wieder ins Gleichgewicht. Deine Nebenhöhlen werden frei, deine Pickel verschwinden, die Geschmacksknospen werden wiederbelebt, deine Augen leuchten, die Dellen an deinen Oberschenkeln verschwinden (und tschüss!), der Sex wird besser (ooohhh!) und auch dein Gedächtnis. Und außerdem wird dein Ausscheidungssystem abgehen wie ein Ferrari (brrruuuumm!).

Aber das ist noch nicht alles, meine Süße. Wenn du verstehst, warum eine natürliche und giftstofffreie Ernährung auf zellulärer Ebene funktioniert, wird dein Enthusiasmus für die CSE wachsen wie Bohnen an einer Stange. Wissenschaft ist sexy und aufregend! Ich werde dir erklären, warum eine pflanzliche Ernährungsweise auf sehr vielen Ebenen eine tolle Möglichkeit für dich ist – für deine Gesundheit und deine Schönheit, für dein Glück, ja sogar für deinen Geldbeutel. Es könnte auch gut sein, dass du bei dieser Ernährung abnimmst, aber das ist nur einer der großartigen Nebeneffekte. Irgendwann wirst du dein perfektes Kampfgewicht gefunden haben und das Thema vergessen, weil du zu beschäftigt damit sein wirst, deine neuentdeckte Lebendigkeit und Lebenslust zu genießen. Das liegt daran, dass die CSE keine Übergangslösung und kein Hobby für die Freizeit ist. Sie ist ein genussvoller Lebensstil – das Verschwinden von Krankheit und Unbehagen, ein Programm mit gesundheitlichem Zugewinn, das für ein ganzes langes Leben gedacht ist.

Die crazy sexy Ernährung ist ein fettarmes, vegetarisches (oder veganes) Programm, das Entzündungen reduziert und den pH-Wert deines prachtvollen Körpers mit vollwertigen Nahrungsmitteln, Früchten mit einem niedrigen glykämischen Indexwert, rohem Gemüse und Salaten, basenbildenden grünen Drinks und grünen Smoothies ins Gleichgewicht bringt.

Was du bei der crazy sexy Ernährung lernen wirst:

- Die Heilkraft des ausgeglichenen ph-Werts und wie du basische Lebensmittel im richtigen Verhältnis zu dir nimmst.
- Wie wichtig Entgiftung ist.
- Wie du dein störungsanfälliges inneres Ökosystem im Gleichgewicht hältst.
- Dass anti-entzündliche rohe Lebensmittel dir echte Energie bringen.
- Wie das Saftmachen dein Leben verändern kann – mach Saft, nicht Krieg.
- Die Vorteile glutenfreier Ernährung.
- Warum Zucker Crack ist und Lebensmittel mit einem niedrigen glykämischen Indexwert eine bessere Wahl sind.
- Die schmerzhafte Wahrheit über Fleisch und Milchprodukte.
- Dass negatives Denken und Stress im Körper zur Säurebildung führen.
- Dass du Spaß ernst nehmen solltest.
- Wie du deinen Hintern am besten bewegst …
- … und ihn dann auf dem Meditationskissen platzierst.
- Wie du eine Technik-Entgiftung machen kannst.
- Wie wichtig es ist, Grenzen zu setzen.
- Die Kraft der Gebete und Affirmationen.
- Dass du alles schaffen kannst, was du dir in den Kopf gesetzt hast.

WARUM DIE CSE FUNKTIONIERT

Indem du die Menge an rohen, lebendigen Nahrungsmitteln sowie grünen Bio-Säften und Smoothies in deiner Ernährung erhöhst, während du gleichzeitig raffinierten Zucker, weißes Auszugsmehl, tierische Produkte, die reich an gesättigten Fettsäuren sind, Genussmittel und gekochte Nahrung reduzierst oder idealerweise ganz aus deinem Leben streichst, bewegst du dich von einem sauren inneren Milieu zu einem basischen, mit Sauerstoff durchtränkten Milieu hin. Wie verführerisch! Das erlaubt es deinem wunderbaren Körper, sich von dem ständigen Sperrfeuer an Stress und Entzündungen zu erholen, dem du durch die moderne amerikanische Standardernährung und den durchschnittlichen modernen amerikanischen Lebensstil ausgesetzt bist – nicht nur bei uns in Amerika, denn leider hat sich unsere Lebensweise überall auf der Welt verbreitet. Wenn dein Körper erst einmal begonnen hat, seine natürlichen Selbstheilungskräfte zu aktivieren, wird er sich erneuern. Auf diese Weise zu essen erzeugt ein Wunder auf deinem Teller. Der Dominoeffekt, zu dem es dann kommt, wird jeden Winkel und jede Nische deines Lebens beeinflussen. Musst du Rohköstler sein, um so zu essen? Ach was – gedämpftes Gemüse, das frisch und knackig ist, und sanft gebratenes Gemüse zählen auch. Wie steht's mit einer strikt vegetarischen oder veganen Diät? Nein und wieder nein. Die crazy sexy Ernährung ist flexibel. Du darfst gekochte Nahrung in kleineren Mengen genießen. Die säurebildenden Anteile deiner Ernährung dürfen auch einige tierische Produkte beinhalten. Doch sobald du einmal liest, wie schädlich sie für deine Gesundheit (und unsere Erde) sein können, und feststellst, dass du sie nicht wirklich vermisst, überlegst du es dir vielleicht noch einmal. Und denk dran: Nicht alle Veganer sind gesund. Pommes frites, Nachos, Brot oder Nudeln aus Weißmehl, industriell hergestellte Brat-und Backfette sowie viele zuckersüße Leckereien sind vegan, aber alles andere als gesund. Ich nenne diese falsch informierten Pflanzenfresser „Puddingvegetarier". Wenn ich wie ein Puddingvegetarier esse, entwickele ich einen sogenannten „Rettungsring" – ein schwammiges Speckkröllchen, das über meinen Jeans hängt. Diese wohlmeinenden Seelen müllen sich mit Junkfood und übermäßigen Mengen an Soja zu und fragen sich dann, warum sie müde, dick und verschnupft sind. Eine lebendige und wirkungsvolle vegane oder vegetarische Ernährung bedeutet, dass der größte Teil deiner Nahrung mal gelebt hat und aus ... Salat und Gemüse besteht (logo!).

SUCH DIR EINE ZAHL AUS – ABER NICHT IRGENDEINE!

Die CSE hat zwei Ebenen: 60/40 und 80/20. Ich ermutige dich, ein 80/20-Verhältnis anzupeilen: 80 Prozent basische und 20 Prozent säurebildende Nahrungsmittel. Auch wenn das Ziel 80/20 ist, so ist dieses Verhältnis doch nicht die Regel. Für viele Menschen ist ein 60/40-Verhältnis ausreichend – und sehr gesund! Amen! Das 60/40-Verhältnis ist eine „Instandhaltungsebene", und wenn du dich bereits guter Gesundheit erfreust, wirst du erstaunliche Ergebnisse erzielen, indem du dich auf diese Ebene begibst und dort bleibst. Wenn du noch einen Zahn zulegen willst oder dich gerade von einer Krankheit erholst, dann ist ein Verhältnis von 80/20 (oder mehr) dein Ziel. Nähere dich ihm so oft, wie du nur kannst. Beginne da, wo du dich schon wohl fühlst und bleibe da, wo du dich am besten fühlst. Wegen der Mathematik musst du nicht ausflippen. Ich benutze das 60/40- und 80/20-Verhältnis nur als visuelle Erinnerungshilfe. Schau auf deinen Teller und teile ihn wie eine Torte auf. Mehr als die Hälfte des Platzes sollte von frischen, biologisch angebauten Köstlichkeiten aus dem Garten eingenommen werden. Ergibt das Sinn? Bevor wir zum Herzstück des Plans kommen, werden mein Expertentrupp und ich dir das Wie und Warum erklären, damit du das Steuer selbst in die Hand nehmen und ohne fremde Hilfe abschwirren kannst.

WAS ZUM TEUFEL IST DENN DA PASSIERT?

Wissenschaft und Technologie sind echt klasse. Leider führt ihr Missbrauch dazu, dass fast alles komplizierter wird, als es eigentlich ist. Vor langer Zeit, in einer weit, weit entfernten Galaxie, nahmen wir noch richtige Nahrung zu uns. Eine gute Mahlzeit auf den Tisch zu bringen hatte nichts zu tun mit einer milliardenschweren Industrie, die von Lobbyisten, raffinierten Werbefuzzis und staatlichen Förderungen angetrieben wurde. Heute beherrschen Chemieunternehmen die Nahrungsmittelindustrie und ihre aus Inzucht hervorgegangenen Vettern, die Pharmariesen, stehen bereit, um den Schaden aufzufangen – und machen dabei einen kräftigen Reibach. Wie mein Streber-Schwarm Michael Pollan in seinem Buch *Lebens-Mittel: Eine Verteidigung gegen die industrielle Nahrung und den Diätenwahn,* Goldmann Verlag 2009, sagt: „Die chronischen Krankheiten, an denen heute die meisten Menschen sterben, lassen sich unmittelbar auf die Industrialisierung unserer Nahrung zurückführen – auf die wachsende Menge an stark verarbeiteten Nahrungsmitteln und raffiniertem Getreide, die Verwendung von Chemikalien, um Pflanzen und Tiere in riesigen Monokulturen zu züchten, den enormen Überfluss an billigen Kalorien aus Zucker und Fett, die von der modernen Landwirtschaft produziert werden, und die Verengung der biologischen Vielfalt in der menschlichen Ernährung auf eine winzige Handvoll von Hauptgetreidearten, insbesondere Weizen, Mais und Soja. Diese Veränderungen haben uns die westliche Ernährungsweise beschert, die wir als selbstverständlich ansehen: viele verarbeitete Nahrungsmittel und viel Fleisch, viel zusätzliches Fett und zusätzlicher Zucker, viel von allem – außer Gemüse, Salaten, Früchten und Vollkorngetreide."

Oh mein Gott, er ist affengeil! Und … du wirst es nicht glauben: Er hat Recht. Wir sprechen nicht länger über die tatsächlichen Nahrungsmittel, wir sprechen über Nährstoffe. Durch das Wunder der Chemie haben wir vor lauter Bäumen den Wald aus den Augen verloren und vor lauter Vitaminen den Grünkohl. Wissenschaftler mit Tunnelblick nehmen an, dass die isolierten Elemente des Grünkohls die Bestandteile mit gesundheitsfördernder Wirkung seien. Doch wenn es nun das prächtige Grün selbst wäre, das in all seiner erstaunlichen Komplexität die Welt auf den Kopf stellen würde? Was würde passieren, wenn wir diese Zergliederung beim Menschen anwendeten? Wenn ich mich selbst in Stücke schnitte und dir meinen Fuß verkaufte, würde dir das etwa helfen, leichter deinen Weg zu finden? Wir – du, ich und der Brokkoli – sind größer als die Summe unserer Teile.

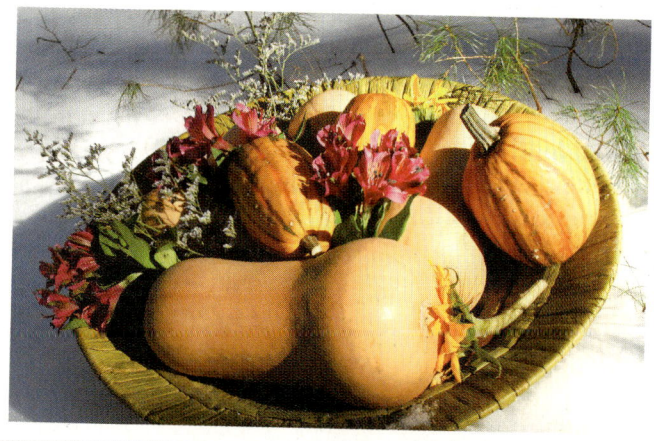

Die Wahrheit ist, dass echte Nahrungsmittel und Lebensmittelimitate immer verschieden sein werden – selbst wenn sie auf dem Papier etwas gemeinsam haben. Dein Körper weiß, dass eine frische Tomate besser ist als Maissirup mit Ketchup, das den roten Farbstoff #40 enthält. Er kennt auch den Unterschied zwischen einem gekeimten ganzen Korn und einer chemisch gehärteten „Radkappe" mit einer Haltbarkeitsdauer von einhundert Jahren. Doch bei dem Spiel der Lebensmittelwissenschaft geht es darum, die Natur zu überbieten, und die Regeln besagen, dass mehr unweigerlich besser bedeutet. Wenn wir etwas Gutes in einer Tomate finden, dann verdoppeln wir es in der imitierten Version. Die „Radkappe" enthält dann 11 Gramm Lycopin, weil das Produkt der Konkurrenz 10 Gramm enthält.

Aber woher wissen wir, ob diese abstrakten Zutaten tatsächlich wirken, wenn sie isoliert oder in einem Labor erzeugt werden und dann als Ketchup an einer Nudel hängenbleiben? Man kann etwas Fasermaterial zur Verdauungsförderung an eine XXL-Wurst kleben, aber deswegen ist sie noch lange nicht gut für dich.

Wir wurden einer Gehirnwäsche unterzogen, damit wir glauben, dass wir unseren Körper nicht mehr verstehen, dass unsere angeborene Weisheit fehlerhaft oder gefährlich sei. Und weil das alles so verwirrend und wissenschaftlich ist, sind wir davon überzeugt, einen Master in Ernährungswissenschaften zu brauchen, nur um durchs Abendessen zu kommen. Aber wer hat für so etwas Zeit? Da kommen dann die so genannten Experten ins Spiel. Frage nicht, wo ihre Forschungsgelder herkommen; akzeptiere einfach, dass sie alle Probleme mit einer vertrauenswürdigen Einkaufsliste bereinigen werden, auf der fast ausnahmslos industriell gefertigte Lebensmittel zu finden sind. Da stehen wir also mit all dieser fachkundigen Hilfe, und wo hat sie uns hingebracht? – Wir sind pleite, unglücklich, sterben früh und versauen unseren Planeten, sobald wir einen Fuß vor die Tür setzen.

Ich spreche jetzt mal für mein eigenes Land: Traurigerweise ist unsere US-amerikanische Regierung ein großer Teil des Problems. Behörden wie die FDA (die amerikanische Lebensmittelüberwachungs- und Arzneimittelzulassungsbehörde) und die USDA (das US-amerikanische Landwirtschaftsministerium), die uns informieren und schützen sollten, tragen häufig noch zu unserer Verwirrung bei. Auf welche Weise? Weil in den Regierungsrichtlinien Lebensmittel nur selten überhaupt noch erwähnt werden. Stattdessen lesen wir Geschwafel über – ihr habt's erraten: Nährstoffe. Das ist kein Zufall. Seit Familienfarmen im Laufe der letzten fünfzig Jahre durch Unternehmenszusammenschlüsse ersetzt wurden, ist der Nahrungsmittelsektor in den USA zunehmend politisiert worden. Ende der siebziger Jahre kam es zu einer einschneidenden Wende, die das Zeitalter des Nutritionismus (des Denkens auf der Basis von Nährstoffen statt von Nahrungsmitteln) einleiten sollte: als der Kongress als Reaktion auf das wachsende Bewusstsein für die Zusammenhänge zwischen Ernährung und Krankheit begann,

Die POSITIVEN Wirkungen der crazy sexy ERNÄHRUNG

Also gut, Ladies, ihr habt jetzt bereits von der verschwindenden Zellulite und den klaren, funkelnden Augen gehört, die euch die CSE bescheren kann. Jetzt schaut, was ihr von dieser Liste weiterer Herzensbezwinger haltet. Eure Busenfreundinnen werden euch anflehen, ihnen eure Schönheitsgeheimnisse zu verraten. Tut ihnen den Gefallen und teilt eure innere Pflanzenkur mit ihnen – es ist nicht sinnvoll, etwas so Wunderbares geheim zu halten

- Ein super-sexy Leuchten
- Weniger Erkältungen
- Schnelles Heilen von Schnittwunden und Erkältungen
- Toller, regelmäßiger, nicht stinkender Stuhl
- Gesunde Organe
- Reine Haut und freie Nebenhöhlen
- Schlankere Bauchmuskeln und einen festeren Hintern
- Eine deutlich gesteigerte Lust auf Sex
- Besserer Schlaf
- Süßer Atem
- Starke Knochen, schmerzfreie Gelenke
- Ein niedrigerer Cholesterinspiegel und Blutdruck (ohne Pillen)
- Ein ausgeglichener Blutzuckerspiegel
- Ein gleichbleibend hohes Energieniveau
- Weniger Trübsal und mehr Klarheit
- Weniger Unbehagen, weniger Krankheit

Gesundheitsrichtlinien der Nation neu zu schreiben. Die neuen Standards, die unter dem Namen McGovern-Bericht bekannt wurden, waren im ersten Entwurf unmissverständlich: Nimm weniger Fleisch und Milchprodukte zu dir. Für mich klingt das ziemlich unkompliziert, doch die Fleisch- und die Molkereiindustrie sind ausgeflippt. Schnipp, schnapp! Köpfe rollten und Korrekturen wurden vorgenommen. In der endgültigen Fassung wurde diese klare Botschaft dann abgeändert: Man sollte die Menge an Nahrungsmitteln reduzieren, die reich an gesättigten Fettsäuren sind. Eine Generation später sind wir genauso verloren und verwirrt wie eh und je. Die Sache sollte nicht so vertrackt sein wie ein Zen-Koan.

Wenn die Produkte in den Regalen im Gemüseladen sprechen könnten, würden sie dir zurufen:.

„Kauf mich, in mir stecken Omega-3-Fettsäuren!"

„Nimm mich! Ich strotze nur so vor Antioxidantien und habe weniger Kalorien als das kraftlose Miststück nebenan. Ich meine, für wen hält es sich eigentlich?"

„Ach ja, nun gut, ich bin mit Kalzium und Vitamin D angereichert. Außerdem senke ich den Cholesterinspiegel und helfe gegen Fußpilz!"

„Großer Freudenschrei. Ich bin das neue weiße Fleisch; ich wurde auf einer ,Happy Farm' aufgezogen. Mich für deine Oberschenkel zu opfern, hat mir wirklich Spaß gemacht!"

„Kauf mich und du wirst mehr Sex haben, weil du schlanker und glücklicher sein wirst. Und dann wirst du mehr Geld verdienen, du wirst nach Paris fahren, Sachen von Gucci kaufen und Johnny Depp treffen ... und ... und [die Packung denkt nach] ... du wirst das Problem der Erderwärmung lösen, weil ich mich in einer Greenbox befinde!"

Der Unsinn, der auf den Verpackungen steht und von der Werbung versprochen wird, wird immer aberwitziger. Ein handelsüblicher Frühstücksdrink wird mit der Behauptung vermarktet, die in diesem zuckrigen, verarbeiteten Milchmischgetränk enthaltenen Antioxidantien würden das Immunsystem stärken. Nun, ein gewisses Verständnis für die freie, sexy Wissenschaft offenbart einem, dass Zucker und Milchprodukte in Wirklichkeit unser Immunsystem unterdrücken. Ganz zu schweigen davon, dass die wenigen Antioxidantien, die in diesem Produkt überhaupt vorkommen, tot sind. Versprechungen, nein danke!

Clevere Etiketten, wie sie bei uns in den USA eingeführt wurden, sind eine weitere lächerliche Marketing-Aktion. Seit wann sind Froot Loops (von Kellogs) gesund? Sie waren es noch nie!

Trotzdem haben sie ein „Cleveres-Etikett"-Gütesiegel. Solche Siegel bedeuten überhaupt nichts, weil es keine Vorschriften oder Richtlinien für sie gibt. Die Unternehmen legen selbst fest, ob ein Produkt „clever" ist oder nicht. Und viele von uns Konsumenten, die dem Massengeschmack frönen, fallen darauf herein und kaufen es. Vertrau nicht jedem Gütesiegel!

GESUNDE ERNÄHRUNG FÜR EIN GESUNDES KLIMA

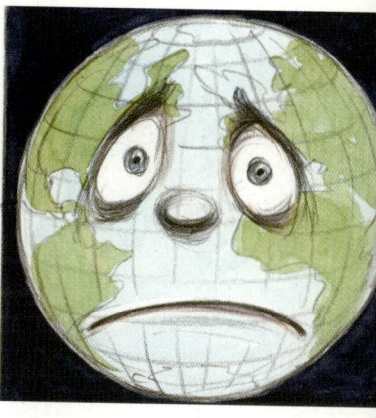

Wohlbefinden hat nicht nur mit Ernährung zu tun. Es geht auch um Ökologie, Mut, Leidenschaft und Kultur. Die crazy sexy Ernährung greift alle diese miteinander verbundenen Themen auf. Meine Krankheit hat mich dazu gebracht, mich auf eine neue, ehrliche Weise zu betrachten. Sie hat mich auch für die größeren Fragen sensibilisiert, die uns heute beschäftigen. Die Entscheidungen, die wir treffen, sind wirklich wichtig. Was in unserem Körper geschieht, ist ein Spiegel dessen, was mit unserer Erde geschieht. Es ist unser Gefühl des Getrenntseins, das uns davon abhält zu begreifen, dass wir alle ein Organismus sind. Wie die Erde, so verfügt auch unser Körper über Flüsse, Ströme, Seen, Ozeane, Erdreich und Luft. Diese Ökosysteme bilden unser persönliches und unser planetarisches Terrain. Beide sind von einer sauberen Umwelt und einem fragilen Gleichgewicht abhängig.

Doch Chemikalien vergiften unsere Flüsse und unser Blut, die Luftverschmutzung schnürt uns die Luft ab und verstopft unsere Lungen, Übersäuerung entzieht unseren Gärten und unseren Geweben wichtige Mineralien. Der pH-Wert hat Auswirkungen auf die unterschiedlichsten Bereiche – angefangen bei unseren Wäldern bis hin zu den Meereslebewesen, zur Festigkeit unserer Knochen und sogar zu Krebszellen.

Wenn wir unsere Definition von Wohlbefinden erweitern, wird uns bewusst, dass der beste Ort, um Lösungen für unsere persönlichen und globalen Herausforderungen zu finden, unser Essteller ist. Stell dir vor, wie viel wir allein dadurch bewegen können, dass wir mit unseren Gabeln abstimmen. Jeder Einzelne von uns kann wirklich etwas erreichen. Du kannst direkt von deinem Küchentisch aus eine Revolution starten. Damit du das tun kannst, lass uns über einige der unmittelbaren Hindernisse sprechen, die sich uns in den Weg stellen.

Stell dir vor, wie viel wir allein dadurch bewegen können, dass wir mit unseren Gabeln abstimmen.

ZEIT, GELD UND DIE LIEBE FAMILIE

Zwei typische Stolpersteine auf dem Weg zu einem gesünderen Lebensstil sind:

„Ich kann ihn mir nicht leisten" und

„Ich habe keine Zeit."

Mach einen großen Bogen um beide: In Kapitel 8 werde ich dir zahlreiche Tipps geben, wie du die Kurve kriegen und den Euro mehrmals umdrehen kannst.

Ja, gesunde Lebensmittel mögen dir teurer erscheinen, aber wenn du weise Entscheidungen triffst, Nahrungsmittel in größeren Mengen und der Jahreszeit entsprechend kaufst und nach Sonderangeboten Ausschau hältst, sind sie absolut bezahlbar. Und wenn du dir das Verhältnis ansiehst zwischen dem Nährwert deiner Lebensmittel und der Knete, die du dafür ausgibst, dann sind gesunde Lebensmittel im Vergleich zu abgepackten Nahrungsmitteln und tierischen Produkten geradezu preiswert. Auf die Dauer wirst du bestimmt Geld dabei sparen. Ich jedenfalls stecke mein Gehalt lieber in mein Gemüsefach als in meine Hausapotheke. Die ist nämlich nur für Notfälle da. Tatsächlich befinden sich nur vier Dinge darin: ein Ibuprofen-Schmerzmittel (für Neujahr), Pflaster, chemiefreie Tampons und gesunde Kosmetika. Traurigerweise bepacken die meisten Menschen dieses Schränkchen allerdings mit teuren „Wunderwaffen". Doch die wirkliche Medizin ist in deinem Gemüsefach zu finden.

Hier noch eine weitere interessante Tatsache des angesagten Autors Michael Pollan: Er führt aus, dass 1960 noch 18 Prozent des amerikanischen Nationaleinkommens für Nahrungsmittel ausgegeben wurden und 5 Prozent für die Gesundheit. Heute geben wir 9 Prozent unseres Einkommens für Nahrung und 17 Prozent für unsere Gesundheit aus. Der Zusammenhang ist eindeutig: Je weniger Geld wir für Lebensmittel ausgeben, umso mehr müssen

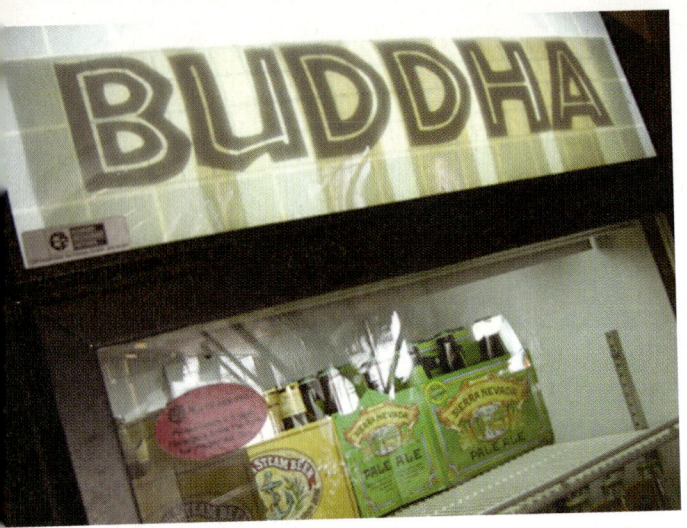

wir für die Gesundheitsfürsorge ausgeben. Wirf mal einen Blick auf deine gesamten Ausgaben. Ich wette, du wirst Bereiche in deinem Leben finden, in denen du die Karten neu mischen kannst. Brauchst du wirklich noch mehr Technik-Kram? Noch mehr Schuhe? Modische Jeans? Selbst wenn du dein Glück nicht bei Yves St. Laurent oder Escada suchst, ist ein realistischer Blick auf dein Ausgabenverhalten angebracht. Deine Gesundheit ist es wert.

Natürlich weiß ich, dass du wenig Zeit hast, weil du sehr beschäftigt bist und die Welt viel von dir verlangt. Aber wird man dir am Ende deines Lebens den Hintern versohlen, weil du die Liste mit den zu erledigenden Aufgaben nicht vollständig durchgeackert hast? Wirst du dir wünschen, du hättest längere Arbeitszeiten gehabt und mehr Zeit auf Twitter verbracht? Ach was! Du wirst dir wünschen, du wärest auf jenen ganz bestimmten Berg geklettert und hättest deine Kinder mit auf den Mond genommen. Astronautinnen wie du müssen absolut fit sein. Wenn du dir keine Zeit nimmst, um dein Instrument zu stimmen, dann wird deine Musik immer monoton klingen. Und genau wie das auch für deinen Umgang mit Geld der Fall ist, wette ich, dass du dein Zeitmanagement optimieren könntest.

Wochenenden sind eine großartige Zeit, um bei der Menüplanung aufzuholen. Wie steht es mit der Zeit, in der du dich gewöhnlich wegbeamst? Opfere eine Stunde Fernsehen dafür, dass du deine Gemüseration für die Woche wäschst, schnippelst und eintütest. So wirst du morgens wertvolle Zeit sparen. Jeder Tag, an dem du dich verpflichtest, für dich selbst zu sorgen, wird dich deinem Ziel, gesund zu werden, einen Schritt näher bringen. Reihe die Tage aneinander wie Perlen auf einer Halskette.

Aber ich warne dich: Ein neues Du könnte einige Leute zum Ausflippen bringen. Das betrifft Familie, Freunde und gemeinsame Restaurantbesuche. Wenn du das Gefühl hast, dich in ein Wespennest zu setzen, weil du deine Ernährung verbesserst, dann gehe langsam vor und schalte deinen gesunden Menschenverstand ein. Die beste Möglichkeit, ablehnenden Angehörigen und Freunden zu begegnen, ist es, aufrichtig und direkt, aber gleichzeitig höflich zu sein. Und natürlich solltest du mit gutem Beispiel vorangehen. Es ist gut möglich, dass die Menschen, die dir nahestehen, deinem Beispiel folgen werden, wenn sie dein glücklicheres und gesünderes Ich sehen. Zumindest werden sie dann bestimmt aufhören, dich schief anzusehen.

Andere werden so bleiben wollen, wie sie sind, damit sie sich ihr eigenes Chaos nicht anschauen müssen. Schade! Veränderungen machen denjenigen Angst, die Sicherheit in der Routine suchen. Außerdem bist du, wenn du so lebst, als ob du es ernst meintest, eine Art Naturgewalt. Jetzt ist die Zeit gekommen, um an deinen Grenzen zu arbeiten und das zu tun, was für dich am besten ist. Das ist nicht selbst-*süchtig*, sondern selbst-*nährend*.

PERFEKTION UND BARHOCKER

Solche Veränderungen können dir am Anfang überwältigend erscheinen. Doch dies ist kein Alles-oder-nichts-Programm. Die meisten Diäten funktionieren nicht, weil sie all die emotionale Arbeit, die erforderlich ist, um bei der Sache zu bleiben, unberücksichtigt lassen. Ich habe Tausenden von Menschen geholfen, sich in Richtung Gesundheit zu bewegen, und ich habe gelernt, dass Erfolg mehr damit zu tun hat, freundlich zu dir zu sein und mit deinem emotionalen Misthaufen umzugehen, als mit dem Essen selbst. Wenn du strauchelst, sei nachsichtig mit dir!

Konsequenz ist wichtig, aber du musst nicht perfekt sein. Um deine Gesundheit zu verbessern, reicht es erst einmal aus, wenn du dich insgesamt auf einem guten Weg befindest. Willst du etwa für den Rest deines Lebens jeden Tag dieselbe schnurgerade Straße entlangfahren? Das wäre doch entsetzlich langweilig! Nein, du wirst malerische

Nebenstraßen erkunden und sogar vor verrufenen Kneipen Halt machen. Vielleicht trinkst du nachmittags ein Bier zu Kartoffelchips, gefolgt von einem Schluck Tequila als Dessert. So ist das Leben – es ist süß, es macht Spaß und es ist unvorhersehbar. Ich bin nicht perfekt und werde es nie sein. Perfekt ist beige. Ich bin rot und heiß. Das bist du auch: rot und wild. Du sitzt nicht etwa höflich am Tisch – du tanzt auf dem Tisch. Und nach dem Zapfenstreich kehrst du auf die Gesundheitsstraße zurück. Warum ist Essen für viele Menschen etwas so Kompliziertes und Belastetes? Essen ist etwas, das dich nährt – es ist nicht dein Feind. Nahrung ist romantisch, kreativ, göttlich. Keine Diät, die dir das Gefühl gibt, dass dir etwas vorenthalten wird, ist der Mühe wert. Ich erkenne an, dass jeder von uns es mit anderen Gegebenheiten zu tun hat, was unsere Gesundheit, den Ort, an dem wir leben, die Freizeit, das Einkommen, die Familiendynamik und ja: unsere eigene Psychologie angeht, um nur einige Beispiele zu nennen. Tu, was dir möglich ist und sei dir bewusst, dass jede Veränderung besser ist, als gar nichts zu tun.

LOS GEHT'S!

Bist du bereit, dir deinen Bikini zu schnappen und ins kalte Wasser zu springen? Warum solltest du warten, bis du mit dem Rücken zur Wand stehst, ehe du dich um dein Wohlergehen kümmerst? Es ist mutig, hier und jetzt Farbe zu bekennen! Verschlinge das hier angehäufte Wissen, such dir selbst mehr davon und wage es, aus deiner Kuschelecke rauszukommen. Gemeinsam werden wir deinen diätetischen Navi neu einstellen und dich dorthin lenken, wo du dir deine Träume erfüllen kannst. Das Leben ist kompliziert, prachtvoll, atemberaubend und wild – unabhängig davon, ob du nun die Chefin einer großen Firma oder Hausfrau bist. Lass deine Haare offen im Winde wehen und reite ohne Sattel. Deine neue crazy sexy Ernährung hilft dir, jedes Mal über die Ziellinie zu kommen.

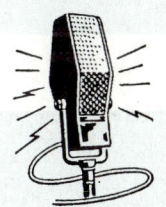

Kommentar: Viki S.

Vor elf Jahren wurde rheumatoide Arthritis (RA) bei mir festgestellt und ich bekam diverse Medikamente verschrieben. Sie linderten den Schmerz, doch nachdem ich sie einige Jahre lang eingenommen hatte, wurde mir klar, dass alle diese Präparate nicht gut für meinen Körper waren. Ich begann nach Informationsquellen für den neuen Lebensstil zu suchen, den ich brauchte, um Freiheit von den Medikamenten und meiner Arthritis zu erlangen. An diesem Punkt stieß ich auf Kris Carr und bin ihr seitdem verfallen! Ihre Energie, ihre Begeisterungsfähigkeit und die Hingabe, mit der sie anderen Menschen hilft, sind inspirierend. Und die Tatsache, dass man über ihre Website (crazysexylife.com) Kontakt zu ihr aufnehmen kann, ist ein echtes Geschenk für diejenigen von uns, die gerade dabei sind, mit Rohkost oder einem vegetarischen bzw. veganen Lebensstil zu liebäugeln. Nachdem ich zu einer fast 100-prozentig vegetarischen Ernährungsweise übergegangen bin und außerdem Yoga und Akupunktur in mein Leben integriert habe, konnte ich schon seit mehr als einem Jahr auf alle RA-Medikamente verzichten!

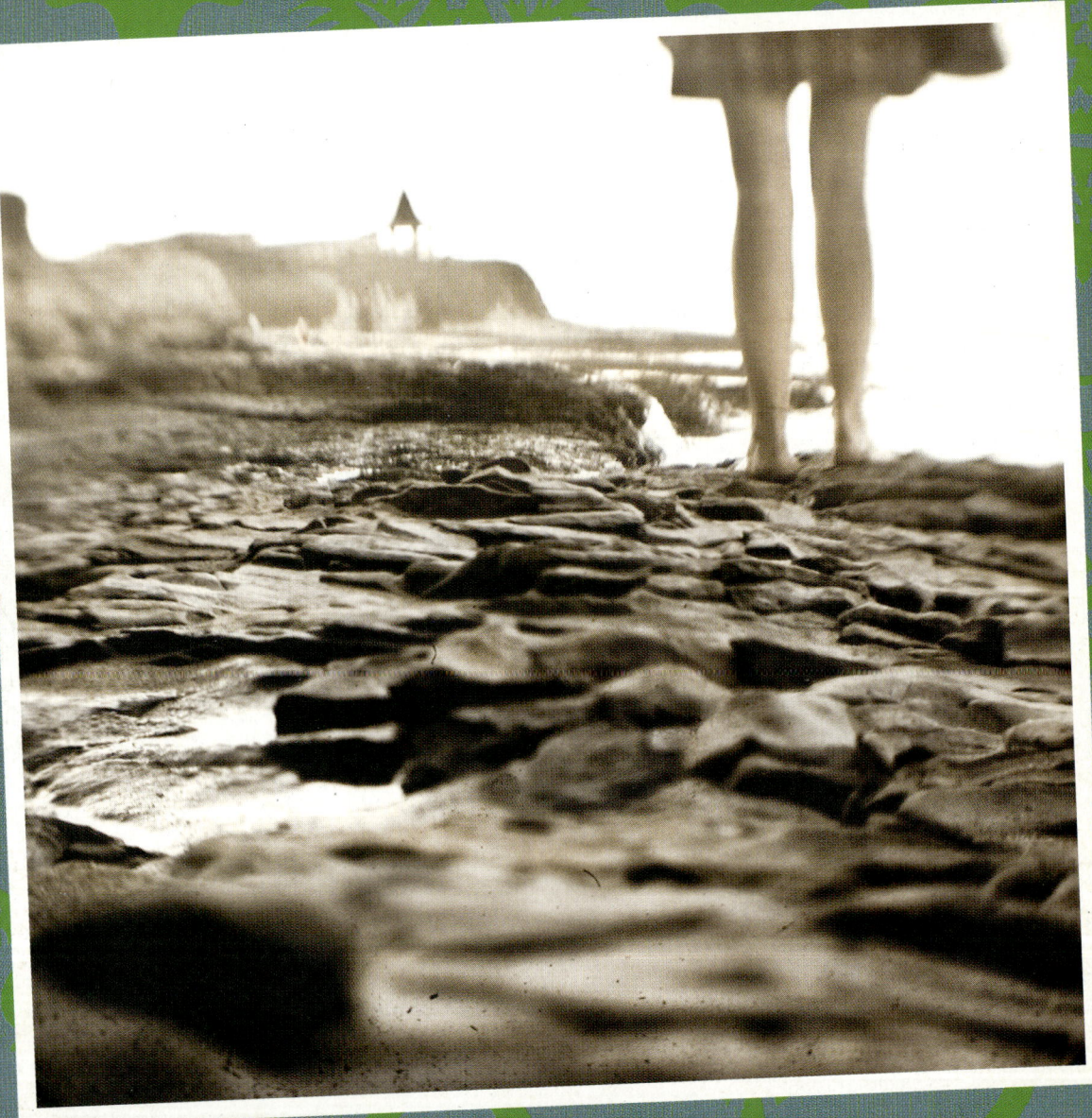

Alysia Cotter Photography

KAPITEL IM ÜBERBLICK

DENK DRAN:

- Du verdienst es, gesund zu sein.
- Jetzt ist die Zeit gekommen, dich um dein Wohlergehen zu kümmern.
- Eine gute Ernährung wird alle Bereiche deines Lebens positiv beeinflussen.
- Die crazy sexy Ernährung (CSE) ist ein fettarmes, vegetarisches Programm, das den pH-Wert deines prachtvollen Körpers mit köstlichen vollwertigen Nahrungsmitteln, rohem Gemüse mit einem niedrigen glykämischen Indexwert, basenbildenden grünen Drinks und grünen Super-Smoothies ins Gleichgewicht bringt.
- Dein Gemüseladen kann deine neue Apotheke sein.
- Deine täglichen Entscheidungen können sogar die Art und Weise verändern, wie sich deine Gene ausdrücken.
- Die CSE ist flexibel – selbst mit kleinen Veränderungen wirst du großartige Ergebnisse erzielen.
- Die CSE bietet dir zwei Ebenen an, um basische und säurebildende Nahrungsmittel ins richtige Verhältnis zu bringen und dort zu halten: 60/40 und 80/20. Fang da an, wo du dich wohl fühlst und bleibe dort, wo du dich am besten fühlst.
- Die CSE wird dir zeigen, wie du auf die richtige Art Vegetarierin – oder sogar Veganerin! – werden kannst, damit du all die Nährstoffe bekommst, die du brauchst.

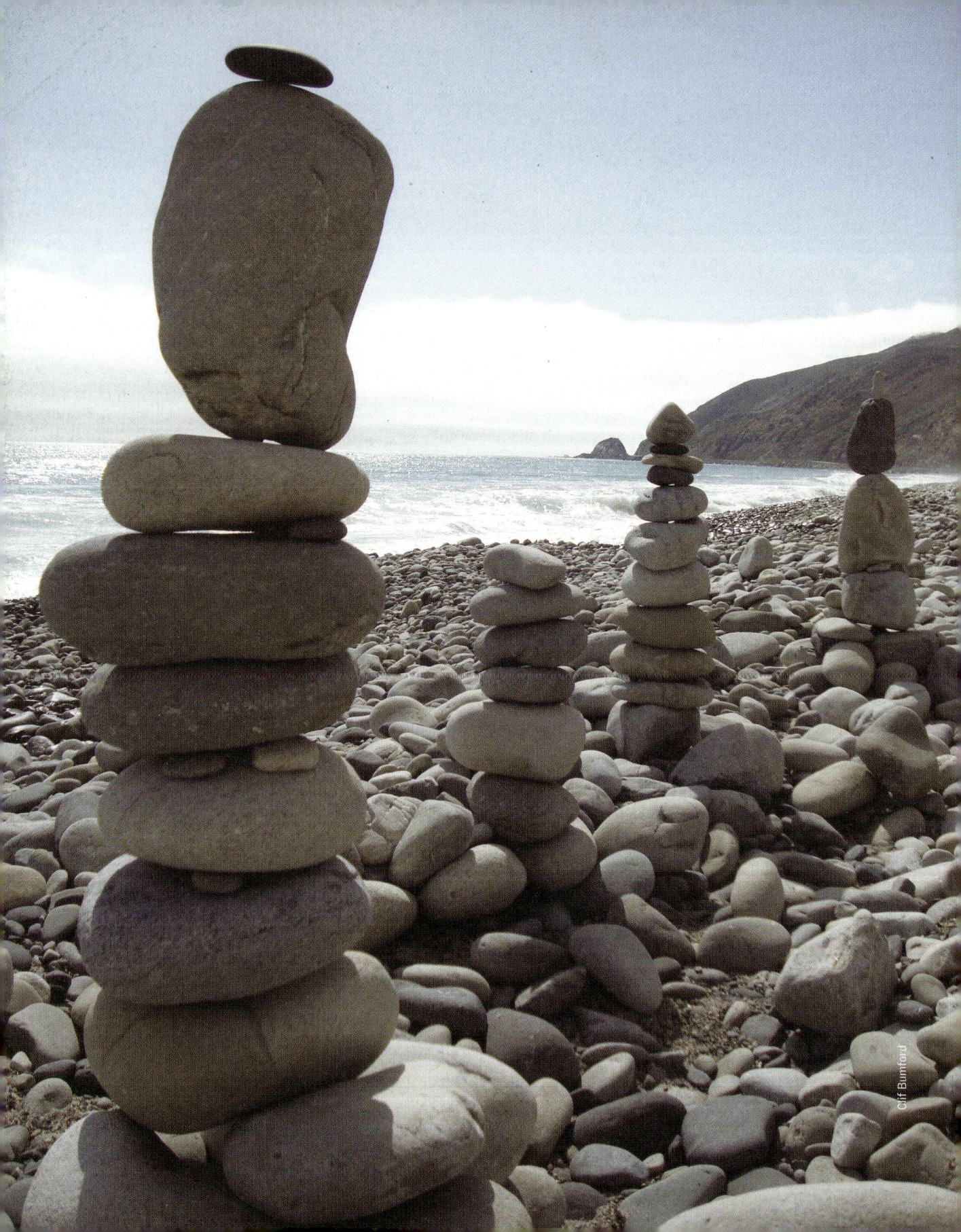

KAPITEL 2

pHänomenal

Bist du schon mal von einem Vampir abgeschleppt worden, der dich dann total ausgesaugt hat? Mir ist es mit meinen Lovern so ergangen. Früher waren es immer die schlimmen Typen, die mein Herz lichterloh zum Brennen brachten. Wenn ich die Wahl zwischen einem dunklen Helden der Nacht und einem netten Typen in Sweater und Freizeitschuhen hatte, dann kannst du dir schon denken, wer meine Telefonnummer bekommen hat!

Vampire und böse Jungs sind lässig (und ziemlich wild); sie kennen die Oberkellner in den besten Steakhäusern, fahren schnelle europäische Schlitten und scheuen nicht davor zurück, eine Kneipenprügelei anzufangen, um deine Ehre zu retten. Kurz gesagt, so ein Rebell gibt dir das Gefühl, so richtig lebendig zu sein! Es ist das reinste Vergnügen, allerdings nur so lange, bis er deine beste Freundin bumst oder deine gesamten Ersparnisse veruntreut.

Vielleicht stellst du dir jetzt die Frage, was meine mickrige Bilanz bei der Partnersuche mit deiner Ernährung zu tun hat. Der Zusammenhang ist ganz einfach: Es geht um das Säure-Basen-Gleichgewicht, das mit der Chemie deiner Körperflüssigkeiten und Gewebe zusammenhängt und sich am pH-Wert ablesen lässt. Der Rebell/der dunkle Vampir = sauer; der nette, solide Typ = basisch.

Der solide Typ gibt dir Energie; er ist vertrauenswürdig und zuverlässig. Der solide Typ meldet sich telefonisch bei dir, wenn er es versprochen hat. Er hilft dir, deine Garage sauberzumachen, und macht Yoga mit dir. Er ist sogar höflich zu deiner Familie, egal wie fertig sie ist, und hat genügend sexuelle Ausdauer, um in dir ein Feuerwerk zu entfachen.

Auch wenn der Rebell dir anfänglich helfen kann, aus dir herauszugehen, wird er dir deine Energie rauben, wenn du öfter mit ihm zusammen bist. Auf Dauer brennt dich eine regelmäßige Rebellen-Diät aus. Doch wenn du nach den bad boys (Fastfood, Fett, Zucker und Alkohol) süchtig bist, dann erscheinen dir die netten Jungs (Gemüse und Vollkorn) langweilig. Gib ihnen eine Chance!

Die Zellen in deinem Körper lieben den soliden basischen Typ. Sind deine Zellen im Reinen mit ihrem direkten Umfeld, dann werden sie genährt und setzen mühelos angehäufte Schlacken frei. Als Folge davon erlebst du eine wunderbare Beziehung zu deiner Gesundheit. Doch wenn du Mist isst, trinkst und denkst (und dir in Form eines Vampir-Mannes in dein Leben holst), werden deine Zellen und dein inneres Milieu verseucht.

Das Geheimnis einer super sexy Gesundheit ist ein leicht basischer pH-Wert. So einfach und so komplex ist das. Es ist einfach, weil die Nahrung, die du für eine optimale Gesundheit zu dir nimmst, relativ leicht zugänglich und kostengünstig ist und nur wenig an Vorbereitung erfordert. Komplex ist es deshalb, weil wir alle einen großen „psychologischen Rucksack" mit uns herumschleppen, randvoll mit falschem Essverhalten. Das macht es uns schwer, tief verwurzelte Gewohnheiten zu ändern.

Du musst wissen, Darling, dass die Entscheidungen, die du hinsichtlich deiner Ernährung und deines Lebensstils triffst, dein empfindliches pH-Gleichgewicht entweder unterstützen oder ihm schaden. In diesem Kapitel wirst du lernen, dich auf bestmögliche Weise um deine Gesundheit zu kümmern. Nimm die Zügel selbst in die Hand. Jippie, jippie, yeah!

Das Geheimnis einer super sexy Gesundheit ist ein leicht basischer pH-Wert.

pH Wert

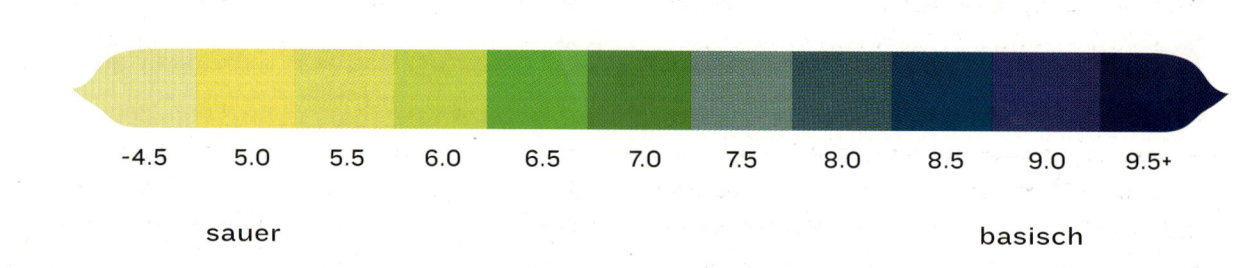

-4.5 5.0 5.5 6.0 6.5 7.0 7.5 8.0 8.5 9.0 9.5+

sauer   basisch

Der pH-Wert – kurz erklärt

Wenn du so bist wie ich, hast du auf dem Gymnasium den Chemieunterricht geschwänzt, um stattdessen zu flirten und Zigaretten zu schnorren (beides Aktivitäten, die säurebildend sind). Glücklicherweise habe ich mich später wieder den Büchern zugewandt, um das nachzuholen, was ich verpasst hatte. Der pH-Wert einer Substanz wird auf einer Skala von 0 bis 14 gemessen. Wenn etwas neutral ist, hat es einen pH-Wert von 7,0. Oberhalb von 7,0 ist es basisch, unterhalb davon ist es sauer. Je höher es über 7,0 ist, umso basischer ist es und umso mehr Sauerstoff hat es; je weiter es unter 7,0 ist, umso saurer ist es und umso weniger Sauerstoff hat es.

Der Ausdruck pH steht für „potential of hydrogen", auf deutsch: „Wasserstoff-Potential". Es ist die Maßeinheit für die in einer bestimmten Lösung vorhandenen Wasserstoffionen. Je mehr Ionen vorhanden sind, umso saurer ist die Lösung und umgekehrt.

Nun gut, und warum ist das so wichtig? Dein fantastischer Körper ist dafür ausgelegt, innerhalb eines sehr engen pH-Bereichs zu funktionieren. Idealerweise solltest du ein wenig auf der basischen Seite sein, mit einem Blut-pH-Wert von etwa 7,365. Das Blut ist der wichtigste Stoff für die pH-Wert-Bestimmung. Schon geringfügige Schwankungen deines Blut-pH-Wertes (zu basisch oder zu sauer) führen zu Notsignalen. Die Symptome sind zunächst geringfügig, werden aber zunehmend heftiger, wenn das Ungleichgewicht andauert. Von einer triefenden Nase bis hin zu Hautausschlägen, Sodbrennen, Ekzemen, Entzündungen, Arthritis, Durchblutungsstörungen, chronischer Müdigkeit, Reizdarm, einem geschwächten Immunsystem – ja sogar bis hin zu Krebs – kann alles irgendwie auf ein saures inneres Umfeld zurückgeführt werden. Tatsächlich ist ein pH-Wert unter 7,0 extrem gefährlich. Der Sauerstoffgehalt des Blutes sinkt und der Zellstoffwechsel kommt schlagartig zum Stillstand. Kannst du dir vorstellen, was das bedeutet? – Du wirst den Löffel abgeben!

Es ist wesentlich leichter, zu sauer zu werden als zu basisch. Dein Körper wird ständig mit natürlich vorkommenden Säuren fertig, welche die Nebenprodukte von Atmung, Stoffwechsel, Zellabbau und Bewegung sind.

Doch wenn wir mit einer säurereichen Ernährung und einem ungesunden Lebensstil noch zu dieser Last beitragen, ist unser Körper überfordert. Du kannst deinem erstaunlichen Organismus auf halbem Wege entgegenkommen, indem du deinen pH-Wert zur basischen Seite hin verschiebst. Indem du basischere Nahrung zu dir nimmst – Gemüse und Salate, frische grüne Bio-Säfte, bestimmte Getreidearten und andere phantastische pflanzliche Nahrungsmittel – wirst du vor pulsierender Energie und Wohlbefinden schier platzen.

Ein saures Umfeld dient außerdem als Nährboden für schädliche Bakterien, Hefen und Pilze, während eine basische Umgebung dazu beiträgt, diese Viecher in Schach zu halten. Wir nehmen an, dass wir eine Erkältung oder eine Viruserkrankung bekommen, weil wir uns „etwas eingefangen haben". Viele häufig vorkommende Infektionen werden jedoch in Wirklichkeit von Bakterien verursacht, die natürlicherweise bereits in unserem Organismus vorhanden sind. Wenn unsere Ernährung und unser Lebensstil echt beschissen sind, schaffen wir einen fruchtbaren Nährboden, auf dem sie sich vermehren können.

Aber Ernährung ist nicht der einzige Faktor, der deinen pH-Wert beeinflusst. Auch Bewegungsmangel, zurückgehaltene Wut, Drogen, Zigaretten und Stress können dich sauer machen. Stress sollte nicht auf die leichte Schulter genommen werden und man bekommt dafür auch keine Tapferkeitsmedaille. Die Vorgehensweise „arbeite schwer, feiere ausgelassen, wir werden uns später darum kümmern" geht für den pH-Wert gar nicht. Emotionaler Stress setzt säurebildende Hormone wie Cortisol und Adrenalin frei, die deinen Organismus überschwemmen. Und außerdem macht Stress Falten! Wenn du sechzig bist, wirst du dir wünschen, du hättest diese Scheiße vorher in Ordnung gebracht. Mach also lieber jetzt gleich deine Hausaufgaben. Schmeiß die Doughnuts und das Chaos aus deinem Leben raus und beobachte, wie die Zeit rückwärts läuft.

pH WIE PINKELN

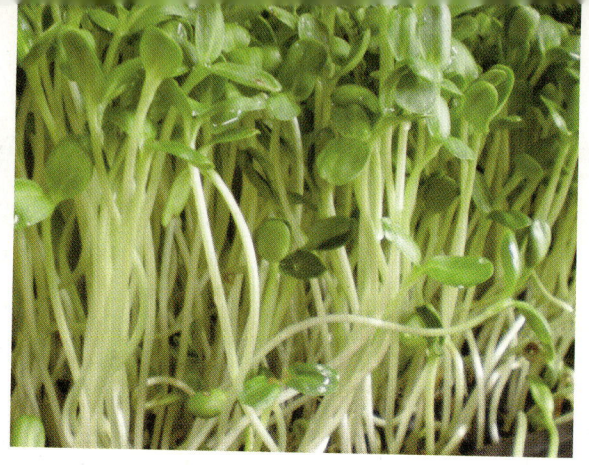

Der pH-Wert im Körper variiert leicht. Für einen optimalen Gesundheitszustand muss dein Blut leicht basisch (oder auch: alkalisch) sein. Das Gleiche gilt für dein Gewebe. Dein Darm, deine Haut und (bei Frauen) deine Vagina sollten leicht sauer sein – das hilft, unfreundliche Bakterien fernzuhalten. Dein Magen ist mit einem pH-Wert zwischen 1,6 und 2,4 die sauerste Umgebung in deinem Körper. Das liegt an der Salzsäure, die nötig ist, um fremde Eindringlinge zu bekämpfen und Nahrung, insbesondere Proteine, abzubauen. Der pH-Wert deines Speichels ist den stärksten Schwankungen unterworfen, er sollte aber in jedem Fall leicht basisch sein.

Der einfachste und genaueste Weg, um deinen pH-Wert abzulesen ist, deinen Urin zu testen, und zwar mit Lackmus-Teststreifen aus Papier, die du relativ preisgünstig in der Apotheke oder im Internet kaufen kannst. Sie ähneln den Teststreifen, die benutzt werden, um gechlortes Wasser im Schwimmbad zu testen, damit du rückenschwimmen kannst, ohne dass sich Algen in deinem Bikini ansiedeln. Das Lackmuspapier verändert seine Farbe, wenn es mit einer sauren oder einer basischen Umgebung in Berührung kommt. Je stärker die Farbveränderung ist, umso saurer oder basischer ist die jeweilige Substanz.

Für die Produkte der meisten Hersteller gilt, dass du zum Testen deines Urins einfach den Teststreifen ein oder zwei Sekunden in den Urinstrom halten und dann zehn Sekunden warten musst. Das ist schon alles! Dann vergleiche einfach die Farbe auf dem Streifen mit der pH-Wert-Skala auf oder in der Packung. Dein Urin sollte optimalerweise einen pH-Wert in der Bandbreite zwischen 6,8 und 7,5 haben. Denk dran, dass der pH-Wert im Urin variiert, je nachdem, was du gegessen hast und zu welcher Tageszeit das war. Am leichtesten kannst du den Wert ablesen, wenn du gleich den ersten Morgenurin testest. Aufgrund der Stoffwechselprozesse der letzten Nacht wird er normalerweise eher sauer sein. Wenn dein erstes Pipi nicht sauer ist, heißt das nicht unbedingt, dass du im grünen Bereich liegst. Es könnte auch bedeuten, dass du Säuren nicht so ausscheidest, wie du es solltest. Um ein genaueres Messergebnis zu bekommen, solltest du deinen pH-Wert am besten beim zweiten Wasserlassen des Tages und vor den Mahlzeiten messen oder zumindest ein bis zwei Stunden nach dem Essen. Weil der pH-Wert schwankt, sagt das Messergebnis eines einzigen Teststreifens nicht viel aus. Um eine allgemeine Vorstellung davon zu bekommen, wo du stehst, misst du am besten mindestens eine Woche lang mehrmals am Tag deine Werte. Schreibe die Ergebnisse in einem Notizbuch auf, so dass du deine Erfolge zurückverfolgen kannst. Auf diese Weise wirst du nach einigen Wochen einen recht guten Überblick über deine Körperchemie bekommen. Wenn du dann zu einer basischeren Ernährung übergehst, wirst du definitiv Verbesserungen erkennen können. Nach einer Weile wirst du nicht einmal mehr messen müssen. Du wirst genau wissen, was passieren wird, wenn du scharfe Hähnchenflügel verdrückst oder einen Kaffee zischst.

Es ist wichtig, sich klarzumachen, dass der pH-Wert auf einer logarithmischen Skala beruht, was bedeutet, dass jede Erhöhung oder Erniedrigung von 7 (neutral) um nur eine einzige Ziffer in Wirklichkeit ein Vielfaches von zehn ist. Wenn du dich also von einer 7 zu einer 6 auf der pH-Wert-Skala bewegst, dann ist das zehnmal saurer; von 7 auf 5 herunter heißt, etwas ist hundertmal saurer und so weiter. Kaffee hat zum Beispiel einen pH-Wert von 4; der pH-Wert von Limonade ist 2. Kannst du sehen, warum die amerikanische Standardernährung ihren Tribut fordert? Es ist wesentlich leichter für deinen Körper, in einem basischen Spektrum zu bleiben als zu versuchen, es wiederherzustellen. Im Blut ist die zwanzigfache Menge an Alkalität notwendig, um eine Säure zu neutralisieren.

Ach du heiliger Strohsack, ist das Käffchen zwischendurch das wirklich wert? Vor einigen Jahren habe ich meinem Mann gezeigt, wie er seinen pH-Wert testen kann, und versucht, ihn zu ermuntern (oder vielmehr zu zwingen), mehr basische, rohe Nahrungsmittel zu verzehren und tierische Produkte vollständig aufzugeben. Damals bevorzugte ich die Holzhammer-Methode, und es gibt absolut keinen schlimmeren Weg, sich dem Mann, den ich geheiratet habe zu nähern. Einige Stunden, nachdem er in der örtlichen Spelunke einen Burger und eine Portion Pommes mit irgendeinem Gesöff heruntergespült hatte, bat ich ihn, seinen Urin zu testen. Er lag bei 8, das ist hyperbasisch!

Das war natürlich ein Schock für mich, und ich fing an, das, was ich gelernt hatte, in Frage zu stellen. Danach steckte ich meine Nase in die Fachliteratur, um herauszufinden, was sich tatsächlich abgespielt hatte. Tierische Produkte, Gebratenes und Alkohol sind alle in höchstem Maße säurebildend. Als Reaktion darauf plünderte sein Körper seine Mineralreserven. Er war zu basisch, weil er vorher zu sauer gewesen war – in seinem Körper kam es also zu einer Überreaktion, um das auszugleichen, was er durch die Nahrung angerichtet hatte. Hast du's kapiert? Eine solche Messung ist ein falschpositives Ergebnis. Sobald du die Grundlagen verstanden hast, wirst du wissen, wann sich dein Körper wirklich im Gleichgewicht befindet.

DEN EINEN BEKLAUEN um den anderen ZU BEZAHLEN

Hast du schon mal den Ausdruck „etwas kommt zu kurz" gehört? Nun, dieses Etwas ist dein wunderbares Ich. Dein loyaler, engagierter Körper wird alles tun, was erforderlich ist, um dich am Leben zu erhalten. Er „findet" nicht einfach bloß sein Gleichgewicht, er arbeitet vielmehr verdammt hart daran, es herzustellen. Wenn du je hohes Fieber gehabt hast, weißt du, wie verzweifelt sich dein Körper bemüht, die Kontrolle wiederzugewinnen. Eine Körpertemperatur von 37° Celsius ist gesund, aber bei über 40° C solltest du schnellstmöglich deinen Hintern in die Notaufnahme bewegen. Auf dem Papier scheint das kein besonders großer Zahlensprung zu sein, aber Manometer, welchen Schaden richten diese zusätzlichen paar Grade an: Übelkeit, Erbrechen, Schüttelfrost, Kopfschmerzen, andere Schmerzen – das sind nur einige der Symptome, unter denen du leiden wirst, während dein Körper daran arbeitet, sich selbst zu regulieren.

Jetzt stell dir vor, dass es in deinem Körper bei dem Versuch, einen ausgeglichenen pH-Wert aufrechtzuerhalten, ständig zu einer ähnlichen Reaktionskette kommt. Du verzehrst den ballaststofffreien gebratenen Hintern mit einer Beilage aus geronnenem, Schleim produzierendem Kuhsaft (Käse), spülst ihn mit einer ordentlichen Menge Koffein oder Alkohol herunter und krönst das Ganze noch mit einem süßen Teilchen, das die Bauchspeicheldrüse mächtig belastet. Vielleicht schmeckt dir dein Mahl richtig gut, aber dein armer Körper wird am Ende mit der Entsorgung fertigwerden müssen. Eine Möglichkeit, wie dein Körper sein Gleichgewicht wiedergewinnt, ist die, dir kostbare Mineral- und Enzymreserven zu entziehen.

MINERALIEN UND pH-WERT

Damit dein Körper richtig funktionieren kann, benötigt er supersexy Mineralien. Da du sie nicht selbst erzeugen kannst, musst du sie mit der Nahrung (vorzugsweise biologisch angebaut) aufnehmen. Zusätzlich zu den Basismineralien Kalzium, Magnesium, Eisen, Kalium und Natrium brauchst du Spurenelemente wie Mangan, Selen, Zink, Jod, Chrom und Kupfer. Dein Körper nutzt diese Mineralien, um Proteine, Enzyme, Hormone, Neurotransmitter und alles andere zu produzieren, was du zum Tangotanzen brauchst.

Wie beeinflussen nun Mineralien den pH-Wert? Nahrungsmittel, die reich an basischen Mineralien wie Kalzium, Magnesium und Kalium sind, erzeugen Alkalität (also ein überwiegend basisches Milieu) im Körper, während Nahrungsmittel, die säurebildende Mineralien wie Phosphor und Schwefel enthalten, den pH-Wert senken. Eine gesunde Ernährung liefert deinem Körper reichlich basische

pHÄNOMENAL

Mineralien, während eine zu saure Ernährung im Laufe der Zeit die Reserven aufzehrt. Das zwingt deinen Körper dazu, seine eigenen Mineralien anzugreifen, um den Blut-pH-Wert basisch zu halten.

Zu diesem Zweck baut er unter anderem basische Mineralien aus deinen Knochen, Zähnen, Geweben und Organen ab. Wenn sich ein basisches und ein saures Element miteinander verbinden, entsteht ein neutrales Salz. Dieses Salz hat keinen Einfluss mehr auf deinen pH-Wert (Wahnsinn, Chemie ist echt aufregend!).

Betrachte dieses fabelhafte Puffersystem als Notfallreserve an inneren Säureblockern. Es ist in Ordnung, sie gelegentlich zu benutzen, nicht aber, sie als tagtägliche Krücke zu beanspruchen. Denn wenn du deine inneren Säureblocker nicht durch Mineralien aus deinem Essen ersetzt, dann wird dein Notfallschränkchen leer sein, wenn du sie das nächste Mal brauchst!

Der Mineralienverlust hat vor allem eine Verringerung der Knochendichte zufolge, die auch als Osteoporose bekannt ist. Ironischerweise ist das Trinken von zu viel Milch einer der Faktoren, die zu einem derartigen Knochenschwund beitragen. Eine proteinreiche, vorwiegend tierische Ernährung ist extrem säurehaltig. Um die chronische Säureüberlastung zu kompensieren, baut dein Körper Kalzium aus deinen Knochen und Zähnen ab, was die Säuren neutralisieren soll, die durch die Mengen an Milch, die du runterspülst, gebildet werden.

Wird die Säureüberlastung für dein Blut zu stark, lagert dein Organismus die Säuren in deinen Geweben ab. Als Nächstes versucht dein Lymphsystem (das Reinemacherteam in deinem Körper), die Säuren zu neutralisieren und den Müll loszuwerden. Doch die einzige Möglichkeit, das zu tun, besteht darin, die Säuren in deinen Blutkreislauf zurückzuschwemmen. Erkennst du den Teufelskreis nicht schon von weitem? Und wenn dein Lymphsystem bereits mit Säuren überfüllt ist, dann reichern sie sich auch in deinen Geweben an.

ENZYME: die AUFREGENDEN ZÜNDFUNKEN des LEBENS

Bis zu 95 Prozent der Prozesse in deinem Körper sind von Mineralien abhängig, und eine ihrer wichtigsten Aufgaben besteht darin, die Enzymproduktion zu unterstützen. Enzyme sind kleine Proteinkatalysatoren, die eine Unmenge komplexer und gezielter chemischer Reaktionen in den Zellen eines jeden lebendigen Wesens, ob Mensch, Tier oder Pflanze, in Gang setzen. In deinem Körper sind Tausende verschiedener Enzyme wirksam und helfen dir bei allem Möglichen – vom Verdauen deines Abendessens bis zu deinen Gehirnfunktionen, von der Heilung bis zur Entgiftung. Wenn du mich fragst, sind sie so etwas wie die ultimativen BFF (Best Friends Forever).

Du produzierst zwei Hauptarten von Enzymen: Verdauungsenzyme und Stoffwechselenzyme. Verdauungsenzyme spalten deine Nahrung in einfachere, kleinere Bestandteile auf, die dein Körper leichter aufnehmen kann. In derselben Sekunde, in der du dir Futter in den Mund schiebst, fängt auch schon die Verdauung an. Sie ist ein großartiger schrittweiser Prozess, an dem dein Speichel, dein Magen, dein Zwölffingerdarm, deine Bauchspeicheldrüse und dein Dünndarm beteiligt sind.

Jedes dieser phantastischen Organe sondert in verschiedenen Phasen unterschiedliche Enzyme ab. In deinem Speichel wandelt das Enzym Amylase Stärke in Zucker um. In deinem Magen spalten Enzyme wie z. B. Pepsin Proteine auf. Lipase, ein Enzym, das in deiner Bauchspeicheldrüse gebildet wird und von dort in den Dünndarm gelangt, spaltet Fette auf. Wenn du in irgendeiner Phase nicht genügend Enzyme produzierst, rutscht die Nahrung einfach durch und es kommt zu Verdauungsstörungen. Füge dem noch Völlerei und Naschen zwischen den Mahlzeiten hinzu, und dein Körper wird kaum noch Schritt halten können.

Und dann gibt es da noch eine weitere wichtige Sache: Enzyme sind sowohl pH- als auch hitzeempfindlich. Schon bei Temperaturen über 47° Celsius werden Enzyme zerstört. Das heißt nicht, dass du keine gekochten Lebensmittel essen darfst; es bedeutet vielmehr, dass du nicht ausschließlich gekochte Nahrung verzehren solltest. Stark raffinierte und verarbeitete Lebensmittel ziehen dich am stärksten runter, denn sie haben überhaupt keine Enzyme (dasselbe gilt für pasteurisiertes Zeug). Folglich muss dein Körper wesentlich mehr Verdauungsenzyme produzieren, um seine Arbeit erledigen zu können.

Doch deinem Körper steht nur eine begrenzte Menge an Energie zur Verfügung. Und je mehr Zeit er mit der Produktion von Verdauungsenzymen zubringt, umso weniger Zeit bleibt ihm für die Produktion von Stoffwechselenzymen. Was genau sind Stoffwechselenzyme? Nun, im Wesentlichen sind es Enzyme, die deinen Körper am Laufen halten. Sie ermöglichen jede biochemische Reaktion in deinen 100 Billionen Zellen. Stoffwechselenzyme tragen dazu bei, Blut, Gewebe und Organe aufzubauen. Sie reparieren deinen wunderschönen Körper, helfen deinen Zellen, Energie zu produzieren und sorgen für den Abtransport von Abfallprodukten. Offenbar sind diese rechthaberischen kleinen Kerlchen wirklich wichtig.

LEBENSMITTELENZYME

Es gibt noch eine weitere wichtige Enzymgruppe, die erwähnenswert ist, nämlich die Lebensmittelenzyme. Für eine optimale Gesundheit müssen wir zusätzliche Enzyme mit unserer Nahrung aufnehmen – besonders mit zunehmendem Alter, da dann die körpereigene Enzymproduktion nachlässt. Peng! Glücklicherweise können dir pflanzliche Nahrungsmittel die Enzymreserven liefern, die nötig sind, damit du klug und keck bleibst. Dein Körper ist ein Bankkonto und Lebensmittelenzyme sind dein Zahlungsmittel. Stell dir vor, du überweist Geld auf dein Konto, statt ständig welches abzuheben. Je mehr du überweist, umso mehr Eigenkapital und Zinsen baust du auf.

Indem du dich vegetarisch oder vegan ernährst und dabei besonderen Wert auf rohe und lebendige Nahrung legst – die voller Enzyme steckt –, verschonst du deinen Körper vor dem Verschleiß, der durch den Verzehr von zu viel gekochten und säurebildenden Speisen entsteht. Den Forschungen von Dr. Edward Howell zufolge (der oft als Vater der Enzyme bezeichnet wird) gilt: „Lebende Organismen sondern nicht mehr Enzyme ab, als für die Verdauung des jeweiligen Nahrungsmittels benötigt werden." Wenn also die Nahrungsmittel, die du verzehrst, mit der richtigen Menge an Lebensmittelenzymen zur Party kommen, dann werden sie den Gastgeber nicht entkräften. Vielmehr tragen die Enzyme in der Nahrung sogar zum Verdauungsprozess bei. Als Folge davon wirst du weniger von deinen eigenen Verdauungsenzymen benötigen.

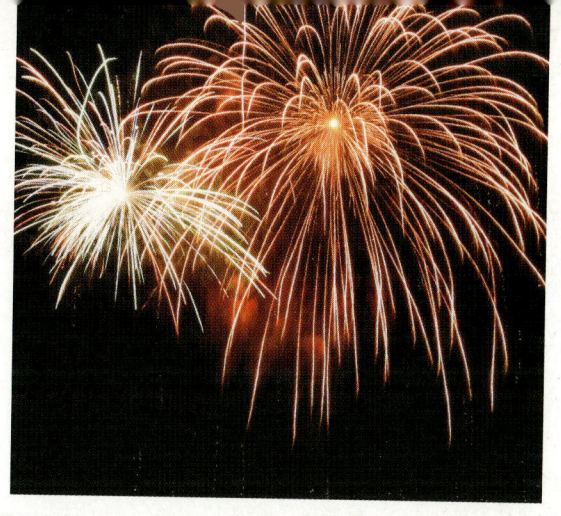

Tom Grundy

Wenn du eins und eins zusammengezählt hast, wirst du dich vielleicht fragen, wie pH-empfindliche Enzyme die Salzsäure im Magen überleben. Mich hat das jahrelang verblüfft. Schließlich bin ich auf ein paar angesehene Quellen gestoßen, in denen diese Frage geklärt wird – unter anderem von Dr. Gabriel Cousens, dem Autor eines vierbändigen Werkes über bewusste Ernährung (auf Deutsch sind bisher drei Bände erschienen: *Bewusst essen, Bd. 1, Individuelle Ernährung mit Ayurveda: Eine Synthese aus indischer Heilkunst und moderner Wissenschaft; Bewusst essen, Bd. 2, Harmonie und Gesundheit mit vegetarischer Ernährung: Vegetarismus aus wissenschaftlicher Sicht; Bewusst essen, Bd. 3, Vier Schritte zur bewussten Ernährung: Der Weg zu Gesundheit und Transformation*). Er zeigt auf, dass es tatsächlich zwei verschiedene Magenabschnitte gibt, nämlich den oberen (Cardia bzw. Mageneingang) und den unteren Abschnitt (Pylorus bzw. Magenpförtner). Der obere Abschnitt hat einen pH-Wert zwischen 5 und 6, was deshalb wichtig ist, weil Lebensmittelenzyme in diesem Bereich noch aktiv sind. Die gute Nachricht ist: Die Nahrungspampe bleibt bis zu 60 Minuten lang im oberen Abschnitt, wo sich Lebensmittelenzyme und Enzyme aus deinem Speichel für dich ins Zeug legen. Sobald sie auf den unteren, saureren Magenabschnitt treffen, übernehmen Salzsäure und Pepsine das Kommando, insbesondere über die Proteine, und die Lebensmittelenzyme werden vorübergehend unwirksam gemacht. Wo geht die Pampe als Nächstes hin? In den basischen Dünndarm – wo die Lebensmittelenzyme dann wieder aktiv werden, um ihre Arbeit zu vollenden. Lebensmittelenzyme haben noch eine weitere, wundervolle Aufgabe: Sie ermöglichen es deiner Bauchspeicheldrüse, die Absonderung von Verdauungsenzymen eine Zeitlang einzustellen. Wenn das geschieht, setzt deine gute alte Bauchspeicheldrüse noch mehr Stoffwechselenzyme für die Entgiftung, Erneuerung, Reparatur und den Erhalt des gesamten Körpers frei.

Und wenn du ein Haustier hast, dann ist es für dich ebenfalls wichtig, dir klar zu machen, wozu Lebensmittelenzyme gut sind. Hast du dich je gefragt, warum wildlebende Tiere nicht dieselben chronischen (menschlichen) Krankheiten bekommen wie unsere Haustiere? Die Antwort könnte in der Kraft der Enzyme liegen. Wenn Tiere gekochte, verarbeitete Nahrung bekommen (die manchmal noch mit gefährlichen Giften aus China angereichert ist), bricht ihr Körper zusammen und sie werden krank.

Dr. Francis Pottenger begann Anfang der dreißiger Jahre eine zehnjährige Studie mit mehr als 900 Katzen. Er teilte die Katzen in zwei Gruppen ein. Die erste Gruppe bekam rohes Fleisch und nicht pasteurisierte Milch (Rohmilch). Die zweite Gruppe bekam gekochtes Fleisch und pasteurisierte Milch. Die Katzen, die rohe Nahrung bekamen, blieben frei von Krankheit und blühten auf. Die Katzen, die zu 100 Prozent gekochte Nahrung erhielten, entwickelten degenerative Krankheiten, bekamen Fortpflanzungsprobleme und andere gesundheitliche Schwierigkeiten. Ein Hoch auf Rohkost und Enzyme für mich, für dich, für Mieze und Wuffi!

ROHE LEBENDIGE NAHRUNGSMITTEL ALS WERTVOLLE ENERGIESPENDER

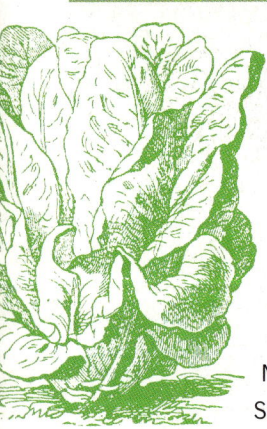

Wie du vermutlich bereits geahnt hast, fügen Vollwertkost und unverarbeitete, rohe und lebendige Nahrungsmittel deinem körperlichen Guthabenkonto eine enorme Summe in pflanzlicher Währung hinzu. Diese Nahrungsmittel sind ein echter Jungbrunnen. Grüne und farbige Blattgemüse, Blattsalate, Weizengras, Sprossen, einige Früchte, Nüsse und Samen, Körner, Algen, grüne Säfte und Smoothies überfluten deinen Körper mit Chlorophyll, Enzymen, Vitaminen, Mineralien, Nährstoffen, Ballaststoffen und Sauerstoff.

Glückliche, gesunde Zellen lieben Sauerstoff. Bei einer basischen, sauerstoffreichen pflanzlichen Ernährung gedeihen sie prächtig. Ungesunde Zellen (wie Krebszellen), Viren, Bakterien und andere ekelhafte Mikroorganismen hassen Sauerstoff. Sie ziehen saure Nahrung vor, die reich an tierischen Erzeugnissen, verarbeiteten und raffinierten Lebensmitteln sowie synthetischen Chemikalien ist.

Ist dir der Name Dr. Otto Warburg schon mal begegnet? Nun, der Mann ist echt sexy! Obwohl er schon seit Jahrzehnten tot ist, habe ich doch immer noch eine Schwäche für ihn. Dr. Warburg erhielt für seine maßgeblichen Studien zum Stoffwechsel von Krebszellen 1931 den Nobelpreis für Physiologie und Medizin. Seine entscheidende Erkenntnis war, dass „Krebs nur eine wesentliche Ursache hat. Es ist die Ersetzung der normalen Sauerstoffatmung der Körperzellen durch eine anaerobe Zellatmung". Laienhaft ausgedrückt heißt das: Krebszellen sind anaerob, mit anderen Worten, sie gedeihen in einer sauerstoffarmen Umgebung. Anders gesagt: Sie können nicht wie normale Zellen in einer sauerstoffreichen Umgebung leben.

Wenn wir pflanzliche Nahrung zu uns nehmen und dabei den Schwerpunkt auf Rohkost legen, unterstützen wir unseren Körper dabei, ein basisches (aerobes, sauerstofffreiches) Umfeld aufrechtzuerhalten. Je mehr Sauerstoff wir durch unsere Nahrung bekommen, umso gesünder fühlen wir uns. Auf der anderen Seite erzeugt übermäßig saure Nahrung ein ungesundes zelluläres Umfeld, das die Wahrscheinlichkeit von Mutationen erhöht. Rohe und lebendige Nahrung (Nahrungsmittel, die noch wachsen, wie zum Beispiel Sprossen) ist die basischste und sauerstoffreichste Nahrung, die wir verzehren können. Sie ist mein Rezept für optimale Gesundheit. Weil die Nahrungsmittel nicht gekocht worden sind, enthalten sie noch ihre gesamte Lebenskraft. Die wunderbaren Ballaststoffe in roher Nahrung (oder allgemein in ballaststoffreicher Nahrung) fungieren außerdem wie eine innere Scheuerbürste, die Abfälle wegfegt. Auf diese Weise bleibt dein Darm frei von Verstopfungen und ist weiter in der Lage, Nährstoffe aus anderen gesunden Lebensmitteln aufzunehmen. Dein Körper liebt diese ganze Lebenskraft – und dein Immunsystem ebenfalls!

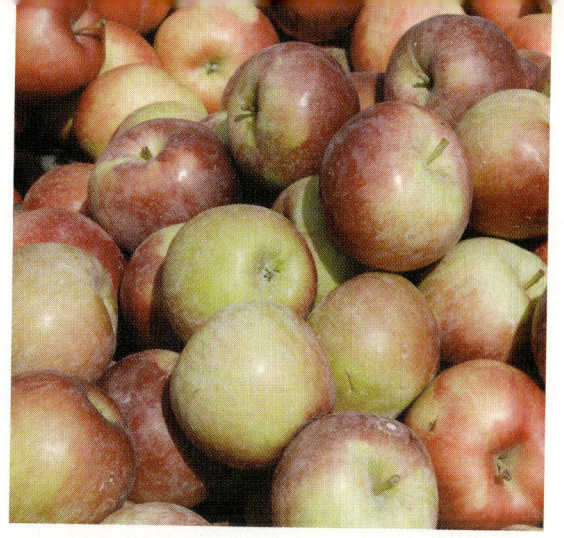

Eigentlich sind deine kostbaren Zellen wie kleine Batterien, die direkt oder indirekt mit der von der Sonne bereitgestellten Energie betrieben werden. Der direkte Weg: Du verzehrst die Pflanze, die in der Sonne gewachsen ist und viele Vitamine, Mineralien, Kohlenhydrate, Fette und Enzyme enthält. Der indirekte Weg: Du verzehrst das vegetarisch lebende Tier, das die Pflanze verzehrt hat, die in der Sonne gewachsen ist und Vitamine, Mineralien, Kohlenhydrate, Fette und Enzyme enthält.
P. S.: Der direkte Weg ist der beste.

DIE HEILKRAFT ROHER LEBENDIGER NAHRUNG
von Dr. Brian Clement

Dein Körper besteht zum größten Teil (zu etwa 70 Prozent) aus H2O, auch als Wasser bekannt. Ein Wassermolekül hat zwei Wasserstoffatome und ein Sauerstoffatom. Der Wasserstoffanteil trägt entscheidend dazu bei, dass deine Körpersysteme nicht zu sauer werden. Das ist ein Problem, denn die medizinische Fachwelt schätzt, dass etwa 60 Prozent der Weltbevölkerung nicht genügend von diesem essentiellen Nektar zu sich nimmt. Und dieses Problem wird noch dadurch verschärft, dass 40 Prozent der Menschheit eine kleine Glocke im Gehirn zu fehlen scheint, die ihnen die Botschaft einläutet, dass sie trinken sollen. (Wo ist die bloß hin?)

Wenn du ausreichende Mengen Wasser trinkst, insbesondere reines, alkalisiertes Wasser oder Rohsäfte, wie Wassermelonensaft an einem heißen Tag, dann stürzen sich deine Zellen geradezu darauf. Diese Flüssigkeitszufuhr allein ist bereits ein idealer Schutz gegen eine zu hohe Säurebelastung.

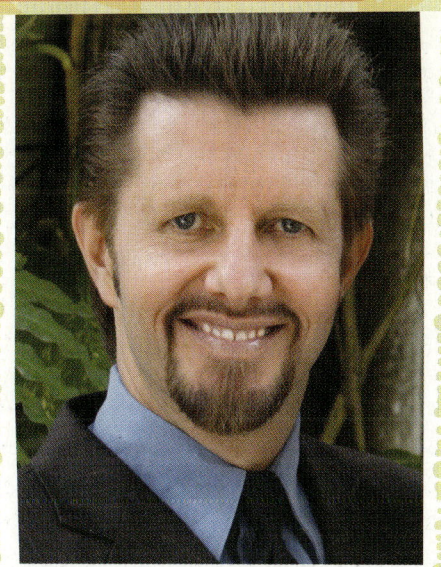

© 2008 Hippocrates Health Institute

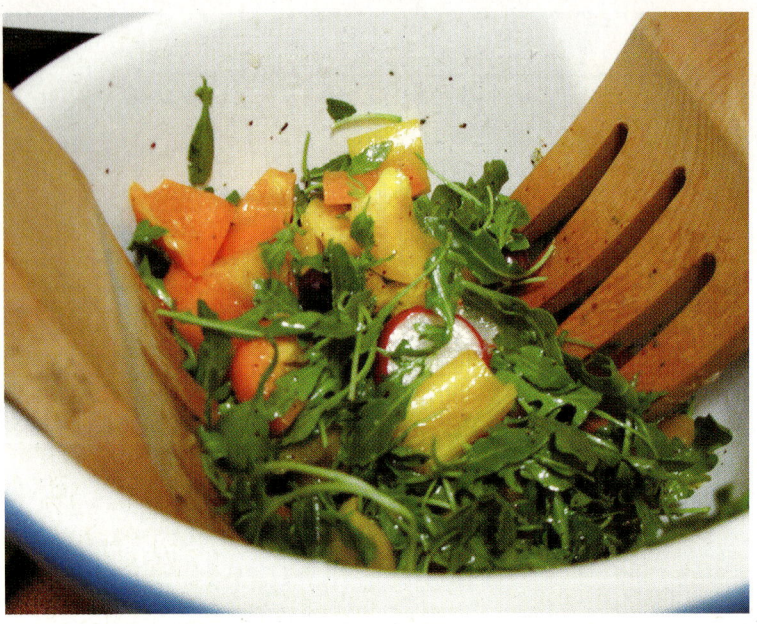

Alysia Cotter Photography

Nahrung ist der zweite Weg, über den wir Sauerstoff regulieren können. Die Bodybuilder-Superstars sind dabei definitiv alle biologisch angebauten Gemüsesorten. Gekeimte Nüsse, Samen, Körner und Bohnen sind die Goldmedaillengewinner. Wenn sie im Rohzustand verzehrt werden, dann enthalten all diese Nahrungsmittel nicht nur ihr eigenes volles Spektrum an Nährstoffen, sondern auch Wasser, das wiederum Wasserstoff enthält.

Doch sogar pflanzliche Nahrungsmittel können in verarbeitetem und gekochtem Zustand unserem Körper und unseren Knochen schaden. Dasselbe gilt für Früchte, die unreif geerntet und verzehrt werden. Vor etwa zwanzig Jahren hat Dr. Theodore Baroody, der Autor von Alcalize or Die, ausdrücklich bekräftigt: „Die schlimmsten Feinde unserer Gesundheit sind Gewebesäuren, die unseren Körper nur unter größten Schwierigkeiten wieder verlassen können." In wissenschaftlichen Forschungen hat sich immer wieder gezeigt, dass verarbeitete Lebensmittel, insbesondere tierische, zu einer Last für den Körper werden und den Stoffwechsel nicht mehr unterstützen.

Dr. Barbara Hendel, die sich auf homöopathische Medizin spezialisiert hat, sagt: „Aus biophysikalischer Sicht ist Nahrung ein Informationsträger für den Körper." Sie weist darauf hin, dass man aus gekochtem, verarbeitetem Apfelkraut keinen Apfelbaum ziehen kann – selbst wenn es sich um Bioware handelt. Wenn du den Apfel dagegen roh verzehrst, nimmst du all die bioelektrisch geladenen Nährstoffe auf, bei denen der menschliche Körper aufblüht. Diese Methode, mit der wir hier im Hippocrates Health Institute Hunderttausende von Menschen mehr als ein halbes Jahrhundert lang ernährt haben, hat sich als der nährende Heiler erwiesen, von dem Hippokrates, der Vater der Medizin, so beredt gesprochen hat.

Kehren wir auf den Boden der Realität zurück: Frische rohe, biologisch angebaute, vegane Nahrungsmittel zu verzehren wird deinem Körper das geben, was er braucht, um aufzublühen, sich zu heilen und den Alterungsprozess zu verlangsamen. Je mehr du von diesem Zeugs isst, umso weniger Sorgen musst du dir um deinen pH-Wert machen, um vorschnelles Altern und darüber, vielleicht ins Krankenhaus zu müssen, statt Leidenschaft und Romantik mit deinem oder deiner Liebsten zu genießen.

Dr. Brian Clement, Dr. phil., Arzt für Naturmedizin und Leiter des Hippocrates-Health-Instituts, ist Autor mehrerer Bücher, unter anderem von Wunder-LebensMittel. Mit dem bewährten Hippocrates-Programm Lebenskraft tanken – für Gesundheit und Vitalität bis ins hohe Alter.

CHLOROPHYLL: FLÜSSIGER SONNENSCHEIN

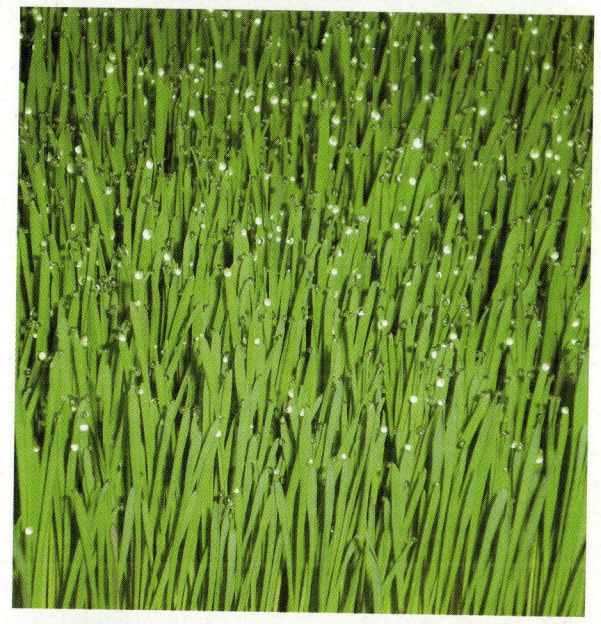

Ganz oben auf unserer Gesundheitsliste der wertvollen basischen Substanzen steht König Chlorophyll. Denk mal darüber nach: Chlorophyll ist die Substanz, die es Pflanzen ermöglicht, Sonnenlicht aufzunehmen und es in verwertbare Energie umzuwandeln. Unsere gesamte Existenz hängt von der Sonne ab. Wir sind auf vielen Ebenen mit ihrer Energie verbunden, unter anderem durch das, was wir in uns hineinschaufeln.

Das Chlorophyll in der Pflanze lässt die Blätter grün und gesund werden. Du kannst es dir als das Blut der Pflanze vorstellen – denn es ist tatsächlich unserem Blut ähnlich. Der Unterschied besteht darin, dass das Zentralatom in Hämoglobin – dem Sauerstofftransporter in unserem Blut – Eisen ist, und nicht Magnesium wie beim Chlorophyll.

Chlorophyll hat eine ausgeprägt blutbildende Wirkung. Ganz recht, das „Blut der Pflanze" trägt unmittelbar dazu bei, das Blut im Körper zu heilen und zu entgiften. Es regt die Bildung roter Blutkörperchen an und verbessert die Fähigkeit der Zellen, Sauerstoff zu transportieren. Chlorophyll stärkt das Immunsystem, verbessert die Durchblutung, lindert Entzündungen und wirkt schädlichen freien Radikalen entgegen.

Nahrungsmittel mit besonders hohem Chlorophyllgehalt sind grün (was denn sonst?), doch wenn Spinat das einzige frische Gemüse ist, das dir einfällt, dann kann ich dein Spektrum um andere konzentrierte Chlorophyllquellen erweitern, wie z. B. grüner Spargel, grüne Paprika, Brokkoli, grüne Oliven, Grünkohl, Lauch oder Stielmus. Durch den Verzehr chlorophyllreicher Nahrung nehmen wir flüssigen Sauerstoff, auch bekannt als Sonnenlicht, zu uns – genau die Substanz, die wir brauchen, um gesund und munter zu bleiben.

crazysexy TIPP

Obwohl es natürlich am besten ist, Obst, Gemüse und Salate roh zu verzehren, so ist das schnelle Dämpfen, kurze Anbraten oder Blanchieren von Lebensmitteln die nächstbeste Option, insbesondere, wenn du darauf achtest, dass das Gemüse knackig bleibt. Wenn du ein schwaches Verdauungssystem hast, dann kann dir eine zu schnelle Erhöhung des Rohkostanteils Magenschmerzen bescheren. Es ist, als würde man von einer Stubenhockerin erwarten, an einem Triathlon teilzunehmen. Das Dämpfen und Blanchieren trägt dazu bei, die faserige Außenhülle von Gemüse aufzubrechen. In dem Maße, wie du deinen Körper heilst, wirst du in der Lage sein, mehr rohe Nahrung zu verdauen.

WEHR DICH GEGEN FREIE RADIKALE

Zu viele säurebildende Lebensmittel stellen eine enorme Belastung für das Verdauungssystem, die Leber und die Nieren dar. Bei der Neutralisierung all der Säuren entstehen außerdem zusätzliche Moleküle, die sogenannten freien Radikale, die unsere Zellen schädigen und gesundem Gewebe Elektronen (Lebenskraft) entziehen. Es ist unmöglich, sich vollkommen vor freien Radikalen zu schützen (und wir würden das auch nicht wollen, denn sie haben auch eine nützliche Seite). Einige Radikale bilden sich ganz natürlich während der normalen Stoffwechselfunktionen oder als Immunreaktion, um Bakterien und Viren auszumerzen. Doch zu viele freie Radikale (entstanden durch eine miserable Ernährung, Karzinogene, Umweltgifte, Stress etc.) erhöhen das Krankheitsrisiko und können zu vorzeitiger Alterung führen.

Was macht diese Moleküle so gefährlich? Im Wesentlichen sind freie Radikale Moleküle, die eines ihrer Elektronen verloren haben, und das macht sie sehr instabil. So ähnlich, wie du dich fühlst, wenn du einen deiner Manolo-Dlahnik-Designerschuhe verlegt hast. Ein freies Radikal wird sich an jedem Elektron festklammern, das es finden kann. Wenn diese Minidiebe ein Elektron stehlen, wird das betroffene Molekül seinerseits wieder zu einem freien Radikal und regt so die Bildung einer ganzen Flut weiterer freier Radikale an, die deine Zellen angreifen. Lass es dir von mir gesagt sein: Zu vielen freien Radikalen kannst du nicht trauen. Sie spucken große Töne, doch in Wirklichkeit sind sie Schnorrer!

Dein einfallsreicher Körper produziert antioxidative Enzyme, um die freien Radikalen abzufangen. Das funktioniert, weil Antioxidantien die Geber sind. Diese großzügigen kleinen Substanzen schenken dem gierigen freien Radikal ein zusätzliches Elektron. Das stabilisiert den kleinen Mutanten und hält ihn davon ab, andere Zellen zu bombardieren und ihnen Elektronen zu rauben. Doch wenn du zu viele freie Radikale in dir hast, kann dein Körper nicht mithalten und deine Gesundheit gerät in eine Abwärtsspirale.

Eine Möglichkeit, um freie Radikale zu bekämpfen, ist, weniger von dem Zeug in dich reinzustopfen, das sie überhaupt erst verursacht. Ein anderer Weg besteht darin, deinem Körper viele zusätzliche Antioxidantien zuzuführen, die hauptsächlich in (du hast es schon geahnt) roher pflanzlicher Nahrung zu finden sind.

VITAMINE

Weißt du, warum Vitamine und Mineralien immer zusammen erwähnt werden? Nun, wie Humphrey Bogart und Lauren Bacall sind sie füreinander gemacht und brauchen einander, um glücklich zu sein. Ein Vitamin ist eine organische (kohlenstoffhaltige) chemische Verbindung, die dein Körper benötigt, um reibungslos zu funktionieren. Weil dein Körper Vitamine nicht selbst produzieren kann, musst du sie aus deiner Nahrung beziehen. Insgesamt gibt es dreizehn Vitamine, und du brauchst nur winzige Mengen von jedem Vitamin, um gesund zu bleiben.

Obwohl viele Lebensmittel mit Vitaminen „angereichert" werden, ist das nicht dasselbe wie die Aufnahme in ihrer natürlichen Form. Übrigens: Die Hersteller versuchen auch, die Nährstoffe, die sie natürlichen Lebensmitteln entzogen haben, diesen wieder zuzusetzen, oder sie ergänzen damit Lebensmittelimitate, die diese Vitamine vorher gar nicht enthielten. Synthetische Vitamine aus dem Labor kommen den natürlichen jedoch in keiner Weise gleich. Auf einige Lebensmittel werden Vitamine und Mineralstoffe sogar aufgesprüht. Wie dämlich!

Wenn du Speisen kochst, verringerst du durch den Kochprozess auch ihren Vitamin- und Mineralstoffgehalt (Mineralien sind wasserlöslich). Kennst du den betörenden Duft von Essen auf dem Herd? Nun, sauge ihn ein, denn dort geht ein guter Teil deiner Vitamine und Mineralien dahin. Wenn du deinen Brokkoli umbringst, dann wird am Ende ein Großteil des Vitamins C im Kochwasser landen statt in dir.

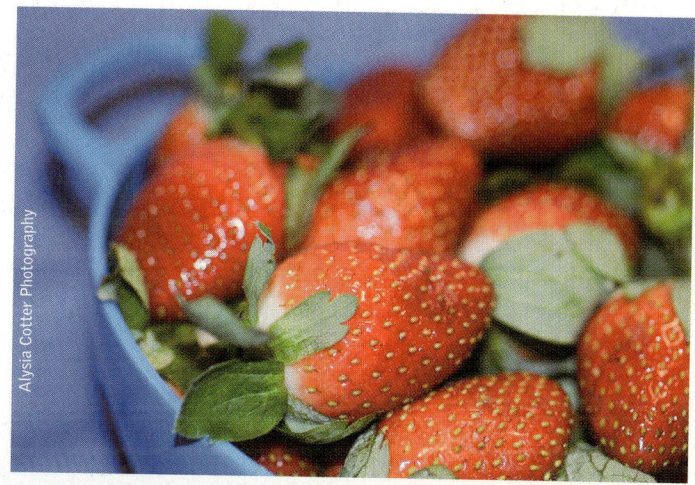

SEKUNDÄRE PFLANZENSTOFFE

Sekundäre Pflanzenstoffe sind wie Geheimdienstagenten, die Pflanzen vor Krankheiten schützen und diese bekämpfen. Wenn du also Pflanzen verzehrst, die voll von sekundären Pflanzenstoffen stecken, helfen dir diese kleinen Kickboxer ebenfalls, freie Radikale und Krankheiten abzuwehren. Sekundäre Pflanzenstoffe verleihen Pflanzen ihre charakteristische Farbe und ihren typischen Geschmack. Weil sie mindestens ein zusätzliches Elektron haben, sind sie die ultimativen Geber. Es gibt buchstäblich Tausende Arten von sekundären Pflanzenstoffen. Doch genau wie Enzyme sind sie hitzeempfindlich und werden am besten roh verzehrt. Einige Forscher haben festgestellt, dass der Kochprozess dazu beitragen kann, bestimmte Antioxidantien wie Beta-Carotin und Lycopin aus den Pflanzenzellen zu lösen und damit besser zugänglich zu machen. Doch wenn du berücksichtigst, wie wichtig es ist, die hochwirksamen Enzyme roher Nahrung zu erhalten (und dir überlegst, dass sie in ihrer rohen Form immer noch unglaublich hohe Mengen an Beta-Carotin und Lycopin enthalten), dann ist es trotzdem ideal, hauptsächlich Rohkost zu sich zu nehmen. Bleib dir treu, bleibe roh! Leute, die viele sekundäre Pflanzenstoffe mit ihrer Nahrung aufnehmen, leben normalerweise länger und sind gesünder.

Hier sind ein paar meiner Lieblinge:

- **BETA-CAROTIN** ist in orangefarbenen Lebensmitteln wie Karotten, Süßkartoffeln und Winterkürbis zu finden. Beta-Carotin wird im Körper in Vitamin A umgewandelt. Es kommt auch in dunkelgrünen Blattgemüsen vor; dort wird die Farbe Orange durch unseren guten Freund Chlorophyll überdeckt.

- **LYCOPIN** ist in Tomaten, Wassermelonen, pinkfarbener Grapefruit und anderen Nahrungsmitteln enthalten. Lycopin kann vor Prostatakrebs schützen.

- **LUTEIN AND ZEAXANTHIN** kommen in orangefarbenen, roten und gelben Nahrungsmitteln, wie zum Beispiel in Mais vor. Diese sekundären Pflanzenstoffe helfen, deine Augen vor altersbedingter Makuladegeneration zu schützen, der Hauptursache für Blindheit bei älteren Erwachsenen in den USA.

- **RESVERATROL** ist in weißen, blauen und violetten Nahrungsmitteln wie Knoblauch, Heidelbeeren, Trauben und Rotwein zu finden. Resveratrol wird gegenwärtig auf seine Möglichkeiten hin untersucht, zu einer Verlängerung der Lebensdauer beizutragen (renn jetzt nicht gleich begeistert los, um Rotwein zu kaufen, Lady. Wein ist immer noch säurebildend, auch wenn er besser für dich ist als Red Bull oder Wodka!).

- **QUERCETIN** kommt in Äpfeln und Zwiebeln vor. Es kann die Entstehung von Herzkrankheiten verhindern.

SAUER UND SAUER SIND ZWEIERLEI

Das Problem ist nicht, dass wir überhaupt säurehaltige Nahrung zu uns nehmen, sondern dass wir viel mehr säurehaltige Lebensmittel verzehren als basische. In der amerikanischen Standardernährung beträgt das typische Verhältnis von säurehaltigen zu basischen Speisen etwa 80/20 – das heißt, 80 Prozent unserer Nahrung sind säurehaltig, während nur 20 Prozent aus basischen Lebensmitteln wie rohem Gemüse und Salaten bestehen. Und da fragen wir uns noch, warum wir in den USA so große Probleme mit unserer Gesundheit haben?

Wir sollten das Verhältnis umkehren. Idealerweise sollten zwischen 60 und 80 Prozent deiner Nahrungsmittel basisch sein – und nur 20 bis 40 Prozent sauer. Doch vergiss nicht, dass sauer und sauer zweierlei sind. Für eine gute Ernährung benötigen wir nämlich auch einige säurebildende Nahrungsmittel. Manche Nuss-, Getreide- und Bohnenarten sind zwar leicht säurebildend, aber gleichzeitig Proteinbomben. Solche Prachtstücke regelmäßig in deine Ernährung einzubeziehen ist wirklich wichtig.

In seinem Buch *Das Säure-Basen-Gleichgewicht* (Midena Verlag, München 2003) erklärt der Naturheilkundler Christopher Vasey, dass die Säuren in pflanzlicher Nahrung oft als schwache Säuren bezeichnet werden. Zu diesen gehören die Oxalsäure, die Brenztraubensäure, die Zitronensäure und die Acetylsalicylsäure. Tierische Proteine werden als starke Säuren bezeichnet. Zu diesen gehören die Harnsäure sowie die Schwefelsäure und die Phosphorsäure. Starke Säuren zu neutralisieren erfordert Tonnen an Energie und belastet deine Leber und deine Nieren. Da deine Nieren nur eine bestimmte Menge an starken Säuren pro Tag abbauen können, lagert sich der Rest in deinem Gewebe ab. Schwache Säuren lassen sich hingegen kinderleicht ausscheiden.

Vasey behauptet, dass deine Nieren schwache Säuren in unbegrenzter Menge aus deinem Körper ausscheiden können. Wie du siehst, gibt es einen riesigen Unterschied zwischen braunem Reis (leicht sauer) und einem Steak (äußerst sauer)! Selbst wenn in Zukunft gelegentlich eine kleine Menge tierischer Produkte auf deinem Speiseplan steht, wirst du wesentlich gesünder sein, als wenn du sie dir weiter zwei- bis dreimal am Tag reinstopfst. Unabhängig davon, mit welchen Pillen, Zaubertränken, Operationen oder Behandlungen unsere Ärzte aufwarten – wenn wir nicht zu unserer eigenen Gesundheit beitragen, indem wir unseren pH-Wert im Gleichgewicht halten, werden Wissenschaft und Technologie immer nur eine Notlösung sein.

Denk dran, das ist ein Hinweis, keine rigide, absolute Forderung. Auch wenn meine Ernährung außerordentlich gesund ist, so tunke ich doch meinen veganen Cupcake von Zeit zu Zeit in ein Glas Champagner. Die Frage ist nur: Wie oft? Regelmäßige schlechte Gewohnheiten dezimieren unsere Lebensenergie. Gelegentliche Kompromisse und winzige Schwelgereien erinnern uns daran, dass wir Menschen sind. Solange du deinem Körper die meiste Zeit das gibst, was er braucht (denk an den Vergleich mit dem Bankkonto), helfen dir – wenn nötig – die kleinen Umwege letztlich sogar dabei, auf dem richtigen Weg zu bleiben. Wenn dir der Sinn nach weiterführender Lektüre und zusätzlichen Weisheiten steht, dann erfreue deine Augen an den crazy sexy Literaturhinweisen und Links am Ende dieses Buches.

WAS HEISST EIGENTLICH BASISCH

Woher weißt du, ob ein Nahrungsmittel sauer oder basisch ist und wie basisch bzw. sauer es ist? Die gebräuchlichste Methode ist die, eine Lebensmittelprobe anzuzünden und den Mineralgehalt der Asche zu bestimmen. Das kann man allerdings nicht mit einem Chemiebaukasten aus dem Spielwarenladen machen. In jedem Fall wird eine Speise wahrscheinlich eine basenbildende Wirkung haben, wenn die Asche einen hohen Gehalt an basischen Mineralien aufweist. So lautet zumindest die Theorie. Weil Laborergebnisse und Experten sich allerdings oft widersprechen, widersprechen sich auch die zahlreichen Bücher und Websites, die Lebensmitteltabellen mit basischen und sauren Lebensmitteln abbilden. Meistens sind die Differenzen gering. In manchen Fällen sind sie jedoch beträchtlich.

Für dieses Buch habe ich alle seriösen Quellen für den pH-Wert von Nahrungsmitteln durchforstet, die ich in die Finger bekommen konnte. Dann habe ich auf meine Ausbildung als Ernährungsberaterin zurückgegriffen, um besser entscheiden zu können, welche Quellen Recht hatten. Auf dieser Basis habe ich eine Mini-Mustertabelle für basische und saure Lebensmittel erstellt, die du im Folgenden lesen kannst, um dir eine grundlegende Vorstellung davon zu geben, welche Lebensmittel du ohne Reue genießen kannst, bei welchen du Maß halten und auf welche du vollkommen verzichten solltest.

Ob ein Nahrungsmittel leicht basenbildend oder leicht säuernd ist, spielt keine besonders große Rolle. Es gibt definitiv Grautöne. Weitaus wichtiger ist, dass du ein grundlegendes Verständnis davon bekommst, wie das große Ganze funktioniert, um damit bessere Entscheidungen treffen zu können.

crazysexy TIPP

Liebe, Humor und leichte Bewegungsübungen werden dir helfen, dein Säure-Basen-Gleichgewicht aufrechtzuerhalten. Zu trainieren wie ein Turnierpferd (oder wie Demi Moore in Die Akte Jane) bewirkt hingegen genau das Gegenteil – es spült mehr Säure in deinen Körper.

ZU FRUCHTIG!

Viele Früchte sind aufgrund ihres hohen Fruchtzuckergehalts leicht säurebildend (mit Ausnahme von Avocados). In kleinen Mengen sind frische, biologisch angebaute, saisonale Obstsorten wie alle Arten von Beeren, Äpfeln, Birnen, Grapefruit und Cantaloupe-Melonen jedoch fantastisch. Stelle dir eine Portion als ein kleines bis mittleres Stück „Frucht auf die Hand" oder eine Tasse Beeren oder ein paar Melonenscheiben vor. Meide Dosenfrüchte, Gelees und verarbeitete Früchte oder Hybrid-Früchte. Sie enthalten sehr viel zusätzlichen Zucker.

pHänomenal

DIE WICHTIGSTEN BASISCHEN NAHRUNGSMITTEL

Hier ist ein Spickzettel mit leckeren basischen Nahrungsmitteln und Getränken – und nun iss und trink dich satt!!

- Basisches Wasser.
- Mandeln, Paranüsse, Sesamsamen und Leinsamen.
- Avocados.
- Kaltgepresste Öle wie Hanf-, Lein- und Borretschsamenöl.
- Geringe Mengen an Getreide wie Quinoa, Wildreis, Hirse, Amarant und Buchweizen. Ausnahmen: Weizen, Hafer und brauner Reis sind leicht sauer.
- Gräser, insbesondere hochwirksames und äußerst nährstoffreiches Weizengras.
- Grüne Drinks.
- Grüne Gemüse – alle Arten, aber insbesondere grüne Blattgemüse wie Grünkohl, Spinat, Kopfsalat, Kohlblätter, Stielmus, Weißkohl und Endivie.
- Zitronen, Limonen und Grapefruits – auch wenn diese Früchte sauer sind, haben sie in deinem Körper tatsächlich eine basenbildende Wirkung.
- Linsen und andere Hülsenfrüchte – generell sind fast alle Hülsenfrüchte (Bohnen und Erbsen) basenbildend.
- Miso.
- Oliven in Öl.
- Rohe Tomaten – gekochte Tomaten sind hingegen säurebildend.
- Wurzelgemüse wie Süßkartoffeln, Kartoffeln, Rüben, Jicama-Wurzel, Daikon-Rettich und Klettenwurzel.
- Meeresalgen.
- Sprossen!
- Stevia (ein natürliches Süßungsmittel).

DIE WICHTIGSTEN SAUREN NAHRUNGSMITTEL

Hier werden einige der Übeltäter aus dem 40/20-Anteil der CSE aufgezählt. Es wird empfohlen, sie in geringen Mengen zu verzehren, sich auf gelegentliche Schwelgereien zu beschränken oder sie vollkommen wegzulassen.

- Alkohol.
- Tierisches Eiweiß: rotes Fleisch, Geflügel, Fisch, Eier, Milch, Käse und Milchprodukte (diese Produkte sind extrem säurehaltig).
- Chemikalien, Drogen, Zigaretten, Schwermetalle, Pestizide, Konservierungsstoffe.
- Kaffee (auch entkoffeinierter), schwarzer Tee.
- Stark verarbeitete Lebensmittel, egal woraus sie bestehen.
- Honig, Maissirup, brauner Zucker und Fruktose.
- Weißer Zucker und Zuckeraustauschstoffe.
- Ketchup, Mayonnaise, Senf (sparsam verwenden).
- Einige Hülsenfrüchte wie Kichererbsen, schwarze Bohnen und Sojabohnen sind leicht säurebildend, sie sind jedoch wertvolle Bestandteile einer gesunden Ernährung.
- Natriumglutamat.
- Verarbeitete Öle wie Margarine, Fettersatz- und Fettaustauschstoffe, Transfette und raffinierte Pflanzenöle.
- Raffiniertes Getreide, wie raffinierter Weizen oder Hafer: Weißes Brot, weiße Nudeln und weißer Reis sind extrem säurehaltig.
- Limonade, Energy-Drinks und Sportgetränke.
- Kochsalz (Meersalz und koscheres Salz in Maßen sind eine bessere Wahl).
- Alle gesalzenen und gerösteten Nüsse.
- Hefe und Essig (Ausnahme: roher Apfelessig).
- Verarbeitete Sojaprodukte sind tendenziell eher sauer – genieße sie in Maßen.
- Sojasauce (wende sie sparsam an und wähle ein Tamari mit niedrigem Natriumgehalt oder ein glutenfreies Nama Shoyu).

DEINE ESS-GEWOHNHEITEN

Jetzt, da du für den Anfang genug über saure und basische Lebensmittel weißt, lass uns einige unserer Lieblingssäurebäder untersuchen. Sieh auf deinen Teller, schau in dein Glas. In welche pH-Richtung bewegst du dich? Ich weiß nicht, wie es bei dir aussieht, aber ich habe früher dreimal am Tag eine beschissene Menüwahl getroffen – und das jeden Tag! Sieh dir mal an, wie mein täglicher Speiseplan früher aussah (siehe Seitenleiste).

Ein säurehaltiger Speiseplan wie dieser bringt dich zum Dösen, Niesen, Anschwellen, Zunehmen und Krankwerden. Dieser Mist steckt voller gesättigter Fettsäuren und Industriezucker, dafür fehlen ihm unsere dringend benötigten Kumpels, die Ballaststoffe. Ja, es ist sogar so, dass jedes einzelne Nahrungsmittel auf diesem typischen Speiseplan unseren Körper dreimal so hart arbeiten lässt, um gegen die Kaskade chemischer Reaktionen anzugehen, die in uns abläuft (mit Ausnahme des Brokkolis, auch wenn er schon tot ist).

> **FRÜHSTÜCK:** Kaffee (mit Milch und Süßstoff mit Null Kalorien), pasteurisierter Orangensaft, irgendeine Art fettfreies, stark gezuckertes Gebäck oder Spiegeleier und Schinkenspeck, Toast mit dem Aufdruck: „Ich-kann-nicht-glauben-dass-hier-keine-Butter-drinsteckt!" (nun, was zum Teufel steckt dann drin?).
>
> **11-UHR-MORGENTIEF:** Mehr Kaffee.
>
> **MITTAGESSEN:** Hamburger (also der Hintern einer Kuh), dazu eine Scheibe einzeln verpackter, geronnener Schleim (Käse), ein helles Brötchen, Fritten, Diätlimonade und vielleicht ein kleiner Salat (mit literweise gesättigten Fetten obendrauf – ich meine: ertrunken in einem Ranch-Salatdressing).
>
> **16-UHR-NACHMITTAGSTIEF:** Kaffee oder eine Diätlimonade mit einem Schokoriegel, der die Bauchspeicheldrüse heftig belastet.
>
> **ABENDESSEN:** Ein Berg voll Backhähnchen ohne Haut, Makkaroni mit Käse, verkochter Brokkoli und Eistee mit Süßstoff und künstlichen Aromen.
>
> **NACHTISCH:** Ein bis zehn Plätzchen mit Lagerzeiten, die meine Lebensdauer übersteigen, oder einen Viertelliter süßen, fettreduzierten Joghurt.

MODEDIÄTEN UNTER DIE LUPE GENOMMEN

Jetzt, wo ich die Bedeutung des pH-Wertes verstehe, fühle ich mich vollkommen von der neurotischen Kalorienzählerei bei Lebensmitteln befreit. Modediäten haben keine Macht mehr über mich. Wenn man den echten Maßstab für Gesundheit in Betracht zieht, dann ergeben viele beliebte Diäten einfach keinen Sinn. Ich muss nicht wissen, dass ich Bluttyp 0 bin, um die richtigen Nahrungsmittel für mich einzukaufen. Ich brauche auch mit Sicherheit keinen Uni-Abschluss in Anthropologie, denn selbst wenn ich den Nutzen traditioneller Ernährungsweisen schätze, schrecke ich bei dem eindringlichen Rat zurück, nur Nahrungsmittel aus meiner Ursprungskultur zu verzehren. Ich bin eine kolumbianisch-irisch-schottische Promenadenmischung, die Körperchemie respektiert und versteht. Kolumbianische Empanadas, eine dicke Scheibe irisches Soda-Brot und schottische Haggis (die gekochte und zerhackte Luftröhre eines Schafes, sowie dessen Lungen, Herz und Leber) werden mich nicht aufblühen lassen.

Viele Ernährungswissenschaftler und Wellness-Berater treten für Mäßigung bei der Nahrungsaufnahme ein, ohne wirklich zu verstehen, was das bedeutet. Mäßigung ist kein Freibrief. Mäßigung ist Erziehung und bewusste Entscheidungsfindung. Wird dein Körper dir sagen, was er braucht? Aber sicher! Doch wirst du auch in der Lage sein, die Zeichen zu lesen, wenn du keine Ahnung hast, worauf du achten sollst? Mein Körper hat mir früher gesagt, ich solle einen Liter Eiskrem auf einmal verschlingen und mit Kokain flirten. Du kannst nicht maßvoll sein, wenn du nicht weißt, wie du dein Zentrum finden kannst. Was ist das richtige Maß? Sobald du dir eine solide Basis geschaffen hast, kannst du mit dieser Frage selbstverständlich spielen, die Antworten strecken und dehnen. Aber fang erst einmal langsam an.

Zu Beginn meiner Krebs-Reise habe ich mich makrobiotisch ernährt. Tatsächlich war während der Dreharbeiten für meinen Dokumentarfilm Crazy Sexy Cancer die Makrobiotik mein Ein und Alles. Die Makrobiotik ist eine vorwiegend vegetarische Ernährungsweise mit wenig Fett und einem hohen Ballaststoffanteil, bei der sehr viel Getreide und Sojaprodukte verzehrt werden. Nach einer Weile fühlte ich mich jedoch ausgelaugt. Auch wenn es mir damals nicht bewusst war, machte mich eine streng makrobiotische Ernährung körperlich zu sauer. Das war mein erster Hinweis, dass etwas nicht stimmte.

Auch wenn diese Ernährungsweise auf vielen sehr guten Prinzipien beruht, nahm ich viel zu viel gekochte Nahrungsmittel und nicht genügend rohe, basische Lebensmittel, Wasser und gute Öle zu mir – die mir alle von meinem „Heilungsplan" her verboten waren. Man sagte mir: „Du bist zu Yin, dein Krebs ist Yin, du darfst keine rohen, yin-betonten Nahrungsmittel essen." Versuch mal, das deinem Onkologen zu erklären!

Mich von der makrobiotischen Ernährung zu entfernen, war meine erste Erfahrung mit dem Grundsatz: „Pick dir einfach die Rosinen heraus und lass den Rest übrig." Es hat mich den grässlichen normalen amerikanischen Ernährungsgewohnheiten entwöhnt, und dafür werde ich auf ewig dankbar sein. Außerdem hat mich die Makrobiotik gelehrt, Algen zu tolerieren, Grünkohl zu lieben, gesunde (und leckere) Suppen zuzubereiten, meine Bohnen so zu kochen, dass man anschließend nicht pubsen muss und einen Dampfkochtopf zu verwenden, ohne danach den Notruf wählen zu müssen.

Als ich dann meine erste Fastenkur mit grünem Saft (mit vielen flüssigen Nährstoffen) machte, hat sich alles verändert. Mein Kreislauf ist praktisch sofort wieder in Schwung gekommen und meine Blutwerte haben sich verbessert. Als ich begann, zusätzlich gute Fette, eine maßvolle Menge an Vollkorngetreide sowie frische Gemüse, Salate und Früchte mit einem niedrigen glykämischen

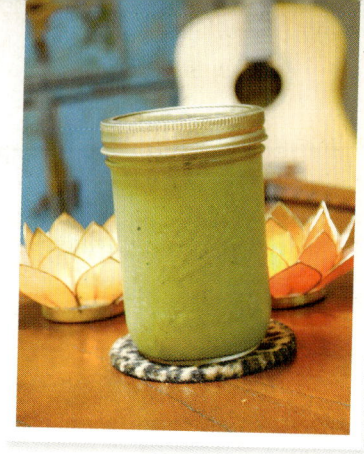

Indexwert zu mir zu nehmen, stieg mein Energielevel sprunghaft an, mein Gewicht pendelte sich ein und chronische Beschwerden verschwanden. Von diesem Tag an war ich total verrückt nach Saft; ich nahm noch mehr rohe Nahrungsmittel in meinen Speiseplan auf und erkannte die große Bedeutung des pH-Wertes. Denk dran, bei Rohkost geht es nicht darum, bei 10 Grad unter Null ausschließlich Mangos und Bananen zu verzehren und dich dann darüber zu beschweren, dass du dich ausgepowert fühlst. Überlasse diesen Unsinn den exzentrischen Frutariern. Rohe Nahrungsmittel im crazy sexy Stil, das heißt: Nimm mehr blutzuckerstabilisierendes Grünzeug zu dir und weniger Zucker, lass mehr Chlorophyll auf deinen Teller und schmeiß mehr Chaos aus deinem Leben.

Während des 21-Tage-Entgiftungsabenteuers, das in Kapitel 10 skizziert wird, wirst du deinen Körper mit Basen überschwemmen. Das ist ein unglaublich wichtiger Bestandteil des Prozesses, denn die Säuren, die sich in deinen Geweben abgelagert haben, um das Blut zu schützen, können nun endlich ausgeschwemmt werden. Kannst du mithilfe dieser neuen Informationen verstehen, warum dich so manche beliebte Entgiftungskur nicht sehr weit bringen wird?

Wenn dein Körper ein Tempel ist, dann ist dein Mund der Altar. Gelobe von heute an, dich selbst wie ein göttliches Wesen zu behandeln. Gesundheit ist weitaus einfacher und weitaus wissenschaftlicher, als man uns glauben machen will. Der pH-Wert wird uns niemals belügen. Deshalb achte ich ihn und vertraue ihm. Als Gegenleistung hat er mir eine hervorragende Gesundheit inmitten schwieriger Umstände geschenkt.

Du kannst nicht maßvoll sein, wenn du nicht weißt, wie du dein Zentrum finden kannst.

Kommentar: Debbie Y.

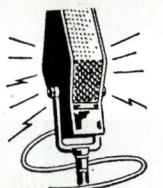

Sie haben mir sieben bis zehn Jahre gegeben. Nein, keine Gefängnisstrafe; das war meine Krebsprognose. Mit siebenundvierzig Jahren, als meine Tochter sechs Jahre alt war, wurde chronische lymphatische Leukämie (CLL) bei mir festgestellt. Ich sollte einfach beobachten und abwarten; es gab keine Heilung und keine Behandlungsmöglichkeit – zumindest keine, die mir eine längere Lebensdauer versprochen hätte. In den nächsten sechs Monaten trieb ich in einem Meer aus Angst und Hoffnungslosigkeit dahin. Ich suchte nach einem Weg, um mich zu heilen und lange genug zu leben, um meine Tochter aufwachsen zu sehen. Auf der Suche nach einem Hoffnungsschimmer las und forschte ich viel. Dann fiel mir *Kämpfen, Leben, Lieben: Wie ich mich gegen den Krebs wehre* von Kris Carr in die Hände. Ich verschlang es gierig und hatte das Gefühl, als seien Kris' weise Worte eine Art Luftbrücke, über die ich in Sicherheit gebracht wurde. Beobachten und abwarten bedeutete mitzuerleben, wie sich meine weißen Blutkörperchen innerhalb eines halben Jahres verdoppelten, was ein Zeichen dafür war, dass meine Krankheit weiter fortschritt. Doch jetzt hatte ich einen Rettungsanker, einen Leitfaden, um gut zu leben und mich zu heilen. Die nächsten fünf Monate waren voll von grünem Saft, Trockenbürsten, Meditation und einer Ernährungsweise, die aus rohen Lebensmitteln mit einem niedrigen glykämischen Indexwert bestand. Dann passierte – abgesehen davon, dass ich mich fantastisch fühlte – etwas Magisches. Die Zahl meiner weißen Blutkörperchen sank auf die Hälfte des früheren Wertes. Ich werde Kris' Beispiel immer folgen, für den Rest meines langen, gesunden Lebens.

KAPITEL 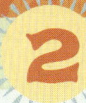 2 IM ÜBERBLICK

DENK DRAN:

- Unser Körper ist dazu bestimmt, innerhalb eines engen pH-Spektrums zu leben – und zwar sollte er leicht basisch sein. Wenn du dich in den sauren Bereich hineinbewegst, führt das zu einer Vielzahl von Problemen.

- Entwickle Neugier in Bezug auf deinen pH-Wert – verwende Teststreifen, um ihn zu testen und zu überprüfen.

- Bekämpfe freie Radikale mit gesunden Nahrungsmittelenzymen, Vitaminen, Mineralien und sekundären Pflanzenstoffen aus rohen, pflanzlichen Nahrungsmitteln.

- Erhöhe deinen Konsum an basischen Nahrungsmitteln und reduziere die Menge an sauren Speisen.

- Rohe Nahrungsmittel im crazy sexy Stil, das heißt mehr Gemüse und grüne Salate, die den Blutzucker stabilisieren, und dafür weniger Zucker – mehr Chlorophyll und weniger Chaos.

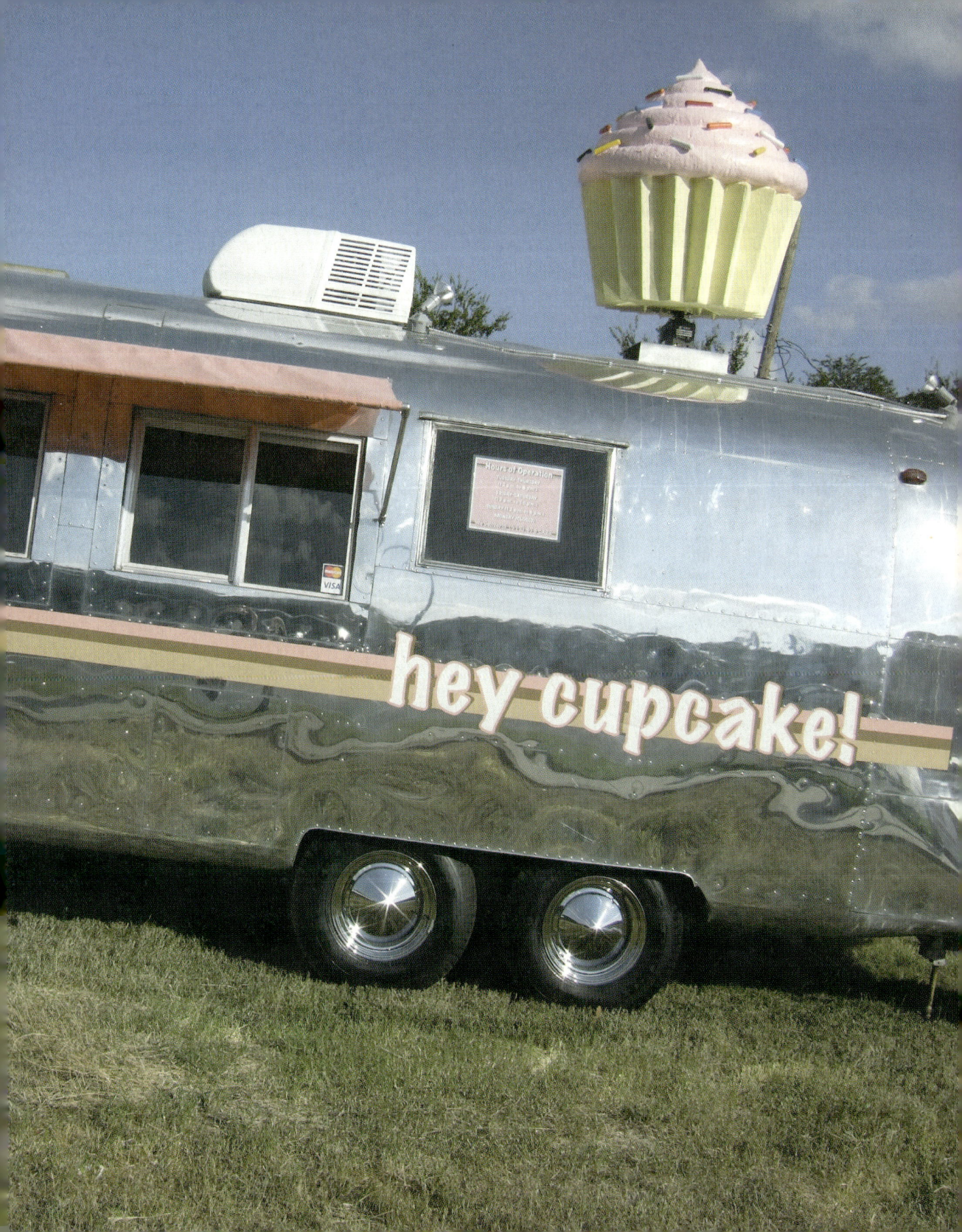

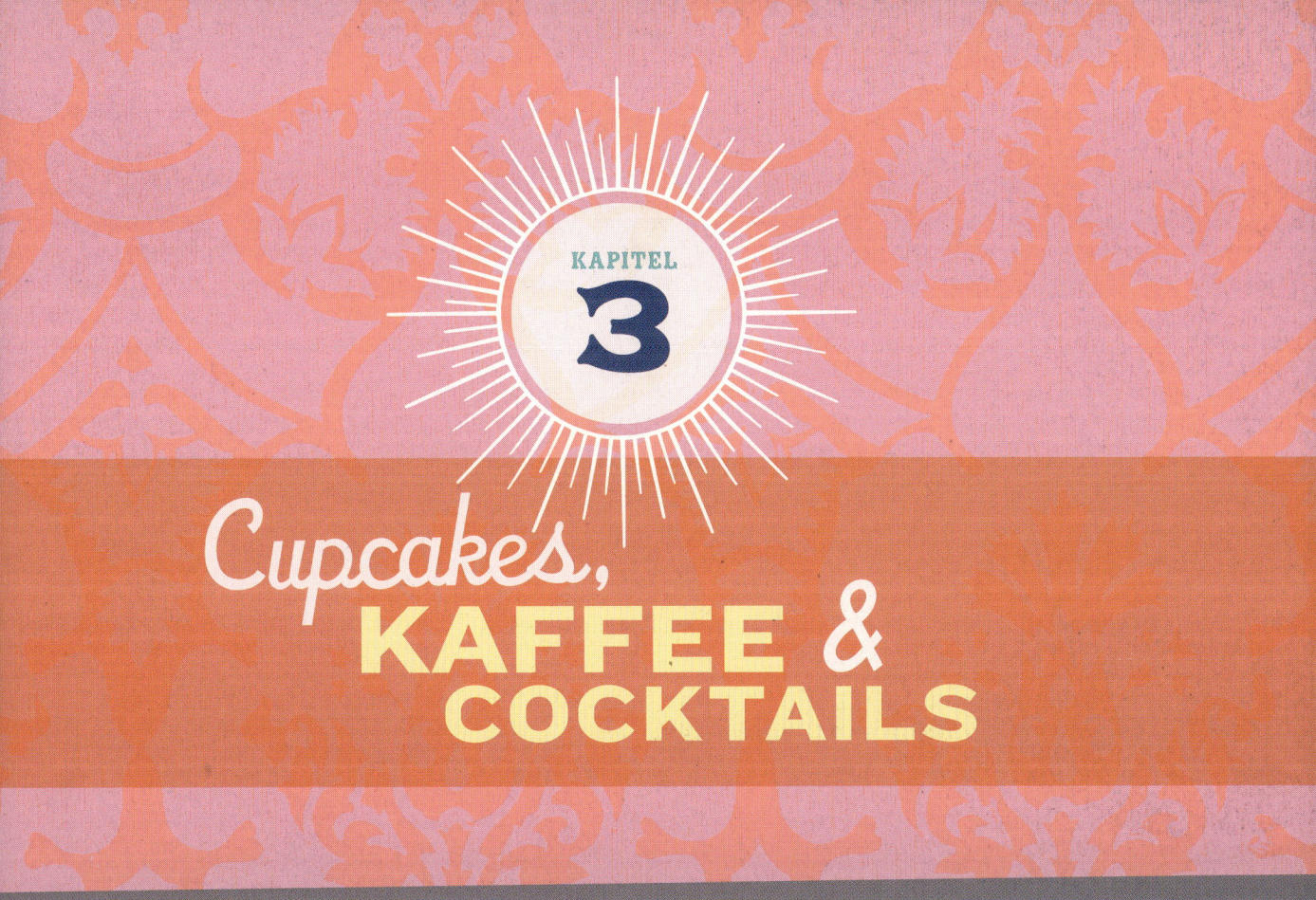

Kapitel 3
Cupcakes, Kaffee & Cocktails

Bevor wir unsere Lektion über Zucker und andere Genussmittel beginnen, lass uns eines klarstellen: Du bist süß genug. Du bist scharf und schlau genug. Dein natürlicher, heiliger Zustand ist mehr als genug. Du glaubst einfach nur, den zusätzlichen Kick zu brauchen. Doch dein Körper weiß genau, wie er ihn auf natürliche Weise erzeugen kann. Halte ihn rein und schlank. Lass ab sofort die Finger von Aufputschmitteln und Drogen!

Das wirkliche Du weiß genau, was ich meine. In deinem Urzustand sonderst du magischen Honig ab. Einhörner wollen dich ablecken. Cupcakes und Wodka bringen's einfach nicht. Sie stören deine Verbindung zu deiner Grundenergie beträchtlich. Einmal Koks schnupfen, ein Zug aus der Tüte, ein Schlückchen oder ein Snack werden dir definitiv für die heiße Sauerei einer Minute Flügel verleihen und dich hoch hinauftragen. Doch wie Ikarus, der zu hoch hinaus will, wirst du dir beim Wettrennen zur Sonne die Flügel versengen und mit all deinem Fett in die Tiefe stürzen, Zuckerärschlein!

Zu viel Zucker (insbesondere das teuflische weiße Zeugs) entzieht deinem Körper Mineralien, er lässt deinen wertvollen pH-Wert in den Keller gehen, er lässt deine Zähne verfaulen, bringt deine Bauchspeicheldrüse zum Ausflippen, nährt Candida, schürt Entzündungen, Osteoporose, Diabetes und Krebs, belastet dein Nervensystem und deine Nebennieren und bringt deine normalen Hormonfunktionen durcheinander. Und wenn der anfängliche Schub nachlässt, dann fühlst du dich wirklich beschissen. Zucker strapaziert dein Immunsystem und ist in höchstem Maße suchterzeugend. Sind einige Zuckerarten besser als andere? Ja, zum Teufel, und du wirst lernen, welches die beste Wahl ist. Doch in jedem Fall ist Maß halten der eigentliche Schlüssel. Süßigkeiten sind ein besonderes Vergnügen und keine Nahrung für jeden Tag.

Ich weiß aus erster Hand, wie schwer es ist, sich von Abhängigkeiten zu befreien. Meine Geschichte ist von Fress-Kotzattacken und zu viel Alkohol geprägt. Eine Rendezvous-Nacht mit mir selbst war eine ausschweifende Tollerei bis hinein ins Koma-Land. Ich kaufte mir eine Tüte Plätzchen und Wein, öffnete den obersten Knopf meiner Jeans und futterte und soff. Ab und zu führte mich mein höheres Selbst zum Abfalleimer, bevor ich den letzten Krümel verzehrt hatte. Eine Stunde später blaffte mich mein niederes Selbst an, ich solle den Müll durchwühlen und wie ein Hinterhofjunkie die köstlichen Drogen wieder hervorkramen.

Elegante Menschen durchwühlen keinen Müll. Schicke, stilbewusste Ladys traktieren ihre Doughnuts nicht mit Glasreiniger. Ja, ich gebe es zu: Die einzige Möglichkeit, meine Pfoten von der verbotenen Ware zu lassen, war die, sie mit Glasreiniger einzusprühen. Es war nur allzu offensichtlich, dass ich mein Leben nicht mehr im Griff hatte.

Zucker strapaziert dein Immunsystem und ist in höchstem Maße suchterzeugend.

ZUCKER: DIE LEGALE DROGE

Einige der gefährlichsten Drogen sind legal. Und ich rede nicht etwa von den Pillen, die Prominente ins Grab bringen – ich spreche von den mafiösen Süßungsmitteln, die unsere Lebensmittelläden überschwemmt haben. Die Saukerle aus den Unternehmen tun ihr Bestes, um Gehirnwäsche und Schönfärberei zu betreiben, doch selbst die Amerikanische Herzgesellschaft (AHA) schaltet sich ein und fleht die Menschen an, ihren Zuckerkonsum drastisch zu reduzieren. In einem 2009 in Circulation, dem wichtigsten Ärzteblatt der USA, veröffentlichten Artikel empfahlen Forscher der AHA, dass Frauen ihren Zuckerkonsum auf höchstens 100 Kalorien pro Tag (etwa 6 Teelöffel) beschränken sollten. Für Männer wird ein Grenzwert von 150 Kalorien pro Tag (etwa 9 Teelöffel) vorgeschlagen. Das liegt weit unter dem Durchschnitt von 355 Kalorien (22 Teelöffel) Zucker, die der Durchschnittsamerikaner täglich zu sich nimmt.

Dennoch ist selbst die geringe von der AHA empfohlene Menge meiner Meinung nach noch zu viel. Weißt du, wie schwer es ist, den Zuckerkonsum einzuschränken, wenn Zucker in allem und jedem verborgen ist?

Eine 0,33l-Dose Coca Cola enthält Zucker – das ist kein Geheimnis (die Entsprechung von 10 Teelöffeln Zucker in Form von Maissirup mit hohem Fruchtzuckergehalt, auch HFCS genannt von high-fructose corn syrup). In Ordnung, aber wusstest du, dass Maissirup in den USA auch in vielen, wenn nicht sogar in den meisten abgepackten Lebensmitteln steckt, wie zum Beispiel in bestimmten Apfelsaucen-Marken, in Sushi, Brot, weißen Bohnen mit Tomatensauce, Hustensaft, Dosensuppen und Hunderten anderer abgepackter Produkte, bei denen es keinen Grund dafür gibt, warum sie das süße Zeug enthalten sollten? Das amerikanische Landwirtschaftsministerium schätzt, dass wir pro Person 79 Pfund Maissüßungsmittel pro Jahr zu uns nehmen. Da verwundert es auch nicht, dass jeder Amerikaner durchschnittlich 150 Pfund Zucker pro Jahr konsumiert – und wir wissen es nicht einmal!

Die Hersteller wissen, dass Menschen Zucker mögen und sie wissen auch, dass er süchtig macht. Sie kalkulieren bewusst die Tatsache ein, dass Zucker dir hilft, dich – kurzfristig – besser zu fühlen, und dass er ein Seelentröster ist. Bist du als Kind je mit Plätzchen oder Bonbons bestochen worden? „Wenn du brav bist und dieses oder jenes tust, bekommst du eine leckere Belohnung." Vielleicht hat man deinen allerbesten Freund auf der Arbeit fallen gelassen und er brauchte verzweifelt eine Schulter, um sich auszuweinen. Eine perfekte Zeit für einen „Mein-Beileid-Rührkuchen!" Zucker ist eine vorzügliche Wundsalbe, und was früher für besondere Gelegenheiten reserviert war, ist heute zu einer Rund-um-die-Uhr-Sucht angewachsen.

Es gibt reale Gründe dafür, warum wir uns mit Zucker besser fühlen. Er kurbelt die Ausschüttung von Dopamin (dem Schmiermittel für gute Laune!) im Gehirn an. Wenn uns etwas hilft, uns besser zu fühlen, dann lechzen wir natürlich nach mehr von diesem Stoff. Es ist eine altbekannte Tatsache, dass die Gelüste, Entzugserscheinungen und Rückfallsymptome von Zuckersüchtigen denen von Kokain- oder Heroinabhängigen ähneln. Ihre Gehirne sind tatsächlich ähnlich programmiert, was ein weiterer Anreiz sein könnte, um die Strategie, Kinder mit Süßem zu bestechen, zu überdenken.

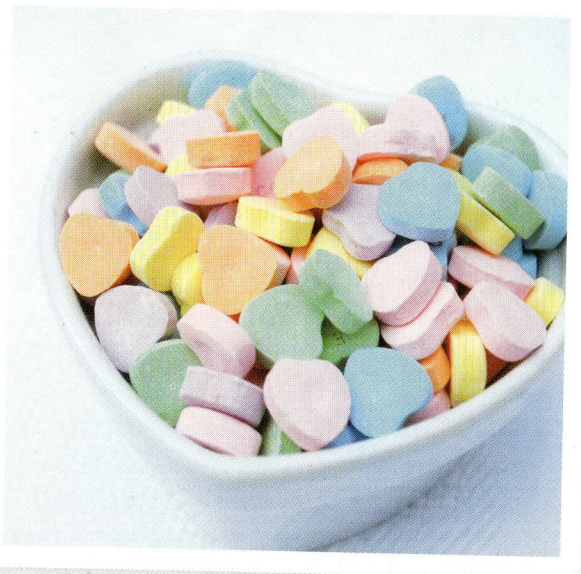

Wie wäre es damit, dir eine nette Feuchtigkeitscreme zu kaufen, wenn du dich deprimiert fühlst, und deine Kinder mit ins Kino zu nehmen oder ein Kitzelfest zu veranstalten, wenn sie eine harte Woche in der Schule hatten, statt ihnen Süßigkeiten zu geben?

Lass uns jetzt über mein Lieblingsorgan, die Leber, sprechen. Überschüssiger Zucker wird in der Leber als Glykogen gespeichert. Deine Leber ist der Medizinschrank und das Glykogen ist ein Energievorrat, den dein Körper plündern kann, wenn er zwischen den Mahlzeiten, beim Sport, über Nacht oder während einer Fastenkur einen Energieschub braucht. Wie alle Speicherplätze, so hat auch dieser nur begrenzten Lagerraum zur Verfügung. Jemand, der ständig zu viel Zucker und Kohlenhydrate verzehrt, wird den gesamten Speicherplatz der Leber ausfüllen.

Ist deine Leber einmal mit Glykogen vollgestopft, wird die überschüssige Glukose in Fettsäuren (Triglyzeride) umgewandelt. Diese gelangen in den Blutkreislauf und lagern sich in deinen Geweben ab. Die gute Nachricht: Du musst dir keinen Reifen mehr mieten, um darin in einem See zu schwimmen. Die schlechte Nachricht: Der Reifen baumelt permanent um deine Taille herum. Die wirklich schlechte Nachricht: Menschen, die mehr Fett in ihrer unteren Bauchregion ansammeln, haben ein höheres Risiko für Herzkrankheiten und Diabetes. Begreifst du, was ich damit sagen will? Zu viel Zucker löst einen ungesunden Dominoeffekt aus.

Bevor du deinen Abschluss an meiner Vorbeugung-ist-geil-Cheerleader-Schule machen kannst, musst du Zucker wirklich auf der physiologischen Ebene verstanden haben. Lass uns also diese Party mit einer grundlegenden Lerneinheit in Gang bringen.

KOHLENHYDRATE – KURZ ERKLÄRT

In der Presse wird viel über gute Kohlenhydrate im Gegensatz zu schlechten gequatscht – doch was genau ist gut und was schlecht? Zunächst einmal sind Kohlenhydrate die Stärke- oder Zuckeranteile von Lebensmitteln. Wenn wir an Zucker denken, stellen wir uns normalerweise all die Dinge vor, die süß und lecker sind. Doch tatsächlich spalten sich alle Kohlenhydrate (einschließlich derjenigen, die nicht süß schmecken, wie Nudeln, Brot und Kartoffeln) in Glukose auf – den Zucker, den dein Körper als Brennstoff benötigt. Vom Standpunkt deines Körpers aus gibt es keinen großen Unterschied zwischen einem Löffel Zucker und einer Scheibe Weißbrot.

Es gibt zwei Arten von Kohlenhydraten: die komplexen („guten" oder „unraffinierten") und die einfachen („schlechten" oder „raffinierten"). Komplexe Kohlenhydrate wie Vollkorngetreide, Hülsenfrüchte und Gemüse sind aus zwei

Gründen gut: *Erstens* werden sie langsamer verdaut, deshalb steigt dein Blutzucker nicht sprunghaft an. Das bedeutet, dass dein Energiepegel ausgeglichener bleibt – es kommt weder zu Zuckerhochs noch zu Abstürzen. Du musst nicht verzweifelt nach einem Gewehr suchen oder dein zerrissenes Selbst (in Fischnetzen) vom Beton abkratzen. *Zweitens* sind in komplexen Kohlenhydraten noch eine Menge anderer guter Sachen enthalten, wie Vitamine, Mineralien, Enzyme, Proteine und Ballaststoffe. Sie machen dich satt und zufrieden.

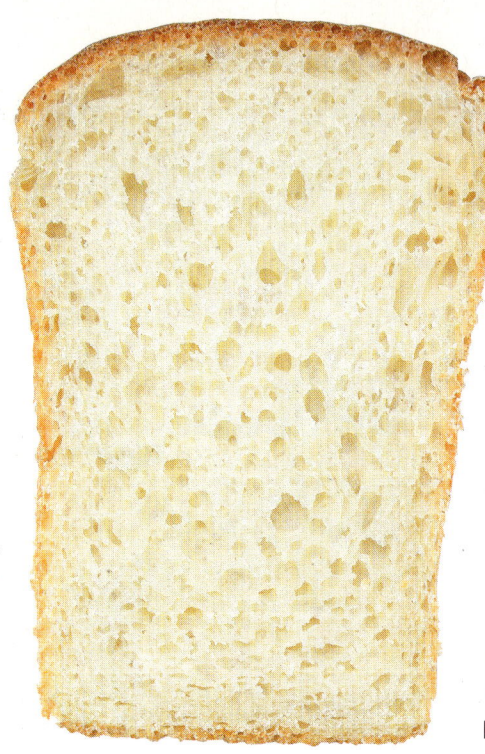

Einfache Kohlenhydrate haben häufig als komplexe begonnen, doch sie haben eine tragische Sündenfall-Geschichte durchlebt. Wir Menschen haben an ihnen herumgepfuscht. Sobald wir einmal angefangen hatten, konnten wir nicht mehr aufhören. Dabei haben wir ihr gesamtes Sternenlicht ausgelöscht und alles, was gut an ihnen war, raffiniert, gebleicht und herausgeblasen. Was früher einmal vollständig war, wurde zu einem *Fake Food* (Lebensmittelimitat) in einer täuschend flotten Verpackung. Mit Ausnahme frischer Früchte sind einfache Kohlenhydrate all die Junk-Lebensmittel, von denen du bereits weißt, dass sie schlecht für dich sind: weißer Zucker, Weißmehl, Weißbrot, einige Vollkornbrote aus Weizen, Plätzchen, zuckerhaltige Snacks, Bonbons, Kuchen, Muffins, Cracker, Chips, Salzbrezeln, Energy-Drinks, Limonaden und gesüßte Erfrischungsgetränke, konzentrierte Fruchtsäfte und all die anderen leeren Kalorienfüller, die heutzutage mindestens ein Drittel der amerikanischen Standardernährung ausmachen.

Es gibt zwei Arten von Kohlenhydraten: die komplexen (‚guten' oder ‚unraffinierten') und die einfachen (‚schlechten' oder ‚raffinierten').

GLUKOSE

Der großartige Dr. Neal Barnard wird uns in Kapitel 4 eine Minilektion über Glukose geben, aber lass uns schon jetzt einen Blick darauf werfen, denn sie hat mit unserem Zucker-Lernprogramm zu tun.

Wenn Glukose in deinen Blutkreislauf gelangt, schüttet deine Bauchspeicheldrüse Insulin aus: ein lebensnotwendiges Stoffwechselhormon. Insulin hat viele Aufgaben, doch die wichtigste besteht darin, den Glukosespiegel zu regulieren, indem es Glukose in die Zellen schleust und ihnen diese so als Brennstoff zur Verfügung stellt. Wenn jedoch eine Zelle vorerst ausreichend Brennstoff hat, dann transportiert das Insulin die zusätzliche Glukose ab, um sie als Fett zu speichern. So weit, so gut – denn wir alle brauchen ein gut gepolstertes Hinterteil. Durch eine Ernährung, die sehr viel einfache Zucker und raffinierte Kohlenhydrate enthält, wird jedoch sehr schnell eine Riesenmenge Glukose in dein Blut ausgeschüttet. Als Folge davon ist deine Bauchspeicheldrüse gezwungen, zusätzliches Insulin auszukotzen, was weder für dich noch für deine Bauchspeicheldrüse gut ist.

Das Ganze ist ein Teufelskreis. Im Laufe der Zeit entwickelst du möglicherweise eine Insulinresistenz, was die Effektivität deines Körpers bei der Regulation des Blutzuckers herabsetzen könnte. Insulinresistenz beeinträchtigt auch deine Fähigkeit, gespeichertes Fett als Energie zu nutzen. Mit anderen Worten, es wird nicht so leicht für dich sein, Gewicht zu verlieren, wenn eine Menge Insulin durch deinen Körper jagt. Aber es geht nicht nur um das Gewicht. Zu viel Glukose und Insulin sind die Hauptverantwortlichen für zahlreiche Krankheiten.

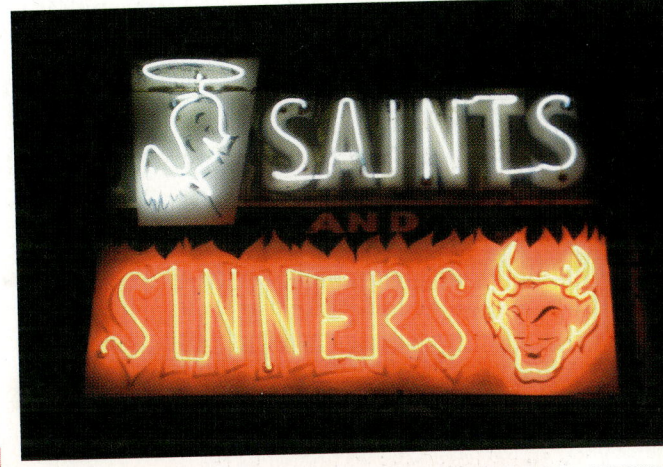

KREBS LIEBT ZUCKER

Nun, ich möchte Zucker (Glukose) hier nicht verteufeln, denn er ist der Brennstoff, der alle Zellen nährt, gesunde wie ungesunde. Alles, was wir essen, wird irgendwann einmal in Glukose aufgespalten – sogar Fette und Proteine, falls nötig. Tatsächlich könnten wir ohne Glukose nicht überleben. Wenn du jedoch Krebs hast – egal welchen – dann tust du gut daran, alle raffinierten Zucker und Kohlenhydrate zu meiden und Früchte mit einem hohen glykämischen Indexwert stark einzuschränken. Warum? Nun, lies schon weiter, du lernbegieriges Ding!

Einer der Gründe, warum Krebszellen so durchgedreht sind, ist, dass sie extrem hungrig sind. Ihr Stoffwechsel ist wesentlich aktiver als derjenige normaler, gesunder Zellen. Trotzdem sind Krebszellen vollkommen ineffizient. Sie müssen wesentlich härter arbeiten und mehr Glukose verbrennen, um dieselbe Menge an Energie zu produzieren wie gesunde, aerobe Zellen. Es ist so ähnlich, als würde man ein Hybridauto (gesunde Zellen) mit einem spritfressenden Geländewagen (Krebszellen) vergleichen. Aber Krebszellen sind auch ganz schön ausgebufft. Um die Menge an Treibstoff zu bekommen, die sie benötigen, haben sie etwa neunzehn Mal so viele Glukoserezeptoren wie normale Zellen. Das ermöglicht es ihnen, die ersten auf der Party zu sein und den Treibstoff schnell aufzusaugen. Einer der Wege, wie Krebszellen ihren Treibstoff verarbeiten, ist die Fermentation, die Zucker in Energie umwandelt, ohne dafür Sauerstoff zu verwenden. Erinnerst du dich an unsere kleine pH-Wert-Lektion? Gesunde Zellen lieben Sauerstoff; Krebszellen tun es nicht. Ihr schwerfälliger anaerober Stoffwechsel produziert sehr viel weniger Energie. Um am Leben zu bleiben, benötigen Krebszellen einen größeren Vorrat an Treibstoff. Was ist der beste Weg, um Treibstoff zu bekommen? Zucker und Kohlenhydrate!

Wenn du anzweifelst, dass es eine Verbindung zwischen Zucker und Krebs gibt, dann sieh dir an, wie die Positronen-Emissions-Tomographie (PET) funktioniert. Dafür bekommen Patienten eine winzige Menge radioaktiver Glukose (Zucker) injiziert. Der Test misst die Teile des Körpers, welche die meiste Glukose aufnehmen. Gierige Krebszellen leuchten auf wie Feuerwerkskörper.

Aber das ist noch nicht alles, denn wie du gerade gelernt hast, kann man nicht über Glukose sprechen, ohne gleichzeitig Insulin zu erwähnen. Wie Dr. David Servan-Schreiber in Das Antikrebs-Buch. Was uns schützt: Vorbeugen und Nachsorgen mit natürlichen Mitteln schreibt: „Das Geheimnis des Insulins hat auch noch mit anderen Molekülen zu tun, den so genannten IGF (insulinähnlichen Wachstumsfaktoren), die für die Anregung des Zellwachstums sorgen. Des Weiteren haben Insulin und IGF noch eine weitere gemeinsame Wirkung: Sie fördern die Entzündungsfaktoren, die ebenfalls das Zellwachstum anregen und als Nährboden für Tumore dienen." Quintessenz: Überschüssiges Insulin im Körper sagt den Krebszellen, dass sie wachsen sollen: „Wachse Schätzchen, wachse!"

Muss ich noch mehr sagen? Das ist alles, was ich als Krebspatientin wissen muss. Und auch wenn einige renommierte Experten anderer Meinung sind, werde ich kein Risiko eingehen!

Ob wir nun über normale Zellen oder über Krebszellen sprechen, der Zyklus ist derselbe: Je mehr Zucker du verzehrst, umso saurer (anaerober) wirst du, und je mehr du dein Immunsystem belastest, umso mehr Stress und Entzündung erzeugst du und umso mehr Insulin und IGF

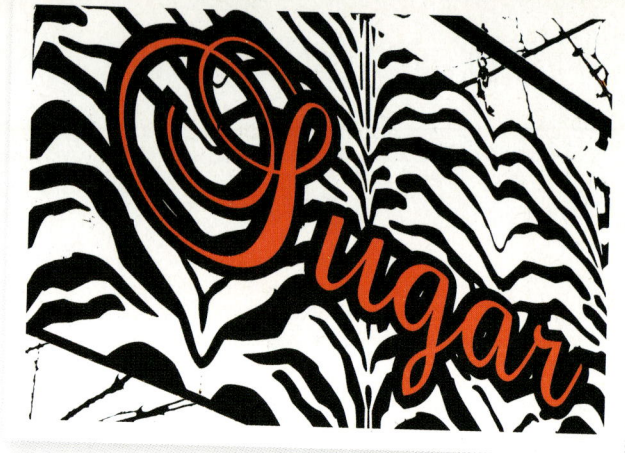

kreisen in deinem Körper – und so schaffst du weitere Möglichkeiten, dass Krebszellen wachsen und sich teilen können.

DER GLYKÄMISCHE INDEX

Wie kannst du lernen, bessere Entscheidungen beim Verzehr von Kohlenhydraten und Zucker zu treffen? Hier kommt der schillernde glykämische Index (GI) ins Spiel, der ein Maßstab dafür ist, wie schnell und wie hoch ein bestimmtes Kohlenhydrat deinen Blutzuckerspiegel ansteigen lässt. Der GI ist eine numerische Skala, bei der ein bestimmtes Nahrungsmittel mit einem reinen Zucker, wie etwa dem weißen Zucker, verglichen wird. Da weißer Zucker ausschließlich aus Kohlenhydraten besteht, wird ihm auf einer Skala von 0 bis 100 die 100 zugewiesen. Der GI ist nur ein Maß für Kohlenhydrate; Fette und Proteine haben keinen Einfluss auf die Punktzahl.

Nahrungsmittel mit einem hohen GI-Wert sind fast ausnahmslos raffinierte, einfache Kohlenhydrate. Umgekehrt sind Nahrungsmittel mit einem niedrigen GI-Wert nichtraffinierte, komplexe Kohlenhydrate. Der Unterschied zwischen Nahrungsmitteln mit hohem und niedrigem GI-Wert besteht zum größten Teil darin, wie viele Ballaststoffe sie enthalten. Ballaststoffe verlangsamen den Zuckerabbau und sorgen so dafür, dass du ausgeglichen und friedlich bleibst. Deshalb ist eine pflanzliche Ernährung mit einem niedrigen glykämischen Indexwert eine der zentralen Säulen des crazy sexy Lebensstils.

Mache dich mit dem glykämischen Indexwert vertraut – er ist ein wunderbares Hilfsmittel. Als Faustregel lässt sich festhalten, dass jedes Lebensmittel mit einem GI-Wert unter 60 eine gute Wahl ist, insbesondere, wenn du auf deinen Blutzuckerspiegel achten musst. Menschen, die eine Ernährung mit niedrigem GI bevorzugen, haben sogar eine geringere Wahrscheinlichkeit, Diabetes und andere Scheußlichkeiten zu entwickeln. Und stell dir vor: Eine solche Ernährungsweise kann nicht nur widerwärtige Krankheiten verhindern, sondern auch dazu beitragen, sie rückgängig zu machen. Darauf einen kräftigen Tusch!

Ich habe hier die GI-Werte vieler herkömmlicher Nahrungsmittel aufgelistet. Denk dran, dass der Indexwert nicht Nahrungsmittel, sondern Kohlenhydrate in Gramm angibt. Mit anderen Worten: Er sagt dir nicht, wie viel du essen musst, um jenes Gramm zu bekommen. Eine große Schüssel Bohnen könnte dieselbe Menge an Kohlenhydraten enthalten wie eine kleine Schüssel Obst. Wenn du mehr erfahren möchtest: Sowohl *The GI Handbook* von Barbara Ravage als auch *The New Glucose Revolution* von Jennie Brand-Miller und Kaye Foster-Powell sind tolle englische Bücher für das Selbststudium. Deutsche Bücher dazu hat z. B. Marion Grillparzer geschrieben.

DIE GI-WERTE EINIGER HERKÖMMLICHER NAHRUNGSMITTEL

BOHNEN — GI-Wert (jeweils pro Gramm Kohlenhydrate)

Schwarze Bohnen	30
Augenbohnen	42
Kichererbsen	28
Kidneybohnen	28
Rote Linsen	26
Limabohnen	32
Mungobohnen	39
Sojabohnen	18
Schälerbsen	25

FRÜCHTE — GI-Wert

Apfel	38
Aprikose	57
Aprikose (getrocknet)	30
Banane	52
Heidelbeeren	53
Cantaloupe-Melone	65
Kirschen	63
Grapefruit	25
Trauben	53
Kiwi	53
Mango	51
Orange	42
Papaya	59
Pfirsich	42
Birne	38
Ananas	59
Pflaume	39
Rosinen	64
Erdbeeren	40
Wassermelone	76

GEMÜSE — GI-Wert

Karotten	47
Mais	48
Grüne Erbsen	45
Ofenkartoffel	85
Süßkartoffel	59

Anmerkung: Die meisten Gemüse haben einen Wert von 0 auf dem GI, einschließlich Brokkoli, Weißkohl, Blumenkohl, Gurke, grüne Bohnen, Mangold, Grünkohl, Kopfsalat und andere Blattsalate sowie Spinat.

GETREIDE — GI-Wert

Gerste	25
Buchweizen	54
Bulgur	48
Maismehl	68
Hirse	71
Quinoa	53
Reis (braun)	48
Jasminreis	109
Reis (weiß)	56
Wildreis	57

QUELLE: Jennie Brand-Miller und Kaye Foster-Powell, *The New Glucose Revolution*

SÜSSSTOFFE SIND NICHT *sexy*

Noch vor wenigen Jahrzehnten war der gute alte Zucker die einzige Option, um den Heißhunger auf Süßes zu stillen. Doch als der alte Rohrzucker allmählich in Verruf geriet, fingen die Chemieriesen an, den Markt mit immer neuen Süßstoffen zu überschwemmen. Dr. Ginger Southall vom Hippocrates Health Institute betont ausdrücklich, dass die Verwendung künstlicher Süßstoffe jeglicher Art – ob Aspartam, NutraSweet, Equal, Sweet'N Low, Saccharin, Canderel oder sogar Splenda – nicht ratsam sei, Schnuckelchen. Lassen wir sie hier zu Wort kommen:

„Künstliche Süßstoffe sind starke Nervengifte und hätten nie für den menschlichen Verzehr zugelassen werden dürfen. Sie haben das Potential, dein Nervensystem – dein Gehirn und deine Nerven – zum Ausflippen zu bringen und es zu schädigen, was zu einer ganzen Reihe von Symptomen, angefangen bei migräneartigen Kopfschmerzen bis hin zu unerklärlichen Krampfanfällen, Schwindel, Depressionen und Sehstörungen führt. Sie werden sogar mit Krebs, Fettsucht und Diabetes in Verbindung gebracht. Ich wette, dir war gar nicht bewusst, wie viele dieser künstlich hergestellten schmackhaften Toxine du tagtäglich verschlingst. Sie verbergen sich in Tausenden deiner Lieblingsspeisen, einschließlich Diätmahlzeiten, aromatisiertem Wasser, beliebten Getränkepulvern wie Crystal Light, vielen kommerziellen Salatsaucen, und – bis du dafür gerüstet? – sogar rezeptfreien Arzneien wie Alka-Seltzer, Zahnpasta, Kaugummi, Vitaminen und Listerine-Atemerfrischungsblättchen! Sogar das Zeug, das ‚wie Zucker schmeckt, weil es aus Zucker gemacht wird', ist stark verarbeitet und mit Chlor getränkt worden." Lecker!

Welches sind also die angesagten Süßmittel bei der crazy sexy Ernährung? Bio-Agavendicksaft, Apfelsüße oder sogar noch besser Stevia sind eine hervorragende Wahl. Hole sie dir im örtlichen Bioladen, im Reformhaus oder sogar im stinknormalen, guten alten Supermarkt.

> **crazy sexy TIPP**
>
> Lies das Etikett, um herauszufinden, was der Hersteller als Portionsgröße angibt. Auf dem Etikett kann angegeben sein, dass ein Produkt nur wenig Zucker oder Süßstoff enthält, doch die Portionsgröße könnte unrealistisch klein sein – z. B. zwei winzige Plätzchen aus einer Packung mit zehn winzigen Plätzchen.

GELÜSTE IN DEN GRIFF BEKOMMEN

Als ich mit der crazy sexy Ernährung begann, war es meinen Gelüsten völlig egal, dass ich versuchte, gesund zu werden – mein Körper war an Mist gewöhnt und wollte mehr davon. Vor Sonnenuntergang war ich ein basischer Engel, aber bei Einbruch der Nacht hörte ich jene unheimliche Spaghetti-Western-Musik in meinem Kopf. Du weißt schon: Die Melodie, die ertönt, wenn der Weißmehl-Bandit in die Stadt reitet. Dann habe ich die Tür zugeknallt, den Kleiderschrank vor die Fenster geschoben und mir meine Flinte mit dem abgesägten Lauf geschnappt.

Zwecklos! Die Karamel-Brownies fanden ihren Weg in meinen Mund. Sobald sie in der Luke verschwunden waren, erzeugten sie eine so wilde (aber dennoch betäubende) Wirkung, dass ich in ein Bordell ziehen wollte! Die einzige Möglichkeit, wie ich das Muster durchbrechen konnte, bestand darin, es anzuerkennen und dann zu grinsen und den Gelüste-Wirbelsturm zu ertragen, bis er vorübergezogen war.

crazysexy TIPP

Hier sind ein paar effektive Möglichkeiten, um auf der Welle deiner Süß-Gelüste zu reiten, ohne gleich ins Meer zu fallen:

- Suche dir einen Snack aus, der zwar etwas Fett enthält, aber einen hohen Proteingehalt hat, wie zum Beispiel Nüsse, Samen oder eine Avocado.
- Trinke einen heißen Kräutertee, den du mit ein wenig Agavendicksaft oder Stevia süßt.
- Gönne dir eine befriedigende Stärkung in Form einer spritzigen Limonade, die aus frisch gepressten Zitronen, Stevia und Minze (oder Erdbeeren) besteht.
- Mixe dir einen grünen, nährstoffreichen Drink oder ein Smoothie mit etwas „gutem" Fett darin, wie Kokosnuss oder Avocado.
- Genieße eine Reiswaffel mit Mandelmus oder eine gebackene Süßkartoffel.
- Nimm dir ein kleines, etwa 2,5 cm² großes Stück Zartbitterschokolade – am besten mit 75%-igem oder noch höherem Kakaoanteil. Kakao ist einfach ein Hammer und Carob auch. Genieße beide langsam!
- Trinke etwas Mandelmilch mit Kakao und Stevia.
- Nimm einen Imbiss in Form einer Tasse Obstsalat aus Früchten mit einem niedrigen glykämischen Indexwert (Birnen, Äpfel, Brombeeren) zu dir.
- Schnapp dir ein Stück Holz und beiße so fest darauf wie ein Bürgerkriegsamputierter.
- Putze dir die Zähne, benutze Zahnseide und gurgele mit natürlichem Minze-Mundwasser. Das sendet das Signal an dein Gehirn, dass das Essensgeschäft vorübergehend geschlossen ist.
- Verändere deine Umgebung, bis die Krise vorüber ist. Geh spazieren, ruf eine Freundin an, nimm ein Schaumbad, kuschele mit deinem Haustier, habe heißen Sex!

RAFFINIERTER ZUCKER

Meinst du, dass Plätzchen, die mit konzentriertem Fruchtsaft statt weißem Zucker gesüßt sind, irgendwie „gesünder" seien? Ist brauner Zucker nicht besser als weißer? Nee, nee. Zucker ist Zucker, egal unter welchem Pseudonym er sich versteckt. Dasselbe gilt für Etiketten, auf denen „ohne Zuckerzusatz" oder „enthält nur natürlichen Zucker" steht. Dabei handelt es sich in vielen Fällen um schwammige Begriffe, die verwendet werden, um dich hinters Licht zu führen. Wenn du einen der folgenden Begriffe auf der Zutatenliste findest, enthält das Produkt Zucker:

Brauner Zucker
Maissüßungsmittel
Maissirup
Maissirup-Feststoffe
Traubenzucker
Fruchtzucker
Fruchtsaftkonzentrat
Glukose
Glukose-Fruktose-Sirup (HFCS)
Honig
Invertzucker
Laktose (Milchzucker)
Maltose (Malzzucker)
Malzsirup
Ahornzucker
Ahornsirup
Melasse
Rohzucker
Rohrzucker (Haushaltszucker)
Gesüßtes Carobpulver
Turbinado-Zucker

ENTZÜNDUNGEN von Dr. med. Lilli B. Link

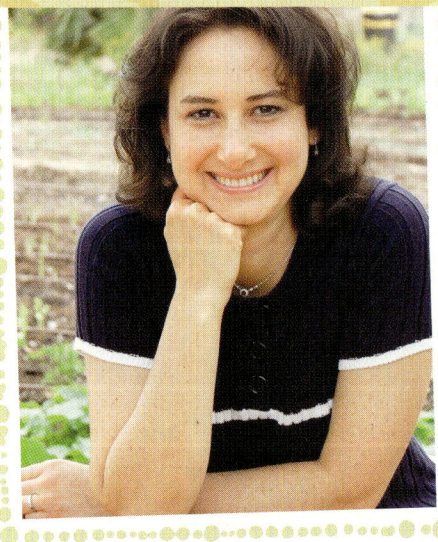

Bis zum Abschluss meines Medizinstudiums und des praktischen Jahrs hatte man mir u.a. folgende Dinge beigebracht:

- Entzündungen spielen nur bei wenigen chronischen Krankheiten eine Rolle.
- Die Ernährung ist bei Herzkrankheiten und Diabetes wichtig, aber sonst macht sie keinen großen Unterschied.

Mittlerweile habe ich allerdings herausgefunden, dass Entzündungen eine Rolle bei Krebs, Herzleiden, Diabetes, entzündlichen Darmerkrankungen, Asthma, der Alzheimer-Krankheit, Bluthochdruck und noch vielen weiteren Leiden spielen. Tatsächlich würde es mich nicht wundern, wenn jede chronische Erkrankung auch eine entzündliche Komponente hätte. Nun fragst du dich vielleicht, ob das eine gute oder eine schlechte Nachricht ist. Ich glaube, es ist eine gute Nachricht, denn es bedeutet, dass du etwas dagegen tun kannst: Iss entzündungshemmende Lebensmittel.

Vielleicht bist du mit dem pochenden Gefühl nach einer Papierschnittwunde oder mit der warmen, roten Schwellung vertraut, die mit einem verstauchten Knöchel einhergeht. Was du da fühlst, sind die weißen Blutkörperchen und andere Moleküle, die herbeieilen, um die Zellen, die das Problem verursacht haben, anzugreifen, zu zerstören und dann den Abfall zu entsorgen. Doch manchmal geht dieser Prozess schief.

Um es einfach zu beschreiben: Wenn deinem Immunsystem etwa durch den Verzehr entzündungsfördernder Lebensmittel die falschen Signale übermittelt werden, dann werden die Immunzellen und andere Moleküle versehentlich zum Handeln aufgefordert und angewiesen, gesunde Teile deines Körpers anzugreifen. Je länger sie zirkulieren – weil du zum Beispiel den ganzen Tag lang entzündungsfördernde Nahrung zu dir nimmst –, umso mehr Gelegenheiten haben sie, deine Blutgefäße zu schädigen und einen Herzanfall herbeizuführen oder Knorpel zu zerstören und rheumatoide Arthritis zu verursachen oder die DNS zu verändern und gesunde Zellen in Krebszellen zu verwandeln.

Eine einfache Möglichkeit, um diese Aktivität zu kontrollieren, besteht darin, mehr entzündungshemmende Lebensmittel zu dir zu nehmen. Die ersten drei Lebensmittel auf der Liste sind Gemüse, Gemüse, Gemüse! Jeder, der Ernährungsempfehlungen nicht beachtet, weil sie sich ständig ändern, sollte Folgendes bedenken: Niemand hat je gesagt: „Iss dein Gemüse nicht!" Gemüse und Blattsalate sind auf vielfältige Weise gesund, unter anderem, weil sie Entzündungen lindern. Sprossengemüse ist ebenfalls toll. Gramm für Gramm ist es sogar noch gesünder als das voll ausgewachsene Gemüse. Und du kannst die Sprossen selbst ziehen.

Früchte haben ebenfalls eine wunderbare Bandbreite an Nährstoffen, und auch sie sind entzündungshemmend. Allerdings spielen sie nur die zweite Geige, weil einige von ihnen wirklich süß sind, wie zum Beispiel Datteln oder tropische Früchte. Entscheide dich für die Früchte mit der geringsten Menge an natürlichem Zucker, wie Erdbeeren, Heidelbeeren, Himbeeren, Äpfel und Grapefruit.

Einer der Bestandteile einer entzündungshemmenden Ernährung, über den am meisten gesprochen wird, sind die Omega-3-Fettsäuren. Sie sind gesunde Fettsäuren und ein Grund dafür, warum Fisch stark beworben wird. Kaltwasserfische sind zum Beispiel voll von Omega-3-Fettsäuren, doch sie stecken auch voller Giftstoffe, wie dem Quecksilber aus den Gewässern, in denen sie leben. Es gibt eine Reihe von veganen Optionen für Omega-3-Fettsäuren, wie zum Beispiel Algen (ich weiß, nicht jeder wird glauben, dass dies vegan sei oder irgendwie ansprechend klingt). Nüsse und Nussöle wirken in der Regel aufgrund ihres hohen Omega-3-Gehalts ebenfalls entzündungshemmend. Leinsamen und Leinöl, Hanfsamen und Hanföl, Chia-Samen, Walnüsse und Phytoplankton aus dem Meer haben ausnahmslos einen hohen Gehalt an Omega-3-Fettsäuren. Natives Olivenöl extra ist ebenfalls entzündungshemmend, wahrscheinlich, weil es einen hohen Gehalt an einfach ungesättigten Fettsäuren wie Oleinsäure hat.

Gewürze wie Kurkuma (diejenige Zutat im Curry-Pulver, die das Pulver gelb färbt), Ingwer und rote Peperoni sind ebenso entzündungshemmend wie Knoblauch – also scheue nicht davor zurück, dein Essen mit ihnen zu würzen! Ein letztes entzündungshemmendes Produkt, das erwähnt werden sollte, ist grüner Tee, der – in Maßen genossen – toll ist.

Kommen wir nun zu den entzündungsfördernden Nahrungsmitteln. Ich werde mit Zucker beginnen. Auf der medizinischen Fakultät war ich begeistert, als ich erfuhr, dass das einzige Problem mit Zucker – sofern man keine Diabetes hatte – darin bestand, dass er Karies verursacht. Ach, wenn das nur wahr wäre! In einer Studie, die 2004 mit Diabetespatienten durchgeführt und in der Fachzeitschrift Metabolism veröffentlicht wurde, gab man den Teilnehmern Zuckerwasser und testete anschließend ihr Blut auf Entzündungen.

Innerhalb einer Stunde, nachdem sie den Zucker getrunken hatten, stieg der Entzündungsgrad in ihrem Körper an, und diese Wirkung hielt drei Stunden lang an. Du kannst dir also ausmalen, was passieren wird, wenn du über Monate den ganzen Tag lang gezuckerte Nahrungsmittel naschst.

Raffiniertes Getreide kommt als nächstes auf die Liste der entzündungsfördernden Nahrungsmittel, denn sobald es verdaut ist, wirkt es fast genauso wie Zucker. Wenn du eine Scheibe Weißbrot oder weißen Reis verzehrst, steigt dein Blutzuckerspiegel so schnell an, dass die Wirkung auf deinen Körper sich nicht sehr vom Verzehr von Zucker unterscheidet.

Transfette gehören ebenfalls zu den schlimmsten Übeltätern im Hinblick auf Entzündungen. Diese Fette entstehen, wenn Pflanzenöl teilweise gehärtet worden ist, damit es bei Raumtemperatur fest wird – so wie du das bei Margarine sehen kannst.

Nahrungsmittel bei hoher Temperatur zu erhitzen, fördert ebenfalls die Entzündungsneigung im Körper. In einer Studie in der Zeitschrift PNAS aus dem Jahre 2002 wurden zwei Gruppen von Diabetespatienten verglichen. Eine Gruppe bekam Lebensmittel, die bei niedriger Temperatur erhitzt worden waren, wodurch sich die Anzahl der Entzündungsherde in ihrem Körper reduzierte. Die andere Gruppe bekam genau dieselbe Nahrung, jedoch stark erhitzt; dies

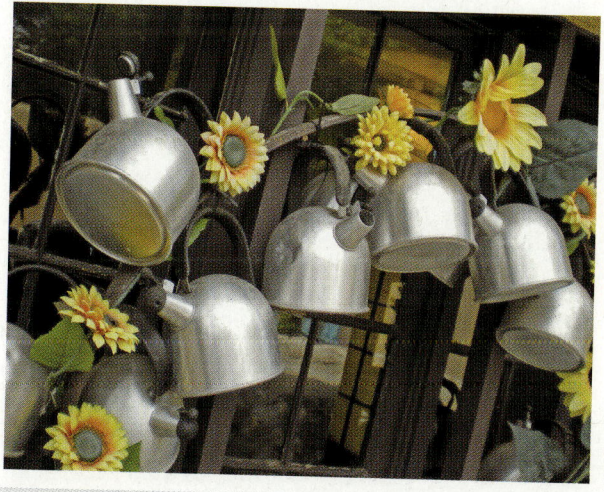

erhöhte das Vorkommen von Entzündungen in ihrem Körper. Selbst wenn du dich also nicht von Rohkost und vegan ernährst, versuche zumindest, deine Nahrung nicht zu grillen, zu rösten oder zu braten. Versuche, deine Nahrung immer häufiger kurz bei geringer bis mittlerer Hitze zu köcheln, zu dämpfen oder zu sautieren. Verwende einen Schongarer, um getrocknete Bohnen zu kochen. Du tust besser daran, Nahrungsmittel lange bei geringer Temperatur zu kochen als kurz bei einer hohen Temperatur.

Übergewicht wirkt sich entzündungsfördernd aus, denn Fettzellen rufen tatsächlich Entzündungen hervor. Auf dein Gewicht zu achten ist ein großartiger Schritt, um gegen Entzündungen vorzugehen.

Dr. Lilli B. Link ist eine staatlich geprüfte Internistin, die gegenwärtig als Ernährungsberaterin in New York praktiziert. Sie hat sich auf Rohkost und integrative Ernährung spezialisiert. Wenn du Englisch sprichst, dann besuche sie auf www.llinkmd.com.

OHNE GLUTEN LEBEN

Da wir schon über Zucker, Kohlenhydrate und Entzündungen reden, sollten wir auch über ein wichtiges gesundheitliches Problem sprechen, das häufig übersehen wird, nämlich Glutenunverträglichkeit. Sie ist ein verdammtes Ärgernis, das vielleicht auch dich betreffen könnte. Ja, wenn du schon alles ausprobiert hast, auf alles getestet worden bist, deine Ernährung in wesentlichen Punkten geändert hast und dich trotzdem hundeelend fühlst, dann könnte der Verzicht auf Gluten das fehlende Glied sein, um dich wirklich gesund zu fühlen. Empfindlichkeit gegenüber Gluten – einem Protein, das in Weizen, Roggen und Gerste zu finden ist – ist möglicherweise für Verdauungsprobleme wie Blähungen, Krämpfe, Durchfall, Müdigkeit, schmerzende Gelenke und sogar Hautausschläge verantwortlich. Menschen, die mehr als nur eine leichte Glutenempfindlichkeit haben, haben diese Symptome in hohem Maße. Sie leiden unter Zöliakie, die den Dünndarm stark schädigen und gravierende Ernährungsprobleme hervorrufen kann.

Erinnerst du dich, was uns Dr. Link gerade dazu gesagt hat, was in unserem Körper passiert, wenn wir entzündungsfördernde Nahrungsmittel zu uns nehmen? Nun, eine Glutenallergie ist ganz ähnlich. Es ist so, als ob du eine innere Verletzung hättest, die von einem fremden Eindringling verursacht wurde. Was passiert als nächstes? Dein wunderbarer Körper wird alles geben, um den schlimmen Typ (Gluten) zu zerstören. Und wie geht es dir dann? „Puh, bin ich erschöpft!"

Eine überraschend große Anzahl von Menschen leidet unter Glutenempfindlichkeit und diese Menschen bekommen einige oder alle der genannten Symptome, wenn sie Weizen oder andere Getreide verzehren. Aber da die meisten Menschen nichts über die Auswirkungen von Glutenempfindlichkeit wissen, schreiben sie ihre Symptome anderen Problemen zu, wie zum Beispiel dem Reizdarmsyndrom oder sogar Depressionen. Und dann werfen sie Medikamente ein, die nicht wirklich helfen, wo doch alles, was sie tun müssten, eine Änderung ihrer Ernährungsweise wäre.

Früher wurde Zöliakie als seltenes Kindheitsphänomen angesehen. Es hat sich jedoch herausgestellt, dass sie nicht immer in der Kindheit anfängt und weitaus häufiger vorkommt als gedacht. Mehr als zwei Millionen Menschen in den Vereinigten Staaten haben Zöliakie – das heißt einer von 133 Menschen, und die Zahl könnte nach Schätzungen sogar 1:100 betragen. Forschern der Mayoklinik zufolge gibt es möglicherweise für jedes Individuum, bei dem Zöliakie diagnostiziert wird, bis zu dreißig weitere, die ebenfalls darunter leiden, das aber nicht wissen. Sie sagen, dass Zöliakie jetzt in den Vereinigten Staaten viermal häufiger auftritt als noch in den fünfziger Jahren.

Symptome VON GLUTENUNVERTRÄGLICHKEIT

Glutenunverträglichkeit oder Zöliakie könnte für jedes der folgenden Symptome verantwortlich sein:

Durchfall, besonders wenn er häufig und ohne erkennbaren Grund vorkommt

Schmerzen im Unterbauch

Völlegefühl und Blähungen

Übelriechende Scheiße

Blutarmut

Niedergeschlagenheit

Reizbarkeit

Gelenkschmerzen

Wunde Stellen im Mund

Muskelkrämpfe

Hautausschläge

Osteoporose

Neuropathie (Kribbeln oder Schmerzen in Beinen und Füßen)

Es gibt eine einfache Möglichkeit, um herauszufinden, ob Gluten dein Feind ist: Hör auf, es zu konsumieren und schau, wie du dich fühlst. Es ist erstaunlich, wie chronische Probleme wie Müdigkeit, Völlegefühl, Blähungen und Durchfall verschwinden, wenn du Gluten weglässt.

Die einzige Behandlung gegen Glutenunverträglichkeit und Zöliakie ist eine glutenfreie Ernährung. Gluten ist in jeder Form von Weizen zu finden. Dazu gehören Hartweizen (die Art, aus der Mehl gemacht wird), Grieß (die Art, die für Nudeln verwendet wird), Dinkel, Kamut, Einkorn, Emmer und andere aus Weizen gewonnene Produkte, wie Weizenkeime oder Bulgur. Gluten ist außerdem in Getreide enthalten, das mit Weizen verwandt ist: Roggen, Gerste und Triticale (Kreuzung aus Weizen und Roggen). Wenn du Zöliakie hast, musst du diese Getreidesorten vollständig aus deiner Ernährung und deinem Leben verbannen.

Wenn du empfindlich auf Gluten reagierst, aber keine Zöliakie hast, verträgst du möglicherweise kleine Mengen glutenhaltigen Getreides. Das Maß der Glutenempfindlichkeit variiert von Mensch zu Mensch. Weizen enthält das meiste Gluten, du solltest es also am besten ganz meiden, aber vielleicht kannst du kleine Mengen Roggen und Gerste essen.

Gluten vollständig zu vermeiden ist nicht leicht. Es bedeutet, nie Weizenbrot, Nudeln, Cerealien zu essen und auf nahezu alle verarbeiteten Lebensmittel zu verzichten. Das liegt daran, dass verarbeitete Lebensmittel häufig verstecktes Gluten in Form von Nahrungsmittelzusätzen, Konservierungsstoffen und Stabilisatoren enthalten. Zum Beispiel enthalten tiefgefrorene Pommes frites häufig zusätzliches Gluten. Sogar in Lippenstiften findest du Gluten.

Ein Leben ohne Pasta? Unvorstellbar! Wähle einfach glutenfreie Marken – es gibt viele köstliche Arten, aus denen du auswählen kannst. Du darfst auch Getreide wie braunen Reis, Wildreis, Amarant, Mais, Buchweizen, Hirse, Zwerghirse und Quinoa essen. Einige Menschen vertragen problemlos Hafer, andere müssen ihn jedoch meiden, da er häufig in denselben Anlagen wie Weizen verarbeitet wird und es daher zu einer Kreuzkontamination kommen kann.

Statt Weizenmehl kannst du glutenfreie Mehlsorten aus verschiedenen Getreiden, Hülsenfrüchten, Nüssen und Samen nehmen. Heute haben sogar viele Supermärkte eine gute Auswahl an glutenfreiem Brot und anderen Produkten, und es ist erstaunlich, wie viel tolles glutenfreies Zeug du online bekommen kannst. Und vergiss nicht, dass Früchte, Gemüse, Blattgemüse, Bohnen, Kartoffeln, Kürbisse, Samen und Nüsse kein Gluten haben, du hast also jede Menge großartige Optionen.

GLUTENFREIE ERNÄHRUNG

von Dr. med. Mark Hyman

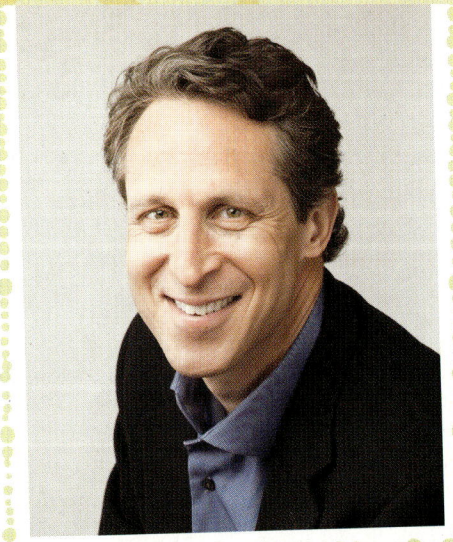

In einer neueren, breit angelegten Studie, über die in der Fachzeitschrift des amerikanischen Medizinerverbands berichtet wird, wurde festgestellt, dass Menschen mit diagnostizierter, nicht diagnostizierter und „latenter" Zöliakie oder Glutenempfindlichkeit ein höheres Sterberisiko haben, und zwar sterben sie hauptsächlich an Herzkrankheiten oder Krebs. Die Ergebnisse waren dramatisch. Zöliakie-Patienten hatten ein 39 Prozent höheres Sterberisiko, und Individuen mit glutenbedingter Darmentzündung ein 72 Prozent höheres Risiko, diejenigen mit Glutenempfindlichkeit, aber ohne Zöliakie, ein 35 Prozent höheres Risiko.

Diese bahnbrechenden – und erschreckenden – Forschungsergebnisse beweisen, dass du keine voll entwickelte Zöliakie haben musst, um durch den Verzehr von Gluten gravierende gesundheitliche Probleme und Komplikationen zu bekommen. Trotzdem wissen schätzungsweise 99 Prozent der Menschen, die ein Problem mit dem Verzehr von Gluten haben, nichts davon. Sie schreiben ihre schlechte Gesundheit und ihre Symptome anderen Ursachen zu. In der Zeitschrift *The New England Journal of Medicine* wurde eine Übersichtsarbeit veröffentlicht, in der fünfundfünfzig „Krankheiten" aufgezählt waren, die durch den Verzehr von Gluten ausgelöst werden können. Dazu gehören Osteoporose, Reizdarm, entzündliche Darmerkrankung, Blutarmut, Krebs, Müdigkeit und Mundgeschwüre ebenso wie rheumatoide Arthritis, Lupus, Multiple Sklerose und nahezu alle anderen Autoimmunkrankheiten. Gluten wird auch mit vielen psychiatrischen und neurologischen Krankheiten in Zusammenhang gebracht, wie Angststörungen, Depressionen, Schizophrenie, Demenz, Migräne, Epilepsie und Neuropathie (Nervenschädigung) – und zusätzlich noch mit Autismus.

Natürlich heißt das nicht, dass alle Fälle dieser Erkrankungen durch Glutenunverträglichkeit hervorgerufen worden sind – doch wenn du eine chronische Erkrankung hast, solltest du möglicherweise eine Eliminierungs- und Reintegrationsdiät machen. Auch wenn ein Bluttest helfen kann, eine Glutenempfindlichkeit zu diagnostizieren – der einzige Weg, um verbindlich herauszufinden, ob sie wirklich ein Problem für dich ist, geht darüber, dass du sämtliches Gluten für einen kurzen Zeitraum (zwei bis vier Wochen) komplett streichst, und dann zu sehen, wie du dich fühlst. Überprüfe die Etiketten sämtlicher Nahrungsmittel. Die Hersteller sind gesetzlich verpflichtet, das mögliche Vorhandensein von Weizen, Erdnüssen und Soja anzugeben.

Damit dieser Test funktioniert, musst du Gluten zu 100% aus deiner Nahrung verbannen – keine Ausnahmen, kein verstecktes Gluten und kein einziger Krümel Brot. Wenn du dich am Ende der Testphase großartig fühlst, dann gib Gluten auf. Wenn du wieder Gluten zu dir nimmst und dich irgendwie schlecht fühlst, dann weißt du Bescheid: Du solltest am besten dauerhaft darauf verzichten. Gluten ist nicht lebensnotwendig; du brauchst es nicht für den Erhalt deiner Gesundheit.

Für den Fall, dass du noch mehr wissen möchtest, kannst du einen Glutenallergie- oder Zöliakietest machen. Sprich am besten deinen Arzt oder deine Heilpraktikerin an. Dieser Test hilft dir, verschiedene Formen von Allergien oder Empfindlichkeiten gegenüber Gluten zu identifizieren, indem nach Antikörpern gesucht wird, die glutenbedingte Erkrankungen anzeigen.

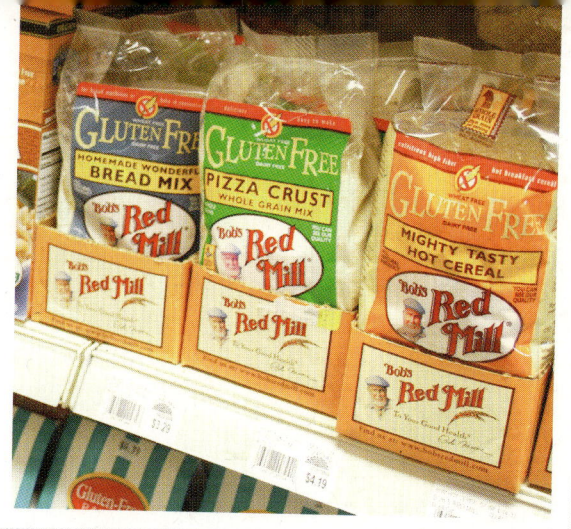

Wenn du deine Testergebnisse siehst, dann ziehe in Betracht, dass meiner Meinung nach jede Erhöhung von Antikörpern signifikant ist und sich ein Versuch, Gluten wegzulassen, lohnen wird. Viele Ärzte sehen einen erhöhten Antigliadin-Antikörperpegel in Abwesenheit einer „positiven" Dünndarmbiopsie (positiv, weil sie Schädigungen anzeigt) als „falsch positives Ergebnis" an. Das bedeutet, dass der Test ein positives Ergebnis zeigt, aber in Wirklichkeit nicht signifikant ist. Das können wir nicht länger behaupten. Positiv ist positiv, und wie bei allen Krankheiten gibt es ein Spektrum von Erkrankungsschwere, das von leichter Glutenempfindlichkeit bis zu voll entwickelter Zöliakie reicht.

Mark Hyman, Autor des Bestsellers Die Megabolic-Diät – Automatisch schlank mit dem Power-Stoffwechsel, Goldmann, 2008 und zahlreicher anderer Bücher (z. B. Hoher Blutzucker – übergewichtig und mangelernährt, Goldmann Verlag, 2013), ist praktizierender Arzt und ein Pionier auf dem noch jungen Gebiet der funktionalen Medizin, die anstrebt, neuere Forschungsergebnisse zu nutzen, um die tieferliegenden Ursachen von Krankheit zu verstehen und zu behandeln.

KAFFEE UND ANDERE SOZIALE SCHMIERSTOFFE

Und nun zu den Flüssigkeits-Liebhabern.
Wer mag es nicht, mal ein Tässchen Kaffee oder ein Glas Rotwein zu trinken? Gönne sie dir von Zeit zu Zeit, lass sie nur nicht zu einer täglichen Gewohnheit werden. Genau wie Zucker sind diese schelmischen Casanovas nämlich in hohem Maße suchterzeugend. Sobald du nur deinen Zeh hineintauchst, haben sie dich im Griff. Deine Nebennieren, deine Nieren, deine Haut, dein Atem, dein Cholesterinspiegel, dein Blut und dein Blutdruck werden es dir danken, wenn du deinen Konsum herunterschraubst.

Kaffee ist extrem säurebildend und führt zu beträchtlichem Flüssigkeitsverlust. Denk dran, dass Mineralien erforderlich sind, um den pH-Wert auszugleichen. Sag diesen Mineralien adieu, wenn du sie nach einer heißen Tasse Kaffee die Toilette runterspülst. Diejenigen, die regelmäßigen moderaten Gebrauch befürworten, behaupten, dass Kaffee vorteilhafte Eigenschaften habe. Das ist möglich, aber es lässt die Gesamtsituation außer Acht. Wir können nicht das Gute vom Schlechten trennen, um Argumente für unsere Gesundheitsentscheidungen zu sammeln.

Kaffeebohnen sind nicht nur säurebildend, sondern auch geröstet. Die Bohnen enthalten Öle. Geröstete Öle werden ranzig und verstopfen deine schöne Leber. Es ist also recht offensichtlich, dass dieses Zeugs nicht gut für dich ist. Die Tatsache, dass du den Flattermann bekommst, wenn du Kaffee trinkst, und Migräne, wenn du es nicht tust, sollte

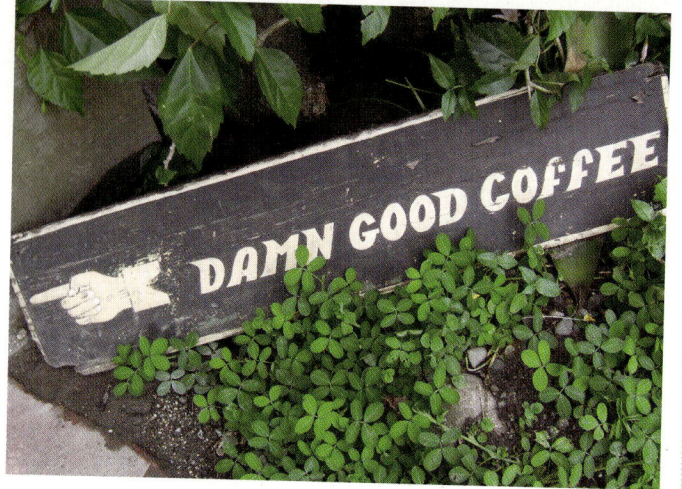

Nachtkerze und 400 bis 800 IU Vitamin E (IU steht für „internationale Einheiten"). Das hilft enorm und die Zysten werden wahrscheinlich innerhalb weniger Wochen verschwinden.

VOM KAFFEE LOSKOMMEN

Vom Kaffee loszukommen ist gar nicht so schwierig, aber mache es nicht in Form eines kalten Entzugs. Wenn du eine echte Kaffeetante bist, dann wirst du dich in einen gemeingefährlichen Zombie verwandeln, wenn du ihn plötzlich aufgibst. Entwöhne dich langsam, im Laufe einer Woche oder mehr.

• **MACH DIR EINEN GRÜNEN SAFT – UND KIPP IHN RUNTER!** Je mehr Saft du trinkst, umso weniger äußere Stimulanzien wirst du brauchen. Grüner Saft oder eine Mischung aus prächtigen grünen Gemüsen, Salaten und Kräutern enthalten eine kräftige Ladung nachhaltiger Energie.

• **MACH DIR EINE TASSE GRÜNEN,** weißen oder Matetee. Die relativ geringe Koffeinmenge in diesen Getränken wird dir definitiv beim Übergang helfen. Bancha- und Genmaicha-Tee haben beide einen erdigen Geschmack und werden aus älteren grünen Teeblättern gemacht, die am Ende der Saison gepflückt worden sind. Kukicha-Tee besteht aus den Zweigen, Stängeln und Stielen der Teepflanze und enthält nur eine sehr geringe Menge Koffein. Kukicha-Tee hat eine leicht alkalisierende Wirkung und hilft gegen Bauchschmerzen.

• **PROBIER KAKAO (ROHE SCHOKOLADE)!** Das ist die Kaffeealternative, die dich vom Hocker reißen wird. Sie enthält Koffein nur in Spurenelementen. Ich liebe es, einen Superfood-Smoothie aus Kakao, Nussmilch, Stevia oder Agavendicksaft und Vanille zu machen – füge nach Belieben noch ein paar Gojibeeren und eine Banane hinzu. Oder probiere eine köstliche heiße Schokolade aus, indem du etwas Hanfmilch erhitzt und eine Schaufel Kakao und einen Teelöffel Agavendicksaft hinzufügst!

• **SETZ EINEN TEECCINO® AUF** und nimm als weitere Zutaten Mandel- oder Hanfmilch und einen Teelöffel Agavendicksaft. So bekommst du eine Tasse wunderbaren Kaffee aus rein pflanzlichen Zutaten. Teeccino® besteht aus Getreide und enthält kein Koffein. Er enthält ein kleines

dir etwas sagen. Wie steht es mit Schlaflosigkeit? Kaffee ist definitiv der Feind eines geruhsamen Schlafes. Und wenn du an Ängsten oder einer Panikstörung leidest oder einen wirklich stressigen Job hast, dann wird Kaffee das Chaos nur noch vergrößern. Wenn dich Angstschweiß echt anmacht, dann trinke auf jeden Fall deine Tasse leer.

Für die Mädels, die eine Familie gründen wollen: In einer 2008 in der Amerikanischen Fachzeitschrift für Geburtshilfe und Gynäkologie veröffentlichten Studie wurde festgestellt, dass Mamas, die während ihrer Schwangerschaft hohe Dosen Koffein zu sich genommen hatten (ca. 200 Milligramm oder mehr pro Tag, was zwei Tassen aufgebrühten Kaffees entspricht), ein größeres Risiko hatten, eine Fehlgeburt zu erleiden als Frauen, die weniger Koffein tranken. Je mehr Koffein die Frauen über die 200 mg hinaus tranken, umso höher war ihr Risiko auf eine Fehlgeburt. Denk einmal darüber nach: Wer möchte in einem Haus leben, dass schmutzig und stressig ist? Der unreife Stoffwechsel des Babys geht an die Decke, während deine Kaffeepause den Blutfluss zur Plazenta abwürgt. Und dasselbe geschieht auch mit koffeinhaltigen Erfrischungsgetränken, Energydrinks und schwarzem Tee. Frauen, die zu Zysten in der Brust neigen, sollten sich ebenfalls von Kaffee und anderen stark koffeinhaltigen Getränken fernhalten. Suche deine Gynäkologin auf, falls du je auch nur den kleinsten Knoten spürst. Wenn er sich als gutartige Zyste erweist, dann solltest du vielleicht Nachtkerze und Vitamin E ausprobieren. Ich selbst nehme etwa 1.000 mg bisschen Gluten; wenn du also sensibel darauf reagierst, solltest du ihn meiden.

• **GETREIDEKAFFEE AUS ZICHORIEN** Zichorien ist ein vollkommen natürliches Produkt, das aus einer winterharten Pflanze besteht. Er ist vollkommen koffeinfrei, und du kannst ihn in deiner Kaffeemaschine zu Hause zubereiten (nachdem du sie von Kaffeeresten befreit hast) oder als fertiges Pulver kaufen. Nimm 2 bis 3 Esslöffel gemahlene, geröstete Zichorie für jede Tasse Kaffee. Süße deinen Kaffee mit Hanf- oder Mandelmilch und einem Tropfen Stevia.

• **UND WENN EHER DIE HÖLLE ÜBERFRIERT, BEVOR DU** eine dieser Alternativen ausprobierst, dann entscheide dich zumindest für einen Schattenwald-Kaffee in Bioqualität und reduziere deinen Konsum auf eine Tasse Kaffee pro Tag. Denk dran, flirte … aber heirate nicht! Einige Leute machen halbe-halbe: halb koffeiniert, halb entkoffeiniert. Oder sie gehen ganz zu entkoffeiniertem Kaffee über. Finde Hersteller, die nach dem Schweizer-Wasser-Verfahren entkoffeinieren. Bei den meisten entkoffeinierten Kaffees, die du im Laden kaufen kannst, werden toxische Chemikalien verwendet, die häufig im Getränk verbleiben. Und kaufe den besten, den du dir leisten kannst – wenn du schon Kaffee trinkst, dann soll er wenigstens schmecken.

ABER JESUS HAT WEIN GETRUNKEN!

Aber weißt du was? Du bist nicht Jesus. Damit will ich nicht etwa sagen, dass du deinen Arsch jetzt zu den Anonymen Alkoholikern hinbewegen und stante pede nüchtern werden musst; nein, (glutenfreies) Brot zu brechen und Vino zu schlürfen ist eine schöne Sache. Lass uns einfach nur sichergehen, dass wir es nicht übertreiben. Genau wie Kaffee ist Alkohol sehr säurebildend. Selbst wenn man ihn nur ihn Maßen konsumiert, beeinträchtigt er unsere Fähigkeit, Nährstoffe zu absorbieren. Lass uns also definieren, was Maß halten in diesem Zusammenhang bedeutet: Es bedeutet ein alkoholisches Getränk pro Tag für Frauen und nicht mehr als zwei pro Tag für Männer. Wie viel ist „ein Drink"? Eine 360-ml-Portion Bier, ein 150-ml-Glas Wein oder eine 45-ml-Portion 80%-iger Spirituosen. Ich wette, einige von euch dachten, Maß zu halten hieße, eine Maß Bier in Händen zu halten und es mit einem geilen Schluck Kaffee runterzuspülen. NEIN!

Mehr als zwei alkoholische Getränke pro Tag erhöhen dein Risiko für Leberkrankheiten, Bluthochdruck und Krebs. Für Frauen erhöht sich das Brustkrebsrisiko umso stärker, je mehr sie trinken – Frauen, die regelmäßig mehr als zwei Drinks pro Tag konsumieren, haben ein höheres Risiko als Frauen, die weniger oder überhaupt keinen Alkohol trinken. Da Alkohol den Blutzucker in die Höhe schießen lässt, müssen Diabetiker besonders vorsichtig sein – ihr Blutzuckerspiegel kann hochschnellen und dann in eine gefährliche Unterzuckerung abstürzen.

Wenn du versuchst, Gewicht zu verlieren, wird Alkohol deine Pläne sabotieren. Zu viel Fusel beeinträchtigt dein Sättigungsgefühl. Da Alkohol tonnenweise leere Kalorien enthält, wirst du wie ein aufgedunsenes Schwein aussehen, wenn du es übertreibst. Zu viele alkoholische Getränke schädigen außerdem deine süßen kleinen Darmzotten und sie reduzieren die Nährstoffaufnahme – besonders diejenige von Folsäure, Vitamin B12 und Kalzium. Auch wenn aus einigen Studien hervorgeht, dass moderate Mengen Rotwein (ein Glas täglich) einen gesundheitlichen Nutzen haben, insbesondere für das Herz, so können diese Vorteile auch auf anderen Wegen erzielt werden, die weit weniger riskant sind. Wie wär's mit frisch gepresstem Traubensaft?

Das Problem ist, dass Alkohol für die meisten überarbeiteten Leute schnell zum angesagten Ventil wird, wenn es ums Chillen geht. Natürlich liebe ich meinen Zinfandel (eine helle Rebsorte, aus der Weißwein und Rosé gekeltert werden), um abzuschalten. Aber ich gebe auch zu, dass ich manchmal Gründe suche, um Akohol zu trinken, oder dass ich mich darauf freue, ihn zu trinken. Wenn Alkohol (oder Drogen) jedoch zu deinem wichtigsten Instrument zur Stressreduktion wird oder zu deinem sozialen Schmierstoff, dann ist es Zeit, die Lage neu zu bewerten. Ein gelegentlicher Schnaps könnte genau das Richtige sein, um deine Stimmung zu heben – aber „gelegentlich" bedeutet nicht „täglich".

Wenn du zu einer anderen Person wirst, sowie du an der Flasche nuckelst, dann ist höchster Alarm geboten. Ich bin mal mit einem Typen ausgegangen, in dessen Familie Alkoholmissbrauch vorkam. Auch wenn er nicht regelmäßig trank, so hatte er trotzdem ein Alkoholproblem, denn wenn er trank, veränderte er sich. Eines Nachts

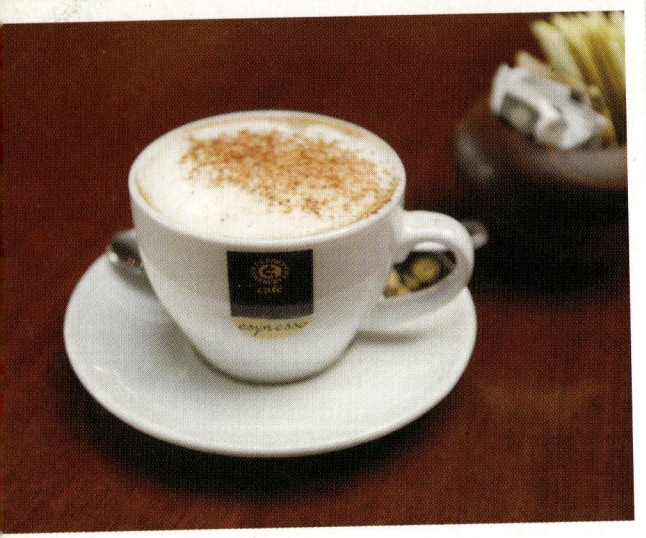

veränderte er sich zu sehr, aber das ist eine Geschichte für ein anderes Buch.

Es macht Angst, unsere säurebildenden Laster (Zucker, Fusel, Kaffee, Pillen) eine Weile auf Eis zu legen. Aber es besteht keine Notwendigkeit, sich wegen der Vorstellung zu stressen, dass es „für immer und ewig" sein wird. Das saubere, reale Du ist „für jetzt", und wenn sich das gut anfühlt, dann suche diesen Zustand häufiger auf. Du wirst dich nicht in ein langweiliges Mauerblümchen verwandeln, wenn du Ordnung in dein Nachtclub-Leben bringst. Höre auf deinen Körper und schalte einen Gang runter. Wenn du diese Art zu essen und zu leben als Entbehrung ansiehst, werden deine Gelüste an dir rütteln und völlig aus dem Ruder laufen. Deshalb ist es wichtig, all die muffigen Gedanken in unserem Herzen und unserem Kopf loszulassen, während wir unser Umfeld und unser Inneres reinigen. Plane deine Ausrutscher. Mini-Orgien werden den Gesundheitskarren nicht vollständig umkippen lassen. Du kannst dich trotzdem noch mit deinen Freunden auf einen Latte oder ein Glas Biowein treffen (lad mich ein!). Solange du dich weiter im Bereich von 60/40 bis 80/20 bewegst, wird dein Körper den Auftrieb bekommen, den er benötigt, um weiter zu leuchten, du crazy sexy Diamant.

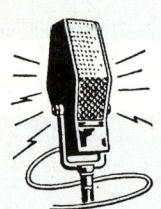 **Kommentar:** *Lauren L.*

Ich leide an Morbus Crohn und habe vier Jahre lang Medikamente dagegen eingenommen. Ich hatte schon mehr als ein Jahr lang gut gegessen, war aber immer noch auf Prednison angewiesen und unglücklich darüber. Dann entdeckte ich Kris. Ich habe mich dann sofort in ihre crazy sexy Ernährung hineingestürzt! Als ich mit dem Programm anfing, fühlte ich mich müde, krank und durch die hohen Dosen Prednison einfach schrecklich. Gluten aus meiner Ernährung zu eliminieren, Saft und grüne Smoothies zu machen und hauptsächlich Rohkost zu mir zu nehmen, hat mir geholfen, mich unglaublich gut zu fühlen. Auch wenn ich noch nicht geheilt bin, so habe ich doch immer noch Hoffnung, und ich weiß, dass mit dieser Ernährung eine Heilung in Reichweite ist. Die CSD hat meine Klarheit auf eine neue Ebene geführt. Ich habe so viel Energie wie schon seit langem nicht mehr und ich bin voller Licht.

KAPITEL 3 — IM ÜBERBLICK

DENK DRAN:

- Lass den Zucker weg – zu viel (und nicht einmal so besonders viel) von dieser süchtig machenden Substanz hat verheerende Folgen für deinen Blutzuckerspiegel, deine Stimmung und dein Gewicht. Das gilt auch für die ganzen künstlichen Süßungsmittel.

- Einfache Kohlenhydrate wie in Brot und Nudeln, Backwaren und Kartoffeln sind im Wesentlichen versteckter Zucker.

- Wenn du deinen Essensplan zusammenstellst, entscheide dich für möglichst viele Lebensmittel mit einem niedrigen glykämischen Indexwert.

- Denk darüber nach, eine Weile glutenfrei zu leben, um zu schauen, ob du dich dann besser fühlst – und wenn das so ist, dann verzichte von nun an auf Weizenprodukte.

- Lass es krachen! Schränke Kaffee und Alkohol ein oder verzichte ganz darauf.

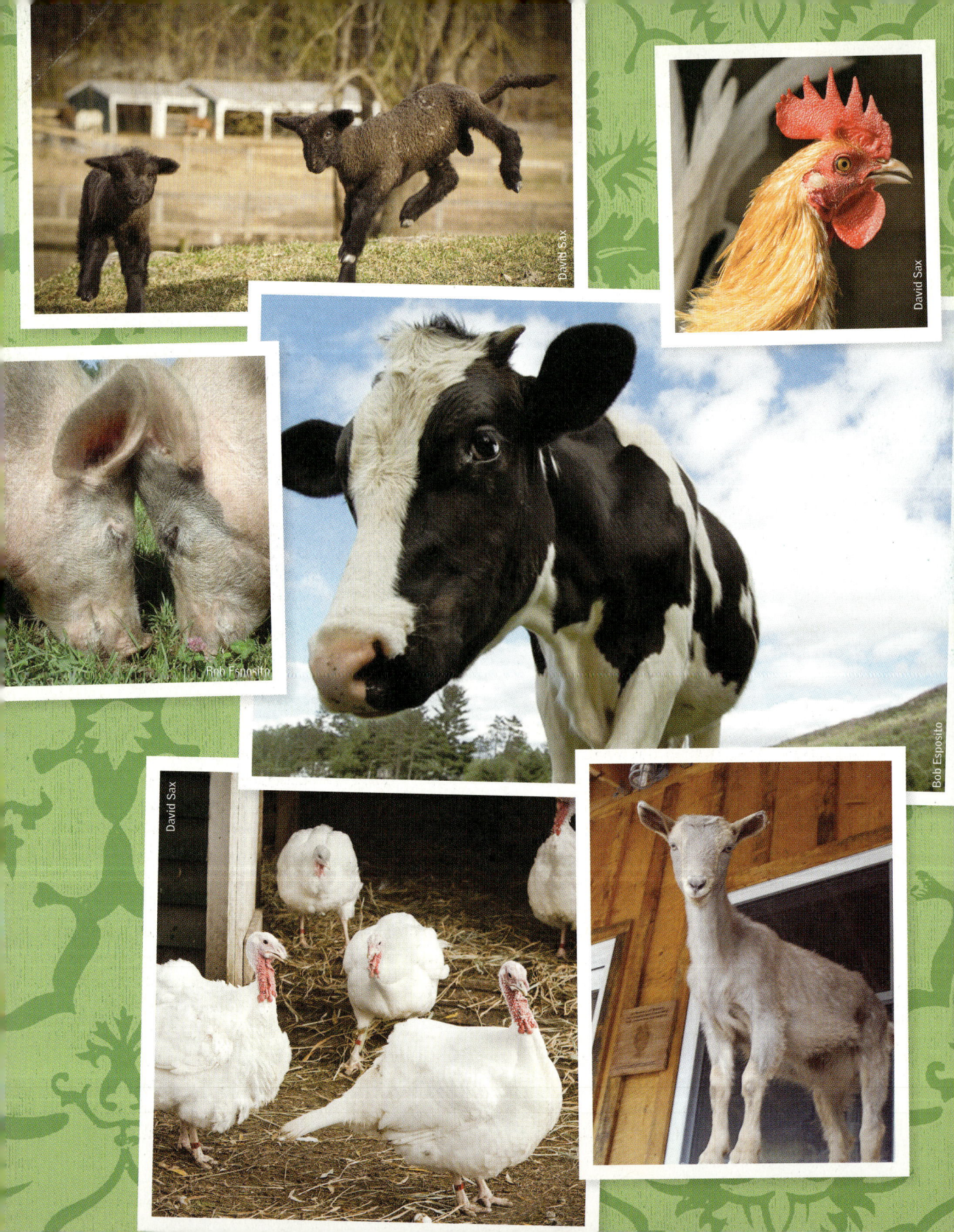

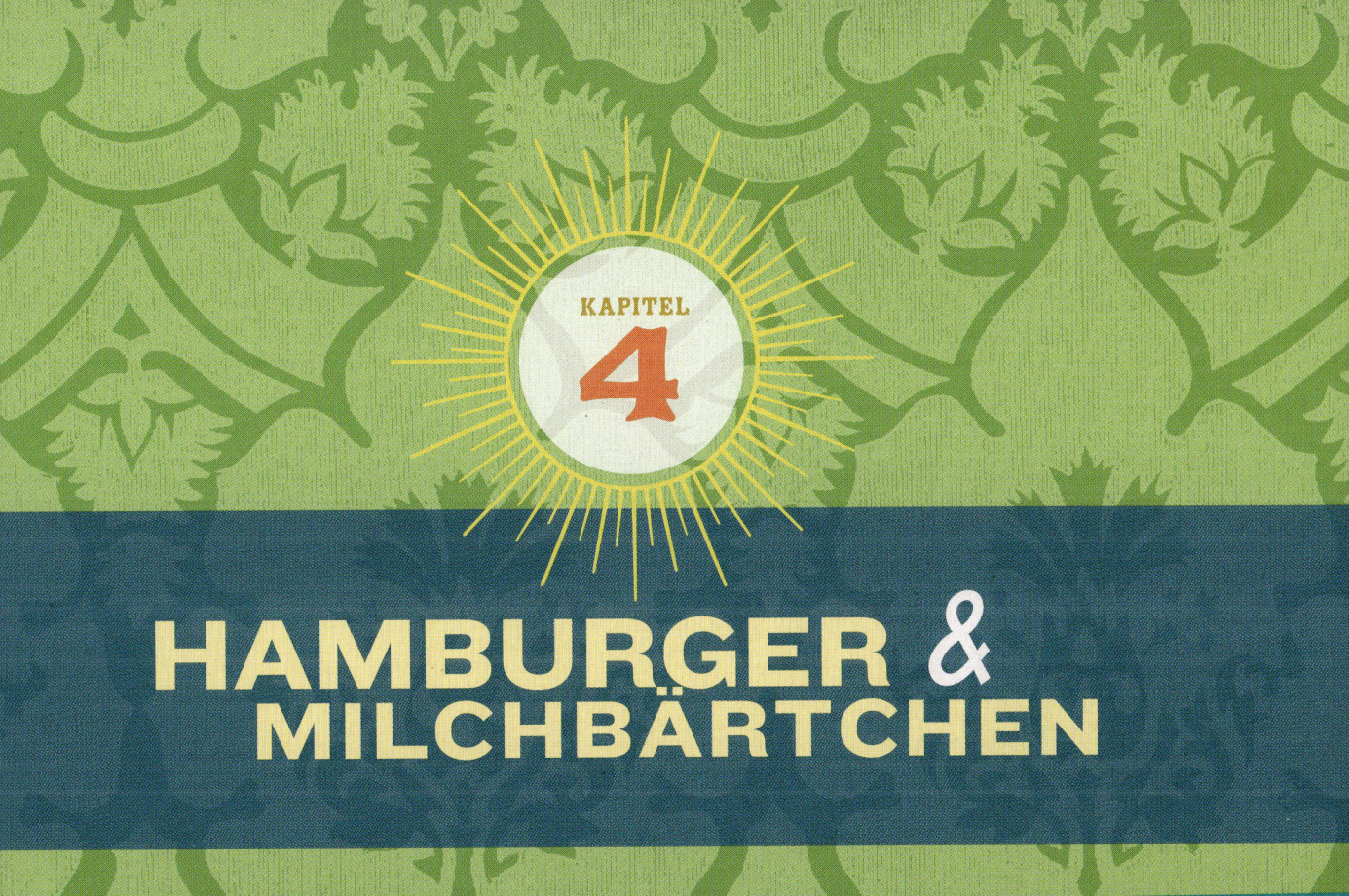

KAPITEL 4
HAMBURGER & MILCHBÄRTCHEN

Bist du bereit für die crazy sexy Wahrheit über Fleisch und Milchprodukte? Natürlich bist du das! Du bist eine furchtlose Wellness-Kriegerin, die gerne aufbegehrt und voller Feuer steckt. Mit diesem Wissen im Hintergrund ist jetzt die Zeit gekommen, eine Party zu feiern, und ich werde dir ein großes, abgefahrenes Geschenk machen. Tatsächlich ist dieser Schatz von so toller Qualität, dass er dich jung, süß und lebendig halten wird! Vegetarierin zu werden ist eine der besten Entscheidungen, die du für deine Gesundheit und den Planeten treffen kannst. Punkt, aus! Deine Organe, dein Blut, deine Knochen, Zähne und Geschlechtsorgane werden es dir danken. Geschlechtsorgane? Ja, du Freche, ich spreche über den Sexualtrieb. Es gibt keinen besseren Weg, um die Nacht zum Strahlen zu bringen, als richtig zu essen.

Ich habe das durchaus ernst gemeint, als ich in Kapitel 1 sagte, dass jede Ernährungsumstellung etwas Gutes ist – eine Umstellung von der Standardernährung hin zu pflanzenbasierten Nahrungsmitteln ist etwas, was ich zusammen mit dir feiern werde. Aber ich werde auch nicht lügen: Für eine bestmögliche Gesundheit müssen wir tierische Produkte reduzieren oder besser noch, ganz weglassen. Wir konsumieren einfach zu viel von dem Zeug und es macht uns krank. So einfach ist das, Schätzchen, und ich werde versuchen, ehrlich zu sein und Klartext zu reden, um dir zu helfen, Fleisch und Milchprodukte in neuem Licht zu sehen. Klartext ist das, was ich selbst zu hören bekommen habe, und es hat mir geholfen, mein Leben zu ändern. Vielleicht wird es dir auch helfen. Wenn nicht, dann liebe ich dich trotzdem.

In diesem Kapitel gibt es viel für dich zu verdauen, und du solltest dir ein bisschen Zeit (und Enzyme) nehmen, um es zu tun. Mein Ziel ist nicht, dich zum Veganertum zu bekehren oder dich zu kritisieren und zu verurteilen, wenn du Fleisch isst. Vielmehr möchte ich die

Werkzeuge, das Wissen und die Fakten mit dir teilen, die ich mir angeeignet habe, damit du den besten Tag, den besten Monat und das beste Leben überhaupt haben kannst! Wenn deine Augen am Ende dieses Kapitels offener sind und du gesündere, sauberere und bewusstere Entscheidungen in Bezug auf tierische Produkte triffst, dann habe ich meinen Job gut gemacht. Der Tag, an dem wir aufhören, Fragen zu stellen, ist der Tag, an dem wir aufhören zu lernen. Hinterfrage, wo deine Nahrung herkommt, und du wirst von nun an in einem viel besseren körperlichen Zustand sein. Am wichtigsten ist, dass du ein langes Leben hast; also nimm das Beste, lass den Rest übrig und schnall dich an, Püppchen!

Wenn sich deine Mahlzeiten viele Male am Tag und jeden Tag um Kadaver drehen, dann könntest du selbst schneller einer werden, als dir lieb ist. Ich nehme an, diese Aussage ist für einige von euch ziemlich beunruhigend – zumindest war sie das für mich. Dort, wo ich aufgewachsen bin, befand sich direkt gegenüber ein kleiner Milchviehbetrieb, der ein Familienunternehmen war. Milch direkt aus dem Euter in meinen Mund schießen zu lassen, hat Spaß gemacht. Euter gaben auch tolle Waffen her. Anlegen, zielen, abdrücken. Wenn man Glück hatte, kriegte man einen gerade vorbeigehenden Betriebshelfer dran. (Ich liebte es, Unruhe zu stiften. Erst als sie mir den ersten Bissen Red-Man-Kautabak zum Probieren gaben, zahlten es mir diese hinterhältigen Mistkerle heim. „Du kannst ihn schlucken. Schmeckt wie Bonbons", ermunterte mich einer von ihnen eines Tages. Etwa dreißig Sekunden später kotzte ich auf seinen Stiefel und fing an zu heulen. Touché.)

Zu Hause drehten sich unsere täglichen Mahlzeiten um tierische Produkte, und die Wahlmöglichkeiten waren entweder dekadent oder ekelhaft. Meine feurige kolumbianische Großmutter war eine sehr einfallsreiche Küchenchefin, die eimerweise Butter verbrauchte und außerdem alles liebte, was man flambieren konnte. An dekadenten Tagen bestand das Abendessen aus Coq au vin oder Curry-Huhn. An ekelhaften Tagen bekamen wir zum Beispiel Zunge, geschnetzeltes Rindfleisch auf Toast oder Frühstücksfleisch-Sandwiches. Was ist ein Frühstücksfleisch-Sandwich, wirst du fragen. Nun, abwechselnde Schichten des mysteriösen Fleisches und mit Sahnekäse bestrichener Weißbrotscheiben. Da Präsentation alles ist, schmückte Grandma das Frühstücksfleisch-Sandwich mit bunten Sahnekäse-Blumen, die sie mit Lebensmittelfarbe eingefärbt und durch eine Spritztüte gedrückt hatte. Manchmal waren die Sandwiches sogar mit meinem Namen versehen. Grandma hatte große Freude an Experimenten. An dem Tag, als meine Mutter mit mir in die Wehen kam, hatte sie gerade eine große Schüssel Niereneintopf mit Rotweinguss und überbackenen Kartoffeln fertiggestellt. Ich stelle mir vor, dass mein kleines Ich sagte: „Genug ist genug, ich hab die Schnauze voll!" Mein Geschmack war dagegen einfach. Ich konnte sehr gut abwechselnd von den folgenden fünf Nahrungsmitteln leben: Hamburger, Frühstücksflocken, Käsecracker, Erdnussbutter-Marmeladen-Sandwiches und Pommes.

Als ich zehn Jahre alt war, erfuhr ich, dass es einen Gott gab, denn SIE hatte endlich meine Gebete erhört und einen Burger King auf Route 22 eröffnet. Ich bat Grandma sofort, mich dorthin zu fahren, aber da Fast Food etwas Fremdländisches für sie war, legte sie mit ihrem starken kolumbianischen Akzent Einspruch gegen meine Bitte ein. NEIN ist (in welcher Sprache auch immer) ein Wort, das ich nicht gut ertrage – ich habe es nie getan und werde es nie tun. Auch wenn ich keine Räder hatte, so hatte ich doch immer noch meine Füße. Also plünderte ich ihre Manteltaschen und machte mich zu einer 10-Meilen-Wanderung auf.

Junge, Junge, waren diese Pommes die Schimpfe wert, die ich anschließend bekam. Auf einen Schlag schmeckte ich Freiheit, Unabhängigkeit, Diebstahl und vor Transfetten nur so triefende Kohlenhydrate. Ich war gefangen. Die nächsten zwanzig Jahre lang war Fast Food mein Trost und Ausdruck meines Protestes.

Obwohl ich Tiere und die Natur liebte, habe ich die Verbindung nicht hergestellt Ein Burger hat ein

Gesicht? Ein Burger ist ungesund? Wenn wir unseren Grips wachrütteln, wird uns klar: Ignoranz ist weder lecker, noch sexy, noch verantwortungsbewusst.

Musst du alles sofort ändern? Nein! Wie ich schon zu Beginn sagte, erwarte ich von dir nicht, dass du volle Kanne Boogie tanzen sollst. Wenn du nicht vollständig auf Fleisch verzichten willst, dann versuche wenigstens, deinen Fleischverbrauch stark einzuschränken. Die Amerikanische Gesellschaft für Diätetik und Ernährung empfiehlt, dass Fleisch-, Geflügel- und Fischportionen die Größe eines Kartenspiels – ca. 85 bis 115 Gramm – nicht überschreiten sollten. Das gilt sogar für Texaner!

Um dir zu helfen, tierische Produkte zu meiden (oder sie zumindest zu reduzieren), lass mich klarstellen, worüber wir hier sprechen. Fleisch = ein Wesen mit Ideen, einer Mutter, einer Familie und einer Gemeinschaft. Milchprodukte = flüssiges Fleisch von der Brust eines Tieres mit Ideen, einer Mutter, einer Familie und einer Gemeinschaft. Ich weiß, es scheint ziemlich offensichtlich zu sein, aber ich begegne immer wieder Leuten, die eine kleine Auffrischung in Bezug darauf benötigen, was ein „fühlendes Wesen" ist, weil sie der falschen Annahme unterliegen, dass Huhn und Fisch nicht zählen.

Der weitaus größte Teil unseres Fleischkonsums stammt von den berühmten fünf: Kuh, Huhn, Truthahn, Schwein und Fisch. Aber darüber hinaus gibt es noch eine ganze Arche Noah auffälliger Attraktionen: Lamm, Ziege, Ente, Kaninchen, Frosch, Büffel, Reh und Hirsch, Elch, Strauß, Krustentiere, Schlange (die essen Texaner besonders gerne), Aal, Affe und Eichhörnchen. Und dann gibt es da noch die Milch. Kuh, Ziege und Schaf sind unsere Hauptquellen für Hüttenkäse, Sahnekäse, Schnittkäse, saure Sahne, Butter, Eiskrem und Joghurt. Und wie steht's mit Eiern? Irgendwann haben wir sie aus Versehen in die Milchprodukte-Gruppe gesteckt (wahrscheinlich, weil sie im Lebensmittelladen neben der Butter und dem Käse stehen), doch tatsächlich werden sie als Fleisch angesehen, weil sie ähnliche Nährstoffe enthalten – und kleine Hühnerembryos sind. Behalte also, während du deine Ernährung verbesserst, diese Viecher und Viecher-Produkte im Auge.

Hier ist ein leichter Weg, deinen Teller neu zu gestalten. Stelle dir Fleisch und Milchprodukte als Nebendarsteller, Getreide als zweite Hauptdarsteller und Gemüse und Salate als Divas vor, die im Mittelpunkt stehen. Tierische Produkte sollten die Beilage sein und wie ein Gewürz behandelt werden (falls du sie überhaupt verzehrst), während pflanzliche Kost die Hauptmahlzeit bildet. Diese ganz einfache und kostengünstige Veränderung wird deine Welt auf den Kopf stellen, deine Lebensdauer erhöhen und das erschreckendste C von allen zum Verschwinden bringen – Cellulite!

Die Fettzellen in deinem Körper sind größtenteils schon im Alter von zehn Jahren vorhanden, aber die kleinen Kerlchen sind äußerst elastisch und können zu jedem Zeitpunkt größer werden. Eine in moderaten Mengen genossene, gesunde vegetarische oder vegane Ernährung hilft zu verhindern, dass Fettzellen auf Ballongröße heranwachsen. Das Erfolgsrezept: Iss viele ballaststoffreiche Lebensmittel und möglichst viele davon in roher Form und schränke tierische Produkte und verarbeitetes Junk Food ein. Cellulite ist etwas ganz anderes als das übrige Körperfett. Wie Jennifer Reilly, RD (www.BitchinDietician.com) sagt: „Du kannst ‚dürr-fett' sein und trotzdem Cellulite haben! Cellulite oder Orangenhaut bildet sich durch Flüssigkeitseinlagerungen und die Anhäufung von Abfallprodukten und Giftstoffen im Körper. Die amerikanische Standardernährung ist äußerst celluliteförderd! Der Abbau dieser Nahrungsmittel führt zu einer Tonne giftiger Abfallprodukte, die in unserem Körper zirkulieren und nach außen hin als fiese Cellulite sichtbar sind."

Bist du jetzt in Panik geraten und hast dich gefragt: „Aber woher soll ich ohne tierische Produkte meine Proteine beziehen? Und wo werde ich mein Kalzium herbekommen?" Entspann dich und lass die Angst los. Die Wahrheit ist, dass wir das gesamte Protein und Kalzium, das wir benötigen, aus einer abwechslungsreichen pflanzlichen Kost bekommen können. Die gesündesten Menschen auf der Erde sind diejenigen, die die wenigsten tierischen Produkte verzehren. Es braucht eine knackige Revolutionärin wie dich, die sich gegen das System wehrt und ihren eigenen Weg geht.

HERZKRANKHEITEN, KREBS und DIABETES verhindern
von Dr. med. N. D. Barnard

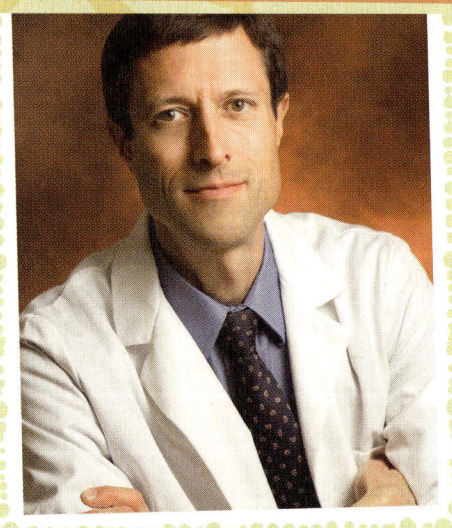

Viele Menschen glauben, dass die berüchtigten Großen Drei – Herzkrankheiten, Krebs und Diabetes – eine natürliche Folge des Älterwerdens seien. Während wir langsam ergrauen, werden wir immer empfänglicher für Krankheiten. Diese Probleme werden jedoch nicht durch das Verstreichen der Zeit verursacht. Egal wie alt du bist, du kannst sehr viel dafür tun, um diese und andere schwere Krankheiten zu verhindern. Und wenn sie dich bereits befallen haben, kannst du immer noch viel tun, um eine Wende herbeizuführen.

EIN GESUNDES HERZ

Herzkrankheiten sind sehr stark verbreitet. Und sie beginnen häufig schon sehr früh im Leben. Bei vielen Kindern beginnen Herzkrankheiten schon, bevor sie ihr Abitur gemacht haben. Doch wenn wir uns ansehen, was diese Krankheiten auslöst, dann können wir auch sehen, wie sie sich verhindern – oder sogar umkehren – lassen. Das Problem fängt mit Cholesterinpartikeln an, die in unserem Blutstrom kreisen. Diese Partikel reizen die Arterienwand und führen zur Bildung von bläschenähnlichen Unebenheiten bzw. Plaques.

Eine Plaque ist fragil und kann aufbrechen. Und wenn das passiert, reagieren die umgebenden Zellen damit, dass sie gemeinsam zu einem Pfropf verklumpen. Wenn der Pfropf die Arterie verstopft, dann schneidet er den Blutzufluss zum Herzen ab. Ein Teil des Herzmuskels stirbt ab, was wir dann als „Herzanfall" bezeichnen. Bis vor ziemlich kurzer Zeit wurde dieser Prozess als unumkehrbar angesehen. Die zunehmende Ablagerung von Plaque war eine Einbahnstraße, die in den Operationssaal führte. Doch Dr. Dean Ornish, ein in Harvard ausgebildeter Arzt, veränderte dieses trostlose Szenario. Sein Ziel war es nicht nur, Herzkrankheiten zu verhindern, sondern sie umzukehren. In seinem Forschungszentrum in San Francisco bat er Herzpatienten, ein paar einschneidende Veränderungen in ihrer individuellen Lebensweise vorzunehmen, die auf vier einfachen Schritten beruhten:

1. Eine vegetarische Ernährung. In pflanzlicher Kost sind die tierischen Fette und das Cholesterin nicht vorhanden, die sich in tierischen Produkten verbergen.

2. Regelmäßige Bewegung. Das hieß, jeden Tag einen halbstündigen Spaziergang zu machen oder einen einstündigen dreimal pro Woche.

3. Stressmanagement. Das konnte Yoga, Meditation oder einfache Dehn- oder Atemübungen bedeuten.

4. Der Verzicht auf Tabak.

Das war das ganze Programm. Es gab keine Medikamente, keine Operationen, keine intensiven medizinischen Behandlungen irgendwelcher Art. Kinderleicht!

Und die Ergebnisse waren erstaunlich: Brustschmerzen schmolzen dahin und der Cholesterinspiegel der Teilnehmer fiel in den Keller. Nach einem Jahr stellte das Forschungsteam sogar etwas noch Dramatischeres fest: Die Arterien der Teilnehmer hatten sich tatsächlich geöffnet, und zwar so sehr, dass der Unterschied auf dem Angiogramm bei 82 Prozent der Studienteilnehmer deutlich sichtbar war. Und im Durchschnitt hatten die Teilnehmer mehr als 20 Pfund an Gewicht verloren, was natürlich dazu führte, dass sie von dem Programm absolut begeistert waren.

Welche Nahrungsmittel können eine solche Magie bewirken? Gemüse und Salate, Früchte, Vollkorngetreide und alle Mahlzeiten, die aus ihnen bestehen. Das Frühstück bestand also zum Beispiel aus einer Schüssel Haferflocken mit Zimt und Rosinen wie in den guten alten Tagen. Das Mittagessen konnte zum Beispiel Gemüse und Bohnenchili mit Maisbrot sein und das Abendessen Pasta marinara mit Karotten sowie frischen Erbsen und Zwiebeln. Einige Herzforscher sprechen sich auch dafür aus, Nüsse (etwa Mandeln), Sojaprodukte und Hafer zu verzehren, da jedem dieser Produkte besondere, das Herz schützende Wirkungen nachgesagt werden.

Die Nahrungsmittel, die man vermeiden sollte, sind Fleisch und Wurst, Milchprodukte, Eier und fettige Nahrung. Das bedeutet, auch Huhn und Fisch sollten vom Speiseplan verbannt werden. Ja, Fisch hat einige „gute" (Omega-3-)Fette. Doch mindestens 70% des Fettes in Fisch ist kein „gutes" Fett; es ist eine Mischung aus herkömmlichen gesättigten („schlechten") Fetten und verschiedenen anderen Fetten, die deinem Herz überhaupt nicht gut tun. Fisch und Huhn haben zu viel Cholesterin und Fett, um deinen Cholesterinspiegel deutlich zu senken, sie helfen nicht bei der Gewichtskontrolle und sind kein Bestandteil der Programme, die am wirksamsten dazu beitragen, das Herz zu schützen.

KREBS VERHINDERN

In den frühen sechziger Jahren machten Forscher eine bemerkenswerte Beobachtung. Menschen, die in bestimmten Ländern leben, schienen einen gewissen Schutz vor Krebs zu haben. Brustkrebs trat zum Beispiel häufig in Nordamerika und Europa auf, war aber in Japan überraschend selten. Und wenn Krebs japanische Frauen traf, dann hatten sie eine größere Überlebenschance als Amerikanerinnen oder Europäerinnen.

Zu Beginn der sechziger Jahre begannen sich die Dinge jedoch zu ändern. Fast Food und Fleisch- und Käse-Geschäftsessen verbreiteten sich in Japan und ersetzten Reismahlzeiten. Und die Zahl der Krebserkrankungen stieg schnell an. Gegen Ende der siebziger Jahre hatten Japanerinnen, die einen westlichen Lebensstil angenommen hatten und jeden Tag Fleisch aßen, ein achtmal höheres Risiko, an Brustkrebs zu erkranken als ärmere Frauen, die sich weiterhin hauptsächlich von Reis ernährten. Daraus können wir folgende Lehre ziehen: Um Krebs zu verhindern, zahlt es sich aus, sich hauptsächlich von Gemüsen und Salaten, Obst, Vollkorngetreide und Hülsenfrüchten zu ernähren.

Ein weiterer Vorteil pflanzlicher Kost besteht darin, dass sie uns hilft, schlanker zu bleiben. Das ist wichtig, denn Körperfett produziert Östrogene, die weiblichen Sexualhormone, die das Krebswachstum anregen können. Frauen mit weniger Körperfett neigen weniger dazu, die häufigeren Formen von Brustkrebs zu bekommen, und wenn der Krebs zuschlägt, haben schlankere Frauen zudem bessere Überlebenschancen. Doch gesunde Nahrungsmittel bewirken noch mehr als uns schlank zu halten. In zwei großen Studien wurde die Wirkung von Nahrungsumstellungen untersucht. Ziel dieser Studien war, herauszufinden, welche Lebensmittel Frauen helfen konnten, die bereits Brustkrebs hatten. Die WINS-Studie (Women's Intervention Nutrition Study), bei der nahezu 2.500 post-menopausale Frauen untersucht wurden, die schon früher wegen Krebs behandelt worden waren, zeigte, dass die Reduktion fettiger Nahrung tatsächlich die Wahrscheinlichkeit eines Rückfalls verringerte.

Die WHEL-Studie (Women's Healthy Eating and Living Study), in der mehr als 3.000 Frauen untersucht wurden, zeigte, dass eine Kombination aus einer Ernährungsweise, die sehr viel Salat, Gemüse und Obst enthielt, und regelmäßiger Bewegung das Rückfallrisiko um die Hälfte reduzieren konnte.

Die Lektion, die wir aus diesen Studien ziehen, lautet, dass das Meiden fettiger Nahrung und das Einbeziehen von viel Gemüse und Obst, zusammen mit physischer Aktivität, äußerst positive Auswirkungen haben kann. Wenn diese gesunden Veränderungen Frauen helfen können, die bereits Krebs haben, dann sind sie wahrscheinlich noch viel wirksamer, wenn jemand noch keinen Krebs hat.

DIABETES

Diabetes mellitus, „die Zuckerkrankheit", breitet sich so stark aus, dass wir sie als Modekrankheit bezeichnen würden, wenn sie nicht so gefährlich wäre. Einfach gesagt: Diabetes bedeutet, dass zuviel Zucker im Blut vorhanden ist. Der Zucker, an den wir hier denken, ist Glukose, die deinem Körper Energie liefern soll. Sie versorgt dein Gehirn, deine Muskeln und andere Organe mit Energie. Doch wenn du an Diabetes leidest, dann hat die Glukose Probleme, in die Zellen zu gelangen, in die sie gehört. Stattdessen sammelt sie sich in der Blutbahn an, wo sie die empfindlichen Blutgefäße in deinen Augen, Nieren, deinem Herzen und deinen Beinen schädigen kann. Natürlich möchtest du nicht, dass das geschieht.

Warum hat die Glukose Probleme, in die Zellen zu gelangen? Warum sammelt sie sich in der Blutbahn an? Lass mich einen Vergleich ziehen: Um durch die Vordertür deines Hauses zu gelangen, brauchst du einen Schlüssel. Was wäre, wenn du eines Tages zu Hause ankommen und feststellen würdest, dass sich dein Schlüssel nicht im Schloss umdrehen lässt? Du siehst dir den Schlüssel sorgfältig an, und es ist klar, dass er vollkommen in Ordnung ist. Doch wenn du in das Schloss hineinsiehst, stellst du fest, dass jemand in deiner Abwesenheit einen Kaugummi hineingeklebt hat. Du könntest jetzt für den Rest deines Lebens durch das Fenster hinein- und herauskrabbeln. Doch es würde mehr Sinn machen, das Schloss zu säubern.

Wenn Glukose in die Zellen gelangt, verwendet sie ebenfalls einen „Schlüssel". Der Schlüssel, den sie verwendet, ist das Insulin: ein Hormon, das winzige Kanäle in der äußeren Membran der Zelle öffnet, was es der Glukose erlaubt hindurchzugelangen.

Doch bei Typ-2-Diabetes, der Diabetesform, unter der heute so viele Menschen leiden, funktioniert der Insulinschlüssel nicht richtig. Forscher haben untersucht, warum das Insulin nicht in der Lage ist, die Zelle zu öffnen, und was sie herausgefunden haben, hat unsere Sichtweise der Zuckerkrankheit drastisch verändert.

Wie sich herausgestellt hat, können auch unsere Zellen verkleben. Genau wie Kaugummi einen Schlüssel wirkungslos machen kann, können Fettpartikel aus der Nahrung, die du verzehrst, die Fähigkeit des Insulins beeinträchtigen, die Zellmembran für Glukose zu öffnen. Die Antwort auf Diabetes besteht also darin, deine Zellen zu reinigen. Wenn du fettige Nahrungsmittel meidest, hat das dieselbe Wirkung wie Kaugummi aus einem Schloss herauszukratzen. Das Fett geht aus deinen Zellen heraus, und das Insulin fängt an, besser zu arbeiten.

Bei unseren Forschungen haben wir festgestellt, dass einfache Änderungen in den Ernährungsgewohnheiten eine deutliche Verbesserung bei Diabetes bewirken können. In einigen Fällen geht es Betroffenen so viel besser, dass niemand glauben würde, dass sie je an Diabetes gelitten haben.

Es gibt drei wesentliche Schlüssel, um das Auftreten von Diabetes zu verhindern (oder seinen Verlauf umzukehren, wenn du bereits Diabetes hast):

1. Meide alle tierischen Produkte.
2. Beschränke pflanzliche Öle auf ein Minimum.
3. Meide Zucker und Produkte aus raffiniertem Mehl.

Diese einfachen Schritte können deinen Zellen helfen, sich selbst zu reinigen und den Prozess umzukehren, der zu Diabetes führt oder schon geführt hat. Wir machen keine Einschränkungen hinsichtlich dessen, wie viele Kalorien oder Kohlenhydrate du zu dir nehmen möchtest, du wirst also nie hungern müssen. Und die Nahrungsmittel, die du verzehrst, sind alle gut für dich. Wie du feststellen wirst, sind sie denjenigen ähnlich, die in Dr. Ornishs Studie Herzkrankheiten umgekehrt und dramatische Gewichtsverluste bewirkt haben.

Obwohl also Herzprobleme, Krebs oder Diabetes ernsthafte Probleme sind, haben sie nichts damit zu tun, wie alt du bist. Sie haben damit zu tun, wie lange und wie schlimm du deinen Körper missbraucht hast. Wenn wir uns gesunde Nahrung, Bewegung und das gesunde Umfeld gönnen, das wir brauchen, dann können wir diese Probleme weitgehend verhindern. Und wenn du bereits einer dieser gesundheitlichen Herausforderungen begegnet bist, dann können dir Lebensmittel bei der Heilung helfen.

Dr. Neal D. Barnard, Arzt, Autor der Bestseller Iss Dich Fit; Dr. Neal Barnard's Program for Reversing Diabetes und anderer Titel, ist Gründer des Physicians Committee for Responsible Medicine (PCRM = Ärztekomitee für verantwortungsbewusste Medizin), einer Gruppe, die für Präventivmedizin eintritt und sich mit Kontroversen in der modernen Medizin beschäftigt.

FLEISCH- ODER PFLANZENFRESSER?

„Halt! Warte mal!", sagst du vielleicht. „Wir essen doch schon seit Ewigkeiten Körperteile, was ist also das Problem?" Du hast Recht. Doch auch wenn unsere Urahnen Fleisch verzehrt haben, seit sie von den Bäumen herabgestiegen sind, haben sie es selten getan und dann in kleineren Portionen konsumiert. Außerdem war die Fleischqualität eine ganz andere. Das Fleisch war wild und frisch; es stammte nicht aus krankheitsverseuchten Massentierhaltungsbetrieben, die bereits kranken Tieren Medikamente und Chemikalien verabreichen. Auch wenn wir Jäger und Sammler waren, haben wir wesentlich mehr gesammelt als gejagt. Ein wolliges Mammut war ein Luxus, den man sich für besondere Gelegenheiten aufsparte.

Viele Ernährungsfachleute glauben, dass Menschen schlechte Voraussetzungen dafür haben, Fleisch vollständig zu verdauen und zu absorbieren. Auch wenn wir praktizierende Fleischesser sind, scheinen wir in physiologischer Hinsicht eher Pflanzenfresser zu sein. Die einzig richtige Frage lautet: Was ist am besten? Die einzig richtige Antwort: Pflanzen.

Schau dir einen Fleischfresser an: die schöne Löwin. Sie hat Klauen, Reißzähne und jede Menge Salzsäure, um die schwierige Aufgabe des Fleischverdauens zu erledigen. Menschen haben Mahlzähne und einen Kiefer, der perfekt dafür ist, tolle Sachen mit hohem Ballaststoffgehalt zu zerkleinern und zu kauen. Unsere Mägen enthalten Salzsäure in kleineren Mengen und sind so besser dafür ausgestattet, Pflanzenproteine zu verdauen.

Außerdem verspeist die Löwin frische Beute, und zwar vorzugsweise Organe mit hohem Mineralstoffgehalt. Weil sie keinen Campingkocher mit sich herumschleppt, verzehrt Madame Löwin ihre Nahrung roh und kann daher sämtliche Enzyme vollständig nutzen. Ihr kurzer Verdauungstrakt sorgt dafür, dass Zebra hineinkommt und Zebra herauskommt. Jetzt stell dir die Länge deines Darms vor: etwa 8 Meter, die sich krümmen und miteinander verschlungen sind. Schwein geht rein, Schwein bleibt tage- und wochenlang drin. Schwein macht uns aufgedunsen und schlecht gelaunt. Unser persönlicher Thermostat bewegt sich um die 37° Celsius herum. Was passiert mit dem Schwein bei dieser Temperatur? Es fängt an, mächtig zu stinken! Wenn unser Verdauungsfeuer nicht stark genug ist, verrottet das frühere Wesen und schadet unserem inneren Umfeld. Die schlechten Bakterien geraten außer sich; sie feiern in unserem Inneren ein Kokshuren-Besäufnis.

DIE MAGIE DER PROTEINE – UND IHRE MYTHEN

Die Überzeugung, dass wir enorme Mengen an Proteinen benötigen, um gesund und stark zu sein, ist eines der am weitesten verbreiteten amerikanischen Mythen. Tatsächlich ist jedoch die Überdosierung von Proteinen einer der Hauptgründe, warum unsere Gesundheit so sehr zu wünschen übrig lässt. Studien zeigen, dass mit wachsendem Proteinkonsum die Zahl chronischer Krankheiten zunimmt. In Wirklichkeit existiert Proteinmangel in Industrieländern praktisch überhaupt nicht. Spazier in einem beliebigen US-Einkaufszentrum herum und du wirst sehen, dass unser Problem ein ganz anderes ist: eine ausgewachsene Fettleibigkeitsepidemie. Fettleibigkeit ist nur einer von vielen möglichen Unglücksfällen in einem Land, das unter der Bürde von Wohlstandskrankheiten leidet. Was meine ich wohl mit Wohlstandskrankheiten? Mit diesem Begriff werden im Allgemeinen die Krankheiten umschrieben, die unsere Freundinnen, Familien, Nachbarn und Kollegen umbringen. In der Vergangenheit konnten sich nur die Reichen Fleisch, Sahne, gesättigte Fette, reichhaltige Süßigkeiten und Spirituosen leisten. Je mehr sie davon jedoch konsumierten, umso mehr Probleme bekamen sie mit ihrer Gesundheit. Jetzt können wir es uns dank der Verfügbarkeit von billigem Fast Food (worüber du in einer heißen Sekunde etwas erfahren wirst) alle leisten, unsere Gesundheit zu ruinieren. Unterentwickelte Staaten haben ihre eigenen Probleme. Doch dabei geht es normalerweise um sanitäre Anlagen und Hygiene, sicheres Trinkwasser und Grundarzneimittel. In Kulturen, die sich auf pflanzliche Kost stützen, gibt es weitaus weniger Fälle der großen Volkskrankheiten, vor denen wir uns alle fürchten.

In dem Maße, wie Gärten durch Reagenzgläser ersetzt wurden, ist die amerikanische Öffentlichkeit zu einem großen wissenschaftlichen Experiment geworden. Die amerikanische Standardernährung führt einen Stepptanz auf dem letzten Nerv unserer Gesundheit auf. Und im Zeitalter der schnellen Globalisierung hat sich diese Ernährungsform wie ein aggressives Krebsgeschwür ausgebreitet. Als Folge davon plagen die großen gesundheitspolitischen Themen, die in unserem Land immer mehr an Bedeutung gewinnen, jetzt den gesamten Planeten. Vielen Dank, liebe US-Industrie, für die Globalisierung von Krankheiten. Bravo!

Mit unseren Gabeln und Steakmessern graben wir uns unser eigenes Grab. Lass dir mal Folgendes durch den Kopf gehen: Viele Durchschnittsmenschen und Übergewichtige sind de facto unterernährt. Halt mal, wie ist das denn möglich? Ganz einfach: Überschüssiges tierisches Fett und Protein verstopfen deine Zellen, deine Blutbahn und deinen Darm. Das hat zur Folge, dass du weniger Nährstoffe aus deiner Nahrung aufnimmst. Darüber hinaus führt Nahrung von schlechter Qualität dazu, dass du immer noch hungrig bist. Was tust du also? Mehr essen, weniger bekommen und Gewicht zulegen.

Sind Proteine wichtig? Absolut, doch in großen Mengen sind sie tödlich. In seinem Buch *Eat Right America* vergleicht Joel Fuhrman, ein renommierter Arzt und Ernährungsexperte, den extremen Wert, den wir auf Proteine legen, mit diätetischem Selbstmord. Er weist darauf hin, dass du, sofern du nicht magersüchtig bist, dir keine Sorgen darum machen musst, dass du nicht genügend Proteine zu dir nehmen könntest. Der Trick besteht darin, hochwertigere Proteine zu konsumieren und regelmäßig bessere Entscheidungen zu treffen.

WIE VIEL PROTEIN BRAUCHST DU WIRKLICH?

Die vom US-Landwirtschaftsministerium empfohlene Tagesdosis beträgt etwa 0,36 Gramm Protein für jedes Pfund Körpergewicht. Lass uns also sagen, du bist jene mythische 65-Kilo-Frau, die Ernährungswissenschaftler gerne als Referenz hernehmen. In diesem Fall benötigst du 47 Gramm Protein (65 kg = 130 Pfund; 130 x 0,36 g) pro Tag. Doch viele Fachleute glauben, dass das zuviel ist. Dr. Fuhrman behauptet, dass wir nur 20 bis 35 Gramm Protein täglich benötigen.

SEI ALLES, WAS DU SEIN KÖNNTEST

Vitamin B12 wird für die Zellteilung und die Blutbildung benötigt. Weder Pflanzen noch Tiere können es selbst herstellen, doch Bakterien können es. Tiere bekommen es, indem sie mit Bakterien verseuchte Lebensmittel mampfen, die Vitamin B12 erzeugen. Auf diese Weise wird das Tier seinerseits zu einer Quelle für das Vitamin. Pflanzliche Nahrung enthält von Natur aus nicht genügend Vitamin B12 – außer vielleicht, wenn sie mit Mikroorganismen infiziert ist. Aber da wir unser Gemüse waschen, wenn wir nach Hause kommen (was eine gute Sache ist), werden die Mikroorganismen abgewaschen. Diejenigen, die der CSE folgen, sollten Nahrungsergänzungsmittel nehmen, um Vitamin B12 zu bekommen. Auch wenn der Mensch nur wenig Vitamin B12 benötigt, ist ein Mangel ein ernsthaftes Problem und kann zu Blutarmut und irreversiblen Nervenschäden führen. Bestimmte fermentierte Lebensmittel enthalten Vitamin B12, doch vielleicht wirst du nicht in der Lage sein, die Mengen zu bekommen, die du brauchst. Mein Ratschlag: Bleib bei dem Ergänzungsmittel. Lies Kapitel 9, um weitere Informationen zu bekommen.

Und wie sieht die Realität aus? Der durchschnittliche amerikanische Erwachsene konsumiert zwischen 100 und 120 Gramm pro Tag. Das ist nicht nur fünfmal soviel, wie wir brauchen, sondern es stammt zum größten Teil auch noch aus tierischen Produkten mit hohem Fettgehalt. Doch um der Argumentation willen wollen wir uns an die Standards der Regierung halten: Wie viel sind 47 Gramm Protein? Viel ist dafür nicht erforderlich: 1/4 Tasse Mandeln enthält 7,4 Gramm, 1/2 Tasse Quinoa enthält 3 Gramm, 1 Tasse Tempeh (ein Sojabohnen-Produkt) 15,8 Gramm, 1 Tasse Linsen 17,9 und eine Tasse Brokkoli 2,6 Gramm Protein.

Es ist also ganz eindeutig so, dass du, wenn du dich ausgewogen und vegetarisch ernährst – was bedeutet, dass du eine große Vielfalt an Nahrungsmitteln hoher Qualität wie Gemüse und Blattsalate, Sprossen, Hülsenfrüchte, Tempeh, Bohnen, Nüsse, Getreide und so weiter zu dir nimmst – deinen Eiweißbedarf mit Sicherheit decken wirst. Schwangere oder stillende Frauen benötigen mehr Proteine, ebenso wie Sportler. Doch selbst diese Bedürfnisse können leicht gedeckt werden, indem man einfach mehr von dem guten Zeug verzehrt. Sprich mit einem ganzheitlich orientierten Arzt, um sicherzugehen, dass du das bekommst, was du brauchst.

> **Wenn du dich ausgewogen und vegetarisch ernährst – was bedeutet, dass du eine große Vielfalt an Nahrungsmitteln hoher Qualität wie Gemüse und Blattsalate, Sprossen, Hülsenfrüchte, Tempeh, Bohnen, Nüsse, Getreide und so weiter zu dir nimmst – wirst du deinen Eiweißbedarf mit Sicherheit decken.**

VOLLSTÄNDIGE PROTEINE

Proteine sind lange Stränge von Aminosäuren. Es gibt zwanzig verschiedene Aminosäuren, die du für eine gute Gesundheit benötigst, doch unser Körper kann nur elf von ihnen selbst herstellen. Die übrigen neun werden als essentielle Aminosäuren bezeichnet: Da wir sie nicht selbst herstellen können, ist es essentiell, dass wir sie mit unserer Nahrung zuführen. Nahrungsmittel, die alle neun essentiellen Aminosäuren enthalten, werden als vollständige Proteine bezeichnet. Die Etikettierung von Lebensmitteln, die entweder als „vollständige" oder als „unvollständige" Protein-Träger bezeichnet werden, lässt aber den Gedanken aufkommen, einige Proteine seien besser für dich als andere.

Auch wenn tierisches Protein ein vollständiges Protein ist, so steckt es gleichzeitig voll von gesättigten Fettsäuren, Cholesterin, Hormonen, Antibiotika und anderen unappetitlichen Spielverderbern wie Kolibakterien. Menschenfleisch ist eigentlich die vollständigste Proteinquelle für uns, weil die Aminosäuren bereits im idealen Verhältnis vorhanden sind, aber das heißt nicht, dass du den Postboten verspeisen sollst. Im Gegensatz zu ihren vegetarischen Gegenstücken sind tierische Proteine reich an gesättigten Fettsäuren, sie sind sehr stark säurebildend und es mangelt ihnen an sekundären Pflanzenstoffen, Wasser, Antioxidantien, Enzymen und Ballaststoffen.

Achtung, Sondermeldung: Auch viele Pflanzen haben vollständige Proteine! Kennst du Quinoa, Sojaprodukte, Buchweizen und Hanfsamen? Andere Pflanzenproteine sind nur leicht unvollständig; solange du viele verschiedene von ihnen verzehrst, bekommst du ein vollständiges Protein-Kraftpaket. Du musst sie nicht alle bei derselben Mahlzeit essen oder auch nur am selben Tag. Die große Göttin hätte dich mit einem Taschenrechner und einer Lebensmitteltabelle aus der Vagina deiner Mutter herausgeschossen, wenn die Natur beabsichtigt hätte, dass du dir bei jeder Mahlzeit Sorgen um Proteinwerte und die Kombination von Proteinen und Hülsenfrüchten machen solltest.

crazy sexy TIPP

Befürchtest du, dass du bei der CSE nicht genügend Eisen bekommen wirst? Das musst du nicht. In einer abwechslungsreichen pflanzlichen Kost ist es in reichlichen Mengen vorhanden. Studien zeigen, dass Veganer genauso viel Eisen zu sich nehmen wie Allesesser und manchmal sogar noch mehr. Tatsächlich fördern Nahrungsmittel mit Vitamin C die Eisenaufnahme erheblich. Bei all den rohen Lebensmitteln und grünen Säften, die du bei der CSE zu dir nimmst, wirst du sehr viel Vitamin C bekommen. Da du Kaffee und Tee meidest (besonders bei den Mahlzeiten), wirst du auch ihre Tannine meiden, die die Eisenaufnahme stören. Tofu, Kichererbsen, Pintobohnen, Sojabohnen, Spinat, Linsen, Kürbiskerne, Mangold und getrocknete Aprikosen sind pflanzliche Lebensmittel, die viel Eisen enthalten.

PFLANZLICHES MIT HOHEM PROTEINGEHALT

Nahrungsmittel	Menge	Proteingehalt in Gramm
Mandeln	¼ Tasse	7,4
Graupen	½ Tasse	3,6
Schwarze Bohnen	1 Tasse	15
Schwarzaugenbohnen	1 Tasse	13
Brokkoli	1 Tasse (gek.)	5
Brauner Reis	1 Tasse (gek.)	9
Cashewnüsse	¼ Tasse	5
Kichererbsen	1 Tasse	15
Mais	1 Tasse	5
Borlotti-Bohnen	1 Tasse	17
Leinsamen	2 Esslöffel	4
Hanfsamen	3 Esslöffel	15
Grünkohl	1 Tasse (gek.)	2
Kidneybohnen	1 Tasse	15
Linsen	1 Tasse	18
Limabohnen	1 Tasse	15
Hirse	1 Tasse	8
Natto (aus Sojabohnen)	½ Tasse	15
Weiße Bohnen	1 Tasse	16
Hafer	1 Tasse (gek.)	6
Erbsen	1 Tasse	9
Erdnussbutter	2 Esslöffel	7
Erdnüsse	30g	7
Pintobohnen	1 Tasse	14
Kartoffel, gebacken	1 medium	4
Quinoa	1 Tasse (gek.)	6
Spinat	1 Tasse (gek.)	5
Sonnenblumensamen	30g	6
Süßkartoffel, gebacken	1 medium	2
Tempeh (aus Sojabohnen)	1 Tasse	30
Tofu, fest	115g	10
Walnüsse	30g	4

Du möchtest mehr Infos? Dann empfehle ich dir brendadavisrd.com.

IN DEN FÄNGEN DER MARKETINGSTRATEGEN?

Okay, es ist an der Zeit, mal ordentlich auf den Putz zu hauen. Nun, versteh mich nicht falsch: Wenn du ein 60/40-Verhältnis anstrebst und du einfach durchdrehen und die CSE vollkommen aufgeben würdest, wenn du nicht wenigstens ein bisschen rohen Ziegenkäse (aus einer sicheren Quelle und von hoher Qualität) in deinen Salat tun kannst, dann füge ihn auf jeden Fall hinzu. Mir ist es lieber, wenn du eine kleine Portion eines Milchprodukts zu dir nimmst, aber dafür weiter auf Kurs bleibst. Ich habe allerdings ein Hühnchen mit der Molkereiindustrie zu rupfen und vielleicht wirst du das auch, wenn du diesen Abschnitt zu Ende gelesen hast. Adieu Kaffeesahne, willkommen Hanfmilch!

Die Fleisch- und die Molkereiindustrie geben ein Vermögen aus, um sicherzustellen, dass ihre Produkte mit Wohlbefinden und Gesundheit gleichgesetzt werden. Sie tun es direkt durch raffinierte Werbekampagnen, in denen reihenweise glamouröse Prominente auftreten, doch sie tun es auch indirekt, indem sie die Regierung beeinflussen. Führungskräfte aus der US-Industrie werden zu Führungskräften in US-Regulierungsbehörden und dann wieder zu Führungskräften in der US-Industrie; das Ganze ist wie eine Drehtür, in der irrsinnige Summen herumwirbeln und die Besitzer wechseln. Als Folge davon beruhen die offiziellen Vorschriften und Richtlinien, die einen so großen Einfluss auf die Volksgesundheit haben, häufig auf Kompromissen. Verwirrung und falsche Informationen nützen zwar Aktieninhabern, doch sie sind nicht immer ideal dafür geeignet, unsere Interessen oder die unserer Kinder zu schützen.

Nimm als Beispiel die US-amerikanischen bundesstaatlichen Schulspeisungsprogramme. Sie verfolgen zwei gegensätzliche Ziele: eine bessere Gesundheit für Kinder und die Förderung der Agrarindustrie. Leider wird unter dem gegenwärtigen System der Löwenanteil der Ausgaben für ungesundes Fleisch und ungesunde Milch- und Eierprodukte aufgewendet. Es ist deshalb wenig überraschend, dass die Regierungsmahlzeiten regelmäßig die von der Regierung selbst gesetzten Ernährungsstandards verfehlen. In dem Versuch, sich diesem Bockmist zu widersetzen, beschlossen die Schulen der Stadt Baltimore 2009, bei dem beliebten „Fleischlosen Montag" mitzumachen – und waren damit die erste Schulen in den USA, die dies taten. Was gibt es bei einem kleinen Gemüsechili für ein Problem? Nun, die verrückten Cowboys starteten eine Miesmachtour im Kabelfernsehen.

Das Amerikanische Fleischinstitut besaß die Frechheit zu unterstellen, dass seine Produkte die einzig wahre Proteinquelle seien und dass eine fleischlose Mahlzeit pro Woche unseren Kindern schaden würde. Als ich das überprüfte, sah es für mich eher so aus, als ob Fettleibigkeit bei Kindern und Diabetes weitaus gefährlicher seien als eine Schüssel Gemüsechili. Raffinierte Werbefeldzüge und manipulative Sprache haben einen enormen Einfluss auf die Lebensmittel, die wir kaufen. „Die Milch macht's", oder wie wär's mit: „Milch macht müde Männer munter"? Diese Werbesprüche hast du wahrscheinlich schon x-mal gelesen oder gehört. Bei uns gibt es den Werbespruch: „Milch ist Milch." Häh? Ja, diese drei kleinen Worte sollen uns davon überzeugen, dass es keinen Unterschied zwischen „natürlicher" Milch und Milch von Kühen gibt, denen Monsantos gentechnisch veränderte Wachstumshormone injiziert worden sind.

Doch was wäre, wenn ich dir sagen würde, dass du Lügen und Propaganda geschluckt hast? Würdest du dann so richtig wütend werden? Ich würde es definitiv. Ich bin es definitiv. Zu meiner Schulzeit legte die Nahrungsmittelpyramide die Regeln fest. Und jetzt rate mal, wer unsere Klasse mit Unterrichtsmaterialien versorgt hat! Genau: Der National Dairy Council (die Nationale Milchwirtschaftsvereinigung)!

Heute investiert der National Dairy Council jedes Jahr Millionen von Dollar in die „Got Milk?"-Kampagne. Die Botschaft lautet: Wenn du von der allmächtigen tierischen Brust trinkst, kannst auch du reich, dünn und erfolgreich sein wie dein Lieblingspromi. Es ist gefährlich, wenn unwissende Berühmtheiten den Milchbart tragen und die Massen auf einen ungesunden Weg führen. Wo sind die Schauspieler, Sportler und Rockstars, die bereit sind, sich für Brokkoli einzusetzen? Kannst du dir vorstellen, was passieren würde, wenn Leonardo di Caprio und George Clooney auf dem roten Teppich T-Shirts mit der Aufschrift ISS GRÜNKOHL STATT KUH tragen würden? Wie wäre es mit einem „Die Nussmilch macht's"-Kapuzenpulli? Ich würde Gwen Stefani oder Fergie gerne mal mit so einem Pulli zum Fitness-Training gehen sehen.

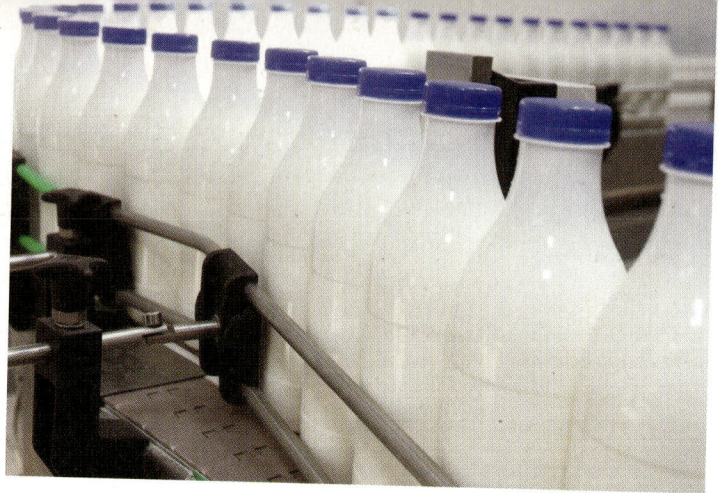

Leonid Shcheglov

ENTWÖHNE DICH

Eine Kuh trinkt Kuhmilch, solange sie ein Kälbchen ist. Ein Hase trinkt Hasenmilch, solange er ein Häschen ist. Selbst diese Tiere wissen, dass es irre ist zu saugen, wenn man ein gewisses Alter überschritten hat. Und siehst du sie je Bäumchen wechsle dich spielen? Die einzige Zeit, in der Milch essentiell für die Gesundheit ist, ist die Baby-Zeit, in der wir von menschlichen Müttern gestillt werden. Muttermilch ist die perfekte Formel der Natur für menschliche Babys. Sie ist reich an guten Fetten wie DHA (Docosahexaensäure), die der Entwicklung des Gehirns dient, hat jedoch relativ wenig Proteine. Kuhmilch enthält dreimal mehr Protein als Muttermilch. Das liegt daran, dass Kuhbabys viel mehr Protein benötigen, denn sie werden zwischen 1.500 und 2.000 Pfund schwer. Ist das dein Wunschgewicht? Wenn ja, dann herzlich willkommen im Reality-TV!

Während das Muttermilchprotein für den Menschen ausgelegt ist, ist ein großer Teil des Proteins in Kuhmilch für den Menschen schwer verdaulich. Dr. Colin T. Campbell, emeritierter Professor für Ernährungsbiochemie an der Cornell-Universität, hat Pionierarbeit auf dem Gebiet der Erforschung der Verbindung zwischen Krebs und Ernährung geleistet. Setze sein Werk *China Study: Die wissenschaftliche Begründung für eine vegane Lebensweise* noch heute auf die Liste der Bücher, die du unbedingt lesen musst! Es räumt mit den Irrtümern unserer modernen Ernährungsweise auf und vermittelt einen nachdenklichen Blick auf das, was wirklich Krebs verursacht. Hier ist die Kurzfassung: Einer der größten Kandidaten ist eine Ernährungsweise, die mehr als 10 Prozent Protein (das sind etwa 50 Gramm Protein bei 2.000 Kalorien täglich) enthält. Amerikaner nehmen wesentlich mehr als das zu sich (durchschnittlich 17 Prozent Protein insgesamt, von denen 12 bis 13 Prozent aus tierischer Nahrung stammen!). Dr. Campbell hat festgestellt, dass das Protein, das durchweg Krebs verursacht und fördert, Kasein ist, das 87 % des Kuhmilchproteins ausmacht.

Seine Forschungen bestätigen, dass die Proteinarten, die selbst bei hoher Zufuhr nicht krebsfördernd sind, die sicheren Proteine aus Pflanzen sind. Dr. Campbell schreibt: „Tatsächlich haben sich Nahrungseiweiße in ihrer Wirkung als so leistungsfähig erwiesen, dass sie das Krebswachstum einfach dadurch an- und abschalten konnten, dass die konsumierte Menge verändert wurde." Hast du richtig gelesen? Krebszellen abschalten, Vegetarier werden! Dr. Campbell schätzt, dass „80 bis 90 Prozent aller Krebserkrankungen, Herz-Kreislauf-Krankheiten und anderer degenerativer Erkrankungen, zumindest bis ins hohe Alter, einfach dadurch verhindert werden könnten, dass man sich vegetarisch bzw. vegan ernährt."

Vergiss schaurige, lebensbedrohliche Krankheiten, lass uns über einfachere Rätsel sprechen. Hast du schon mal einen Nierenstein ausgeschieden? Wenn ja, dann weißt du, dass es unglaublich schmerzhaft ist – es fühlt sich in etwa so an, als würdest du einen Elefanten aus deinem Pissloch herauspressen! Wie sieht es mit Morbus Crohn aus, bei dem dein Darm stark entzündet ist und du vor Schmerzen schier an die Decke gehen könntest? Diese beiden unerfreulichen Leiden sind mit dem Konsum von Milchprodukten in

Zusammenhang gebracht worden. Sowohl Allergien und Hautausschläge als auch Asthma, Arthritis, Entzündungen und Pickel stehen im Verdacht, dass sie auf den Konsum von Milchprodukten zurückzuführen sind.

Wie sieht es mit Magermilch oder fettfreier Milch aus? Beide sind genauso schlecht. Für mich war es am schwierigsten, Käse aufzugeben, aber als ich es erst einmal getan hatte, verschwanden meine seltsamen Hautausschläge und die Dellen auf der Stirn. Mein Atem ging ebenfalls leichter – eine sehr wichtige Veränderung für ein Mädel mit Krebs in den Lungen. Vielleicht sind das zu viele Infos für dich, aber meine Scheiße veränderte sich ebenfalls. Sie kam regelmäßig raus und war nicht länger in Schleim gehüllt (mehr darüber in Kapitel 5, du hast echt Schwein).

Was ist mit Bauchschmerzen oder Blähungen? Der Amerikanischen Akademie der Hausärzte zufolge vertragen etwa 75 Prozent der Erwachsenen weltweit keine Milch (sie haben eine Laktoseunverträglichkeit). Bei einigen Bevölkerungsgruppen, wie den amerikanischen Ureinwohnern und den Asiaten, beträgt die Zahl nahezu 100 Prozent. Jenseits des Kindesalters hören die meisten Menschen auf, das Enzym Laktase zu bilden, das für die Verdauung von Laktose (dem Zucker in der Milch) benötigt wird. Ja, dein Körper glaubt auch, dass du dich entwöhnen solltest. Ich habe noch nie jemanden getroffen, der sich nicht besser gefühlt hat, nachdem er oder sie Milchprodukte aus seiner oder ihrer Ernährung verbannt hatte. Tut mir leid, Leute, aber alles hat einmal ein Ende!

STARKE KNOCHEN
von Dr. med. Lilli B. Link

Wenn du dich gefragt hast, ob es für deine Knochen in Ordnung ist, Veganerin zu sein, dann mach dir keine Sorgen – eine kleine, aber glaubwürdige Studie behauptet, dass es das ist. In dieser Studie waren die Menschen mit einer veganen Ernährung, die auf rohen Produkten aufbaute, wesentlich dünner und hatten eine geringere Knochendichte (was mit dem Dünnersein einhergeht). Der beruhigende Teil der Studie war, dass die Blutmarker für den Knochenumsatz (wie viel Knochenmasse gebildet und abgebaut wird) keinen Unterschied zwischen denjenigen zeigte, die sich roh und vegan ernährten, und denjenigen mit einer typisch amerikanischen Ernährungsweise, die nahezu die doppelte Menge an Kalzium enthielt. Mit anderen Worten: Menschen mit veganer Ernährung verloren nicht schneller an Knochenmasse als diejenigen, die tierische Nahrung verzehrten.

Der Nationalen Akademie der Wissenschaften (NAS) zufolge beträgt die empfohlene Kalziumzufuhr für Erwachsene 1.000 bis 2.000 Milligramm pro Tag, abhängig von Alter und Geschlecht. Es ist schwer, so viel Kalzium zu konsumieren, wenn du keine Milchprodukte zu dir nimmst, doch entgegen der landläufigen Meinung brauchst du für starke Knochen und eine gute Gesundheit keine Milch – und du brauchst vielleicht auch nicht so viel Kalzium in der Nahrung, wie du glaubst, auch wenn die NAS und das US-Landwirtschaftsministerium etwas anderes behaupten.

In einer anderen Studie, in der die Kalziumzufuhr in verschiedenen Ländern verglichen wurde, hatten die Länder mit der geringsten Kalziumaufnahme (etwa 500 bis 1.000 mg pro Tag), wie die Länder des ehemaligen Jugoslawien und Singapur, geringere Hüftfrakturraten (gebrochene Hüften sind die gefürchtete Folge von geringer Knochendichte) als die Länder mit der höchsten Kalziumaufnahme (über 1.000 mg pro Tag), wie die Vereinigten Staaten und Neuseeland. Eine weitere, im Jahr 2000 veröffentlichte Studie zeigte, dass Länder mit dem höchsten Verbrauch an tierischen Proteinen die meisten Hüftfrakturen zu verzeichnen hatten, während Länder mit der höchsten Zufuhr an pflanzlichen Proteinen

SPIELERISCHES GEWICHTHEBEN

Deine Knochen gedeihen nicht von Kalzium allein. Eine der besten Möglichkeiten, um Knochenverlust zu vermeiden, ist das Heben schwerer Gewichte – auch deines eigenen Körpergewichts. Nur zwölf bis zwanzig Minuten Krafttraining, Gewichte heben oder Muskelaufbautraining dreimal pro Woche, sagen Forscher am Zentrum für die Vermeidung von Knochen- und Gelenkverletzungen an der Universität Michigan, kann die Knochendichte erhöhen.

Belastungstraining regt die Knochenbildung und die Speicherung von Kalzium an. Spazierengehen, Gewichtheben, Joggen, Wandern, Yoga, Aerobic, Tanzen und Training mit dem Laufband, dem Cross-Trainer oder dem Stepper sind nur einige von vielen Dingen, die Spaß machen und deinen Knochen auf spielerische Weise zugutekommen. Suche dir dein(e) Lieblingsspiel(e) aus und übe konsequent. Wenn du etwas Neues ausprobierst, dann suche dir einen Profi, damit er dir zeigen kann, wie es richtig geht.

P.S. Schwimmen und Fahrradfahren zählen nicht. Das Wasser und die Räder schirmen dich von einer sehr wichtigen Sache ab: der Schwerkraft.

die wenigsten Hüftfrakturen beklagten. Soviel dazu, dass du Kalzium aus tierischen Nahrungsmitteln brauchst, damit deine Knochen stark bleiben!

Da Menschen aus anderen Ländern, die weniger Kalzium verzehren als wir, weniger Frakturen haben, geht es vielleicht überhaupt nicht darum, wie viel Kalzium wir zu uns nehmen. Wichtiger ist vielmehr, wie viel wir von dem behalten, was wir zu uns nehmen. Zwei andere Bestandteile der Nahrung haben eine besondere Auswirkung darauf, wie viel Kalzium wir behalten können: Proteine und Natrium. Je mehr Proteine und Natrium wir konsumieren, umso mehr Kalzium scheiden wir aus.

Daraus folgt, dass wir, wenn wir weniger Proteine und Natrium verzehren (wir haben einen hohen Verbrauch an beiden, besonders weil in verarbeiteten Lebensmitteln häufig Salz versteckt ist), wahrscheinlich nicht so viel Kalzium zu uns nehmen müssen. Gute pflanzliche Kalziumquellen sind dunkelgrüne Gemüse wie Brokkoli, Blattkohl und Grünkohl, daneben auch Nüsse und Samen. Eine Ernährung, die reich an diesen Nahrungsmitteln ist und einen geringen Gehalt an tierischen Proteinen und Salz aufweist, sollte dir genügend Kalzium liefern, um deine Knochen stark zu halten.

Die andere Seite der Gleichung ist die Kalziumaufnahme. Es wird leichter absorbiert, wenn es zusammen mit Vitamin C verzehrt wird. Das bedeutet, dass der vitamin-C-reiche Zitronensaft auf deinem grünen Blattgemüse dir hilft, das Kalzium des Gemüses aufzunehmen (und das Gemüse selbst hat ebenfalls reichlich Vitamin C).

Wenn du noch einen zusätzlichen Anreiz brauchst, um Milchprodukte von deinem Menüplan zu streichen, dann lies weiter. Als Folge des Melkprozesses leiden Kühe häufig an Mastitis (Euterentzündung), was dazu führt, dass ihre Milch voll von weißen Blutzellen – mit anderen Worten: Eiter – ist. Das bedeutet, dass Milcherzeugnisse wie Butter, Joghurt, Hüttenkäse, alle Arten von Hartkäse, Eiscreme und so weiter ebenfalls häufiger voller Eiter sind.

PFLANZLICHES MIT HOHEM PROTEINGEHALT

Nahrungsmittel	Menge	Kalzium in mg
Mandeln, trocken geröstet	30g	80
Ruccola	½ Tasse	16
Schwarze Bohnen	1 Tasse	60
Brokkoli, gekocht	1 Tasse	42
Kohl, gekocht	½ Tasse	25
Kichererbsen	1 Tasse	80
Kohlblätter, gekocht	½ Tasse	113
Borlotti-Bohnen	1 Tasse	89
Leinsamen	30g	48
Grünkohl, gekocht	½ Tasse	90
Kidneybohnen	1 Tasse	50
Linsen	1 Tasse	38
Natto	½ Tasse	190
Weiße Bohnen	1 Tasse	128
Okraschoten	½ Tasse	50
Erdnüsse	30g	15
Pintobohnen	1 Tasse	82
Kartoffeln, gebacken	1 medium	20
Quinoa	1 Tasse	102
Spinat, gekocht	½ Tasse	30*
Sonnenblumensamen	30g	34
Süßkartoffel, gebacken	1 medium	32
Mangold, gekocht	½ Tasse	30*
Tahini	30g	128
Tempeh	1 Tasse	184
Tofu	½ Tasse	130
Stielmus, gekocht	½ Tasse	99

* Spinat, Mangold, Rote-Bete-Blätter und Rhabarber sind nicht die besten Quellen für Kalzium, weil sie hohe Mengen an Oxalaten enthalten, die Mineralien binden und Kalzium nicht verfügbar machen

Du möchtest mehr Infos? Dann empfehle ich dir brendadavisrd.com.

Neben den Lebensmitteln, von denen bekannt ist, dass sie aus Milch gemacht sind, gibt es noch einige andere Nahrungsbestandteile, von denen du vielleicht nicht weißt, dass sie auf Milchprodukten basieren: Molke (wird in Proteinpulver-Mischungen verwendet), Kasein (wird in Proteinpulvern und einigen Reis- und Sojakäsesorten verwendet), Kefir (ein fermentiertes Milchgetränk, das Joghurt ähnelt), Ghee (wird häufig in indischem Essen verwendet), Laktalbumin und Laktose. Die Liste der industriell hergestellten Lebensmittelzusätze, die aus Milchprodukten gewonnen werden, ist noch wesentlich länger. Am besten ist: Sobald du in der Zutatenliste auf Namen stößt, die dir vollkommen unvertraut (und schwer auszusprechen) sind, solltest du vielleicht die Finger von dem Produkt lassen. Kauf lieber unverarbeitete Nahrungsmittel – dann musst du dir keine Sorgen darüber machen, was ihnen zugesetzt wurde.

Einige Menschen argumentieren, dass rohe Milchprodukte wesentlich gesünder seien als pasteurisierte und homogenisierte. Nicht wirklich: Laktose ist Laktose und Eiter ist Eiter. Und selbst wenn es nicht häufig vorkommt, können Menschen auch durch die Bakterien in roher Milch krank werden.

Es ist schon zehn Jahre her, dass ich Milchprodukte irgendeiner Art verzehrt habe und zum jetzigen Zeitpunkt vermisse ich den Käse nicht länger, der sich oben auf meiner früheren Lieblingsspeise befindet: Pizza. Doch wenn du glaubst, dass du zumindest in der Übergangsphase deiner Nahrungsumstellung etwas Milch oder einen Käseersatz brauchst, dann gibt es jede Menge vegane Optionen (auf der Grundlage von Soja, Reis oder Tapioka) oder auch rohe Varianten (auf der Grundlage von Nüssen oder Samen), um deinen Gaumen zu erfreuen

Dr. Lilli B. Link ist eine staatlich geprüfte Internistin, die gegenwärtig als Ernährungsberaterin in New York praktiziert. Sie hat sich auf Rohkost und integrative Ernährung spezialisiert. Besuche sie auf www.llinkmd.com.

HORMONE

Ich weiß nicht, wie's bei dir ist, aber ich bin ein Kind der Siebziger. Damals, in meinen tollen Tagen, verlangten die Mädchen mit etwa dreizehn oder vierzehn Trainings-BHs für ihre frisch gesprossenen Nippel. Ich werde nie meine „Perioden-Party" in einem chinesischen Restaurant namens Ming Hoy vergessen (nur meine Eltern und ich, würg!). Heute entwickeln sich schon Mädchen, die erst acht sind, zu Abbildern von Pam Anderson: Sie haben so viel Holz vor der Hütte, dass sie ihre Mütter überholen. Das ist nicht nur unnatürlich, sondern auch gefährlich. Lass uns einige mögliche Gründe dafür betrachten.

Steroide werden in der Rindfleisch-, Schweinefleisch- und Geflügelindustrie häufig – und ganz legal – genutzt, weil sie die Tiere schneller wachsen lassen. Und wie steht es mit Hormonen? Aber sicher! Damit sie das ganze Jahr über Milch produziert, bekommt Bessie, die Kuh, Hormone verabreicht, sodass sie ständig gerädert ist und Milch absondert – eine lebendige Milchmaschine! (Verdammt, ich an ihrer Stelle wäre ein sehr ungemütliches Weibsbild!).

Außerdem injiziert man ihr bei uns in den USA rekombinantes Rinder-Wachstumshormon (rBST), um ihre Milchproduktion zu verdoppeln. Dieser synthetische Cocktail erhöht ein anderes Hormon, das IGF-1, das, wie du in Kapitel 3 gelernt hast, mit dem großen K wie Krebs in Verbindung gebracht wird. Da die Kuh eine Kälbchen-Fabrik ist, produziert sie weitaus mehr Östrogen, als die Natur es vorgesehen hat – und es begegnet uns in ihrer Milch wieder. In den Vereinigten Staaten sind Milchprodukte für 60 bis 80 Prozent des konsumierten Östrogens verantwortlich!

Im Jahre 2008 haben Forscher der Harvard University untersucht, welche Auswirkungen die Verteilung handelsüblicher amerikanischer Milch an Drittklässler in der Mongolei hatte. Nachdem diese die Milch einen Monat lang getrunken hatten, schnellten ihre Wachstumshormone um 40 Prozent hoch. Die Kinder wuchsen in diesem Monat einen ganzen Zentimeter, was den Forschern zufolge eine signifikante statistische Veränderung darstellte. Diese hellen Harvard-Köpfe untersuchen zurzeit, ob durch Milch ausgelöste Wachstumssprünge die sexuelle Reife und den Eintritt der Pubertät beeinflussen. Nun, was glaubst du?

Nach Aussagen der Forscher an den amerikanischen Zentren für Seuchenbekämpfung und -prävention (CDC) haben Mädchen in westlichen Gesellschaften, die ihre Periode vor dem Alter von zwölf Jahren bekommen und im Laufe ihres Lebens mehr Menstruationszyklen haben als die anderen, ein höheres Risiko, an Eierstockkrebs zu sterben als Frauen mit weniger Zyklen. Dasselbe scheint für Brustkrebs zu gelten. Eine frühere Pubertät bedeutet mehr Menstruationszyklen – und mit Hormonen angereicherte Milch sowie Fleisch und Geflügel mit zusätzlichen Hormonen stehen in Verdacht, eine frühere Pubertät auszulösen. Fettsucht in der Kindheit leitet ebenfalls eine frühere Pubertät ein – und Kinder, die Milchprodukte und Fleisch konsumieren, neigen dazu, übergewichtig zu sein. Du siehst also, wie die industrielle Proteinproduktion zu einer Krankheitsspirale führen kann, die schon in der Kindheit beginnt.

Wenn ich dieser Spur folge, dann erscheint es wirklich so, als seien konventionelle Milchprodukte eher schädlich als hilfreich. Ich fürchte, dass wir sehr viele Mütter, Schwestern und Ehefrauen verlieren werden, bevor die Wissenschaft diese Frage beantwortet hat. Wenn du bereit bist, nur eine einzige Sache aufzugeben, dann solltest du Milchprodukte ganz oben auf die Liste setzen.

Glaubst du übrigens, dass die Jungs besser dran sind? Weit gefehlt! Überschüssiges Östrogen lässt die Jungs nicht nur später reifen und Männerbrüste ausbilden, es kann auch ihre emotionale Entwicklung verzögern ... und so sind Katastrophen bei der Annäherung an das andere Geschlecht vorprogrammiert! Und wenn sie es mit der Angebeteten dann endlich auf den Rücksitz des ersten eigenen Autos schaffen, dann sind sie noch lange nicht

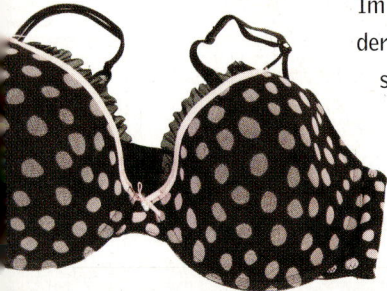

am Ziel, denn auch hier gibt es keine Entwarnung: Es wird gerade untersucht, ob Östrogen möglicherweise für die starke Verringerung der Spermienzahl verantwortlich ist.

Macht dich das wütend? Aus eigener Erfahrung weiß ich, wie es sich anfühlt, wenn Stresshormone wie Adrenalin oder Kortisol durch meinen Körper schießen. Ich muss hart daran arbeiten, meine Ängste und meine heftigen Wutausbrüche zu kontrollieren. Ich brauche nicht noch zusätzlichen Stress, nein danke! Wenn Kühe gezwungen werden, in die Tötungsstufen im Schlachthaus zu gehen, dann kannst du mir glauben, dass sie wissen, was passieren wird. Die absolute Panik zwingt ihren Körper, tonnenweise Kampf- oder Flucht-Hormone auszuschütten, die ihr Gewebe überschwemmen. Wenn du ihr Fleisch verzehrst, bekommst du diese Hormone ebenfalls ab. Das ist gar nicht gut. Ich nenne es chemisches Karma.

K WIE KREBSERREGEND

Lass uns zu etwas weitaus Beunruhigenderem kommen, nämlich zu den Karzinogenen. Wenn wir mit Fleisch kochen, erhöht das unser Risiko, nun, du rätst es schon ... Krebs zu entwickeln! Hundert Gummipunkte. Selbst das Nationale Krebsinstitut und das Amerikanische Institut für Krebsforschung (AICR) bestätigen das. Das liegt daran, dass beim Zubereiten von Fleisch – insbesondere dort, wo hohe Temperaturen entstehen, wie auf dem Grill, unter dem Bratrost oder in der Fritteuse – fiese Substanzen namens heterozyklische Amine (HCAs) entstehen. Je durchgebratener das Fleisch ist, umso mehr HCAs hat es und umso krebserregender wird es. HCAs verursachen bekanntermaßen Magenkrebs, ebenso wie Brust-, Dickdarm- und Bauchspeicheldrüsenkrebs.

DIE ATKINS DIÄT IN DER KRITIK *von Dr. med. Alejandro Junger*

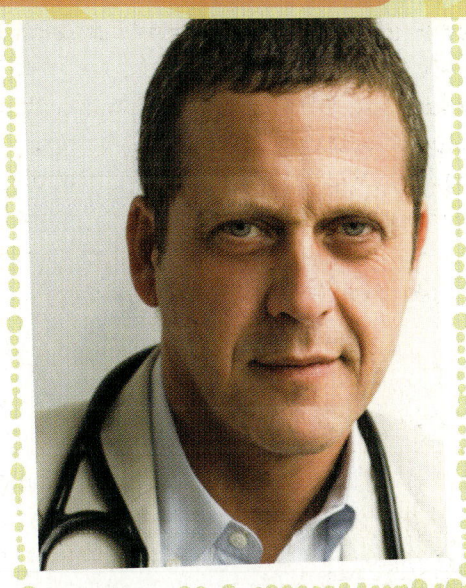

Es ist eigenartig, dass Ernährung, das grundlegendste aller menschlichen Bedürfnisse, dasjenige ist, über das wir häufig am wenigsten wissen – und das schließt auch uns Ärzte ein. Bis vor kurzem wurde in den USA an den meisten medizinischen Fakultäten das Studium von Diäten und Ernährung nicht einmal angeboten, geschweige denn gefordert. Der Mangel an ganzheitlichem Denken beim Thema Ernährung schafft das perfekte Klima dafür, dass gefährliche Ideen und moderne Schauermärchen wie Unkraut aus dem Boden schießen können – um von ganzen Bevölkerungsgruppen praktiziert zu werden. Das perfekte Beispiel für ein solches Phänomen ist die Atkins-Diät.

Im Jahre 1972 veröffentlichte Dr. Robert Atkins sein Buch Die Diät-Revolution, das beliebteste Werk aus einer nachfolgenden Welle von Diät-Titeln, in denen von proteinreicher und kohlenhydratarmer Ernährung die Rede war. Diese Welle, welche die achtziger und neunziger Jahre beherrschte, klingt immer noch nach, trotz umfangreicher, unmissverständlicher wissenschaftlicher Beweise, dass sie zu starker Säurebildung führt und deshalb zu Herzkrankheiten, Krebs und anderen chronischen Krankheiten beiträgt. Wenn wir den Kontext verstehen, in dem die Atkins-Diät Amerika erobert hat und von jedem anderen Land auf der Welt importiert wurde, dann könnte uns das helfen, dermaßen kostspielige Fehler in Zukunft zu vermeiden. Hier sind einige der Gründe, warum Atkins einen solchen Boom erlebt hat, sowie Informationen darüber, was diese über unsere Kultur aussagen:

• **HISTORISCHER KONTEXT.** In den siebziger Jahren war Amerika gerade durch die erste Massen-Diätbewegung getäuscht worden, dem Wahnsinn, dass alle Lebensmittel möglichst fettarm sein sollten. Fett aus unserem Leben zu eliminieren versprach, die Lösung für Übergewicht zu sein, doch stattdessen wurden wir zum fettesten Land auf der ganzen Welt. Die Nahrungsmittelindustrie überschwemmte den Markt mit fettarmen und fettfreien Lebensmitteln. Die Kalorien und das Aroma, die als Folge des Fettentzugs fehlten, wurden durch Kalorien aus Kohlenhydraten ersetzt. Das Ergebnis war Gewichtszunahme, nicht Gewichtsverlust. Der Krieg gegen das Fett war verloren. Amerika brauchte neue Generäle, und was am allerwichtigsten war, es brauchte einen neuen Feind. Fast über Nacht gingen wir vom Diktat „kein Fett" zum Diktat „keine Kohlenhydrate" über, denn Kohlenhydrate waren der neue Feind.

• **DER WEISSKITTEL-FAKTOR.** Amerika liebt Ärzte. Wir schauen sie uns wie besessen in Fernsehshows an. Dr. Atkins hatte das wichtigste Attribut, um das Vertrauen des Volkes zu gewinnen, nämlich den Doktortitel vor seinem Namen. Leichtgläubigkeit ist eine stille amerikanische Seuche.

• **EFFEKTIVITÄT.** Ergebnisse zählen, und Atkins erfüllt sein Versprechen: Gewichtsverlust durch Fettverbrennung. Das führt zu einem schlankeren Körper. Amerikas Obsession mit dem Schlanksein hat einen höheren Stellenwert als seine Sorge um die Gesundheit. Das wurde natürlich vom Label Atkins strategisch geschickt vermarktet. Dr. Atkins wusste, dass der Stoffwechsel gezwungen ist, seine Überlebensmechanismen zu aktivieren, wenn man dem Körper Kohlenhydrate vorenthält. Unsere Zellen arbeiten am besten, wenn sie Glukose aus Kohlenhydraten verbrennen, um Energie zu erzeugen. Wenn keine Kohlenhydrate zur Verfügung stehen, nutzt der Körper gespeicherte Fette als nächstbesten Brennstoff. Wenn Fettsäuren durch Leber und Nieren aufgespalten werden, um als Brennstoff zu dienen, dann bilden sich Ketonkörper als Nebenprodukte. Das Vorhandensein von Ketonkörpern führt zu einem Zustand, der als Ketose bekannt ist. Eine leichte Ketose, die durch kurzes Fasten oder eine Diät mit wenig Kalorien hervorgerufen wird, oder sich sogar morgens einstellt, wenn man am Abend zuvor nichts gegessen hat, kommt häufig vor. Doch wenn sich große Mengen an Ketonen im Blut anhäufen, wie es bei Typ-1-Diabetikern passieren kann, die kein Insulin bekommen, dann bekommt man eine so genannte Ketoazidose – die ein medizinischer Notfall ist. Der Körper ist darauf ausgerichtet, Ketone als temporäre Lösung bei Glukose-Knappheit zu verwenden. Wenn eine Ketose jedoch dauerhaft besteht, kann das dein Blut sauer machen, weil die molekulare Zusammensetzung von Ketonen derjenigen von Alkohol ähnelt.

Es ist keineswegs revolutionär, den Ketose-Stoffwechsel als Mittel zur Fettverbrennung zu nutzen. Bodybuilder haben ihn schon jahrzehntelang genutzt, bevor Atkins das als eine Möglichkeit beschrieb, um Gewicht zu verlieren. Der hohe Gesamtsäuregehalt im Körper, der sich zwangsläufig aus einer proteinreichen, kohlenhydratarmen Diät ergibt, hilft dir bei der Gewichtsreduktion, hat jedoch langfristig negative Folgen, wie zum Beispiel Entzündungen, chronische Verdauungsprobleme, Herzkrankheiten und Krebs.

Wenn dein Ziel ein schneller Gewichtsverlust ist, dann funktioniert die Atkins-Diät gut. Sie sollte jedoch nur für kurze Zeit genutzt werden. Wenn dein Ziel darin besteht, Wohlbefinden und Langlebigkeit zu erreichen, dann brauchst du eine langfristige Herangehensweise, die eine systemische Azidität (einen Säureüberhang in deinem Körpers) vermeidet. Eine

Ernährungsform ohne tierische Produkte, die stattdessen sehr viel frisches Gemüse und Salate sowie Vollkorngetreide enthält, verhindert die Säurebildung und ist befriedigend, während sie gleichzeitig eine hohe Nährstoffdichte und weniger Kalorien liefert. Du kannst sicher abnehmen, während du gleichzeitig deine Gesundheit verbesserst, anstatt ihr zu schaden.

> **Dr. Alejandro Junger** ist Arzt und Autor des US-Bestsellers Detox your Life – Wie Sie Ihren Körper beim Entgiften unterstützen und sich von Belastungen befreien: Mit Rezepten und Ihrem Detox-Wochenplan.

IV WIE INDUSTRIELL VERARBEITET

Industriell verarbeitete Fleischprodukte sind für unseren Körper schlimmer als alles andere. Du kannst und solltest wirklich auf sie verzichten. Ich rede von der Verpflegung, die typischerweise in Fußballstadien, bei Mafia-Treffen und in deiner behaglichen Frühstücksecke serviert wird und die ich „L & A-Fleisch" nenne, weil sie aus Lippen und Ärschen gemacht ist – aus all den Resten, die zu widerlich für andere Zwecke sind. Ich spreche über Fleischwurst, Leberwurst und Salami, und auch über Hot Dogs und Würstchen, denen krebserregende Nitrate und andere Chemikalien zugesetzt worden sind.

Für die meisten Menschen sind das keine brandheißen Neuigkeiten. Ich habe definitiv nicht gedacht, dass dies ein heißes Thema sei, bis ich diese Info in einer Rede erwähnte, die ich in einem sehr angesehenen Kinderkrankenhaus hielt. Nach meiner Rede wurde ich gebeten, an einer Podiumsdiskussion teilzunehmen. Ein hübsches junges Mädchen hob die Hand. Sie hatte einen Hirntumor und war besorgt über neuere Forschungsergebnisse, die einen Zusammenhang zwischen Handys und Tumoren nahelegten. Die Ärztin, die zu meiner Linken saß, beantwortete ihre Frage äußerst patzig: „Bitte, da gibt es keinen Zusammenhang. Benutze dein Handy ... und iss auch deine Hot Dogs, wenn wir schon dabei sind." Ich nahm die Botschaft der Ärztin laut und deutlich wahr, genauso wie ihren scheelen Blick (für den ich ihr gerne eine gescheuert hätte, doch meine Mutter hat mich als Lady erzogen!). Eine Woche später erhielt ich eine Kopie von Good Medicine, der vierteljährlich erscheinenden Zeitschrift des Ärztekomitees für verantwortungsbewusste Medizin (PCRM). Und jetzt sieh dir den Titel des Leitartikels dieser Ausgabe an: „Weg damit! Industriell verarbeitetes Fleisch verursacht Krebs. Also warum geben Schulen es Kindern zu essen?" Wie schön wäre es gewesen, wenn ich an jenem Tag diese Zeitschrift als Beweis auf dem Podium hätte vorzeigen können.

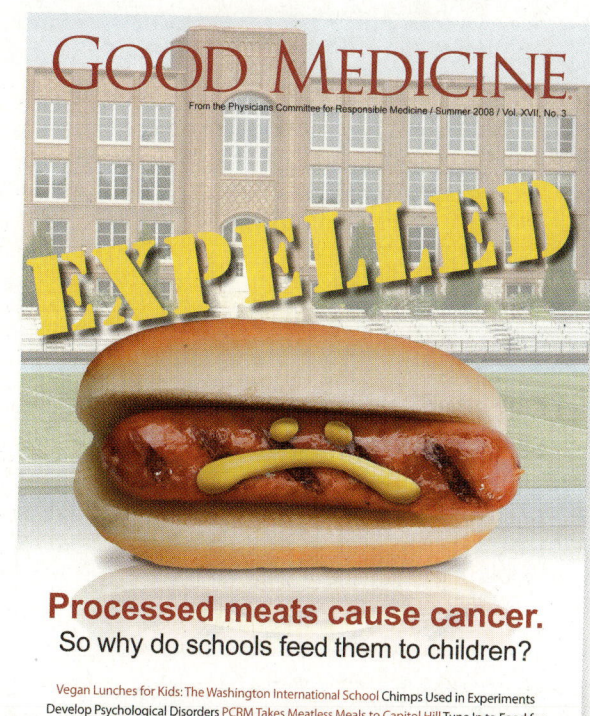

Dass eine Ärztin aus einem bedeutenden städtischen Krankenhaus so realitätsfern sein konnte, war frappierend. Die Belege sind überwältigend, und sogar so einflussreiche Institutionen wie das Amerikanische Krebsinstitut und der Weltkrebsforschungsfonds (WCRF) sind sich einig, dass verarbeitetes Fleisch selbst in winzigen Mengen ungesund ist und man daher vollständig darauf verzichten sollte. Das Risiko für Dickdarmkrebs steigt nämlich bei täglichem Verzehr um 21 Prozent pro 50 Gramm verarbeitetem Fleisch. Denk daran, dass 50 Gramm etwa ein Hot Dog sind. In anderen Studien ist industriell verarbeitetes Fleisch auch mit Speiseröhren-, Lungen-, Magen- und Prostatakrebs in Verbindung gebracht worden. Dennoch werden diese Produkte immer noch häufig verzehrt. Nach Angaben des Nationalen Hot Dog & Wurst-Rates wurden 2007 mehr als 740 Millionen Portionen Hot Dogs verkauft. Eine Wagenladung davon wird jedes Jahr beim Coney-Island-Hot-Dog-Esswettbewerb gefuttert. Junge, Junge, ist das ein Gold-Star-Ereignis – der Superbowl der kostenlosen Völlerei. „Schau her, Welt, ich habe mir achtundsechzig Hot Dogs in zehn Minuten reingestopft! Und als Belohnung bekomme ich diese ansehnliche Trophäe und einen Kolostomie-Beutel (für meinen künstlichen Darmausgang). Menschenskind, Träume werden wirklich wahr!"

WAS FLEISCH WIRKLICH KOSTET

Wow, am Drive-In gibt's Burger für 99 Cent! Einen Riesenbecher voll Hähnchen fürs Kleingeld! Welch toller Deal! Aber ist er das wirklich? Vom Fast-Food-Fenster bis zum Feinkost-Ausschank im Supermarkt sind die Kosten von Fleisch in Amerika in Wirklichkeit viel höher als das, was wir an der Kasse bezahlen. Das liegt daran, dass hinter jedem Pfund verkauften Fleisches eine Flut von versteckten Kosten für unsere Gesundheit, die Wirtschaft und die Umwelt steckt.

Es sind enorme Mengen an Ressourcen erforderlich, um Schlachtvieh in unseren Massentierhaltungsbetrieben heranzuziehen. Um die Viecher schnell zu mästen, verfüttert man riesige Mengen an Wachstumshormonen und billigem Mais an sie. Aber dabei gibt es ein Problem: Von Natur aus sind sie dazu gemacht, Gras zu fressen. Verständlicherweise führt ihre veränderte Ernährung zu allen möglichen gesundheitlichen Problemen, die Antibiotika und andere Medikamente erforderlich machen. Ihre Gesundheit wird durch schmutzige und überfüllte Ställe häufig noch mehr in Mitleidenschaft gezogen, was zur Folge hat, dass sie noch mehr Antibiotika brauchen. Eine Kuh kann zum Zeitpunkt der Schlachtung in so schlechtem Zustand sein, dass sie kurze Zeit später wahrscheinlich ohnehin an ihren Krankheiten gestorben wäre.

Die Regierungspolitik – nicht nur in den USA – spielt eine große Rolle dabei, dass der Preis für Fleisch niedrig gehalten wird. Landwirten werden Subventionen – deine Steuergelder – gezahlt, damit sie wesentlich mehr Futtermais anbauen als verwertet werden kann, was dann zu Bergen von verfaulenden Lebensmitteln und unrealistisch niedrigen Preisen führt. Einige Kritiker sagen sogar, dass der stark gestiegene Fleischkonsum in den letzten Jahrzehnten in Wirklichkeit durch all den zusätzlichen Mais verursacht worden ist, der Kunden suchte!

Subventionen werden auch durch die US-Landnutzungspolitik gefiltert: Viehzüchter, die öffentlichen Boden nutzen, fahren die Gewinne ein, aber wir Steuerzahler zahlen die Zeche für die entstandenen Umweltschäden. Und nicht zuletzt gewähren Regierungen gerne jedem Steuervergünstigungen, der verspricht, Jobs in die Stadt zu bringen. Doch die Jobs sind im Allgemeinen nicht so toll. MarketWatch (eine kommerzielle US-amerikanische Webseite für Marktdaten) zufolge gehören Schlachthausarbeiter zu den zehn am stärksten unterbezahlten Berufsgruppen in den Vereinigten Staaten. Leider haben sie auch die höchsten Unfallraten.

Hast du dich je gefragt, warum es so viele Rückrufaktionen für Fleisch wegen Verseuchung mit Kolibakterien oder Salmonellen gibt? Das industrielle Fleischsystem ist der Ground Zero für Lebensmittelvergiftungen. Bakterien auf dem Brötchen, lecker! Nach Aussage des US-amerikanischen Zentrums für Seuchenbekämpfung und -prävention (CDC) bekommen jedes Jahr 76 Millionen Amerikaner eine Lebensmittelvergiftung. Tierfäkalien, entweder im Fleisch selbst oder durch Kontakt mit den Futterpflanzen, die in der Nähe der Tiere angebaut wurden, sind eine der Hauptursachen dafür. Das war zum Beispiel der Fall bei der großen Spinat-Seuche vor einigen Jahren. Die Untersuchung ergab, dass die Ursache wahrscheinlich Wildschweine waren, die in den Viehställen fickten und dann ins Tal hinunterliefen, um auf den Spinat zu scheißen. Natürlich taten die Viehzüchter alles Menschenmögliche, um den Spinat als Schuldigen auszumachen.

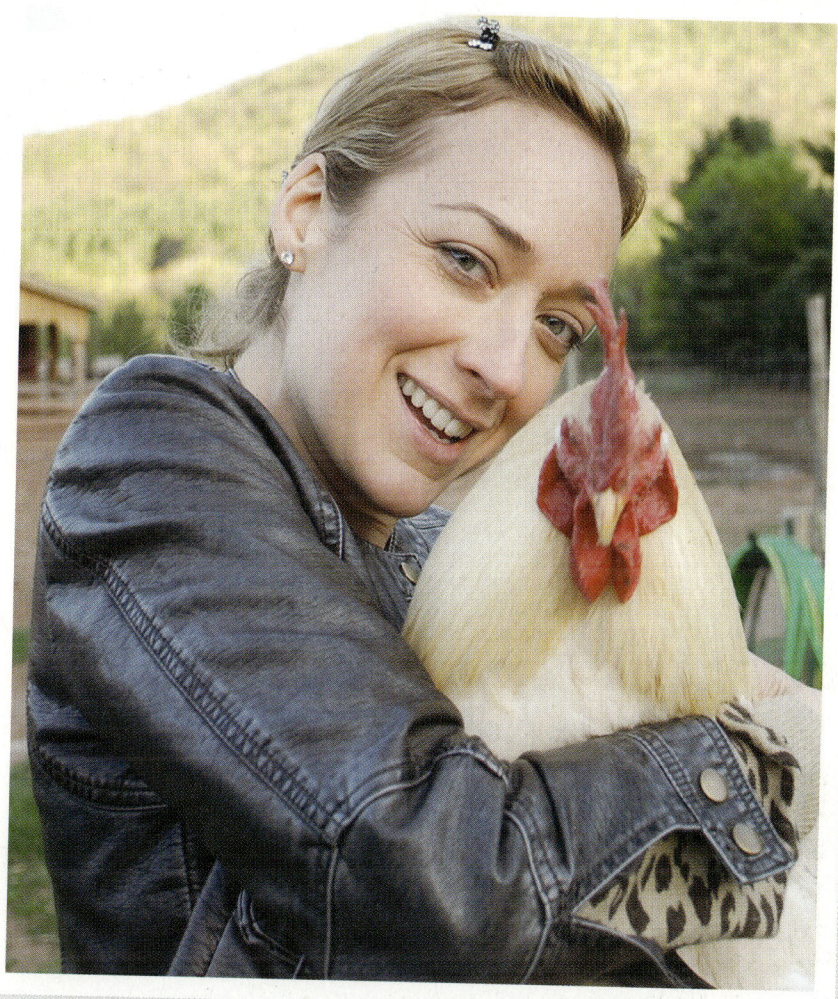

Riesige Schlachthöfe, in denen tagtäglich Tausende von Wesen getötet werden können, sind eine riesige Brutstätte für Keime. Bessie, die arme Kuh, wird ausgeweidet, und häufig werden ihre Gedärme in der Hektik der Fließbandabfertigung durchbohrt und Fäkalien sickern in ihr Fleisch ein. Das ist besonders gefährlich bei Hamburgern, denn wenn Fleisch zu Hackfleisch verarbeitet wird, vermischen sich die Krankheitserreger und breiten sich aus. Außerdem hast du auf deinem Teller nicht nur eine einzige Kuh liegen. Nur Gott weiß, wie viele Tiere aus wie vielen Fabriken Eingang in die glückliche Mahlzeit – die eine Art Kolibakterien-Smoothie ist – gefunden haben. Nur eine winzige Anzahl von Bakterien ist notwendig, um schwere Krankheiten auszulösen. Und rate mal, wen es am schlimmsten trifft? Alte Menschen und Kinder.

Es ist kein Geheimnis, dass sich Amerika jetzt, wo steigende Kosten die gesamte Wirtschaft in den Ruin zu treiben drohen, inmitten einer medizinischen Versorgungskrise befindet. Und wie du schon gelernt hast, haben wir auch eine Fettsucht-Epidemie. Diese unterschiedlichen Probleme sind in Wirklichkeit zwei Seiten derselben Medaille, und du kannst nicht das eine Problem lösen, ohne auch das andere anzugehen. Die CDC schätzt, dass der Preis für die medizinische Versorgung bei Fettsucht 2008 147 Millionen Dollar betrug – in weniger als einem Jahrzehnt hat sich die Zahl damit verdoppelt. Fleisch ist der Volksfeind Nummer eins im Hinblick auf Herzkrankheiten, Schlaganfälle und zahlreiche Krebsarten. Und das Fleisch von Schlachttieren, die mit Mais gefüttert wurden, hat wesentlich mehr gesättigte Fettsäuren als das von Kühen, die Gras (ihre natürliche Nahrung) weiden.

Die gesundheitlichen Folgen von Chemikalien und Toxinen sind schwer abzuschätzen, doch die Kosten in Dollar und Leben sind mit Sicherheit enorm. Durch die industrielle Nahrungsmittelproduktion gelangen jedes Jahr Millionen Tonnen von Schadstoffen in die Umwelt. Mastparzellen und landwirtschaftliche Betriebe sind für einen Großteil davon verantwortlich: Hormone, Arzneien, infizierte Fäkalabfälle, Düngemittel und Pestizide enden ausnahmslos in unseren Böden und Gewässern, bis sie schließlich auch ins Meer fließen. Ist dir der Begriff „Todeszone" schon mal untergekommen? Es handelt sich dabei um eine Wasserfläche, in der keine Meeresflora oder -fauna mehr existieren kann. Nix mehr, alles kaputt. Eine solche Zone entsteht dadurch, dass Dünger aus landwirtschaftlichen Betrieben flussabwärts fließt und den Sauerstoff erstickt. Im Golf von Mexiko gibt es eine Todeszone, die so groß ist wie New Jersey, und weltweit gibt es mindestens noch 400 weitere solche Zonen.

Im Jahre 2006 haben die Vereinten Nationen einen Bericht mit dem Titel Die langen Schatten des Viehbestands veröffentlicht. Er hat gezeigt, dass die Viehwirtschaft für mehr Treibhausgasemissionen verantwortlich ist als sämtliche Flugzeuge, Schiffe, Autos und Lastwagen auf der Erde. In dem Bericht wurde angenommen, dass die Fleischproduktion etwa 18 Prozent der weltweiten Emissionen verursachen würde. Doch seitdem haben Wissenschaftler diese Schätzung nach oben korrigiert. 2009 hat die Weltbank einen neuen Bericht verfasst, der die Zahl auf 51 Prozent festgelegt hat – was mehr ist als alle anderen Quellen zusammengenommen!

Methangas aus Tierkot und Tierfürzen ist ein großes Problem. Methan ist einundzwanzig Mal schädlicher für die Atmosphäre als CO_2. Was ebenfalls zur globalen Klimaerwärmung beiträgt, ist die Brandrodung und das Planieren des Regenwaldes für die Viehwirtschaft. In Brasilien und anderswo weichen üppige Wälder kargen Landschaften, damit dort entweder Vieh grasen oder Futtergetreide für das Vieh angebaut werden kann. Bäume fungieren als Kohlenstoffspeicher, da sie Kohlendioxid einatmen und anreichern. Wenn tropischer Regenwald vernichtet wird, hört er auf zu atmen und der CO_2-Spiegel in der Atmosphäre steigt an. Dasselbe gilt für unsere Meere, den anderen großen Kohlenstoffspeicher. Korallenriffe stellen eine Art Unterwasser-Regenwälder mit einer außerordentlichen Artenvielfalt dar. Sie sind ebenfalls gefährdet, da immer mehr von ihnen in sauren Todeszonen zugrunde gehen.

Im Jahre 2008 hat Dr. Rajendra Pachauri, der Vorsitzende des angesehenen Zwischenstaatlichen Ausschusses für Klimawandel der Vereinten Nationen (IPCC), kurz Weltklimarat, für Aufruhr gesorgt, als er sagte, dass die Verringerung des Fleischkonsums der direkteste Weg sei, um gegen die Erderwärmung vorzugehen. Er schlug vor, wir „sollten zunächst einen Tag [pro Woche] auf Fleisch verzichten und von da an weiter reduzieren". 2010 legte die UN noch einmal nach, indem sie eine globale Wende hin zu einer Ernährung ohne Fleisch und Milchprodukte forderte: „Eine vegane Ernährungsweise ist lebenswichtig, um die Welt vor Hunger, Brennstoffknappheit und den schlimmsten Folgen des Klimawandels zu retten." Machen wir uns nichts vor, Lady – einen Tag pro Woche ohne Fleisch? Das schaffst du mit geschlossenen Augen. Und wie sieht es mit drei, fünf oder sieben Tagen pro Woche aus?

Es ist verständlich, warum hochwertige Lebensmittel als elitär verdammt werden und viele Menschen, insbesondere die Armen, billige Nahrung kaufen. Aber kannst du jetzt sehen, dass der 99-Cent-Burger nicht wirklich 99 Cents kostet? Es steckt immer mehr hinter einer Geschichte, als man auf Anhieb erkennen kann, und das gilt insbesondere für unsere Art zu essen.

ZU BESUCH IN EINEM MASSENTIERHALTUNGSBETRIEB

von Wayne Pacelle

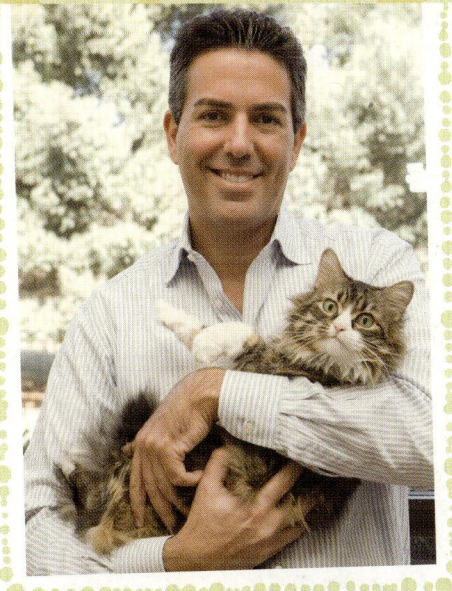

Michelle Riley/The HSUS

Die Grausamkeiten der Massentierhaltung

mit ihren intensiven Tierhaltungssystemen und gut dokumentierten Transport- und Schlachtmissbräuchen haben in den letzten Jahren in bisher ungekanntem Ausmaß die Aufmerksamkeit der Öffentlichkeit erregt. Jetzt werden lautstarke Forderungen nach Reformen erhoben. Die Tierschutzbewegung vertritt die Auffassung, dass Essen ein moralischer Akt sei und die Amerikaner den Problemen, die durch die moderne industrielle Agrarwirtschaft geschaffen werden, nicht ausweichen können. Deshalb hat sie dafür gesorgt, dass in einer Reihe von Staaten Gesetze erlassen wurden, um kleine Verschläge und Käfige zu verbieten, die es den Tieren nicht erlauben, selbst einfachste Bewegungen auszuführen. Außerdem hat sie sich dafür eingesetzt, dass ein umfassendes bundesstaatliches Verbot für die Misshandlung und Schlachtung von am Boden liegenden Rindern erlassen wird, und sie hat erfolgreich Unternehmen dabei unterstützt, ihre veganen Optionen zu erweitern und den Tierschutz in ihren Lieferketten zu verbessern.

Was soll der ganze Wirbel um die Behandlung von Nutztieren? Es ist ganz einfach so, dass einige Praktiken, die in der Agrarindustrie standardmäßig angewendet werden, jetzt nachweislich nicht mehr den Anforderungen etablierter amerikanischer Werte in Bezug darauf entsprechen, wie Tiere behandelt werden sollten. Das fünfzigjährige Experiment mit der Massentierhaltung ist insofern erfolgreich gewesen, als riesige Mengen Fleisch, Milch und Eier zu günstigen Preisen produziert werden konnten, aber es wurde versäumt, die allgemeinen Kosten des Unterfangens zu berechnen – extremes Leid für die Tiere, Luft- und Wasserverschmutzung und ernste Bedrohungen für die öffentliche Gesundheit, einschließlich des rücksichtslosen, übermäßigen Gebrauchs von Antibiotika und der Einbeziehung der Möglichkeit, dass Bakterien auftauchen könnten, die gegen Antibiotika resistent sind.

Umfragen zeigen, dass Amerikaner mit überwältigender Mehrheit für die Beendigung der Intensivhaltung von Nutztieren sind, und wenn man Wählern die Gelegenheit gibt, Maßnahmen zu ergreifen, dann sprechen sie sich immer wieder für Reformen aus. Dennoch setzt die Agrarindustrie weiterhin Nutztiere Missbräuchen aus, die eine strafrechtliche Verfolgung wegen Tierquälerei rechtfertigen würden, wenn es sich bei den Tieren um Hunde oder Katzen handelte. Zum Beispiel sperren US-amerikanische Massentierhaltungsbetriebe nahezu 280 Millionen Legehennen für die meiste Zeit ihres Lebens – nämlich bis zu achtzehn Monaten – in karge Käfigbatterien ein. Die in diesen Drahtkäfigen zusammengepferchten Tiere können nicht einmal ihre Flügel ausbreiten, geschweige denn Nester bauen, im Staub baden, sich auf Stangen setzen oder mehr als einen Schritt laufen. Jedes Huhn

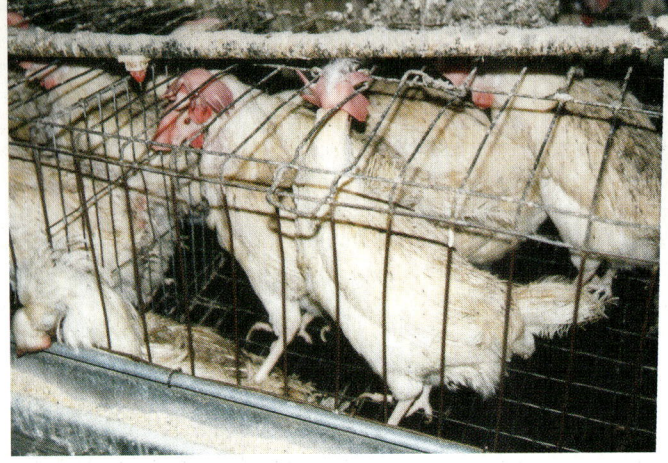

Überfüllte Hühnerkäfige

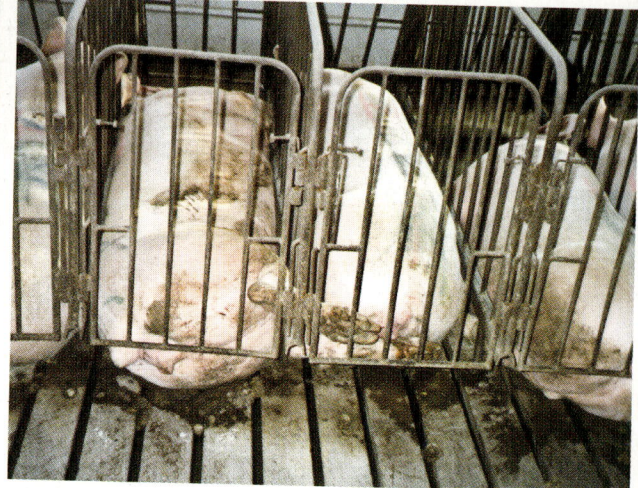

Schweine im Reifekasten

hat weniger Platz als ein Stück Papier im Briefformat, auf dem es ein ganzes Jahr lang lebt, bevor es geschlachtet wird. Tiere, die von Natur aus bewegungsfreudig sind, sollten sich bewegen dürfen, und es ist einfach nicht fair, sie diesen Entbehrungen auszusetzen.

In ähnlicher Weise werden Hunderttausende von Mastkälbern quer durch die Vereinigten Staaten in Lattenverschläge gezwungen, die so eng sind, dass sie sich nicht umdrehen, geschweige denn bequem hinlegen können. Typischerweise werden sie am Hals angekettet. So werden sie praktisch bewegungsunfähig gemacht und können ihrem natürlichen Verhalten nicht nachgehen.

Unsere nationalen Massentierhaltungsbetriebe sperren Millionen von Zuchtschweinen während der gesamten Trächtigkeitsperiode von vier Monaten in Kastenstände ein – das heißt, in 61 cm breite Einzelmetallkäfige, die kaum größer sind als ihr Körper. Die intelligenten, geselligen Tiere leiden schrecklich und entwickeln aufgrund der beengten Platzverhältnisse schwere Gelenkleiden und Lahmheit.

Es gibt noch andere Praktiken in der industriellen Landwirtschaft, die unsere Grundwerte hinsichtlich des angemessenen Umgangs mit Tieren verletzen. Foie-Gras-Produzenten mästen Enten und Gänse so sehr, dass ihre Leber auf das Zehnfache der normalen Größe anschwillt. Mit anderen Worten, es wird ein Krankheitszustand erzeugt, der als normales Produktionsverfahren angesehen wird.

95 Prozent der Tiere, die in den Vereinigten Staaten zu Nahrungszwecken geschlachtet werden, sind Hühner und Truthähne, doch das US-Landwirtschaftsministerium nimmt sie von den Mindeststandards der Humanen Methoden des Schlachtgesetzes (HMSA) aus.

Trotz Forderungen, dass sich die Industrie an humane Praktiken halten solle, haben wir miterlebt, wie durch einen steten Strom an verdeckten Ermittlungen abscheuliche und vollkommen inakzeptable Missbräuche enthüllt worden sind: In Kalifornien wurden Kühe, die bereits am Boden lagen, gequält, damit sie wieder aufstanden. In Ohio wurden Schweine durch Erhängen wie bei einer Hinrichtung getötet. In West Virginia wurden Truthähne getreten, mit Fäusten geschlagen und zertrampelt. In North Carolina wurden Schweine mit stumpfen Gegenständen geschlagen. In Maine wurden Legehennen in Abfalleimer geworfen, um dort einen langsamen, schmerzvollen Tod zu sterben. In Kalifornien wurden Legehennen auf Käfigdrähten gepfählt.

Natürlich sagt uns nicht nur der gesunde Menschenverstand, dass ein solcher Missbrauch falsch ist. Die unabhängige Wissenschaft zum Thema Tierschutz plädiert ebenfalls energisch für Reformen. Die angesehene Pew-Kommission für die industrielle Nutztierproduktion zum Beispiel – ein

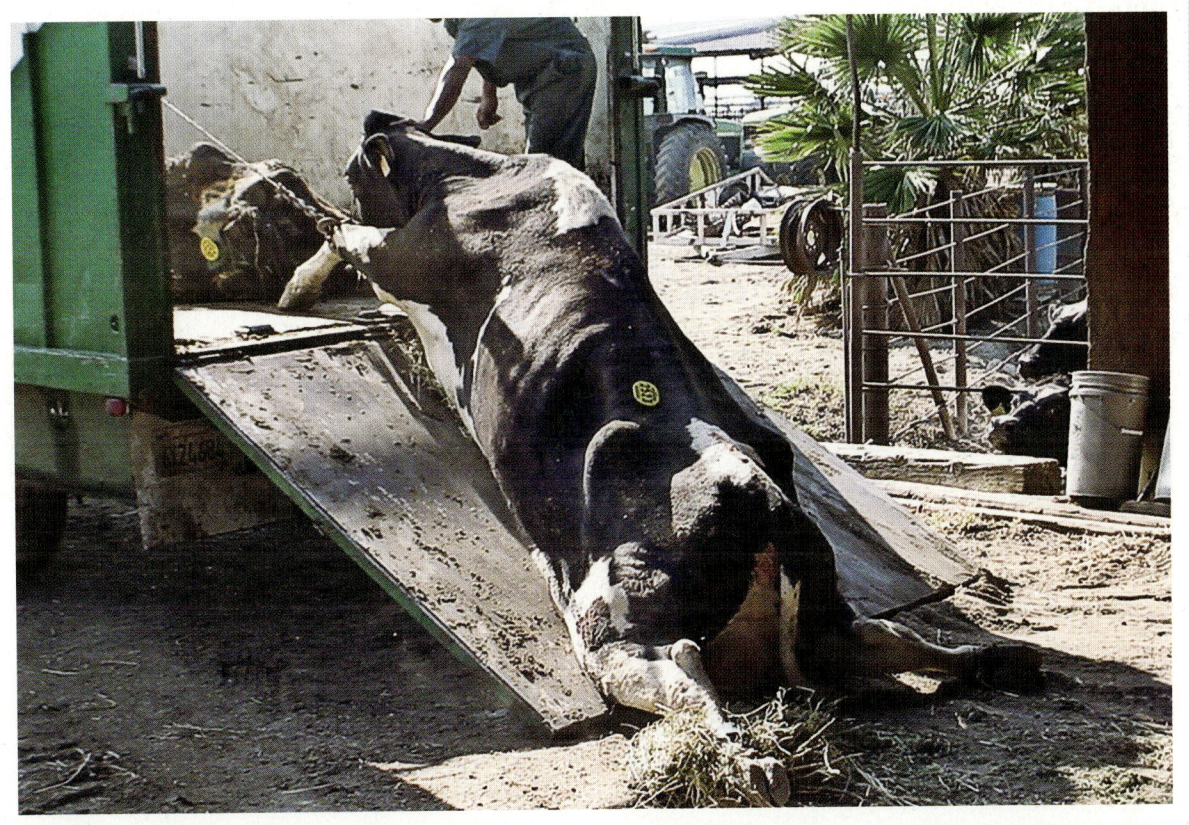

Eine Kuh auf dem Weg zur Schlachtung

unparteiisches Gremium, zu dem der frühere Gouverneur von Kansas, John Carlin, der frühere US-Landwirtschaftsminister Dan Glickman sowie Nutztier-Forscher, Veterinäre und Viehzüchter gehören – hat das Thema zweieinhalb Jahre lang intensiv untersucht. Die Mitglieder der Kommission überprüften den Fundus an wissenschaftlicher Literatur zu diesem Thema und gelangten einstimmig zu der Schlussfolgerung, dass Käfigbatterien, Kastenstände und Kälberboxen stufenweise ausgemustert werden sollten.

Dem Tierschutz wird mehr Beachtung geschenkt als früher. Wenn gegenwärtige Trends ein Indikator dafür sind, dann sieht es so aus, als ob sich Politik und Kultur zunehmend um das Wohlergehen von Nutztieren sorgen würden.

Als ich 1985 Veganer wurde, war es keine leichte Aufgabe, vegane Lebensmittel zu finden, und die Bezeichnung selbst war, gelinde gesagt, ungewohnt. Heute ist sie Bestandteil des amerikanischen Wortschatzes, und Supermärkte, Restaurants und andere Lebensmittelverkaufsstellen bieten veganes Essen an. Bücher wie Skinny Bitch und The Engine 2 Diet sind beim Publikum sehr populär, insbesondere bei jungen Menschen, und darunter besonders bei Frauen und Mädchen.

Nahezu vierhundert Universitäten haben sich entschieden, ihre gesamten oder einen Teil ihrer Eier nicht länger bei Käfigbatterie-Betreibern zu kaufen. Und eine wachsende Zahl von großen Handelskonzernen rückt von den schlimmsten Tierprodukten, wie Foie Gras und Käfigbatterie-Eiern ab.

Während sich unsere Bewegung noch vor einem Jahrzehnt in einer Vorregelungsphase im Hinblick auf den Tierschutz in der Landwirtschaft befand, hat es seitdem kontinuierliche Fortschritte in Richtung

Reform gegeben. Arizona, Colorado, Maine und Oregon haben entweder durch staatliche Gesetzgeber oder durch Bürgerinitiativen Gesetze verabschiedet, und so lässt man bestimmte Arten von intensiver Tierhaltung stufenweise auslaufen.

Bei den Wahlen im November 2008 haben kalifornische Wähler in einem Erdrutschsieg das Gesetz zur Verhinderung von Tierquälerei in der Landwirtschaft verabschiedet, das vorsieht, dass Käfigbatterien, Kastenstände und Kälberboxen stufenweise ausgemustert werden sollen. Es war die beliebteste Bürger- und Wählerinitiative in der Geschichte Kaliforniens, mit nahezu 64 Prozent Wahlbeteiligung und jeder Menge Aufmerksamkeit und Berichterstattung in den Medien – einer Publicity, durch die die Idee des Tierschutzes in der Landwirtschaft weiter im öffentlichen Bewusstsein verankert wurde.

Es gibt nichts Wichtigeres, was wir für die Tiere tun können, als anzufangen, bewusst zu essen. Mit zehn Milliarden Tieren, die als unsere Nahrung herangezüchtet werden, ist dies die größte Form der Tiernutzung überhaupt. Vom Zweiten Weltkrieg bis vor sehr kurzer Zeit ist die Situation für Tiere zunehmend brutaler geworden und sie beginnt gerade erst, sich umzukehren. Wir alle müssen Teil der Lösung sein. Überlasse das nicht jemand anderem. Du hast die Macht, Tieren zu helfen und auch andere Menschen aufzuklären und sie zu drängen, auf den Verzehr von Fleisch, Eiern und Milchprodukten zu verzichten, den Verzehr tierischer Produkte zu reduzieren oder zumindest aufzuhören, Produkte aus Großmästereien zu kaufen. Alle Tiere verdienen Achtung und moralische Berücksichtigung, sogar landwirtschaftliche Nutztiere.

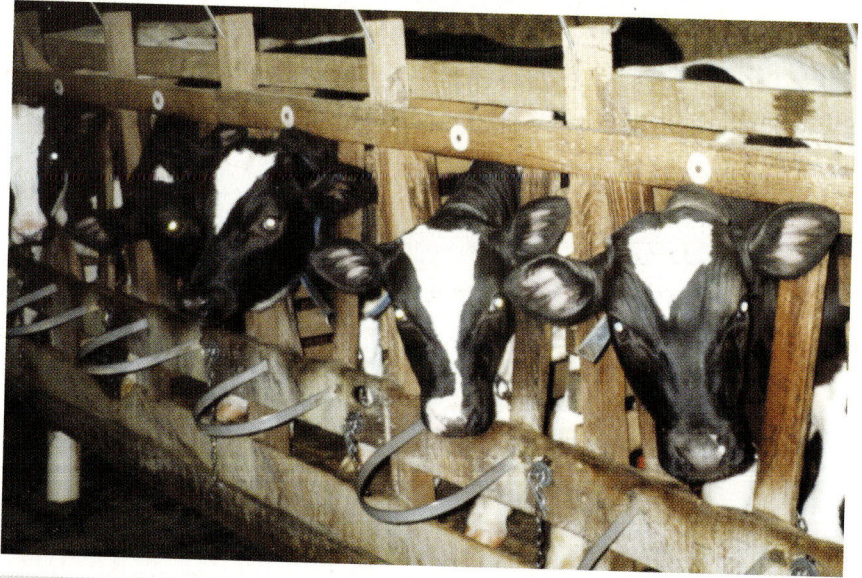

Kälber

Wayne Pacelle ist Präsident und Geschäftsführer der „Humane Society of the United States". Er ist Mitbegründer und ehemaliger Vorsitzender von „Humane USA", einer unabhängigen Organisation, die dafür arbeitet, dass menschliche Kandidaten in politische Position gewählt werden.

Die Fotos sind Eigentum von Farm Sanctuary und der Humane Society

MASSENTIERHALTUNG und TIERSCHUTZ

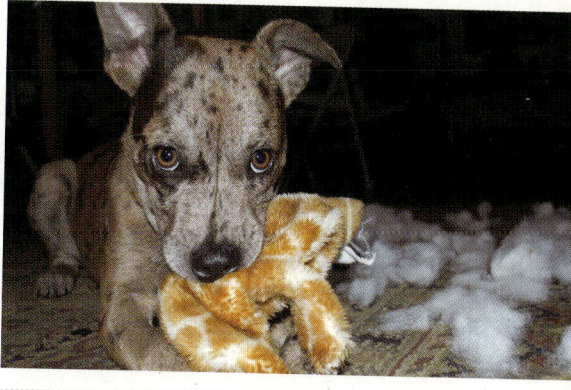

Lola, die einen Tag vor ihrer geplanten Einschläferung gerettet wurde

Neunundneunzig Prozent der tierischen Produkte, die wir konsumieren, stammen aus Massentierhaltungsbetrieben. Ich weiß, es ist schwer, sich diese grauenvollen Dinge anzusehen. Paul McCartney hat einmal gesagt: „Wenn Schlachthöfe Glaswände hätten, würde jeder Vegetarier werden." Heute wenden einige Landwirte nachhaltigere Methoden für die Aufzucht von Rindern, Geflügel und anderen Wesen an. Sie behandeln ihre Tiere humaner (obwohl sie immer noch in denselben Schlachthöfen enden). Ihr Fleisch ist sehr teuer, es kann gut dreimal so viel kosten wie industriell erzeugtes Fleisch oder mehr. Kleine Bauernhöfe, wie derjenige, neben dem ich aufgewachsen bin, bekommen keine Subventionen von der Regierung. Du bezahlst für gesundes Vieh ohne die gefährlichen Abkürzungen und Medikamente.

Wenn du nach allem, was du gelernt hast, immer noch ein wenig Fleisch und Milchprodukte in deinen Speiseplan integrieren möchtest, dann suche dir einen Bio-Produzenten vor Ort. Denk dran, nur weil das Etikett sagt, „aus Freilandhaltung", „biologisch", „natürlich" oder „mit Gras gefüttert", bedeutet das nicht, dass die Tiere gut behandelt werden. Wenn das Leiden der Tiere für dich eine Rolle spielt, dann schränke die Menge an industriellen Tierprodukten ein, die du kaufst, oder kaufe Fleisch mit dem Etikett eines anerkannten Bio-Labels, wie z. B.: demeter, Bioland, Naturland, Biopark oder Gäa e.V.

Vielleicht fällt es dir immer noch schwer, dich mit diesen Themen zu beschäftigen. Vielleicht bist du sogar wütend oder aufgewühlt angesichts des Vorschlags, das Wohlergehen der Tiere in Betracht zu ziehen, wenn du dein Abendessen zubereitest. Die Mitgefühl-Glühbirne ist bei mir wirklich angegangen, als ich über unseren Hund Lola nachdachte (das beste Rettungshündchen überhaupt). Sie hat einen eigenen Weihnachtsstrumpf für ihre Geschenke. Lola kennt mehr Worte als einige der Kinder, die ich an der Uni von New York unterrichtet habe. Und Schweine sind nicht weniger intelligente, emotionale und gesellige Kreaturen.

Kälber sind sensibel und verspielt. Hühner lieben es, mit ihren Freundinnen zu schwatzen. Und alle Mütter lieben ihre Babys. Lass uns den Feminismus auf die nächste Stufe heben und uns neben alle unsere Schwestern stellen, auch diejenigen mit Pelz und Federn. Wenn wir eine Verbindung zwischen unseren Haustieren und unseren Tellern herstellen könnten, dann würden wir diese Wesen mehr respektieren. Zumindest würden wir bessere Bedingungen für sie fordern und ihnen einen schnellen und schmerzlosen Tod zugestehen.

Der Vegetarierbund Deutschland zeigt auf seiner Webseite jeden Donnerstag ein neues Rezept, das dich inspirieren kann, wenigstens an einem Tag in der Woche das Flesich wegzulassen: www.vebu.de. Erinnere dich auch an die crazy sexy pH-Wert-Weisheiten, die du in Kapitel 2 gelernt hast, und stapel mehr basische Nahrung auf deinen Teller.

Meine fantastische Freundin Kathy Freston hat den folgenden Ratschlag für Leute parat, die nicht ohne bestimmte fleischliche Genüsse leben können: „Wenn du ein bestimmtes tierisches Produkt nicht aufgeben kannst, dann ist das in Ordnung. Gib stattdessen alle anderen auf. Ein Freund hat mir erzählt, dass er Burger zu sehr liebt, um sie aufzugeben; ich schlug ihm vor, er solle alle tierischen Produkte außer Burger aufgeben. Einige meiner Freunde können Eiskrem oder Sahne im Kaffee oder was immer nicht aufgeben – gib also alles außer dieser einen Sache auf. Das ist schon ein gewaltiger Schritt auf dem Weg, und ich vermute, dass du, nachdem du dich eine Weile hauptsächlich vegetarisch ernährt hast, beschließen wirst, dass dieser Burger oder diese Eiskrem nicht mehr so gut schmecken."

SOJA ALS PROTEINREICHER FLEISCHERSATZ

Heute gibt es viele Fleischersatzprodukte auf dem Markt, und viele von ihnen bestehen aus Bohnen, Getreide und pflanzlichen Zutaten, insbesondere Soja. Du wirst jedoch bemerken, dass ich, wenn ich über Sojakonsum spreche, im Allgemeinen meinen Empfehlungen die Worte in Maßen hinzusetze. Studien in asiatischen Ländern zeigen, dass der gesundheitliche Nutzen von Soja aus gewürzgroßen Portionen fermentierter Sojaprodukte stammt.

Auch wenn Soja einen hohen Proteingehalt hat (es ist sogar ein vollständiges Protein), lecker schmeckt und weniger kostet als Fleisch, ist das meiste Soja, das wir verzehren, verarbeitet, gentechnisch verändert, stark gespritzt und überdimensioniert. Verzehre so häufig wie möglich Soja in seiner natürlichen Form.

Die erste Wahl: Sojabohnen und Edamame (unreif geerntete Sojabohnen). Wenn du Tofu konsumierst, dann nimm nur kleine Mengen davon und kaufe biologisch angebaute Produkte (du kannst sogar gekeimte Varianten finden).

Die zweite Wahl: Fermentiertes Soja – Tempeh, Natto oder Miso. Fermentierte Nahrungsmittel haben eine pro-biotische Wirkung und können von unserem Körper besonders leicht verdaut und aufgenommen werden. Der Fermentierungsprozess hilft auch, den hohen Gehalt an Phytinsäure zu neutralisieren (welche die Aufnahme von Mineralien wie Kalzium, Magnesium, Zink und Eisen blockieren kann). Siehe auch Kapitel 8, dort findest du weitere Informationen über großartige fermentierte Leckereien.

Da es viele Meinungsverschiedenheiten unter Ärzten und Forschern darüber gibt, ob Soja ein Gott oder der Teufel persönlich sei, werde ich nicht behaupten, dass ich alles darüber weiß. Einige Forscher glauben, dass Soja die Knochendichte erhöhen und sogar Hitzewallungen abwehren kann. Sie behaupten, dass die Isoflavone, die in Soja zu finden sind, helfen können, Brustkrebs zu verhindern. Doch wenn du bereits Brustkrebs hast, insbesondere dann, wenn es die östrogenempfindliche Art ist, dann fördern genau dieselben Isoflavone möglicherweise das Wachstum des Krebses. Dasselbe gilt für Gebärmutterkrebs und Eierstockkrebs, die ebenfalls östrogenempfindlich sind. Und für euch Männer: Es gibt gewisse Belege dafür, dass die hormonellen Wirkungen von Soja Prostatakrebs fördern können. Isoflavone können potentiell auch zu Schilddrüsenkomplikationen führen und die endokrinen Funktionen durcheinanderbringen.

Soja ist definitiv der Ball in einem Ping-Pong-Spiel widersprüchlicher Forschungsergebnisse. Aber eines weiß ich ganz sicher: Je starker das Sojaprodukt verarbeitet ist, umso schlechter ist es für dich. Ich meine damit Fleischimitate, Leckereien und Snacks. Verarbeitetes Soja ist säure- und schleimbildend. Auch wenn es ein hilfreiches Übergangsprodukt auf dem Weg zu einer vegetarischen oder veganen Ernährung ist, solltest du es nicht übertreiben. Halte dich außerdem an Bio-Marken.

GÖNN DIR WAS!

Wow – ich weiß, dass dieses Kapitel ein richtig dicker Brocken war. Wenn du dich besser fühlst, du besser aussiehst und ein strahlenderes Lächeln hast, wirst du dich ganz von selbst weiter auf eine gesündere Art des Essens hin bewegen. Du wirst mehr Grünzeug und weniger Fleisch essen. Erinnere dich: Eines der Prinzipien der CSE ist, den pH-Wert in deinem Körper auszugleichen. Wenn dir der gelegentliche Verzehr kleiner Mengen tierischer Produkte, die nicht aus Massentierhaltung stammen, hilft, auf Kurs zu bleiben, dann ist das gut. Doch je mehr du davon verzehrst, umso entzündeter und saurer wirst du werden. Und das Geld, das du sparst, weil du kein Fleisch kaufst, kannst du für biologische Lebensmittel ausgeben, für einen Kurs, den du schon immer belegen wolltest oder für einen entspannenden Urlaub am Strand!

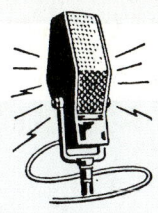

Kommentar: Maria M.

Mit zwanzig lief ich Rennen für eine Elite-Universität. Dann bekam ich ungewöhnliche Schmerzen in beiden Beinen. Drei Jahre später, als ich nur noch einige Minuten am Stück stehen konnte, diagnostizierte man bei mir eine sympathische Reflexdystrophie. Zu diesem Zeitpunkt hatte sich der Schmerz von beiden Füßen auf nahezu jeden Zentimeter meines Körpers ausgeweitet und ich lief Gefahr, im Rollstuhl zu landen. In meiner Verzweiflung und um den Schmerz zu beenden, meldete ich mich für eine experimentelle fünftägige stationäre, intravenöse Ketamininfusion an. Einen Tag, bevor ich mich nach New York aufmachte, um dieses experimentelle Verfahren an mir durchführen zu lassen, ging ich in einen Laden, um mir einen tollen Dokumentarfilm für den Krankenhausaufenthalt zu besorgen. Zufälligerweise fiel mir Crazy Sexy Cancer in die Hände und mein ganzes Leben veränderte sich! Natürlich funktionierte die Prozedur nicht und außerdem war sie schrecklich! Als ich entlassen wurde, kauften mir meine Eltern eine Saftpresse und ich habe nie zurückgeschaut. Ich nahm meine Angelegenheiten selbst in die Hand, stellte meine Ernährung um und begann mit Meditation, Gebeten und spirituellen Praktiken einschließlich Yoga. Ein Jahr nach meiner Diagnose bin ich jetzt gesünder als ich es je gewesen bin, selbst mit dieser Krankheit. Mit diesem Lebensstil als Ergänzung zu meinen Medikamenten habe ich es verhindern können, im Rollstuhl zu landen, und in meinem ersten Jahr an der Hochschule für Aufbaustudien habe ich die Bestnote bekommen (für Sozialarbeit). Entgegen aller Wahrscheinlichkeiten meistere ich mein Leben hervorragend. Danke Kris!!!

KAPITEL  IM ÜBERBLICK

DENK DRAN:

- All das Protein und das Kalzium, das du brauchst, kannst du aus abwechslungsreicher pflanzlicher Ernährung bekommen.

- Dieselbe pflanzliche Ernährung ist auch die beste Vorbeugung gegen Herzkrankheiten, Krebs und Diabetes.

- Milchprodukte führen zu Schleimbildung und sind mit einer Reihe von Krankheiten in Verbindung gebracht worden, die von Asthma bis Arthritis und Morbus Crohn reichen.

- Verarbeitete Fleischprodukte sind absolut tabu: Sie bestehen aus nichts weiter als Salz, Fett, Körperteilen und Karzinogenen.

- Hinter jedem Pfund verkauften Fleisches verbirgt sich eine Flut von versteckten Kosten für unsere Gesundheit, die Wirtschaft und die Umwelt.

- Versuche, dich von Tierprodukten zu entwöhnen. Beginne langsam (lass sie einmal pro Woche weg), dann weite den Verzicht auf mehrere Tage aus.

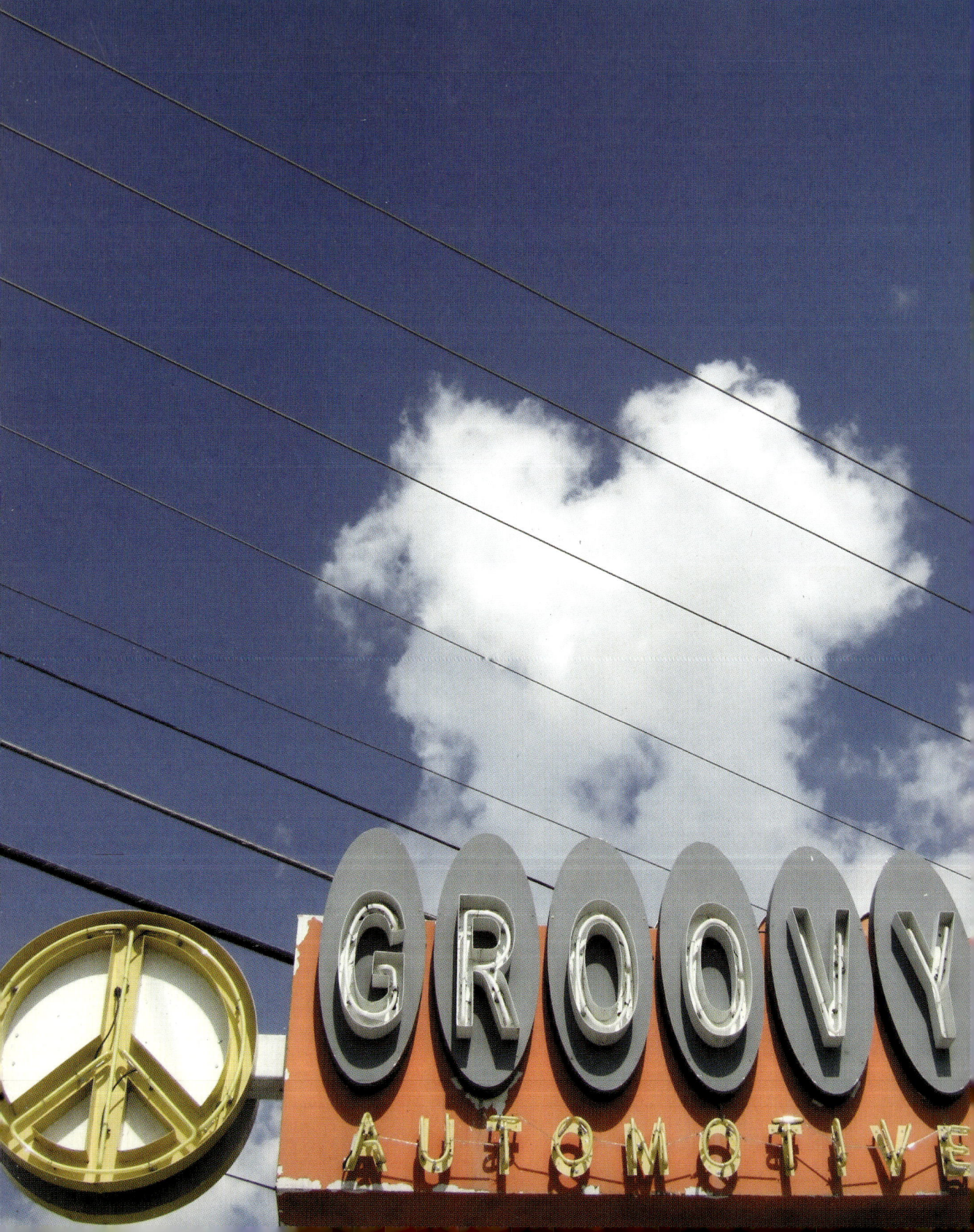

KAPITEL 5

VERTRAUE DEINEM BAUCHGEFÜHL

Du hast es bestimmt schon eine Million Mal gehört: „Der Mensch ist, was er isst". Das stimmt und meine Interpretation dieses alten Sprichworts geht noch einen Schritt weiter: Du bist auch, was du nicht ausscheißt. Wenn du in deinen Zellen, deinen Geweben und deinem Dickdarm Müll mit dir herumschleppst, dann verschwendest du im wahrsten Sinne des Wortes dein lebendiges Potential. Idealerweise geht gesunde Nahrung rein, steuert etwas zur Sache (zu dir) bei und kommt mühelos und pünktlich wieder raus. Leider ist das bei den meisten Amerikanern jedoch nicht der Fall.

Ungesunde Nahrung verstopft alle Systeme deines Körpers, sie versaut dein Immunsystem, inszeniert einen bakteriellen Putsch und erzeugt ein biologisch gefährliches Umfeld. Das ist ein weiterer Grund dafür, warum dir die basischen, voller Energie steckenden Nahrungsmittel der crazy sexy Ernährung helfen können, dich zu heilen. In diesem Kapitel wirst du lernen, wie wichtig dein hoheitsvolles „Wurzelwerk" – deine Verdauung – ist. Warnung: Wir werden über Scheiße reden. Es ist höchste Zeit, mit dem damenhaften Getue aufzuhören, voller Stolz zu furzen und zu untersuchen, was aus deinem Arsch herauskommt und was nicht. Deine Gesundheit hängt davon ab.

EINE REISE DURCH DEIN VERDAUUNGSSYSTEM

Als Kind sah ich mir sehr gerne zusammen mit meiner Großmutter eine Fernsehsendung namens The Love Boat an. Wir beide vergötterten die Kreuzfahrt-Managerin Julie McCoy, und ich träumte davon, einen Beruf zu haben wie sie, wenn ich erwachsen bin. Meine Großmutter gesellte sich zu mir und wir segelten zusammen nach Fantasy-Island, um mit Mr. Roarke und Tattoo zu Abend zu essen. Ich konnte nicht ahnen, dass die Reise, die ich als Erwachsene unternehmen sollte, etwas ganz anderes sein würde als eine Entdeckungsreise auf hoher See. Sei also nachsichtig mit meinen Kindheitsträumen und erlaube mir, die Kreuzfahrt-Managerin der Verdauung zu sein.

Die Verdauung ist ein Prozess, bei dem der Nahrung Nährstoffe entzogen und die übrig gebliebenen Abfallprodukte für die Ausscheidung aus dem Körper vorbereitet werden. Dieser Prozess fängt in deinem Mund an und endet – oder zumindest hoffst du das – mit einem Softeis-Platsch in deiner königlichen Kloschüssel. Das ganze System besteht im Wesentlichen aus einem einzigen gewundenen und gedrehten langen Rohr voll von biochemischem Spaß.

Dein Mund ist der erste Halt auf der Kreuzfahrt. Während du kaust, fangen Enzyme in deinem Speichel an, deine Nahrung zu zerlegen. Als Nächstes reisen die Nahrungsbrocken in deinen Magen (hier beginnt der Après-Schluck), wo sie sich heftig bewegen und sich mit Salzsäure und anderen Verdauungssäften vermischen, bis alles zu einer Substanz namens Chymus geworden ist. Sobald dieser Speisebrei deinen Magen verlässt, tritt er in den Dünndarm ein, wo zusätzliche Enzyme und Verdauungssäfte ihn weiter aufspalten. Dein Dünndarm ist auch der ideale Punkt, um die Nährstoffe in deinem Körper aufzunehmen. Der nächste Stopp ist dein Dickdarm, der auch Kolon genannt wird. Was nach der Nährstoffaufnahme noch übrig ist, sind hauptsächlich Ballaststoffe, unverdaute Nahrungsreste, tote Bakterien, Verdauungssäfte und Wasser. Die Aufgabe deines Dickdarms besteht nun darin, den größten Teil des verbleibenden Wassers zu resorbieren und den restlichen Chymus in Kot zu verwandeln.

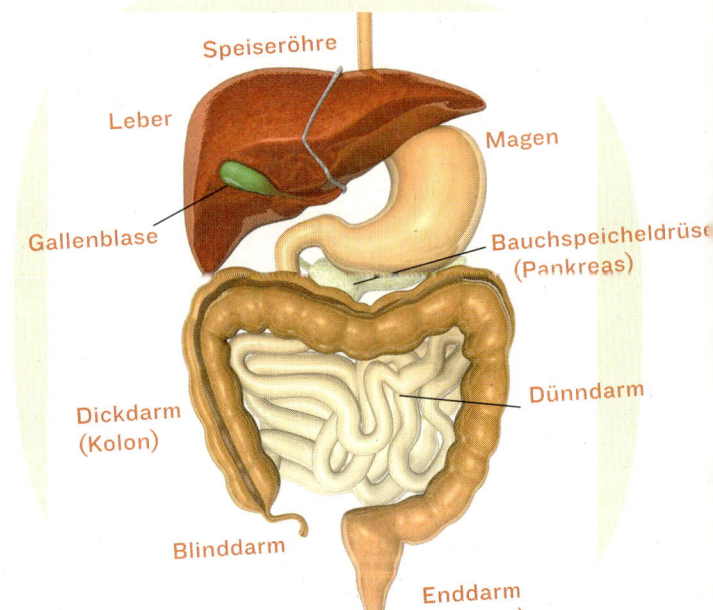

TRAGE DEN MÜLL RAUS!

Sei ehrlich, scheißt du regelmäßig? Also so ungefähr nach jeder Mahlzeit oder zumindest einmal am Tag? Wenn du nicht täglich ergiebigen Stuhlgang hast, dann steckst du voller Scheiße, Lady. Möglicherweise hängen da die Abfälle von Tagen, wenn nicht sogar Wochen herum und blockieren dich. Egal wie gesund unsere Ernährung ist, wenn unser inneres Kanalisationssystem verstopft ist, dann bricht unser Körper zusammen. Viele von uns haben durch den jahrelangen Verzehr von übermäßig viel Fleisch, Milchprodukten, industriell verarbeiteten Nahrungsmitteln, Brot, Süßigkeiten, Plätzchen, schlechten Ölen und anderen schmackhaften (aber toxischen) Leckereien einen stark beeinträchtigten und verkrusteten Dickdarm.

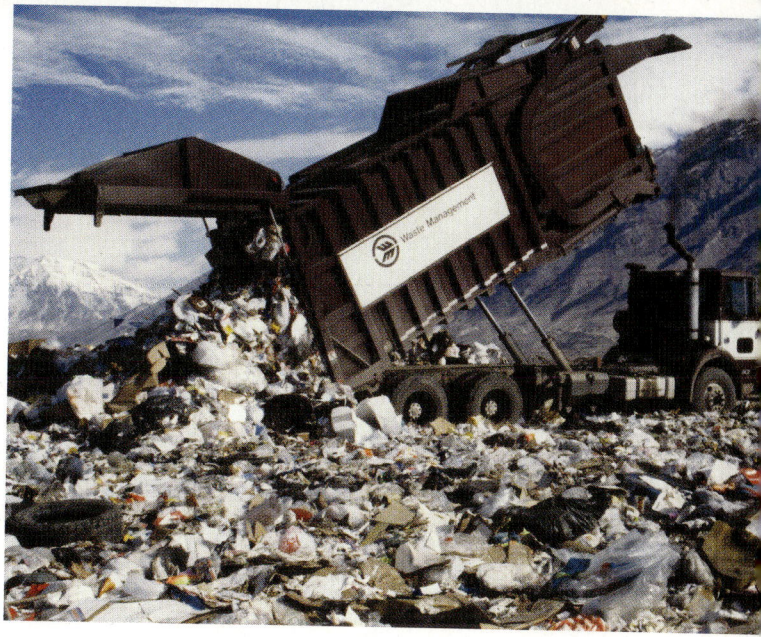

Wusstest du, dass ein Mensch im Durchschnitt allein im Dickdarm zwischen sieben und zehn zusätzliche Pfunde mit sich herumschleppt? Igittigitt!

Überliefertem Autopsie-Wissen zufolge soll Elvis bei seinem Ableben etwa 60 Pfund zusätzliche Scheiße und gebratene Erdnussbuttersandwiches mit Banane in seinem Arsch gehabt haben. Auch wenn ich bezweifle, dass das stimmt – zusätzliche Pfunde sind möglich, und zwar aus folgendem Grund: Deine Gedärme sind insgesamt neun bis zehn Meter lang. Wenn du sie ausbreiten wolltest, würde ihre Oberfläche – einschließlich aller Winkel und der Darmzotten – einen Tennisplatz abdecken. Wenn du dir das vergegenwärtigst, kannst du dir zahllose Schlupfwinkel vorstellen, in denen sich Fäkalien verfangen können.

Die Wände des Dünndarms sind mit Millionen winziger, fingerförmiger Erhebungen ausgekleidet, die Zotten genannt werden. Diese Zotten vergrößern die Gesamtoberfläche des Dünndarms erheblich, sodass du mehr Nährstoffe aufnehmen kannst. Wenn Nahrung über die Darmzotten wandert, resorbieren diese die Nährstoffe. Doch wenn sie beschädigt sind, ziehen die Nährstoffe vorbei.

Wenn sich Fäkalien nicht kontinuierlich durch den Dickdarm hindurchbewegen, stagnieren und verfaulen sie und verhärten sich, was zu unzähligen Problemen wie Verstopfung, Magenverstimmung und Magenkrämpfen, einem geschwächten Immunsystem, Gewichtszunahme oder sogar Depressionen führt.

Es leuchtet also ein, dass unser Körper zusammenbricht, wenn unser inneres Kanalisationssystem verstopft ist. Denn 60 bis 70 Prozent deiner Immunabwehr sind im Verdauungstrakt angesiedelt, angefangen bei dem lymphatischen Gewebe in deinen Mandeln bis hin zu deinem Rektum (Enddarm). Wie eine Kriegerprinzessin tötet dein Immunsystem sämtliche schädlichen Keime und Parasiten ab, die du mit deiner Nahrung aufnimmst.

Du trägst in deinem Darm buchstäblich Billionen von Bakterien mit dir herum. Im Allgemeinen sind sie freundliche kleine Kerlchen, die dir eifrig dabei helfen, deine Nahrung zu verdauen, und sogar einige Vitamine, wie z. B. das Vitamin K, produzieren. Du schleppst auch jede Menge weniger freundlicher Bakterien mit dir herum, z. B. Clostridium difficile, das Menschen mit geschwächter Immunabwehr sogar umbringen kann. Normalerweise verdrängen die guten Kerle die schlechten, doch wenn die schlechten Kerle ausreichend Fuß fassen, um sich zu vermehren, dann können sie zu einem echten Problem werden.

So lautet zumindest die Theorie. Tatsächlich können jedoch viele Dinge deine Darmbakterien und die freundlichen Bakterien, von denen deine Gesundheit abhängt, durcheinanderbringen. Was steht ganz oben auf der Liste? Schlechte Ernährung – insbesondere zu viel Zucker, zu viel tierisches Eiweiß und zu wenig Ballaststoffe. Ebenfalls auf der Liste stehen Arzneimittel und Drogen, insbesondere Antibiotika und Alkohol.

Manche Ärzte, Ernährungswissenschaftler und jetzt auch Werbefachleute schlagen Joghurt als Mittel vor, um zusätzliche gute Bakterien, auch als Probiotika bekannt, in deinen Körper hineinzubekommen (das werde ich in Kapitel 9 noch sehr viel ausführlicher erklären). Doch aufgrund dessen, was wir über Milchprodukte (und Pasteurisierung) gelernt haben, ist dieser Rat alles andere als fundiert. Erinnere dich: Milch erzeugt Schleim, und Schleim erzeugt Entzündungen, Stagnation und eine ganze Reihe von Störungen in deinem Darm. Darüber hinaus sind die meisten Joghurts voller Zucker. Schlechte Bakterien lieben es, sich von Zucker zu ernähren und sich mit seiner Hilfe zu vermehren. Und lass dich nicht zum Narren halten, indem du einen Bottich Eiskrem kaufst, der sich Joghurt nennt. Wie du gelernt hast, sind die meisten gesundheitsbezogenen Angaben in Vorstandsetagen fabriziert worden. Was wir wirklich bekommen, ist eine Tonne leere Kalorien sowie jede Menge Fett, Zucker und Schleim.

NUR SCHEISSE IM HIRN?

Hast du je etwas von der Hirn-Darm-Verbindung gehört? Dr. Michael Gershon, der an der Universität Columbia forscht, nennt den Darm „das zweite Gehirn". Der Darm hat sein eigenes Nervensystem – der Dünndarm hat schon für sich genommen genauso viele Neuronen wie dein Rückenmark. Neurotransmitter (Botenstoffe) sind natürliche Chemikalien, die Signale von einem Teil deines Gehirns in einen anderen übertragen. Stell dir vor: Man hat sie auch in deinen Gedärmen gefunden. Tatsächlich werden stattliche 95 Prozent des gesamten Serotonins, das einer der wichtigsten Neurotransmitter ist, aus Nervenzellen in deinem Darm gewonnen. Im Darm gibt es mindestens sieben verschiedene Arten von Serotonin-Rezeptoren. Ein Ungleichgewicht im Serotoninspiegel kann zu Depressionen führen. Wenn das eine Gehirn aus dem Gleichgewicht ist, dann ist es einleuchtend, dass das andere (dasjenige, das du benutzt, um dies zu lesen) es ebenfalls sein könnte. Viele Menschen mit Depressionen und Angststörungen haben gleichzeitig Darmprobleme. Vielleicht sollten wir weniger Prozac einwerfen und mehr Scheiße rauspumpen.

SCHLEIMIGE NACHRICHTEN

Schleim. Es klingt ziemlich ekelhaft, aber diese rutschige Schmiere hat eine äußerst wichtige Schutzfunktion für den Körper. Schleimmembranen befinden sich überall in deinem Körper, nicht nur in der Popelfabrik. Wir Menschen produzieren sogar ungefähr einen Liter Schleim pro Tag. Schleim schützt deine Magenschleimhaut vor Salzsäure, er trägt dazu bei, Infektionen in deinem Muttermund zu verhindern und schützt dich vor allem, was dein Körper als fremde Eindringlinge ansieht. Eine kleine Menge Schleim schmiert die Darmschlingen, damit sich Abfallprodukte leichter hindurchbewegen können. Schlechte Essgewohnheiten mit ihrem täglichen Ansturm an schädlichen Stoffen führen zu exzessiver Schleimbildung und Problemen wie Verstopfung. Wir alle wissen, wie es ist, eine verstopfte, triefende Nase zu haben. Nun, stell dir einfach vor, deine Nase sei dein Dickdarm (ich weiß, das ist unappetitlich, aber stell's dir trotzdem vor). Versuche, die Scheiße durch all den Glibber zu schieben …

Wie du bereits gelernt hast, ist Schleim außerdem säurebildend. Zu viel davon senkt unseren pH-Wert und reduziert den Sauerstoffspiegel. Nächster Schritt: Entzündungen – und die tun was? Sie erzeugen noch mehr Schleim! Das Ganze wird zu einem Teufelskreis aus innerem

Rotz. Igittigitt! Viele Menschen, die sich jahrelang schlecht ernährt und Stimulanzien, Antibiotika und Drogen konsumiert haben, sind überrascht über die endlose Menge an Schleim, die sich aus ihrem Körper ergießt. In Die schleimfreie Heilkost schreibt Arnold Ehret: „Jedwede Erkrankung ist eine Folge konstitutioneller Verstopfung. Das gesamte menschliche Rohrleitungssystem ist durch die zivilisatorische Fehlernährung chronisch verstopft."

Um richtig zu entgiften, brauchst du eine Pause von der schlechten Nahrung und den Giften, die in deinen Körper hineingelangen. Außerdem musst du dem alten Dreck helfen, sich hinauszubewegen. Deshalb kombiniere ich eine freiwillige eintägige Fastenkur mit grünem Saft mit der Colon-Hydrotherapie als Bestandteil meines 21-tägigen Entgiftungsprogramms (vergleiche Kapitel 10). Während des Entgiftungsprozesses wird sogar noch mehr Müll als gewöhnlich im Dickdarm und im Blutkreislauf abgeladen, weshalb es noch wichtiger ist, dass du den Abfall weiter hinausbeförderst. Sobald du deinem inneren Terrain einen gründlichen Frühjahrsputz verpasst und deine Ernährung im crazy sexy Stil aufgewertet hast, musst du nur noch gelegentlich entgiften. Bis dahin lies weiter.

Schlechte Essgewohnheiten mit ihrem täglichen Ansturm an schädlichen Stoffen führen zu exzessiver Schleimbildung und Problemen wie Verstopfung.

REINIGE DEINEN VERDAUUNGSKANAL MIT HILFE EINES INNEREN KLEMPNERS

Stell dir ein altes Haus vor, das jahrzehntelang abgeschlossen war. Bei dem Versuch, dieses Haus nach so vielen Jahren zu fegen, löst du einen Staubsturm aus. Wenn du die Fenster nicht öffnest, setzt sich der Staub einfach woanders ab. Dasselbe gilt für deinen wunderbaren Körper. Eine der besten Möglichkeiten, um zu verhindern, dass sich in deinem inneren Haus Staub ansiedelt, ist ein inneres Bad, durch welches das Gelumpe zur Hintertür hinausbefördert wird. Ich spreche von einem Einlauf oder einer Darmspülung.

Viele Leute winden sich oder werden zimperlich, wenn man Scheiße erwähnt – insbesondere wenn dann auch noch von ihnen gefordert wird, sich etwas in den Arsch zu schieben: „Das ist unnatürlich! Zeug kommt heraus, aber man steckt nichts hinein!" Nun, finde dich damit ab. Kraftriegel sind unnatürlich, Reinigung ist es nicht. Die Darmreinigung ist eine Heilmethode, die schon die alten Ägypter angewendet haben. Bis weit ins zwanzigste Jahrhundert hinein wurden Einläufe von Hausärzten sehr häufig durchgeführt. Lange wurden sie sogar als eines der besten Mittel gegen Kopfschmerzen angesehen! Wenn dein System aussetzt und stottert, weil du zu viel Fast Food konsumiert hast, dann könnte eine Colon-Hydrotherapie durchaus angesagt sein. Sie ist wesentlich effektiver und sanfter als heftige, süchtig machende chemische Abführmittel wie Ex-Lax (ein in den USA gebräuchliches Mittel) oder sogar pflanzliche Abführmittel mit Sennablättern. Außerdem reizen Abführmittel den Darm und schwächen ihn noch weiter, und sie können auch zu Austrocknung führen. Wenn du dich nicht regelmäßig entleerst, oder wenn du vorhast, eine Entgiftung zu machen, dann solltest du definitiv die Kraft des Schlauches in Betracht ziehen.

DAS EINLAUF-ABC

Einläufe helfen, den unteren Teil des Darms – den so genannten absteigenden Darm – in Bewegung und zum Grooven zu bringen. Sie können Menschen, die an Verstopfung leiden, große Erleichterung verschaffen, und man kann sie leicht zu Hause durchführen. Schritt eins bei der Anwendung eines Einlaufs: Mach Frieden mit der Tatsache, dass du dir einen hilfreichen Schlauch in den Arsch schieben wirst. Schritt zwei: Schmücke dein Badezimmer wie einen Entgiftungs-Ashram. Bloß weil besagter Schlauch sich in deinem Arsch befindet, heißt das noch lange nicht, dass du dich in einer antiseptischen Umgebung aufhalten musst. Umgib dich mit Stil und mit Schönheit.

Ich rolle gerne meine Yogamatte aus und lege ein großes, behagliches Handtuch darauf. Dimme das Licht, mach ein wenig Musik, zünde eine Kerze an und entspann dich.

Die meisten Klistierbeutel fassen ein Volumen von 3 Litern und sind so konstruiert, dass du den Schlauch am Beutel befestigen musst. Null Problem – wenn du den Beutel füllst, achte darauf, dass die Schlauchklemme geschlossen ist, denn sonst wird das Wasser deinen Ashram überfluten statt deinen Arsch. Fülle den Klistierbeutel mit lauwarmem gefiltertem oder destilliertem Wasser. (Das Chlor im Leitungswasser tötet die gute Flora in deinem Darm ab.) Bevor du den Schlauch in deinen Hintern einführst, lass ein wenig Wasser aus dem Klistier ins Waschbecken laufen – so entfernst du etwaige Luftblasen. Hänge als Nächstes den Klistierbeutel an einem Handtuchhalter oder Türgriff auf und achte darauf, dass das Klistier höher ist als du (Schwerkraft rockt!). Lege dich auf die linke Seite, dein rechtes Knie sollte eng an der Brust liegen, das linke Bein ausgestreckt sein. Schmiere die Spitze des Schlauches mit ein wenig Kokosöl ein und dann führe den Schlauch sanft in dein Rektum ein. Woo hoo! Du musst nicht sehr weit gehen, Rambo – 5 bis 10 cm genügen.

Löse den Haken und lass das Wasser langsam in dich hineinlaufen. Wenn du zu schnell zu viel Wasser hereinlässt, könntest du den Drang verspüren, dich vorzeitig zu entleeren. Um die besten Ergebnisse zu erzielen, solltest du den Schlauch nur ein wenig füllen, dann abklemmen, dich entspannen und es dem Wasser erlauben, deine Gedärme einzuweichen. Wenn du dich dazu bereit fühlst, dann lass mehr Wasser hinein. Solltest du dich abenteuerlustig fühlen, dann rolle dich mit gebeugten Knien langsam auf den Rücken und fang an, deinen Bauch mit Kreisbewegungen im Uhrzeigersinn zu massieren. Das geht am leichtesten während einer Einweichphase.

Rolle dich als Nächstes langsam auf deine rechte Seite, damit das Wasser auch in andere Bereiche gelangen kann. Wilde Frauen möchten vielleicht die kniende Haltung ausprobieren. Wie bitte? Lege deinen Kopf auf den Boden und

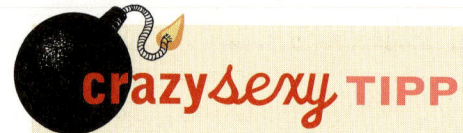

crazysexy TIPP
Wenn du verreist, nimm einen Klistierbeutel mit für den Fall, dass du Verstopfung bekommst.

knie dich hin, mit dem Po Richtung Decke. Achte nur darauf, dass deine Tür verschlossen ist und dein Hintern in die andere Richtung zeigt!

Beende den Prozess, indem du den Schlauch abklemmst und langsam die Spitze entfernst. Versuche, das Wasser fünfzehn bis zwanzig Minuten lang zu halten, dann lass alles in die Toilettenschüssel gehen. Falls du es nicht so lange halten kannst, mach dir keine Sorgen: Lass es los, wenn du dazu bereit bist. Du kannst gerne noch eine weitere Runde starten, wenn du beim ersten Mal nicht viel losgeworden bist. Manchmal sind Blähungen das Haupthindernis; sobald dieses Problem erledigt ist, wirst du eine bessere zweite Runde haben. Wenn dir langweilig wird, dann hol dir ein Buch oder eine inspirierende Lektüre. Vielleicht kannst du das Wasser länger halten, wenn du deinen Fokus auf Deepak Chopra richtest. Wenn du fertig bist, dann leere sämtliches noch verbliebene Wasser aus dem Beutel und schicke etwas heißes Wasser hindurch, um ihn durchzuspülen. Wasche ihn mit milder Bio-Seife und mit Wasser. Um zu verhindern, dass du Keime weitergibst, hier ein Party-Tipp: Teile deinen Einlaufbeutel mit niemandem, ist doch logisch, oder?!

GRAS IN DEINEM ARSCH

Weizengras ist genau das, wonach es klingt: Es sind die jungen Triebe, die sich aufstellen, wenn man Weizenkörner sprießen lässt. Weizengras ist ein kraftvolles Stärkungs- und Heilmittel. Du kannst dir entweder einen Saft daraus zubereiten (vergleiche Kapitel 6) oder es als Zusatz in deinem Einlauf verwenden. Ein 120 ml-„Shot", zu Hause gemacht oder frisch in einer Natur-Saftbar gekauft, wirkt wie ein Starthilfekabel-Set für dein Immunsystem. Eine „Einpflanzung" ist eine kleine Menge Saft, die etwa zwanzig Minuten lang im unteren Teil des Darms gehalten wird. Im Krankheitsfall regt Weizengras eine schnelle Reinigung und Heilung des unteren Darmbereichs an. „Einpflanzungen" helfen auch dabei, angesammelte Abfallstoffe herauszuholen. Das regt die Peristaltik (die Darmbewegungen) an und füllt die Elektrolyte in deinem Darm wieder auf.

Die Colon-Hydrotherapie mit Weizengras-Infusion ist zudem ein guter Deal für den Big Daddy aller Organe – deine Leber. Sobald die Infusion „eingepflanzt" ist, wird ein Teil des Saftes von der Lebervene aufgenommen, die direkt zur Leber führt. Der Saft regt deine Leber an, sich zu reinigen und verleiht ihr dank des mächtigen Heilers Chlorophyll (denke an den Sauerstoff!) großen Schwung.

Deine Leber ist dein wichtigstes Ausscheidungsorgan. Stelle sie dir als Recyclingzentrum des Körpers vor, das unablässig dein Blut filtert und reinigt. Sie spielt auch eine unerlässliche Rolle für die Verdauung und die Assimilation, ebenso wie für dein Immunsystem und buchstäblich noch Hunderte weiterer Prozesse. Die Leber ist echt schwer beschäftigt! Sobald sie verstopft ist, bist du es auch.

BERAUSCHT VON DARMSPÜLUNGEN

Darmspülungen sind sogar noch besser als Einläufe, weil sie den gesamten Darmbereich erreichen – den aufsteigenden, den transversen (also den seitlich verlaufenden) und den absteigenden Darm. Colongeräte verwenden sehr sanften Wasserdruck, um das Wasser weit hinauf in den Darm zu leiten. Während man für einen Einlauf nur einen Liter Wasser benötigt, kann ein Colongerät im Laufe der Behandlung bis zu 22 Liter Wasser verbrauchen. Wie du dir vorstellen kannst, sind Darmspülungen keine Heimwerker-Projekte – du brauchst dazu eine ausgebildete Fachkraft.

Eine durchschnittliche Sitzung mit einer Hydro-Colon-Therapeutin dauert fünfundvierzig Minuten bis eine Stunde. Wenn du wirklich blockiert bist oder gesundheitliche Probleme hast, bei denen du von einer tieferen Entgiftung profitieren würdest, dann benötigst du am Anfang vielleicht eine Serie von mehreren Behandlungen. Die Anzahl von Behandlungen, die du brauchst, hängt von deinem Gesundheitszustand und deinem Darm ab – ein guter Therapeut kann dir sagen, wo du gerade stehst.

Wenn du noch nie eine Darmspülung bekommen hast, kann das erste Mal sehr furchteinflößend sein. Es gibt jedoch absolut keinen Grund, Angst zu haben. Du wirst nicht auf den Tisch scheißen oder Wasser durch den Raum spritzen. Das Ganze ist vielmehr sehr hygienisch und nüchtern. Es gibt zwei Arten von Darmspülungen: Die eine arbeitet mit Schwerkraft und die andere mit Druck. Ein erfahrener Hydrotherapeut kann Wunder mit beiden Methoden bewirken, doch ich empfehle Spülungen mit Schwerkraft-Systemen, da mit Druck betriebene Systeme dazu führen können, dass sich der Stuhl noch mehr verklemmt, wenn du bereits stark blockiert bist. Schwerkraftsysteme nutzen lediglich die Kraft der Schwerkraft (wie ein Einlauf, nur größer), um den Wasserfluss zu kontrollieren; sie sind also sanfter, besonders für Menschen mit einem sensiblen Verdauungstrakt oder mit Reizdarmsyndrom. Der Therapeut führt das gleitfähig gemachte Spekulum sanft in dein Rektum ein, während du von der Taille abwärts mit einem Handtuch oder Laken bedeckt bist. Das Wasser wird langsam eingeführt – „hallo, Wasser!" – dann füllt sich dein Darm und weicht ein, ganz ähnlich, wie du selbst es bei einem Einlauf machen würdest.

Während du einweichst, bekommst du eine schöne, sanfte Bauchabreibung. Ein guter Therapeut weiß, wie er die Druckpunkte in deinen Waden, Füßen und im Rücken erreichen kann, um dich zu unterstützen, Abfallprodukte auszutreiben. Wenn du bereit bist, dich zu entleeren, wird die Fließrichtung umgekehrt und Wasser und Abfallprodukte werden durch denselben Schlauch abtransportiert. Es ist ein vollkommen geschlossenes System, was bedeutet, dass es kein Wirrwarr, kein Theater und keine Gerüche gibt. Durch ein kleines Sichtfenster in dem Gerät kannst du sogar sehen, was gerade dabei ist, eliminiert zu werden. Na, wenn das nicht cool ist! Manche Therapeuten sind wie Hellseher, die in Teeblättern lesen! Ein Blick auf deine Scheiße – und sie wissen alles über dich. Du wirst eine Menge darüber lernen, was bei deiner Verdauung funktioniert und was nicht. Es ist mehr als wahrscheinlich, dass du sehr viel Schleim, Gasbläschen, Galle, unverdaute Nahrung („wann habe ich denn Mais gegessen?") sehen wirst, und vielleicht ziehen auch einige Parasiten vorbei. Manchmal ist das Ganze besser als ein Ausflug in den Zoo!

Leute, die gegen die Colon-Hydro-Therapie sind, behaupten, dass man davon abhängig werden könne. Das ist nichts, über das du dir den Kopf zerbrechen musst. Stell dir die

Therapie wie ein Workout vor: Der sanfte Wasserdruck strafft deine Muskeln und baut sie wieder auf, indem er die Peristaltik – die Kontraktion der glatten Muskulatur, die das ganze Zeug durch den Verdauungstrakt treibt – stärkt. Sobald der anfängliche Reinigungsprozess abgeschlossen ist, müssen Darmspülungen zur Erhaltung und Pflege nur einmal pro Saison oder einige Male im Jahr gemacht werden.

Ein weiterer Kritikpunkt ist, dass die Colon-Hydro-Therapie die guten Bakterien wegschwemmt. Doch Tatsache ist, dass sich gute Bakterien nur in einer sauberen Umgebung vermehren können. Nach der Reinigung kannst du ein Probiotikum nehmen (vergleiche Kapitel 9), damit sich die guten Bakterien wieder in deinem Darm ansiedeln können. Der Darm wird sich mit einem besseren Verhältnis von freundlichen zu unfreundlichen Bakterien selbst wieder ins Gleichgewicht bringen, besonders dann, wenn der ganze Müll beseitigt ist.

Das einzige, worüber du dir bei der Colontherapie wirklich Gedanken machen solltest, ist die Reinlichkeit des Anbieters. Colontherapeuten brauchen weder eine Zulassung noch ein Zertifikat – so ziemlich jeder kann sich ein Colongerät kaufen und eine Praxis eröffnen. Hole dir, um sicherzugehen, dass du weder an einen ungeschickten oder unerfahrenen Therapeuten geratst, noch an einen, der es mit der Hygiene nicht so genau nimmt, möglichst eine persönliche Empfehlung. Frage bei den Leuten in deinem Wohnort nach, bei denen die größte Aussicht besteht, dass sie dir diese Information geben können: Chiropraktikern, Massagetherapeuten, Naturheilkundlern oder Ernährungsfachleuten. Bitte um Referenzen und überprüfe sie!

Sei auf eine crazy, aber nicht so sexy Reinigung vorbereitet. Wenn deine Ernährung ein bisschen ungesund ist, dann wird deine Entgiftung ein bisschen unangenehm sein. Wenn deine Ernährung eine totale Katastrophe ist, dann halte dich gut fest, denn es wird eine holprige Fahrt werden, Schätzchen! Denk einfach dran, dass auch das vorübergehen wird (das ist der entscheidende Punkt!). Es ist besser, den Mist mit einem Einlauf oder einer Darmspülung hinauszubekommen, als zuzulassen, dass er sich anhäuft und einen geheimen Krieg in deinen Eingeweiden führt. Fürs Erste solltest du wissen, dass die meisten Symptome, die du während des Prozesses fühlst, vollkommen normal und harmlos sind. Schlimme Zeiten erfordern eine tiefere Reinigung.

> **crazy sexy TIPP**
> Wenn du schwanger bist, Durchfall hast, einen Morbus Crohn-Schub bekommst, am Reizdarmsyndrom oder an akuter Divertikulitis leidest, oder wenn dir ein Teil deines Darms entfernt wurde, sind Darmspülungen nicht ratsam

KÖRPERENTGIFTUNG
von Dr. med. Alejandro Junger

Entgiftung ist so lebensnotwendig wie das Schlagen des Herzens. Giftstoffe werden von unseren Zellen ständig als Abfallprodukte des Stoffwechsels gebildet. Die Zellen geben die Giftstoffe ins Blut ab, und nur ein paar Herzschläge später werden sie in die Leber geschwemmt, um dort entgiftet zu werden.

Der Entgiftungsprozess ist erstaunlich kompliziert. Während sich die Giftstoffe noch in deinem Blutkreislauf befinden, heften sich ebenfalls dort zirkulierende Antioxidanzien an sie an, neutralisieren ihre oxidierende Wirkung und eskortieren die Giftstoffe in die Leber. Sobald sie dort angekommen sind, greift eine Leberzelle nach dem Gift und setzt das Antioxidans-Molekül frei, damit es in den Blutkreislauf zurückgelangen kann. Dann nimmt sich die Leberzelle das Gift vor. Der Entgiftungsprozess läuft in zwei Stufen ab: In **Phase 1** neutralisieren chemische Reaktionen zunächst das Gift in der Leber, bevor es dann auf einem der drei folgenden Wege eliminiert wird:

• Es wird in die Gallenflüssigkeit geschickt, damit es am Ende im Kot aus dem Körper herausbefördert werden kann.
• Es wird in den Urin und den Schweiß geschickt, um auf diese Weise ausgeschieden zu werden.
• Es wird in aktive Zwischenprodukte (Konjugate) umgewandelt, die dann sogar noch toxischer sein können als das ursprüngliche Gift.

Ist der Giftstoff einmal umgewandelt, setzt die **Phase-2**-Entgiftung ein, um mit den Zwischenprodukten fertigzuwerden. Im Laufe des Prozesses werden diese Produkte durch weitere chemische Reaktionen in der Leber neutralisiert und wasserlöslich gemacht. Sobald auch das abgeschlossen ist, kann das neutralisierte Gift über Urin oder Schweiß ausgeschieden werden.

Alle diese komplexen chemischen Entgiftungsreaktionen in der Leber werden durch eine Gruppe von Enzymen ermöglicht, die unter der Bezeichnung Cytochrom-P450-Serie bekannt sind. Um richtig zu funktionieren, benötigen diese Enzyme reichlich Nährstoffe, wie zum Beispiel Vitamin C, B-Vitamine, Selen, Magnesium, Schwefel und Aminosäuren wie Methionin und Cystein.

Die Evolution hat dein Entgiftungssystem so konzipiert, dass es mit einer natürlichen Ernährung umgehen kann, die eine große Menge an frischen, rohen und basischen pflanzlichen Nahrungsmitteln enthält. Wenn wir Menschen ausschließlich unserer natürlichen Ernährung folgen würden, hätten wir all die Antioxidanzien, die wir bräuchten, um unseren Körper vor dem oxidativen Schaden zu schützen, der durch zirkulierende Giftstoffe verursacht wird. Außerdem stünden uns im Überfluss all die Nährstoffe zur Verfügung, welche die Leber braucht, um die Entgiftung in Phase 1 und Phase 2 effizient durchzuführen.

Der Plan der Natur ist komplex, intelligent und vorausschauend: Die Natur hat Sicherungsmechanismen für den Fall eingebaut, dass es zu einem Giftstoffüberschuss kommt. Da die wahrscheinlichste Reaktion bei der Anhäufung von Giften eine ausgeprägte Säurebildung ist, kann der Körper ein oder mehrere Sicherungssysteme einschalten, um den Säure-Basenhaushalt zu regulieren. Durch schnelleres Atmen wird mehr Kohlendioxid (das eine Säure ist) freigesetzt. Das ist eine Möglichkeit, wie dein Körper zumindest kurzfristig einen plötzlichen Säureanstieg ausgleichen kann. Hält die Säurebildung jedoch an, setzt dein Körper Kalzium und andere Mineralien aus deinen Knochen frei, um die Säuren zu neutralisieren. Das Herauslösen der Mineralien aus den Knochen bedeutet, dass diese sich buchstäblich auflösen und so Osteoporose entsteht. Da eine Säureüberlastung immer möglich gewesen ist, hat die Natur Sicherungssysteme vorgesehen. Diese sind jedoch nur für den gelegentlichen Einsatz gedacht, denn sie sollten ja auch nur gelegentlich nötig sein. In den vergangenen ein-, zweihundert Jahren hat sich die menschliche Ernährungsweise jedoch in den roten Bereich hineinbewegt und unsere Sicherungssysteme müssen ständig herangezogen werden.

Folgendes ist passiert:

Das moderne Leben hat uns Tausende von zusätzlichen Giftstoffen beschert. Heutzutage sind viele Nahrungsmittel stark verarbeitet und voller Chemikalien. Statt wirkliche Nährstoffe zu verzehren, verdauen wir nahrungsähnliche Moleküle, die den Körper mit einem Trick dazu bringen, sie zu absorbieren. Sobald sie sich einmal im Körper befinden, haben sie keinerlei Nutzen mehr. Dort führen sie zu Irritationen und Entzündungen und in der Leber werden sie durch die Verstoffwechslung in Phase 1 in noch schlimmere Gifte umgewandelt. Neben Farb- und Duftstoffen, texturgebenden Mitteln und künstlichen Aromastoffen nehmen wir auch toxische Chemikalien auf wie zum Beispiel Hormone, die die Signalübertragung im Körper stören können.

In unserer Umwelt ist es ebenfalls zu einem exponentiellen Anstieg verschiedenartiger Chemikalien gekommen. Diese Chemikalien kommen in der Natur normalerweise nicht vor; vielmehr wurden sie in einem Labor zusammengebraut. Unser Leben ist voll davon: die Luft, die wir atmen, das Wasser, mit dem wir uns waschen und das wir trinken, die Kosmetika, die wir verwenden, unsere Waschmittel, die Farbe an unseren Wänden, das feuerhemmende Mittel, das Gase aus unserer Matratze ausströmen lässt …

Da wir ständig Chemikalien ausgesetzt sind, läuft unsere Darmflora – die Bakterien, von denen unsere Gesundheit abhängt – Gefahr, vernichtet zu werden. Sie ist massiven direkten und indirekten Angriffen ausgesetzt. Zu einem direkten Angriff kommt es, wenn wir Antibiotika nehmen. Indirekte Angriffe geschehen dadurch, dass wir es ständig mit antibakteriellen Substanzen zu tun haben. Konservierungsmittel, Pestizide, Insektizide, antibakterielle Mittel, antivirale Mittel – wir sind ihnen jedes Mal ausgesetzt, wenn wir unseren Körper, unsere Kleidung, unser Heim oder unseren Arbeitsplatz waschen oder reinigen. Sogar manche Kinderspielzeuge sind mit antibakteriellen Mitteln versehen. Unsere Darmflora abzutöten bedeutet, den ersten Dominostein umzustoßen, der sich schließlich in Form zahlreicher chronischer Krankheiten manifestiert, die mittlerweile zu Epidemien geworden sind.

Nährstoffe werden knapp, während gleichzeitig die Menge an Nahrung explodiert. Ausgelaugte Böden, landwirtschaftliche Verfahren, Transport, Bestrahlung, Pasteurisierung, ungenügendes Kauen und der Tod der Darmflora – alle diese Faktoren machen es nahezu unmöglich, genügend Nährstoffe aus der Nahrung für einen harmonischen Stoffwechsel und eine lebendige Gesundheit zu beziehen. Gleichzeitig löst die Nährstoffverarmung Hungergefühle aus. Dein Körper will und braucht diese Nährstoffe, und der einzige Weg, den er kennt, um sie zu bekommen, ist, dir das Gefühl von Hunger zu geben, damit du mehr isst. Erst wenn dein Körper feststellt, dass er die notwendigen Nährstoffe bekommen hat, wird der Hunger aufhören. Doch wenn deine Nahrung dir diese Nährstoffe nie wirklich in ausreichender Menge und in einer Form zur Verfügung stellt, in der dein Körper sie auch nutzen kann, dann wirst du nie aufhören, Hungergefühle zu haben.

Kurz gesagt: Im modernen Leben bist du mehr Giftstoffen ausgesetzt, als sie dein Körper von Natur aus verarbeiten kann. Er muss wesentlich härter arbeiten, um sie zu eliminieren, während er gleichzeitig mit einem Mangel an guten Darmbakterien und einer Unterversorgung mit Nährstoffen zu kämpfen hat. Das ist eine evolutionäre Panne – dein Körper kann sich nicht schnell genug entwickeln, um mit unserer modernen Ernährungsweise fertigzuwerden. Was solltest du also tun? Kehr mit deinem Essverhalten zu der Ernährungsweise zurück, für die dein Körper ausgelegt ist. Das bedeutet: iss viele rohe und kurz gegarte Nahrungsmittel und achte auf eine regelmäßige Darmentleerung. Achte darauf, deinem Körper nicht noch zusätzliche Giftstoffe zuzuführen, das heißt: Meide Reinigungsmittel, Antibiotika und andere Produkte, die voller Chemie und zugesetzter Gifte stecken. Saubere Versionen, die besser für dich und die Umwelt sind, sind leicht erhältlich.

Dr. Alejandro Junger, ist Arzt und Autor des US-Bestseller *Detox your Life – Wie Sie Ihren Körper beim Entgiften unterstützen und sich von Belastungen befreien: Mit Rezepten und Ihrem Detox-Wochenplan*

AB IN DIE HOCKE!

Es gibt Gelegenheiten im Leben, bei denen es notwendig ist, in die Hocke zu gehen. Die Geburt eines Kindes zum Beispiel. Oder: Wenn du scheißen gehst. Der moderne Lokus ist nicht im besten Interesse deines Darms konzipiert worden. Idealerweise sollten sich deine Füße etwa 25 bis 30 Zentimeter über dem Boden befinden, denn deine Knie sollten höher sein als deine Hüften. Die Hockposition ist die Position, die die Natur für uns zum Scheißen vorgesehen hat. Das regt eine vollständige Entleerung an. Vielleicht kannst du dir für deine Toilette eine Naturplattform bestellen, die deine Füße in die anatomisch richtige Position für einen gesunden Stuhlgang bringt. Wenn du sparsam sein willst, dann benutze einfach einen kleinen Deckelkorb oder einen Abfalleimer zum Scheißen – so wie ich.

TRENNKOST

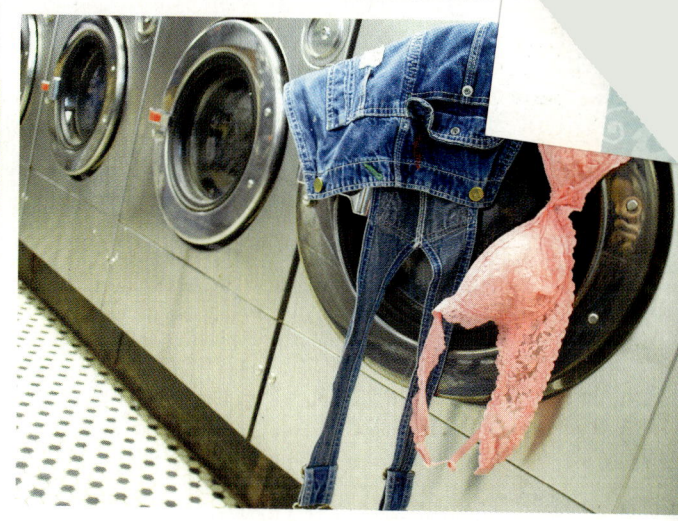

Eine andere Möglichkeit, um eine optimale Verdauung, Assimilierung und Ausscheidung zu erreichen und so mehr Energie zur Verfügung zu haben und seinen allgemeinen Gesundheitszustand zu verbessern, ist eine strategische Trennkost. Unterschiedliche Lebensmittel haben unterschiedliche Durchgangszeiten (die Zeit, die vom Eintritt bis zum Austritt vergeht) und benötigen deshalb unterschiedliche Verdauungsenzyme und wechselnde Säure-Basen-Bedingungen. Wenn wir Nahrungsmittel richtig zusammenstellen, dann können wir den Verkehr in unserem Darm so managen, dass er reibungslos und ohne Staus vonstatten geht. Wenn wir es nicht tun, erzeugt der daraus resultierende Verkehrskollaps Gewalt im Straßenverkehr. Was sind die Folgen? Stinkende Furze, Fäulnis, zu viel Schleim, Verstopfung, nur teilweise verdautes Essen in deinem Klo und ein Völlegefühl, für das du deine schöne Hose verantwortlich machst.

Nicht jeder reagiert sensibel auf dichte, falsch kombinierte Mahlzeiten. Vielleicht hast du die Konstitution eines Gladiators und dieser Schritt wird dir nur das Gefühl geben, dich einschränken zu müssen, und dich stinksauer machen. Wenn dem so ist, dann vergiss es! Trennkost ist ein recht neues Konzept, und obwohl es viele geachtete Ärzte und Therapeuten im Gesundheitswesen gibt, die darauf schwören, glauben andere, es sei ziemlich unsinnig. Sei eine neugierige Wellness-Kriegerin und probiere sie selbst aus. Wenn du nach den Mahlzeiten sonst häufig Bauchschmerzen oder Verdauungsbeschwerden bekommst, dann wirst du möglicherweise große Unterschiede feststellen, wenn du Trennkost praktizierst. Meine Vermutung ist, dass du nicht sehr lange experimentieren müssen wirst. Ein paar Tage bis eine Woche sollten ausreichen, um in Erfahrung zu bringen, ob dir diese Art der Ernährung hilft.

Wenn ich in meinen Workshops Ernährungsunterricht gebe, dann bringe ich normalerweise einen schicken Spitzen-BH und einen mit Farbe beschmutzen Overall meines Mannes mit, um die Prinzipien der Trennkost zu erklären. Stell dir vor, wie sich diese mit Fett, Farbe und wer weiß was sonst noch verschmutzte Arbeitshose in deiner Waschmaschine dreht. Die verstunkene Hose muss eingeweicht und mit reichlich Öko-Waschpulver und vielleicht noch einem Spritzer natürlicher Bleichlauge in kochend heißem Wasser gewaschen werden.

Die Metallschließen machen laute Knallgeräusche und nur Lumpen sind mit ihnen im Schleudergang sicher. Würdest du deinen wunderschönen (extrem teuren) La Perla-BH mit diesem Grobian zusammen in die Waschmaschine stecken? Ich glaube nicht. Wenn du es tätest, würde dein BH kaputtgehen. Möpsehalter brauchen den Schonwaschgang. Dreckige, abgewetzte Hosen brauchen eine Powerdusche. Wenn du sie im Schonwaschgang wäschst, bleiben sie dreckig. Hast du's kapiert? Dein BH und deine Hose benötigen unterschiedliche Durchgangszeiten, um sauber und schick zu werden.

> **Unterschiedliche Lebensmittel haben unterschiedliche Durchgangszeiten (die Zeit, die vom Eintritt bis zum Austritt vergeht) und benötigen deshalb unterschiedliche Verdauungsenzyme und wechselnde Säure-Basen-Bedingungen.**

WIE DU NAHRUNGSMITTEL KOMBINIEREN KANNST.

Die Grundprinzipien der Kombinierbarkeit von Lebensmitteln sind ziemlich einfach. Hier ist eine Liste für den Einstieg. Um diese Prinzipien in Aktion zu erleben, sieh dir den Montag in dem Abschnitt „Ein crazy sexy Tag im Leben" in Kapitel 10 an.

- **Iss Melone alleine oder lass die Finger davon** (Verdauungszeit: fünfzehn bis dreißig Minuten).

- **Iss auch andere Früchte ebenfalls ohne andere Nahrungsmittel** (ein bis zwei Stunden).

- **Stärke (Getreide, Wurzelgemüse, Hülsenfrüchte, Zerealien, Brot) passt gut zu Gemüse** (drei Stunden).

- **Proteine (Nüsse, Samen, Hülsenfrüchte, Muskelfleisch) passen gut zu Gemüse** (vier Stunden). *Anmerkung: Manche tierische Proteine können sogar acht Stunden oder länger brauchen.*

- **Proteine und Stärke harmonieren nicht miteinander.** Beispiele: Eier und Toast, Erdnussbutter (oder Gelee) und Brot, Nüsse und Getreide.

- **Proteine und Obst harmonieren nicht miteinander, ebenso wenig Stärke und Obst.** *Denk an Overalls und Spitzen-BHs. Die Overalls sind wie ein Stück Fleisch, der BH wie eine Schüssel Beeren. Zusammen veranstalten sie eine Fäulnis-Disco!*

- **Auch wenn Avocados eigentlich Früchte sind, die voller Proteine und guter Fette stecken, fallen sie unter die Stärke-Gruppe.** Doch diese kleinen Juwelen (auch als „Butter der Natur" bekannt) passen zu ungefähr allem. Genieße sie!

- **Gemüse sind wie die Schweiz – sie sind vollkommen neutral und passen zu allem.** Sie sind der Klebstoff, der uns zusammenhält (Verdauungszeit: zwei bis drei Stunden).

- **Auch wenn Früchte wirklich alleine gegessen werden sollten, kannst du Säfte und Smoothies aus einer Kombination von Gemüsen und Früchten machen.**

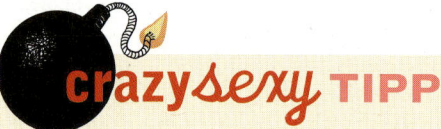

crazy sexy TIPP

Wenn du gründlich kaust, wird dir das helfen, die Nährstoffe deiner Nahrung besser aufnehmen zu können und dich leichter von Abfallprodukten zu befreien. Einige Ernährungsfachleute sagen sogar, du solltest deine Nahrung trinken und dein Wasser kauen, was im Wesentlichen bedeutet, dass alles, was durch deine Kehle geht, püriert sein sollte, denn die Verdauung beginnt mit den Enzymen, die in deinem Speichel freigesetzt werden, wenn du kaust. Fang also an, mit deinem schönen Kiefer zu mahlen! Sorry, ihr Zechkumpanen, aber ein weiterer Tipp, an den ihr euch erinnern solltet, ist der, während des Essens keine Flüssigkeiten zu euch zu nehmen. Sie verdünnen die Verdauungssäfte. Denk dran, spätestens drei Stunden vor dem Schlafengehen nichts mehr zu essen und dich nicht vollzustopfen. Lass noch Platz für Freude, Kreativität, Spaß – und Sex!

HÜLSENFRÜCHTE

Vielleicht fragst du dich jetzt, warum ich Hülsenfrüchte in der Auflistung oben in die Stärke-Gruppe eingeordnet habe. Eigentlich bestehen Hülsenfrüchte sowohl aus Stärke als auch aus Proteinen. Wenn du sie über Nacht einweichst, werden sie leichter verdaulich. Das Gleiche gilt für Nüsse und Samen. Die Einweichzeiten variieren. Normalerweise wirst du die Nüsse umso länger einweichen müssen, je dichter sie sind. Du kannst die empfohlenen Einweichzeiten leicht im Internet finden. Bei Hülsenfrüchten kannst du ein ca. 6 cm langes Stück Kombu (Meeresalge) mit ins Einweichwasser geben, denn das wird dir helfen, diese vor Protein strotzenden Furz-Erzeuger leichter zu verdauen. Wenn du Hülsenfrüchte keimen lässt, aktivierst du ihre

Lebenskraft und sie werden eher zu einer Art nahrhaftem Gemüse. Da Hülsenfrüchte zu beiden Gruppen gehören, kannst du sie mit Stärken kombinieren (zum Beispiel Reis mit Hülsenfrüchten). Das gilt auch für Tofu und Tempeh. Wenn du nicht weißt, ob du richtig kombiniert hast, dann nimm – insbesondere nach dem Verzehr von Fleisch – ein gutes Verdauungsenzym-Präparat. Ich nehme Enzyme zu jeder Mahlzeit und habe seitdem viel weniger Blähungen und Völlegefühl, und auch das Nachlassen der Energie nach den Mahlzeiten ist dramatisch zurückgegangen. (Darüber werde ich mehr in Kapitel 9 sagen).

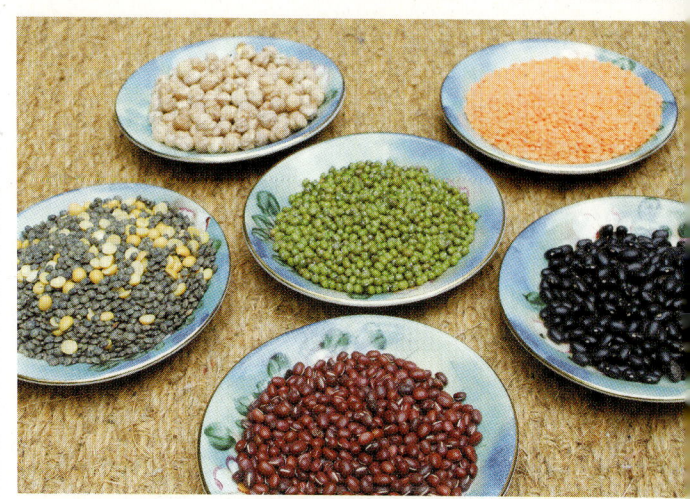

GUTE BAKTERIEN, SCHLECHTE BAKTERIEN

Genau in diesem Moment beherbergst du eine atemberaubende Menagerie aus mikroskopisch kleinen Lebewesen in deinem Darmtrakt. Deine Darmflora besteht aus Billionen von Bakterien, die leben und sterben und Aufgaben erledigen, die so wichtig sind, dass du ohne sie nicht überleben könntest. Es gibt so viele von ihnen, dass sie zahlenmäßig sogar deine Körperzellen übertreffen – im Verhältnis von 10:1! Ihre lebenswichtigen Rollen sind unter anderem folgende: Sie produzieren spezifische Hormone, Enzyme und Vitamine (wie Vitamin K und bestimmte B-Vitamine), die dein Körper braucht, aber sonst nicht bekommen würde, sie spalten Ballaststoffe und Gase auf, sie produzieren Antikörper zur Krankheitsbekämpfung und sie helfen dir, dein Immunsystem zu stärken. Ganz eindeutig sind diese kleinen Kerle unsere Freunde. Doch wie wir bereits besprochen haben, werden wir, wenn unsere Darmflora nicht im Gleichgewicht ist, anfälliger für eine ganze Menge von Problemen, unter anderem Verdauungsprobleme, Asthma, Allergien, Infektionen, Gewichtszunahme, hormonelles Ungleichgewicht und viele anderen Gewebe-Geschichten.

Darm-Land ist hart umkämpft. Ja, wir erleben sogar einen ständigen Kampf um die Vorherrschaft zwischen Gut und Böse, und deine Ernährung entscheidet darüber, wer gewinnt. Laut Marcelle Pick (Fachkrankenschwester für Frauenheilkunde und Geburtshilfe sowie Pflegespezialistin), Mitbegründerin von womentowomen.com, können „Darmmikroben aufgrund von Krankheit, Stress, Medikamenteneinnahme und schlechter Ernährung millionenweise absterben, doch was wir essen, ist der wichtigste Faktor für die Gesunderhaltung unserer Gedärme. Gute Bakterien schmausen Ballaststoffe. Die bösen Jungs lieben raffinierten Zucker und tierische Fette."

Du bist wie ein Waffenhändler, der bei jeder Mahlzeit Partei ergreift. Dein Darmklima beeinflusst praktisch jeden Aspekt deiner Gesundheit. Für wen ergreifst du Partei?

Deine Darmflora besteht aus Billionen von Bakterien, die leben und sterben und Aufgaben erledigen, die so wichtig sind, dass du ohne sie nicht überleben könntest.

DEIN KÖRPER - EIN BACKOFEN FÜR HEFEBROT?

Die Überwucherung des Körpers mit Candida-Pilzen, auch Hefepilzinfektion genannt, ist für viele Mädels, die Pillen schlucken, bechern und Zucker und Bagels lieben, ein

Problem. Es gibt viele verschiedene Arten von Hefepilzinfektionen; die Hefepilzchen kommen in kleinen Mengen auch in der gesunden Darmflora vor. Doch wenn dieser scheußliche, opportunistische Mikroorganismus außer Kontrolle gerät, dann wird er jeden schwachen Bereich im Körper übernehmen. Stell dir Gremlins auf Crack vor! Und weißt du was? Hefe produziert sogar ihre eigene Scheiße. Du hast es also nicht nur mit deinen eigenen Abfallprodukten zu tun, sondern auch mit ihren, und zwar in Form von Alkohol, Formaldehyd und anderen Giftstoffen.

Wie ergreift die Hefe Besitz von dir? Du hast es schon geahnt: indem sie deine eigene innere Landschaft übersäuert. Tatsächlich ist es nahezu unmöglich, eine Candida-Infektion loszuwerden, wenn in deinem Körper Quecksilber gefunden wird (das stammt normalerweise von Fischen oder deinen Zahnfüllungen). Hefepilze haben einen echten Narren an Quecksilber gefressen. Wenn du beschließt, dir deine Amalgamfüllungen entfernen zu lassen und sie durch nicht-toxische Alternativen zu ersetzen, dann sorge dafür, dass du einen ganzheitlich arbeitenden Zahnarzt findest, der Erfahrung mit dieser Prozedur hat. Ich habe es getan und habe einen sichtbaren Unterschied festgestellt.

Zu den häufigen Symptomen einer Candida-Infektion im Darm gehören Völlegefühl und Blähungen, ebenso wie geistige Verwirrung, Müdigkeit, Gewichtszunahme und Kopfschmerzen. Überprüfe dich selbst: Weiße Flecken auf Haut und Nägeln, Fuß- bzw. Nagelpilz, Scheideninfektionen oder eine belegte Zunge können Indizien sein! Wenn du erst einmal eine Candida-Infektion hast, dann sind Zeit und ein sehr konsequentes Verhalten erforderlich, um dein chemisches Gleichgewicht wiederherzustellen.

Scheidenpilzinfektionen – bei uns in den USA sagt man dazu auch „ich backe Brot" – können auch ein Anzeichen für hohen Blutzucker oder Diabetes sein. Die Hefe gedeiht bei zusätzlichem Zucker (ebenso wie die Bakterien, die Blaseninfektionen verursachen). Lass dich vom Arzt gründlich durchchecken, insbesondere dann, wenn du Übergewicht hast oder dich in der Menopause befindest.

Aber mach dir keine Sorgen, die crazy sexy Ernährung ist für Hefepilze wie Voodoo. Ja genau: Mehr basische Nahrungsmittel zu essen ist von zentraler Bedeutung! Hefe liebt Zucker und die Säure, die er produziert, und genau das ist es, was sie nicht bekommen wird. Sie kriegt keine Gelegenheit zu wachsen, weil du jetzt sehr wenig Zucker, keine raffinierten Kohlenhydrate und jede Menge Mineralien zu dir nimmst. Und du konzentriert dich darauf, so basisch wie möglich zu bleiben und alte Schlacken auszuscheiden, die dir Sauerstoff entziehen.

Wenn du den Verdacht hast, dass du an einer Candida-Infektion im Darm leiden könntest, dann gibt es diverse natürliche Heilmittel, die dir helfen können. Ich verwende eine Kombination aus rohem Knoblauch (etwa eine Zehe pro Tag) und Oregano-Öl-Kapseln, während ich gleichzeitig eine Zeitlang sämtliche Früchte, Getreide, Brot und Kohlenhydrate meide. Frag in Bioläden bzw. Reformhäusern nach naturnahen Produkten gegen Candida. Für weitere Informationen empfehle ich dir, *The Body Ecology Diet: Recovering Your Health and Rebuilding your Immunity* von Donna Gates und Linda Schatz zu lesen, ein wunderbares Buch, das dein inneres Terrain total transformieren kann. Richte dich, soweit es dir möglich ist, nach ihren veganen Vorschlägen und sage bye-bye Candida, hallo Gesundheit!

ES IST im SCHEISSHAUS gelandet!

Das Wunderbare an der CSD ist, dass dir nach kurzer Zeit nicht einmal mehr der Gedanke kommen wird, dass du verstopft sein oder Blähungen haben könntest (mit all den negativen Auswirkungen, die das hat). Sollte es doch einmal der Fall sein, dann ist es eine Ausnahme, und du weißt jetzt, wie du damit umgehen kannst. Alle Macht dem Hintern, Schätzchen! Sogar noch aufregender für den gesamten Verdauungs-Superhighway ist der Heiltrank überhaupt – grüner Saft. Im nächsten Kapitel werden wir unsere Säfte zum Fließen bringen.

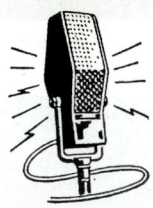 **Kommentar:** Jessy F.

Ich habe mit der CSE angefangen, weil ich mir einfach viel zu viele Snacks, Leckereien und Brot genehmigt habe. Ich war süchtig nach Zucker und nach nächtlichen Fressorgien. Als Folge davon war ich träge und niedergeschlagen und litt am Reizdarmsyndrom. An einem normalen Tag musste ich mindestens zwölf Mal zur Toilette. Ich habe so gelebt, seit ich zwölf war, und war es gründlich leid.

Seit dem 1. Januar 2008 ernähre ich mich vegan – doch Zucker, Cola light und Brot, so wie ich es kannte (mit Gluten) aufzugeben, war total beängstigend. Am Ende der ersten Woche fühlte ich mich großartig und mein Reizdarmsyndrom hatte sich verflüchtigt. Ich freue mich auf meinen morgendlichen Saft und mein Smoothie, einen riesigen Salat zum Mittagessen und überwiegend rohes Abendessen. Ich bin glutenfrei und zum größten Teil zuckerfrei geblieben und habe auf Limonaden und Junk verzichtet. Ich fühle mich zu gut, um zu der Art, wie ich vorher gegessen habe, zurückzukehren. Ich mache mehr Yoga und der beste Teil ist, dass ich nicht mehr zwölfmal am Tag zur Toilette rennen muss. Ich fühle mich fantastisch und bin glücklich und voller Energie.

KAPITEL IM ÜBERBLICK

DENK DRAN:

- Du bist, was du isst und was du nicht ausscheißt.
- Der Verzehr von minderwertigen Nahrungsmitteln und Toxinen führt zu Verdauungsblockaden, und damit fangen deine Probleme erst an.
- Einläufe und Darmspülungen helfen, den Müll rauszutragen.
- Trennkost ist eine weitere großartige Möglichkeit, die Dinge am Laufen zu halten.
- Eine ausgeglichene Darmflora macht dich gesund und glücklich.

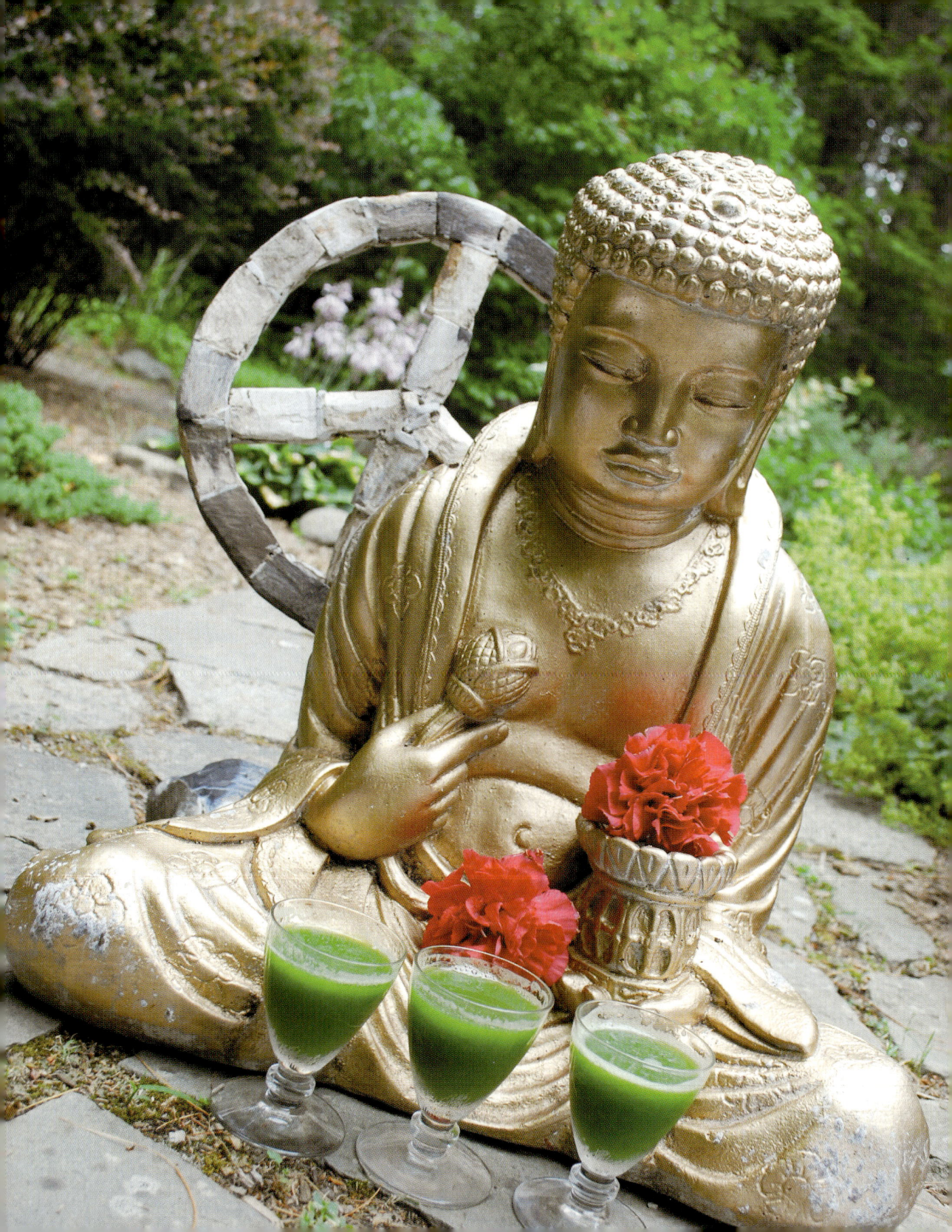

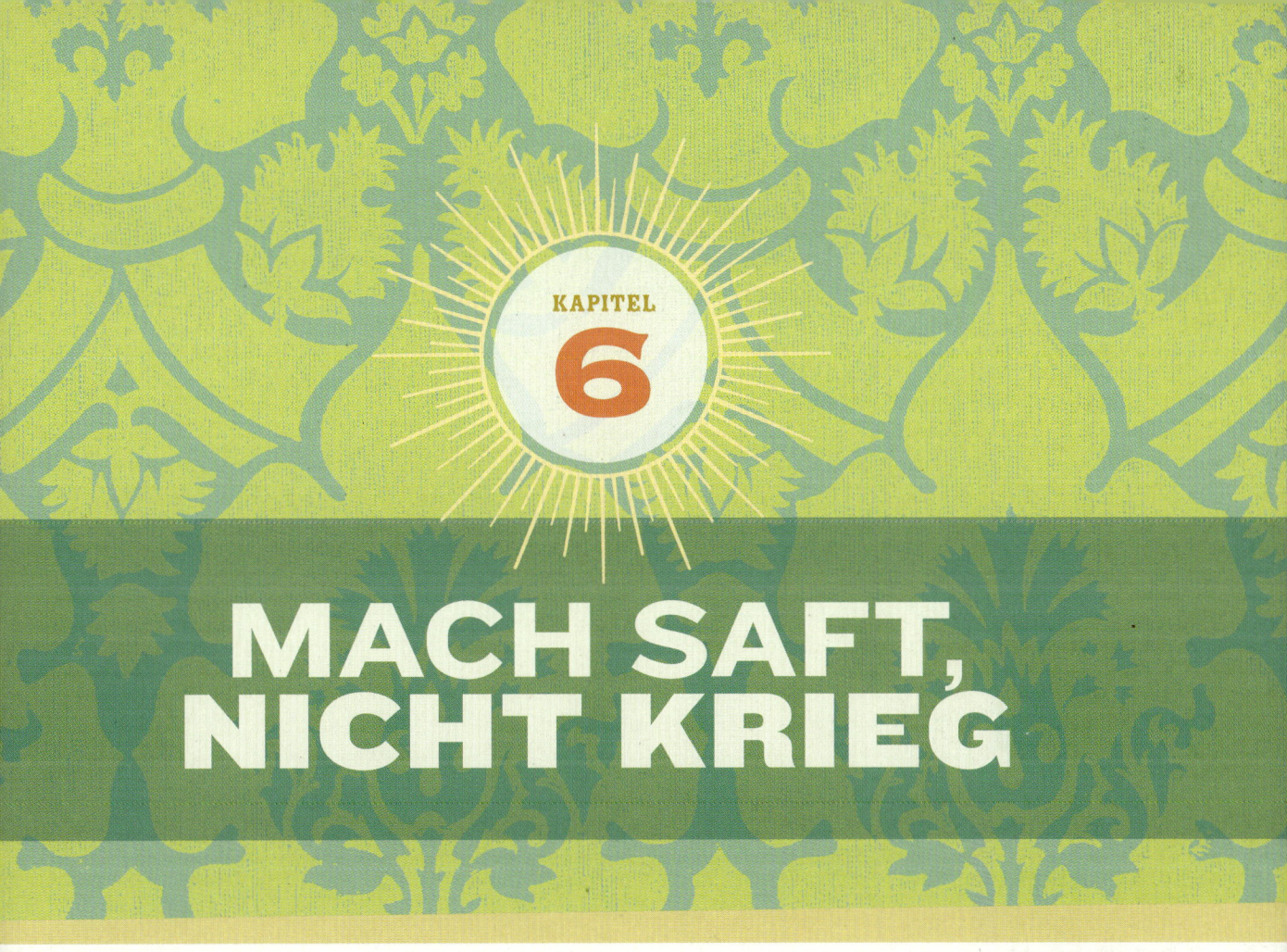

KAPITEL 6

MACH SAFT, NICHT KRIEG

Wenn du wirklich in die Funkelzone kommen willst, musst du von flüssiger Nahrung ganz hin und weg sein! Grüner Bio-Saft ist wie roter Lippenstift; gehe keinesfalls ohne ihn aus dem Haus. Saft ist die Muse und die Medizin. Saft ist außerdem eines der bestgehüteten Geheimnisse überhaupt. Egal ob du nun ein Maybelline Drogerie-Cowgirl oder eine Christian-Dior-Debütantin bist, du verschwendest dein Geld, wenn du dich nicht der Grünen Göttin hingibst. Und es wird sogar noch besser, Mädels: Entsaften hilft, den Alterungsprozess zu verlangsamen und sogar umzukehren. Es reduziert Entzündungen, reinigt den Körper, reguliert die Darmtätigkeit und kann dir sogar helfen, zusätzliche Pfunde loszuwerden.

Als mein Mentor sagt der 900 Jahre alte Jedi-Meister Yoda: „Möge die Macht mit dir sein." Nun, in diesem saftigen und nassen Kapitel wirst du erfahren, wie du die Macht durch die Kraft der Saftherstellung, das Mixen von Smoothies, durch Fasten und reichhaltige Flüssigkeitsaufnahme kanalisieren kannst. Indem du deinen Körper mit flüssiger Liebe segnest, sendest du eine tiefgehende Botschaft an deine Zellen: Ich habe alles, was ihr begehrt und ich liebe euch über alles!

GRÜNE POWER-SÄFTE

Für einige ist die Vorstellung, frühmorgens als erstes einen smaragdgrünen Saft zu trinken, herrlich. Cheers! Für andere ist grüner Saft, den sie „Sumpf im Glas" nennen, ein totales Kotz-a-delic; sie würden eher eine Tüte Chips oder ein Weißbrot mit Erdnussbutter und Marshmallow-Creme zu Saft verarbeiten, als diesen „Mist" zu trinken.

Ich bin dir zu dicht auf den Fersen deiner Highheels gewesen. Lass das dramatische Getue los! Saft wird dich nicht umbringen. Er wird dich sogar retten, also entspanne dich, du Grande Dame. Nur, weil er grün ist, heißt das nicht, dass er unappetitlich sein muss – viele Gemüsesorten sind sogar ziemlich süß. Je cleaner du wirst, umso mehr werden sich deine Geschmacksknospen verändern. Die kleinen Kerle erwachen buchstäblich zu neuem Leben. Was dir früher ekelhaft erschien, wird zu deinem tiefsten, grundlegendsten Begehren. Grünes Blut ist klasse!

Gute grüne Säfte zu trinken, gleicht deinen pH-Wert aus und versorgt dich unverzüglich mit einer guten Dosis an Vitaminen, Mineralien, Enzymen, Proteinen und Sauerstoff. Die Billionen von Zellen in deinem wunderbaren Körper werden ständig ersetzt – nach sieben Jahren hat sich praktisch jede Zelle in deinem Körper erneuert. Saft zu machen hilft dir, deine Zellen mit den besten Rohmaterialien dieser Erde wieder aufzubauen. Dadurch, dass wir bei der Entsaftung die Pflanzenfasern entfernen, entlasten wir ganz unmittelbar unsere Verdauungsorgane.

Nur Minuten, nachdem du deinen Schuss grünen Saft auf Ex getrunken hast, bekommt dein Körper eine kräftige Dosis optimalen Brennstoffes, der deine Zellen nährt und hilft, dein Immunsystem aufzubauen. Ich trinke jeden Tag zwischen 355 und 475 ml frischen grünen Saft – und wow, ist mein Körper dankbar! Denk mal darüber nach, wie viele Gurken, Grünkohlblätter und Stangen Staudensellerie erforderlich sind, um 355 bis 475 ml Saft zu bekommen – sehr, sehr viele! Es wäre nahezu unmöglich, so viel auf einmal zu essen, aber durch den Saft bekommst du die Nährstoffe, ohne dich vollzustopfen.

Aber warte mal, keine Ballaststoffe? Wird mein Blutzucker dann nicht total ausflippen?

Viele Menschen haben Angst, dass das Safttrinken ihren Blutzucker hochschnellen lassen könnte, da du den Zucker schnell aufnimmst und keine Ballaststoffe vorhanden sind, um den Prozess zu verlangsamen. Meine Antwort lautet, dass die Spitze bei grünem Saft im Vergleich zu Fruchtsaft und Säften mit viel Karotten, Roter Beete oder Äpfeln minimal ist. Natürlich wird es zu einem geringen Anstieg des Blutzuckers kommen, aber darüber musst du dir keine allzu großen Sorgen machen. Außerdem ist, wie du dich erinnern wirst, der GI-Wert (glykämischer Index) von Gemüsen gleich Null, es hängt also wirklich davon ab, was du sonst noch hinzufügst.

Übrigens ist es am besten, deinen Saft auf nüchternen Magen zu trinken. Flüssigkeiten mit fester Nahrung zu mischen, verlangsamt den Verdauungsprozess. Es ist besser, deinen Saft zu trinken und dann etwa dreißig bis fünfundvierzig Minuten zu warten, bis du feste Nahrung zu dir nimmst.

Gurken bilden eine umwerfende Grundlage für einen guten Saft. Sie sind äußerst basenbildend und reinigend und außerdem eine tolle Vitamin-C-Quelle. Diese mit Wasser gefüllten grünen Wundertüten haben ein leicht süßliches, mildes Aroma und sind gut bekömmlich. Wenn dir schnell übel wird oder dein Magen sensibel auf stärkeres Grünzeug oder Gemüse reagiert, dann kannst du deine Saft-Herstellungs-Reise behutsam mit einem Cocktail beginnen, der nur aus Gurken besteht. Schiebe eine oder

> **crazysexy TIPP**
> Deine köstliche Kreation in deine Lieblingskaffeetasse oder ein Weinglas zu gießen, hilft dir beim Übergang von Koffein zu Grün.

crazysexy TIPP

Du kannst einen Ingwertee zaubern, indem du die Wurzel reibst und den Saft in eine Tasse heißes Wasser drückst (entweder durch ein Seihtuch oder mit der Hand).

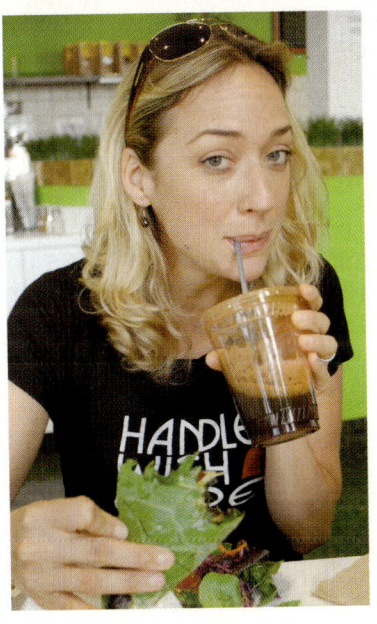

zwei durch deinen Entsafter et voilà – du hast einen echten Power-Heilsaft vor dir! Bio-Gurken kannst du mit der Schale zu Saft verarbeiten. Konventionelle Gurken müssen erst geschält werden, por favor, denn sie sind mit Lebensmittelwachsen überzogen und enthalten Pestizidrückstände.

Wenn du bereit bist, einen Gang hochzuschalten, dann füge einige Stangen schmackhaften Staudensellerie hinzu – er ist eine großartige Mineralstoffquelle (insbesondere für Kalium) und enthält B-Vitamine. Bitte verwende nur Bio-Sellerie, denn der konventionelle steckt voll von ekligen, klebrigen Pestiziden. (Auf biologisches Gemüse werde ich detaillierter in Kapitel 8 eingehen.) Sobald du begonnen hast, diese klassische Kombination zu lieben, kannst du anfangen, grüne Blattgemüse mit großen Blättern hinzuzufügen, aber jeweils nur eine Sorte. So wirst du glücklich statt deprimiert sein, ohne dass dein Verdauungssystem zu sehr darunter leiden muss. Ich liebe süß schmeckende Wundertäter wie Romanasalat, Erbsensprossen und Brokkolistängel. Füge nach und nach stärker schmeckende, heilkräftigere Pflanzen wie Grünkohl, Mangold, Fenchel, Brunnenkresse, Löwenzahn, Kohl, Rote-Bete-Blätter, Koriander, Spinat, Knoblauch, Petersilie und Ingwer hinzu (aber nicht alle auf einmal!).

Ein hilfreicher Warnhinweis in Bezug auf Ingwer, Knoblauch und Petersilie: Wenig kann sehr viel bewirken, du Kriegerprinzessin! Diese hochkonzentrierten Gemüse-Schamanen können zaubern, aber sie haben einen extrem intensiven Geschmack, wenn sie zu Saft verarbeitet werden. Einige Esslöffel frisch gehackte Petersilienblätter, eine halbe Knoblauchzehe oder ein Stück Ingwer, das halb so groß ist wie dein Daumen, sind alles, was du für den Anfang benötigst. Bei mehr wirst du aus den Latschen kippen (ich mach nur Witze!).

Um mehr Süße zu bekommen, solltest du deinen Säften mehr Karotten, rote Beete, rote oder orangefarbene Paprikaschoten hinzufügen oder Früchte mit einem niedrigen glykämischen Index, wie z. B. einen kleinen Apfel oder eine kleine Birne. Die genaue Menge hängt von deiner Portionsgröße ab. Eine gute Faustregel ist ein Verhältnis von 3:1, also drei Teile Gemüse auf ein Stück Obst. Verwende dieses Verhältnis auch, wenn du Karotten und rote Beete entsaftest, da sie ziemlich viel Zucker enthalten. (Zu deiner Information: Rote Beete kann deine Scheiße ein wenig rot färben. Keine Angst, du brauchst deinen Arsch nicht sofort in die Notaufnahme zu bewegen.)

Ein anderes beliebtes Saft-Juwel ist ein wenig geschälte Zitrone oder eine andere Zitrusfrucht. Das reduziert die Bitterkeit herber grüner Gemüse für jene zuvor erwähnten Grandes Dames unter euch, die Schwierigkeiten damit haben.

Was ist nun mit den ganzen Ballaststoffen, die noch im Trester enthalten sind? Sind die nicht gut für mich? Ja, beim Entsaften werden die Ballaststoffe entfernt, aber das heißt nicht, dass du sie nicht woanders bekommst. Wenn du meinen anderen Empfehlungen folgst, wirst du definitiv durch all das Vollgetreide oder glutenfreie Getreide, durch Salate, gedämpfte und kurz angebratene Gemüse, Bohnen und andere Darmfeger mehr als genug davon verzehren.

Da wir schon von dem übrig gebliebenen Trester sprechen – es kann sich verschwenderisch anfühlen, all die zerquetschten Leckereien in den Müll zu werfen. Doch du kannst verschiedene Dinge tun, um das volle Potential aus deinem Gemüse herauszupressen. Versuche als erstes, den Brei noch ein zweites Mal durch den Entsafter zu pressen. Entferne einfach den Tresterbehälter, kippe das Fruchtfleisch in eine Schüssel, schnapp dir jeweils eine schmuddelige Handvoll davon und schiebe es wieder durch den Einfüllschacht.

Ein Einmachtrichter mit breiter Öffnung, den du schon für ein paar Euro bekommst, ist eine gute Möglichkeit, um diesen Prozess weitaus weniger schmutzig zu gestalten. Selbst bei den besten Entsaftern solltest du dich nicht wundern, wenn du beim zweiten Durchgang noch ein zusätzliches halbes Glas Saft herausbekommst. Im Laufe der Zeit wirst du auf diese Weise viele Cents sparen, besonders wenn du biologische Lebensmittel kaufst. Ich mache mir nicht die Mühe, den Brei noch ein drittes Mal durch die Öffnung zu pressen, denn dann bleibt fast nur noch trockene Faser übrig. Frische Pulpe kann auch in verschiedenen Rezepten verwendet werden, u.a. als Suppengrundlage, in rohen Crackern, roher Nusspaste, schnellen Broten und Gemüse-Pastetchen. Und zu guter Letzt: Wenn du einen Komposthaufen hast, dann gibt es nichts, was reizvolleres Erdreich produziert als Gemüsesaft-Brei – dein Garten wird einen Orgasmus bekommen.

Eine Frage, die mir immer wieder gestellt wird, lautet: Kann ich nicht einfach die ganze Saftpress-Eskapade auslassen, eine Flasche von dem Zeugs kaufen und Feierabend machen? Nein, das kannst du nicht, du Faulenzerin.

Abgepackte, im Laden gekaufte Säfte haben einen geringen bis gar keinen gesundheitlichen Nutzen – ihr Nährstoffgehalt ist gleich Null. Und pasteurisierte Säfte haben vielleicht eine längere Haltbarkeitsdauer, aber weil sie über 62° Celsius erhitzt worden sind, mangelt es ihnen an Lebenskraft alias Enzymen. Erinnere dich auch daran, dass viele in Flaschen abgefüllte Säfte Zucker, künstliche Farb- und Aromastoffe sowie Konservierungsstoffe enthalten. Wenn du mich fragst, ist das ein Rezept für ein Säurebad und eine Candida-Disco.

Immer wenn du etwas Neues anfängst, kann das zunächst überwältigend sein. Lass dich von der reizvollen Welt des Saftpressens inspirieren. Rufe deine innere Künstlerin auf den Plan und sei kreativ mit deinen Mixturen. Probiere zahlreiche Kombinationen aus, bis du den leckeren Mix findest, der deine Geschmacksknospen zum Singen bringt wie ein Vogel. Du kannst keinen Fehler machen! Du hast nichts zu verlieren – außer Gewicht, Krankheit und Leiden.

Eine gute Faustregel beim Saftpressen ist ein Verhältnis von 3:1, also drei Teile Gemüse auf ein Stück Obst.

DEN RICHTIGEN ENTSAFTER FINDEN

Die Wahl des richtigen Entsafters ist wie die Wahl des richtigen Partners oder der Partnerin – er oder sie muss langfristig zu deinem Lebensstil passen. Faule Entsafter (und Liebhaber), das bedeutet: kein Vorspiel, keine Augenbinden und keinen Saft.

Es gibt eine große Preisspanne bei den Saftpressen, aus denen du auswählen kannst, doch manchmal bekommst du als Gegenleistung Qualität. Die billigsten sind häufig schlecht konstruiert, was bedeutet, dass der Saft am Ende auf dir statt in dir landet. Ihr schwacher Motor hat Probleme mit dichterem Gemüse wie Karotten, und bei grünem Blattgemüse kommt nicht sehr viel Saft heraus. Am anderen Ende des Spektrums befinden sich die Profi-Maschinen.

Sie können zu viel des Guten sein – so groß und kraftvoll wie ein Laster, aber teurer als eine Gucci-Bluse. Ich persönlich würde die Bluse nehmen. Gibt es einen goldenen Mittelweg? Ja – lies weiter. Entsafter in Konsumentenqualität lassen sich im Allgemeinen in drei Kategorien einteilen: Zentrifugenentsafter, Saftpressen mit einer Schnecke und Saftpressen mit zwei Schnecken. Was sind die Unterschiede und wonach wählst du aus? Hier kommt die Kurzanleitung: Bei *Zentrifugenentsaftern* wird für das Zerkleinern von Obst und Gemüse eine sich schnell drehende Reibscheibe verwendet. Dann wird der Saft durch ein Sieb aus dem Ausgießer herausgeschleudert, während der Trester in den Auffangbehälter geschleudert wird.

crazy sexy TIPP

Fülle deinen Saft in Tüten ab! Wenn du dir im Moment nicht noch ein weiteres Gerät leisten kannst, dann grabe den alten Mixer hinten aus dem Küchenschrank aus. Der nächste Stopp: der Baumarkt. Kaufe dir ein paar Filtertüten für Farbe. Normalerweise kosten sie weniger als einen Euro – einen Bruchteil des Preises, den du online oder in einigen Bioläden für Tüten ausgibst, mit denen du Saft abseihen kannst. Sobald du mit dem Mixen fertig bist, seihe den Saft durch die feinmaschige Tüte in eine Schüssel ab und drücke nach, um wirklich jeden Tropfen des grünen Goldes herauszupressen. Trinke den Saft auf der Stelle, damit dein Körper Chlorophyll tanken kann. Wasch die Tüte aus, verwende sie noch einige Male und kompostiere sie dann.

Bei *Saftpressen* kommt ein sich langsam drehendes, schraubenförmiges Schneckengetriebe zum Einsatz, welches das Gemüse zerkleinert und den Saft durch ein grobes Sieb aus rostfreiem Stahl drückt. Durch diese Aktion werden die Zellmembranen sanft aufgerissen, um die Nährstoffe freizusetzen.

Entsafter mit zwei Schnecken sind die Crème de la Crème. Sie arbeiten mit noch geringerer Geschwindigkeit und zerquetschen Früchte und Gemüse langsam zwischen zwei Schnecken, bis der Trester nahezu trocken ist und praktisch der gesamte Saft herausgequetscht worden ist.

Alle drei Entsaftertypen haben Vor- und Nachteile. Zentrifugenentsafter sind leicht zu verwenden, schnell zu reinigen und nicht so teuer. Viele von ihnen haben eine breitere Öffnung, was bedeutet, dass du weniger Zeit damit verbringen musst, Gemüse zu schneiden und zu Saft zu verarbeiten. Das Raspeln und die schnellen Drehbewegungen bei Zentrifugenentsaftern führen jedoch dazu, dass die Nährstoffe schneller oxidieren.

Wenn Enzyme der Luft ausgesetzt werden, fangen sie an, Nährstoffe abzubauen, und dein Saft verliert einiges von seinem nährenden Pep. Jeder Saft sollte so schnell wie möglich getrunken werden, aber das gilt besonders für diejenigen, die in einem Zentrifugenentsafter hergestellt worden sind. Trinke den Saft spätestens fünfzehn bis zwanzig Minuten nach der Herstellung. Wenn du ihn nicht gleich trinken kannst, dann krieg keinen Rappel. Tu, was du kannst. Fülle deinen flüssigen Sonnenschein sofort in ein luftundurchlässiges Einweckglas mit Metallschraubdeckel um (fülle es bis obenhin) und bewahre ihn für später in deinem Kühlschrank auf.

Mit Saftpressen bekommst du mehr Saft. Da sie eine niedrigere Umdrehungszahl haben als die tanzenden Derwische, die Zentrifugenentsafter, bekommst du mehr Nährstoffe (Enzyme inbegriffen), weniger Schaum und eine längere Haltbarkeit im Kühlschrank. Falls notwendig, kannst du deinen gut verschlossenen Saft ungefähr einen Tag lang im Kühlschrank aufbewahren.

Entsafter mit zwei Schnecken geben dir den größten Knaller für deine Moneten. Der Saft hält sich bis zu zweiundsiebzig Stunden (sagt man). Du kannst die Zwei-Schnecken-Entsafter außerdem zur Zubereitung von leckerer Nussbutter oder sogar Eiskrem verwenden. Mit diesen Entsaftern kannst du auch Weizengrassaft auspressen (so wie es auch bei einigen Saftpressen möglich ist).

Der Nachteil ist, dass sowohl Saftpressen mit einer als auch solche mit zwei Schnecken länger für die Entsaftung brauchen und aufwändiger in der Reinigung sind, da sie eine engere Öffnung haben, sich langsamer drehen und mehr Teile haben, die gereinigt werden müssen. Außerdem sind sie schwerer und nehmen auf der Küchenarbeitsplatte mehr Platz weg. Und schließlich sind sie auch noch teuer. Aber sie machen den besten Saft. Sei brav, frag dann das Christkind und schau, was passiert. Letzten Endes ist der beste Entsafter der, den du auch benutzt! Entsafter sind keine Staubfänger, Leute! Sie sind aktive Familienmitglieder und hassen es, ein Schubladendasein zu führen. Ganz ehrlich, es verletzt ihre Gefühle.

LASS GRAS DRÜBERWACHSEN

Weizengrassaft ist – wie du im vorigen Kapitel erfahren hast – ein kraftvolles Heilmittel. Diese magischen Minirasen sind mit flüssigem Sonnenschein gefüllt und stecken voller Chlorophyll. Ann Wigmore (die Queen Mum des Chlorophylls) sagt in ihrem Werk *Schlank, fit und gesund mit Weizengrass* (Mvg Verlag, 1998, nicht mehr lieferbar), dass Weizengrassaft „die Anzahl der roten Blutkörperchen erhöht und den Blutdruck senkt. Er reinigt das Blut, die inneren Organe und den Magen-Darm-Trakt von Abfallprodukten. Außerdem regt Weizengras den Stoffwechsel an. Die Fülle an basischen Mineralien, die der Saft enthält, trägt dazu bei, eine etwaige Übersäuerung des Blutes zu verringern. Mit seiner Hilfe können viele Schmerzen im Körper gelindert werden, und der Saft ist mit Erfolg zur Behandlung von Magengeschwüren, Colitis ulcerosa, Verstopfung, Durchfall und anderen Beschwerden des Magen-Darm-Trakts genutzt worden. Die im Weizengras enthaltenen Enzyme und Aminosäuren können uns wie kein anderes Nahrungsmittel und keine andere Medizin vor Karzinogenen schützen. Es stärkt unsere Zellen, entgiftet die Leber und den Blutkreislauf und neutralisiert Umweltschadstoffe."

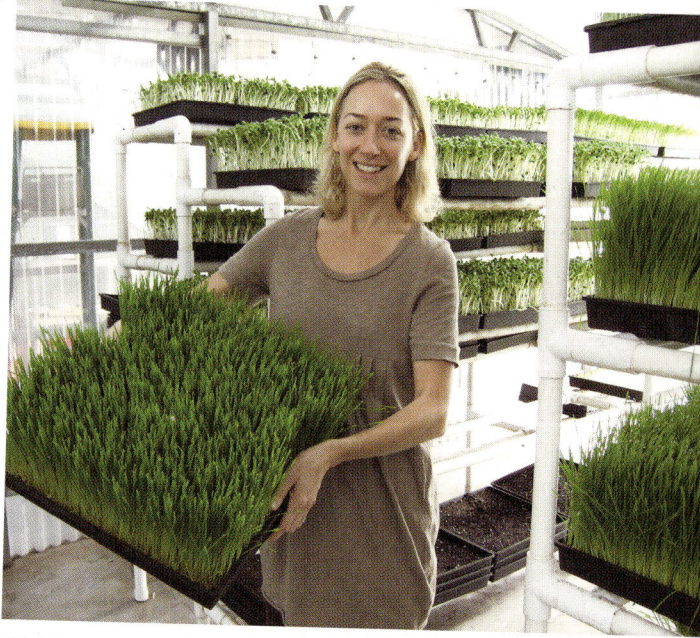

Schaue in deinem örtlichen Bioladen nach, ob du dort frisches Weizengras bekommen kannst oder baue dein eigenes an. Du kannst kostengünstige und leicht zu handhabende Weizengras-Anbau-Sets bei vielen Internet-Shops bestellen. Bei einigen wird sogar die Erde mitgeliefert. Im Zeitalter des Internet-Shoppings kannst du dir Tabletts mit frischem Weizengras direkt nach Hause liefern lassen (z.B. über www.weizengras.de). Um deinen eigenen, selbstgezogenen Saft zu Hause zu genießen, brauchst du eine Saftpresse mit zwei Schnecken oder ein nicht so extravagantes Modell mit Handkurbel. Ein solches Gerät benutze ich – es ist so ein kleines Plastikding, das ich für $ 28 gekauft habe – hervorragend geeignet für Reisen und leicht zu reinigen. Guck auch mal bei ebay, vielleicht machst du ein Schnäppchen.

MIXE, WAS DAS ZEUG HÄLT, SCHÄTZCHEN!

Eine andere Möglichkeit, um flüssige Nahrung zu bekommen, ist die, dein Obst und Gemüse zu köstlichen grünen Smoothies zu verarbeiten. Sie sind leicht herzustellen, benötigen wenig Vorbereitungs- und Reinigungszeit und erfordern lediglich ein Küchengerät, nämlich einen Mixer! Der Unterschied liegt darin, dass bei einem Smoothie kein Fruchtfleisch als Abfallprodukt übrigbleibt – er enthält alle die fantastischen Ballaststoffe der Zutaten, die du hineingibst. Die harte Zellulosestruktur des Naturproduktes wird in winzige Stücke aufgebrochen, die für deinen Körper leicht zu verdauen und zu assimilieren sind.

Stell dir das Ganze als vorgekaute kräftige Dosis an optimalen Nährstoffen vor. Smoothies gleichen den pH-Wert und den Blutzuckerspiegel aus, während die Ballaststoffe dazu beitragen, Giftstoffe aufzusaugen. Du kannst sie mit guten Fetten oder auch mit hochwertigen veganen Proteinpulvern (siehe auch Kapitel 9), gemahlenem Leinsamen, Chia- oder Hanfsamen anreichern. Smoothies sind sättigender und liefern mehr Energie. An Tagen, an denen ich einen fetten und cremigen emotionalen Trost brauche, mixe ich, was das Zeug hält, Schätzchen.

Es gibt Millionen von Möglichkeiten, um einen Smoothie herzustellen, und du findest sogar noch mehr Möglichkeiten im Internet. Ich nenne mein erleuchtetes Lieblingsgetränk „Grüner Guru". Es ist wie Weisheit im Glas. Die Zutaten des Gurus sind wirklich einfach: Avocado, Kokosnusswasser (oder gefiltertes Wasser), Gurke, Romanasalat, Birne oder Banane, eine Prise Stevia (oder etwas Agavendicksaft), ein klein bisschen Zimt oder Kakao und 30 bis 60 ml E3live® (vergleiche Kapitel 9, um mehr darüber zu erfahren).

Wenn du deine Smoothies zusammenstellst, ist es am besten, dasselbe Verhältnis zu verwenden, wie ich es für Saft beschrieben habe, nämlich 3:1 (Gemüse zu Frucht). Im Sommer sind Beeren eine gute Alternative, da sie einen niedrigen glykämischen Indexwert haben (wenn du sie ins Gefrierfach oder in die Gefriertruhe legst, gibst du deinem Saft mehr Pfiff). Gartenerbsen- oder Sonnenblumensprossen sind ebenfalls cool; sie stecken voller Sauerstoff und Proteine. Andere wunderbare blattreiche Optionen sind Spinat, Grünkohl und Eichblattsalat.

MIXER-SCHNÄPPCHEN

Jetzt, wo du die Exklusivberichte übers Mixen gehört hast, frag ich dich: Hast du auch die richtigen Werkzeuge? Wie die meisten Menschen hatte auch ich einen gebrauchten Mixer aus den Tagen, als meine Mutter in die Disco ging und Daiquiris braute. Du kennst das – eine Kanne mit Sprung, fehlende Knöpfe und ein Motor mit der Kraft eines Nasenhaarschneiders. Ich wusste nicht, was ich verpasst hatte, bis ich mit grünen Smoothies ernst machte. Jetzt verwende ich einen Vita-Mix®, den Cadillac unter den Mixern. Dieser Sauger könnte einen Cowboy-Stiefel pulverisieren! Ich verwende ihn, um die cremigsten Smoothies, Suppen, Puddings, Dressings, Saucen und die gelegentliche (Killerin!) Margarita zu mixen. Der einzige Nachteil ist der Preis – irgendwas zwischen € 250 und € 500, je nach Modell. Aber das wird der letzte Mixer sein, den du dir je kaufen wirst! Angel dir einen, wenn du eine kleine finanzielle Atempause hast.

Der Blendtec® ist ein weiterer hochwertiger und leistungsstarker Marken-Mixer. Sein Preis schwankt zwischen € 230 und über € 500. Unter den Smoothie-Anhängern gibt es diejenigen aus dem Vita-Mix-Camp und andere, die fest im Blendtec-Camp verwurzelt sind – es liegt ganz bei dir, wie du dich entscheidest. Stelle auf jeden Fall eigene Recherchen an, lies Testberichte, halte Ausschau nach den besten Angeboten, vergleiche und kaufe im Internet ein.

ENTSAFTEN VERSUS PÜRIEREN

Ist Entsaften besser als Pürieren? Ich empfehle, beide in dein wöchentliches Programm einzubeziehen. Beide sind wunderbar, aber Saft gibt dir sofort Energie, während Smoothies etwas länger brauchen, um in deinen Kreislauf zu gelangen. Außerdem muss dein Körper dafür mehr arbeiten. Ich persönlich entsafte mehr als ich püriere. In einer durchschnittlichen Woche entsafte ich vier bis fünf Tage und genieße Smoothies an den übrigen Tagen. Mit Saft fühle ich mich morgens gleich nach dem Aufstehen leichter und besser mit Flüssigkeit versorgt. Frühstück heißt im Englischen breakfast, das bedeutet wörtlich übersetzt „Fastenbrechen", und ich mache das am liebsten mit Saft. Auf diese Weise hat mein Körper länger Zeit für die Reinigung und Reparatur.

Aber ich will grüne Smoothies nicht ungerechtfertigt kritisieren. Sie sind definitiv sättigender und du hast länger etwas von ihnen, außerdem erfordert ihre Herstellung weniger Zeit. Sie lassen sich auch Skeptikern leichter verkaufen. 2009 fuhr ich nach New Orleans, um mich zusammen mit meinen Freunden von der Urban Zen Foundation um vertriebene weibliche Überlebende des Hurrikans Katrina zu kümmern. Im Rahmen von Eve Enslers V-Day verbrachten wir drei Tage im Superdome. Das Stadion war in SUPERLOVE verwandelt worden – einen Ort zum Heilen und Feiern, einen Ort, um mit Yoga, Massagen, Heilkreisen, einem komplett neuen Aussehen und weiteren Angeboten aktiv zu werden.

Ich habe dort am laufenden Band Smoothies produziert! Das SUPERLOVE-Rezept ist wirklich einfach: Gurke, Wassermelone, ein Stängel Minze, ein Schuss Agavendicksaft und Eis. Normalerweise würde ich zu so einem Rezept kein Süßungsmittel hinzufügen, aber die fantastischen Mädels aus New Orleans waren an Zucker und Gewürze und Industrienahrung gewöhnt.

Mein Ziel war es, den Frauen zu zeigen, dass echte Früchte und Gemüse köstlich sein können. Wenn ein zusätzliches Süßmittel mir dabei helfen konnte, Amen! Am Ende war ich überrascht, wie viele Frauen sich noch einen zweiten und einen dritten Smoothie genehmigten.

Ohne die Extra-Süße wäre es wohl kaum möglich gewesen, sich so viele Skeptikerinnen mit einem Glas dunkelgrünem Saft zu krallen. Die Moral von der Geschicht' ist, dass köstliche Smoothies die raffinierten kleinen Helfer sein können, die du brauchst, um deine Freunde und deine Familie dazu zu bringen, gesunde Erfrischungen zu akzeptieren.

Das Fazit: Tu das, was für dein hoheitsvolles Selbst (und deinen Zeitplan) am besten funktioniert. Das Einbeziehen flüssiger Nahrung, in welcher Form auch immer, wird dein Leben verändern. Entsafte, püriere, nippe, schlage Purzelbäume. Kapiert?

HEILFASTEN

Fasten ist der Operationstisch der Natur. Es ist auch ein Ticket zum Göttlichen. Wenn du fastest, beeinflusst dich das auf allen Ebenen – körperlich, mental, emotional und spirituell. Diese uralte Praxis hat eine lange Geschichte und ist tief in Kultur und Religion verwurzelt. Doch wie so viele altehrwürdige Weisheiten, die in unserer Gesellschaft an Bedeutung verloren haben, wird es heutzutage zu Unrecht kritisiert, indem man es entweder als Fimmel, als New-Age-Unsinn oder sogar als gefährlich ansieht. Aber wir können uns an der Tierwelt orientieren, um die Wahrheit über die „Gefahren" des Fastens zu erfahren.

Wenn mein Superhündchen Lola Bauchschmerzen bekommt, weil sie verdorbene Leckereien aus dem Abfall gefischt oder Wild-Scheißhaufen zum Abendessen verspeist hat, dann ruft sie nicht etwa den Tierarzt oder macht sich auf den Weg zur Apotheke. Sie fastet vielmehr, indem sie Wasser trinkt und Gras kaut, und fühlt sich dann stante pede besser. Ehrlich gesagt, ich würde mir eher eine Scheibe aus ihrer Heilanleitung abschneiden, als mich in das medizinische System mit seinen endlosen Pillen, seinen Rechnungen und seinem Versicherungsschwachsinn reinziehen zu lassen.

Fasten sollte nie mit Hungern, Entbehrung oder Einschränkung gleichgesetzt werden. Fasten bedeutet einfach, dass du eine Pause von fester Nahrung einlegst. Du wirst immer noch eine enorme Menge Nahrung (und Sauerstoff!) in flüssiger Form bekommen. Das Fasten erspart es deinem Körper für eine bestimmte Zeit, die enormen Mengen an Energie aufbringen zu müssen, die erforderlich sind, um Nahrung aufzuspalten – insbesondere die großen Mengen an Junk, die die amerikanische Standardernährung enthält. Das ermöglicht es dir, deine Energie auf die Heilung und Entgiftung umzulenken. Während des Fastens setzt du Giftstoffe frei, die bisher in deinem Darm, deiner Leber, den Lungen, der Blase, den Nasennebenhöhlen, der Haut und den Nieren gespeichert waren, und das ermöglicht es deinem Körper, besser zu funktionieren.

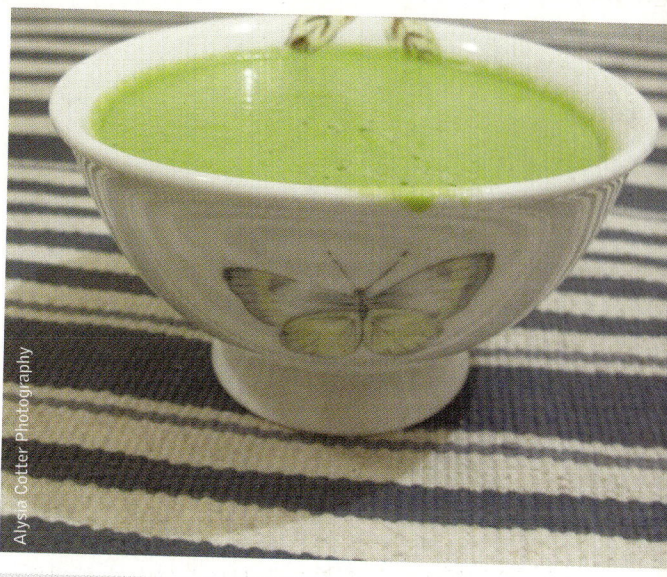

In meinem 21-Tage-Plan (vergleiche Kapitel 10) empfehle ich dir, einen Tag pro Woche zu fasten. Mein Plan beruht auf meiner persönlichen Erfahrung und auf dem, was ich während meiner Ausbildung als Gesundheitserzieherin am Hippocrates Health Institute gelernt habe. In seinem Buch *Wunder-LebensMittel. Mit dem bewährten Hippocrates-Programm Lebenskraft tanken – für Gesundheit und Vitalität bis ins hohe Alter* schreibt Dr. Brian Clement, der Leiter des Hippocrates-Instituts: „Faste einen Tag pro Woche, nimm nur frisch gepresste grüne Drinks, Gemüsesäfte, gefiltertes Wasser und Kräutertees zu dir. Durch diese Fastentage können potenzielle Giftstoffe, die sich schon lange in deinem Körper befinden, freigesetzt werden, bevor sie schwere Schäden anrichten können. Es ist, wie das Öl in deinem Wagen zu wechseln, bevor dein Motor seinen Geist aufgibt."

Musst du fasten, um deinen Körper zu reinigen? Nein, zumindest nicht am Anfang. Je nachdem, wie deine aktuelle Ernährung aussieht, könnte der Verzicht auf Fleisch, Milchprodukte, Industriezucker und industriell verarbeitete Stärke alles sein, was du brauchst, um dir zu helfen, den Müll aus deinem System zu entfernen. Sobald sich deine Ernährung verbessert hat, kannst du sie mit einer Fastenkur auf die nächsthöhere Ebene bringen. Wenn du zu schnell von 0 auf 100 beschleunigst, dann könntest du die Erfahrung zu intensiv finden (mehr über Entgiftungssymptome liest du gleich). Fastenkuren sind keine schnelle Lösung und auch kein Wundermittel. Du weißt, wie ich zu solchen Dingen stehe – sie funktionieren nicht. Du wirst auf die Schnauze fallen und dein zusätzliches Gewicht oder die Krankheit werden zurückkommen. Verstehen wir uns? Fasten funktioniert nur in Verbindung mit einer insgesamt besseren Ernährung, die dann auch konsequent durchgeführt wird.

> **Fasten funktioniert nur in Verbindung mit einer insgesamt besseren Ernährung, die dann auch konsequent durchgeführt wird.**

EIN GESUNDER FASTENTAG

Führe dir Flüssigkeit zu, nähre dich, führe dir Flüssigkeit zu! So lautet das Mantra für eine gesunde Fastenkur. Trink viel grüne Nahrung, gefiltertes Wasser mit Zitrone und Kräutertees. Wenn ich faste, trinke ich etwa 1,9 bis 2,7 Liter frischen, grünen Bio-Saft – etwa 0,5 l bei jeder Mahlzeit. Das könnte zu viel für dich sein. Wenn zu deiner Fastenkur

Smoothies gehören, wirst du wahrscheinlich keine so große Menge benötigen, da Smoothies sättigender sind als Säfte. Achte nur darauf, dass du genug bekommst und nicht zu hungrig bist. Ein kleines Stechen ist in Ordnung, Zusammenbrüche sind es nicht! Wenn dein Bauch gluckert, dann trink mehr Wasser oder gönn dir eine Tasse Kräutertee. Lass die Kur nach vierundzwanzig Stunden mit einem grünen Smoothie oder einer pürierten rohen Suppe aus Gemüsen, Kräutern und Gewürzen ausklingen.

Ein Teelöffel gutes Fett – wie Hanföl, Leinöl oder Olivenöl – macht Suppen reichhaltig und sämig. Wenn dir das lieber ist, kannst du auch die Hälfte einer Avocado statt Öl nehmen. Einige Leute finden, dass rohe Suppen schmackhafter sind, wenn sie leicht gekühlt sind (vergleiche die Rezepte in Kapitel 10 für Ideen und Inspirationen). Wenn du warme Suppen vorziehst, dann püriere sie so lange in deinem Mixer, bis das Gemüse anfängt, sich zu erwärmen. Das schnelle Rühren erhöht die Temperatur ein wenig, ohne dass das Gemüse zu viele Nährstoffe verliert. Du kannst deine Suppe auch leicht auf dem Herd erhitzen. Nimm deinen Finger als Thermometer. Wenn die Suppe zu heiß für deinen Finger ist, ist sie zu heiß für dich (und die Enzyme, Vitamine, Mineralien etc.)!

Die Zutaten, die bei meiner einfachen sexy Saft-Fastenkur verwendet werden, können variieren; du musst dich nicht sklavisch an sie halten. Genau wie im sonstigen Leben, ist Vielfalt hier die Würze, die uns zum Singen bringt. Verändere also deine Rezepte, um gähnender Langeweile zu entgehen und zu verhindern, dass du aus Frust die Arbeiter aus den Stadtwerken anschreist oder einen schweren Autodiebstahl begehst! Trink, soviel du magst, und denk dran, das Menü nicht nur so zu verändern, dass es gut schmeckt, sondern auch Vielfalt in deine Gemüseauswahl bringt, um sicherzugehen, dass du sämtliche Vitamine und Mineralien bekommst.

EIN EINFACHES EINTÄGIGES *sexy* FASTEN

7.00 UHR: 240 ml Wasser mit Zitrone und einer Prise Cayenne-Pfeffer. Das reinigt deine Leber und regt den Kreislauf an. Wenn du magst, trinke über den Tag verteilt deinen Lieblingskräutertee in kleinen Schlucken.

8.00 - 9.00 UHR: 500 bis 600 ml grünen Saft aus Gurke, Sellerie, Brokkoli-Stielen, Grünkohl, Romanasalat, einer Birne, einem Stück Ingwerwurzel von ca. 1,25 cm Länge.

11.00 UHR: Zur Stärkung am Vormittag: 500 bis 600 ml grünen Saft.

13.00 UHR: Mittagessen. Du hast es schon geahnt – 500 bis 600 ml grünen Saft.

16.00 UHR: Nachmittagsvergnügen. Oh Gott, was könnte das sein? 500 bis 600 ml grüner Saft. Wenn möglich, dann nimm auch einen Schluck Weizengras (60 bis 110 ml)!

18.00 - 19.00 UHR: Zum Abendessen kannst du dann weiterhin nur Saft zu dir nehmen oder mit einem Smoothie oder einer pürierten rohen Suppe weitermachen. Wenn du dich zu unwohl fühlst oder es vorziehst, dein Fasten mit fester Nahrung ausklingen zu lassen, dann iss einen leichten Salat oder etwas sanft gedämpftes Gemüse mit ein wenig Olivenöl und Meersalz oder eine Schüssel Misosuppe mit gut gehacktem Grünzeug und Frühlingszwiebeln.

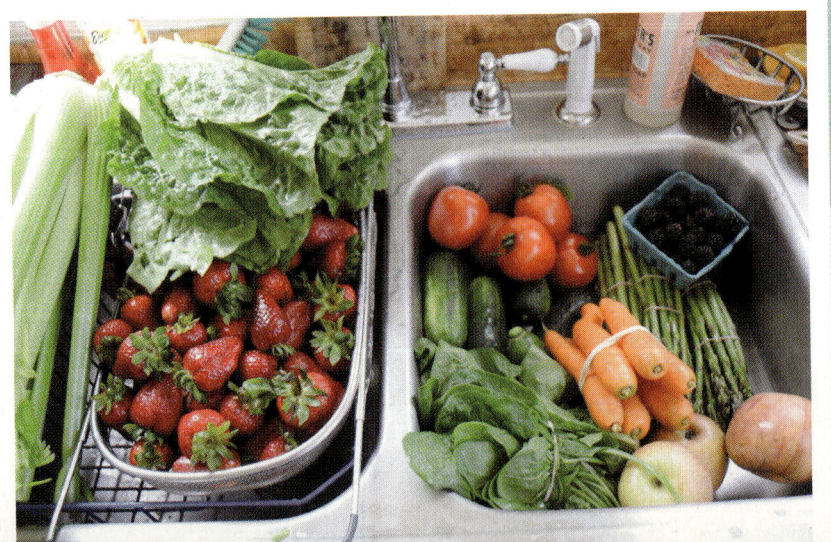

Alysia Cotter Photography

MÖGLICHE NEBENWIRKUNGEN DES SAFTFASTENS

Auch wenn du viele grüne Nährstoffe zu dir nehmen wirst, sei nicht überrascht, wenn es doch ein bisschen härter wird als du glaubst. Je mehr Giftstoffe du angesammelt hast, um so mehr wirst du ausscheiden müssen. Zu Entgiftungssymptomen kommt es, weil Gifte die Zellen und Gewebe schneller verlassen, als der Körper sie ausscheiden kann, und für viele Menschen kann das Unwohlsein und viel Zeit auf der Toilette bedeuten. Das ist normal, doch wenn es für dich zu intensiv wird, kannst du leicht einen Gang zurückschalten. Leute, die sich von McDonalds-Fast Food, Donuts und Chips ernähren, könnten großes Unbehagen verspüren, wenn die Dämonen ausgetrieben werden.

Aber ganz ehrlich: Ein eintägiges Fasten sollte kein allzu großes Drama erzeugen. Unangenehme Symptome sind ein größeres Problem bei längeren Fastenkuren. Andererseits solltest du etwas Schleim, Hautausschläge, Kopfschmerzen, stinkende Pupse, einen dicken weißen Belag auf der Zunge und Müdigkeit erwarten. Vielleicht wird dir sogar ein bisschen übel. Sobald du die Heilhindernisse überwunden hast, wirst du dich wesentlich besser fühlen. Wenn Symptome auftauchen, dann denk daran, viel Wasser zu trinken, damit du alles rausspülen kannst.

Und dann solltest du dich auch noch an Folgendes erinnern: Gifte rauben dir Energie. Wenn du sie freisetzt, setzt du auch ihre Muster frei – einschließlich des mentalen, emotionalen und spirituellen Chaos, das sie verursachen. Emotionale Hochs und Tiefs während des Fastens sind üblich – ja, sogar innerhalb einer Vierundzwanzig-Stunden-Phase. Mach es wie bei den körperlichen Symptomen: Schnapp dir eine Box mit Taschentüchern und stehe sie damit durch.

Eine gute Idee ist es, nach dem Fasten einen Einlauf (oder eine Darmspülung) zu machen, um die Leitung freizuhalten und für eine bessere Entleerung zu sorgen. Um richtig gut zu schwitzen, bewege deinen süßen Hintern in die Sauna! Wenn du glaubst, dass Fasten zu extrem für dich ist, dann würdige dieses Gefühl. Doch ich bitte dich, einen Moment lang innezuhalten und einmal darüber nachzudenken, was viele von uns für normal halten: das Entfernen von Gallensteinen und der Gallenblase, Insulinpumpen, Arzneien für Bluthochdruck, schwächende Arthritis, Steroide und andere medizinische Miseren. Eine pflanzliche Ernährung und regelmäßige Ordnung und Sauberkeit scheinen mir vergleichsweise einfach zu sein!

> **crazy sexy TIPP**
> Ein wichtiger Tipp für länger Fastende: Es kann gefährlich sein, wenn es im Körper zu einem Elektrolytmangel kommt. Die Lösung ist jedoch einfach: Füge deinem Saft eine Prise Meersalz hinzu oder stelle Sole her und trinke das Salzwasser.

LÄNGERES FASTEN

Einige Menschen fasten für längere Zeit, aber vergiss nicht, dass länger nicht immer besser ist. Langes Fasten sollte außerdem von regelmäßigen Darmspülungen begleitet sein. Meine längste Fastenkur mit grünen Drinks hat einundzwanzig Tage gedauert. Sie war ein Entgiftungsmarathon, bei dem ich eine Tonne Material abgeladen habe. Meine Leber spuckte Müll aus, meine Lymphe plätscherte und mein Allerwertester trieb den Teufel aus. Wie mein Kolon-Hydrotherapeut sagte: „Hier kommen die Mumien!" Aber das Ganze war auch eine körperliche und emotionale Achterbahnfahrt.

Mein Energiepegel ging hoch, runter und wieder hoch. Letzten Endes hatte das Fasten definitiv Vorteile und es leistete mir gute Dienste, doch ich empfehle den meisten Menschen keine längeren Fastenkuren, schon gar nicht ohne die Begleitung durch Fachleute. Das gilt insbesondere deshalb, weil du wirklich vorsichtig mit dem Elektrolyten-Ungleichgewicht und dem Fastenbrechen sein musst.

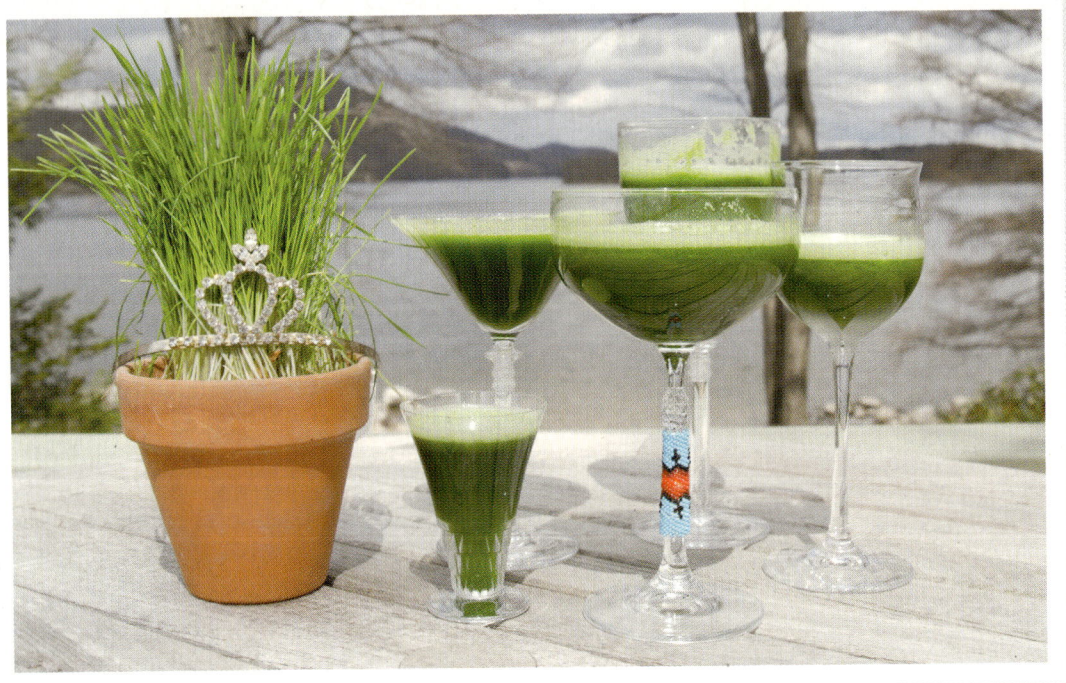

Dies hier ist kein Marathon und so etwas wie ultimative Reinheit gibt es nicht. Wir sollten außerdem nicht vergessen, dass das Bedürfnis nach Perfektion genauso schlecht für die Gesundheit ist wie Fusel, Glimmstängel, Tierzehen und weiße Scheiße.

Es gibt auch Menschen, die auf keinen Fall fasten sollten. Wenn deine Gesundheit gegenwärtig zu stark angegriffen ist oder du eine Essstörung hast, untergewichtig bist oder wegen einer chronischen Krankheit wie Krebs behandelt wirst, wenn du Herzprobleme hast, schwanger bist oder stillst, dann ist Fasten – egal welcher Art – nicht empfehlenswert. Kinder sollten ebenfalls nicht fasten. Sei realistisch und aufrichtig. Wenn du Bedenken hast, dann frage deinen Arzt. Auch Wasserfasten ist nicht ratsam. Beim Wasserfasten werden viel zu viele gespeicherte Gifte in einer Geschwindigkeit in deinem Blutkreislauf abgeladen, die die meisten von uns einfach nicht vertragen. Dasselbe gilt für das beliebte Fasten mit Wasser, Ahornsirup, Cayenne-Pfeffer und Essig – das ist keine Nahrung.

WASSER

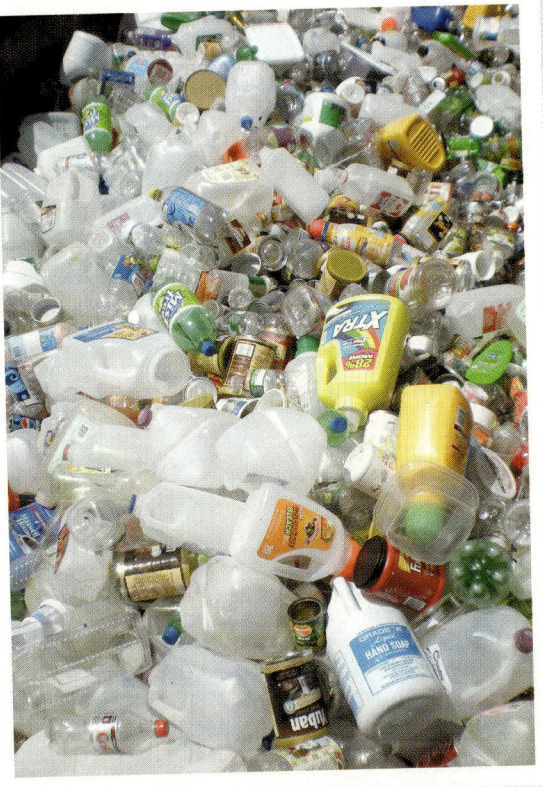

Gefiltertes Wasser zu trinken, ist wie deinen Innereien ein Bad, eine gute Spülung, eine fröhliche Dusche zu geben. Echt erfrischend! Außerdem ist Wasser das beste Getränk, um den Durst zu stillen – wenn du von dem Diät-Knall-Kick runterkommen und ihn durch Wasser ersetzen kannst, hast du Großartiges erreicht. Unser Körper besteht zu über 70 Prozent aus Wasser. Dein Gehirn besteht zu ungefähr 80 Prozent aus Wasser. Denk daran, du bist elektrisch – wenn deine Zellen nicht genügend Flüssigkeit bekommen, verlieren sie ihre Leitfähigkeit. Wasser hilft den Nährstoffen, in unsere Zellen hineinzufließen, und es unterstützt säurehaltige Abfallprodukte dabei, hinauszufließen. Wasser ist der Hauptbestandteil des Blutes und der Lymphe (der in den Lymphgefäßen enthaltenen wässrigen hellgelben Flüssigkeit). Es reguliert die Körpertemperatur. Wasser ist für eine gute Gesundheit absolut unerlässlich. Da wir durch die Atmung, durch Schweiß und Urin etwa 2,5 Liter pro Tag verlieren, ist es wichtig, diese täglich wieder aufzufüllen.

Idealerweise sollten wir jeden Tag die Hälfte unseres Körpergewichts in Litern reinen Wassers wieder auffüllen. Zum Beispiel sollte jemand, der 70 Kilo wiegt, im Laufe des Tages 2,1 Liter (etwa 10,5 Gläser von jeweils 200 ml) Wasser trinken. Das mag dir viel vorkommen, und natürlich benötigst du weniger, wenn du regelmäßig entsaftest, Kräutertees trinkst und viel rohes Gemüse verzehrst. Um mit den Anforderungen deines inneren Ozeans Schritt zu halten, ist es am besten, deinen eigenen Rhythmus zu finden und über den Tag verteilt schluckweise zu trinken, statt darauf zu warten, dass du Durst bekommst. Bis du ein Durstempfinden verspürst, bist du schon dehydriert. Und Hunger ist häufig nur ein Zeichen von Durst.

Oh, und weißt du was? Kaffee ist kein Wasser. Noch sind es schwarzer Tee, Limonade, abgefüllte Säfte oder „Vitamin-Wässer". Diese Getränke entziehen deinem Körper sogar Wasser (und Mineralien). Mach dir also nicht vor, dass du deinen Durst stillst, wenn du sie trinkst.

Kannst du es übertreiben? Ja. Wenn du dich wie ein Burschenschaftler in einem Initiationsritual verhältst, bei dem du schikaniert wirst und eine irrsinnige Menge Wasser auf einmal trinken musst, kannst du eine so genannte Wasservergiftung, auch Hyponatriämie genannt, bekommen. Sie ist extrem selten; die meisten Fälle treten bei überhitzten Athleten auf. Es kommt darauf an, dass du dich nicht verrückt machst – bleib einfach „gut gewässert", indem du regelmäßig moderate Mengen Wasser zu dir nimmst.

TAFELWASSER: SAG EINFACH NEIN!

Auch wenn es überaus angenehm ist, abgefülltes Wasser in Flaschen zu kaufen, so ist es auf vielen Ebenen gleichzeitig eine Katastrophe. Unzählige Millionen Plastikflaschen verstopfen unsere überfüllten Mülldeponien Jahr für Jahr, und da der Platz so extrem knapp ist, verschiffen wir schließlich unsere Müllberge an Entwicklungsländer oder kippen sie einfach weitab von der Küste ins Meer. Pfund um Pfund sind Plastikflaschen eine der allgegenwärtigsten Formen von Müll und sie verschmutzen unsere Meere, Flüsse,

Fahrwege und Parks. Plastikflaschen können Hunderte oder sogar Tausende von Jahren überdauern. Meerestiere und Vögel wiederum halten Plastikabfälle für Nahrung und ersticken am Ende scharenweise.

Wenn es mir bisher noch nicht gelungen ist, deine Aufmerksamkeit zu wecken, dann könnte es vielleicht das tun: Die schicke Wasserflasche für 2 Euro ist häufig nichts anderes als Leitungswasser. Laut Informationen von Food and Water Watch ist Leitungswasser insgesamt besser als abgefülltes Wasser. Die Mineralwasserindustrie ist in den USA nur minimaler Regulierung und Aufsicht unterworfen und die meisten Abfüllanlagen werden jahrelang nicht kontrolliert. Während die Etiketten heitere und beruhigende Bilder von Berggletschern und tropischen Wasserfällen zeigen, trinkst du vielleicht nichts weiter als Wasser aus dem Wasserreservoir einer Großstadt oder aus dem Einzugsgebiet einer Deponie für gefährlichen Abfall.

Beliebte Marken können dieselben toxischen Chemikalien, Pestizide und Krankheitserreger enthalten, die auch im Leitungswasser vorkommen. Und weil in den USA die Flaschen vor dem Abfüllen nicht immer sterilisiert werden, könnten in dem vermeintlich „sauberen" Produkt eklige Pilze und Bakterien heranwachsen. Hej, hatte ich schon erwähnt, dass die meisten Flaschenwässer säurehaltig sind? Es ist wahr – viele der beliebtesten US-Marken kommen bei Tests auf einen pH-Wert von ca. 5 oder 6. Letzten Endes gibst du bis zu tausendmal mehr für 4 Liter Tafelwasser aus als für dieselbe Menge Leitungswasser.

Wenn du akuten Durst hast, ist es natürlich am besten, eine Flasche Wasser zu kaufen und hydriert zu bleiben, statt gar kein Wasser zu trinken. Aber wenn du eine bescheidene Investition in einen Wasserfilter und eine Mehrwegflasche aus Edelstahl tätigen kannst, dann tu dir selbst und dem Planeten einen Gefallen und kaufe sie. Halte dich von harten Mehrwegflaschen aus Plastik fern.

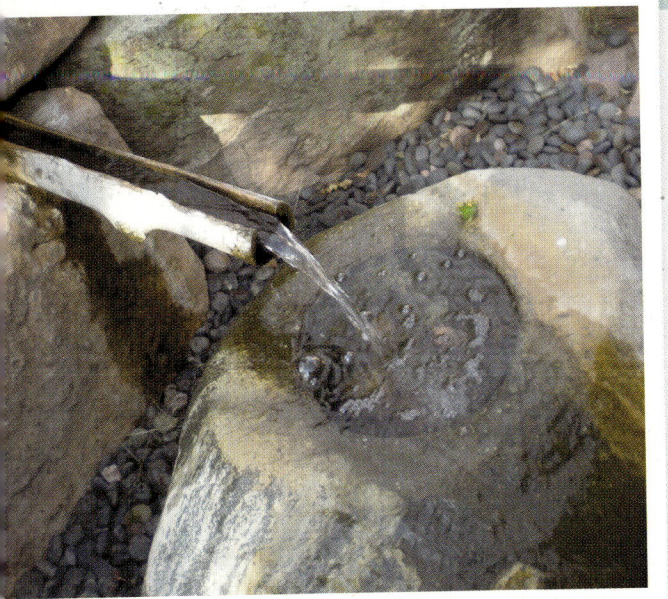

TIPPS für gefiltertes Wasser

▬ Wechsle den Filter regelmäßig nach den Empfehlungen des Herstellers. Nicht nur, dass ein schmutziger Filter nicht funktioniert, er kann deinem Wasser auch noch zusätzliche Fremdstoffe hinzufügen. Schimmel mag Kohlefilter …

▬ Gefiltertes Wasser hält sich nicht lange – stell es in den Kühlschrank oder nutze es bald nach dem Filtrieren. Die ekelhaften Viecher werden jetzt, wo das Chlor entfernt worden ist, wieder schneller wachsen.

▬ Fülle Eiswürfelbehälter mit gefiltertem Wasser. Deine Cocktails (virgin oder slut) werden wesentlich besser schmecken.

▬ Spüle dein Obst und Gemüse mit gefiltertem Wasser. Weiche Nüsse und Samen in gefiltertem Wasser ein.

FILTRIERMETHODEN

Bei nahezu allen Wasserfiltriersystemen für den Hausgebrauch wird eine dieser beiden Arten von Filtern verwendet:

- **Aktivkohlefilter.** Diese funktionieren so, dass sie Wasser über Holzkohlekörner laufen lassen, die Feinstaub anziehen und entfernen. Das System ist effektiv bei Chlor und den meisten organischen Materialien, aber es verfehlt bestimmte winzige chemische Verbindungen, Fluoride und die meisten Metalle.

- **Umkehr-Osmosefilter.** Diese treiben Wasser durch eine Membran mit extrem kleinen Löchern – etwa ein Millionstel der Breite eines menschlichen Haares. So wird fast jeder gelöste Feststoff entfernt, darunter auch viele toxische Chemikalien. Es ist ein langsamer Prozess und er verschwendet sehr viel Wasser, denn nur ein Zehntel des Wassers, das in das System gelangt, schafft es auch hindurch.

Sie enthalten gefährliche Chemikalien, die als Bisphenol A (BPA) bekannt sind und deinen Hormonen schaden können. (Viele andere Produkte enthalten ebenfalls Bisphenol A, wie zum Beispiel Babyflaschen und Behälter für Lebensmittel. Die Europäische Behörde für Lebensmittelsicherheit Efsa hat Anfang 2014 in einem Gutachten vor den schädigenden Folgen von BPA gewarnt, doch bis es zu einem gesetzlichen Verbot kommt, bleibt man am besten wachsam).

SAUBERES WASSER FÜR ZU HAUSE

Verglichen mit vielen anderen Ländern auf der Welt ist das Leitungswasser in Deutschland definitiv besser.

Was kannst du tun, um ganz sicher zu gehen? Installiere einen Wasserfilter. Auch wenn dir kein Filter absolute Reinheit garantieren kann, so können Filter dennoch eine große Verbesserung sein. Verschiedene Arten von Filtern entfernen bzw. reduzieren verschiedene Arten von Unreinheiten. Um herauszufinden, was du brauchst, solltest du zunächst Erkundigungen über dein Wasser einziehen. Beginne damit, dass du den jährlichen Wasserqualitätsbericht deiner Gemeinde anforderst, den du von den Stadtwerken oder dem Gesundheitsamt bekommen kannst. Du solltest auch das Wasser aus deiner Leitung testen, da es auf seiner Reise in dein Waschbecken Abfallstoffe aufgenommen haben könnte, z. B. aus alten Bleirohren. Das örtliche Gesundheitsamt und unabhängige Labore machen das kostenlos oder gegen eine geringe Gebühr.

Als nächstes solltest du dir überlegen, welches Wasser du filtern möchtest. Nur das Trinkwasser? Oder auch das Wasser zum Kochen, Baden und Wäschewaschen? Den meisten Haushalten würde ich empfehlen, zumindest zum Trinken und Kochen gefiltertes Wasser zu verwenden. Doch vergiss auch nicht, dass die Haut das größte Organ deines Körpers ist und dass du zahlreiche Substanzen über sie aufnimmst. Wenn du also auch dein Bade- und Duschwasser filtern kannst, dann gratuliere ich dir! Um möglichst viel Wasser zu filtern, kannst du auch ein Filtersystem für das ganze Haus installieren lassen. Solche Systeme werden im Allgemeinen direkt am Hauptanschluss der Wasserleitung installiert und können gut im Keller oder in einem Schrank versteckt werden. Zur ausschließlichen Verwendung in der Küche gibt es kleinere Systeme, die unter dem Spülbecken angebracht werden.

Filtriersysteme kosten zwischen 45 und 300 Euro oder mehr und sollten von einem Klempner installiert werden – oder dem sexy Jemand, der mit Werkzeugen umgehen kann. Und zu guter Letzt, der einfachste und billigste Weg, um Trinkwasser aufzubereiten, ist der Kauf eines Wasserbehälters, der einen Filter enthält. Wellness Carafe®, Brita® und Pur® sind drei gängige Marken.

IONISIERTES WASSER

Einige Filtersysteme können das Wasser auch ionisieren – was bedeutet, dass mittels Elektrolyse das Wasser in saure und basische Anteile aufgespalten wird. Im Haushalt finden beide Verwendung. Saures Wasser ist gut zum Waschen von Gemüse, zum Waschen von Haut und Haaren und zum Zähneputzen, während basisches Wasser gut zum Entsaften, Kochen und Trinken ist. Im Körper soll basisches Wasser helfen, saure Abfälle zu beseitigen sowie den pH-Wert auszugleichen, und als Antioxidans wirken, indem es freie Radikale aufnimmt. Ionisiergeräte, die oberhalb oder unterhalb der Spüle angebracht werden können, sind online weithin verfügbar. Diese Geräte sind ziemlich teuer (€ 725 bis € 2.200), doch vergiss nicht, dass sie auch Kohlenfilter enthalten, so dass du in einem gewissen Sinne zwei Filter für diesen Preis bekommst.

Ein letzter Gedanke: Wenn du dein Wasser nicht filterst, wird es dein Körper tun – und deine Leber und deine Nieren werden sehr unglücklich darüber sein. Lass sie keine Überstunden machen. Sie brauchen ihren Schönheitsschlaf genau wie du, mein Liebling.

GEMEINSAM TRINKT ES SICH LEICHTER

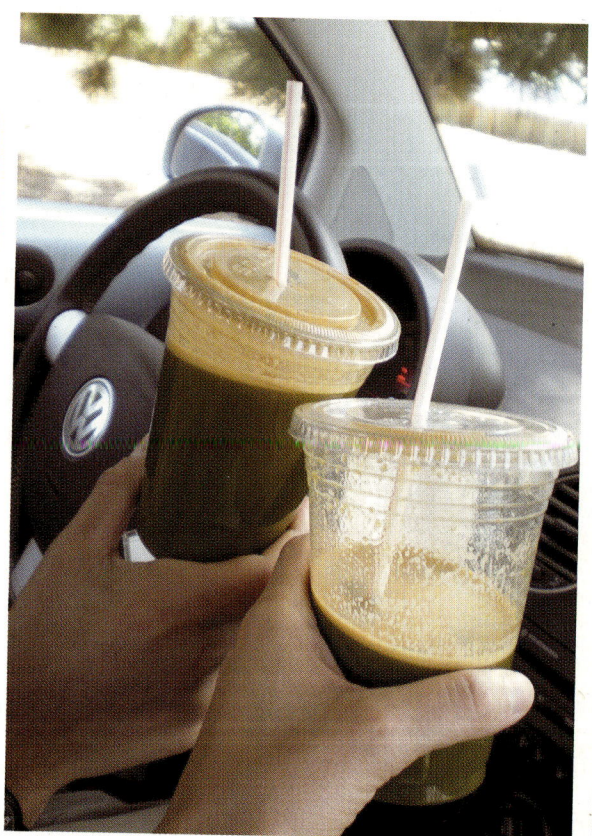

Ich bin eine Säuferin, okay: Ich liebe meine Grüne Göttin morgens, mittags und abends. Ich liebe es, mich mit sauberem, heilendem Wasser durchzuspülen. Lass uns Trinkkumpanen sein und uns gegenseitig anstacheln (mit einem unechten Stachel). Man trinkt unweigerlich mehr, wenn man es zusammen mit einer Freundin tut. Wie wäre es, noch ein paar gleichgesinnte Damen (oder Herren) anzuwerben, um Rezepte auszutauschen, und mit den anderen in Kontakt zu bleiben, um sicherzugehen, dass du dein tägliches Ziel erreichst, oder einfach nur, um dem neuen Du zuzuprosten.

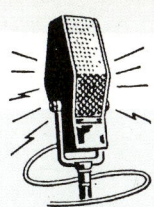

Kommentar: Ryan R.

Die crazy sexy Ernährung hat mich auf eine fantastische Reise geführt. Vorher schlug ich mich mit einer Reihe von Problemen herum, die sich im Laufe meiner Strahlenbehandlungen im letzten Sommer entwickelt hatten. Die Ernährung sprach mich an, weil ich frustriert darüber war, dass ich mich nicht wie ich selbst fühlte (eine starke, souveräne, vegetarische Mutter von vier Kindern, Ehefrau und Lehrerin der Naturwissenschaften, die ausgewogene Mahlzeiten zu sich nimmt). Ein Hauptproblem, unter dem ich zu leiden hatte, betraf meine Stimme. Seit ich letztes Jahr im Juni mit der Strahlentherapie begann, ist meine Stimme entweder heiser gewesen oder ich hatte überhaupt keine Stimme.

Der tägliche Saft und die zumeist rohe Ernährung haben die Qualität und die Stärke meiner Stimme sehr verbessert. Ich bin überzeugt, dass mangelnde Flüssigkeitsversorgung wesentlich zu meinen Stimmproblemen beigetragen hat. Mein Radiologe behauptet beharrlich, dass diese nicht mit meinen Behandlungen zusammenhängen können; doch abgesehen von der Kehlkopfentzündung und starker Heiserkeit war ich vom ersten Tag der Strahlentherapie und der Einnahme von Tamoxifen an unglaublich durstig. Egal wie viel Wasser ich zu mir nahm, mein Durst war nie wirklich gestillt. Die Bestrahlungen endeten Anfang August, und im November hörte ich auf, Tamoxifen zu nehmen.

Obwohl ich schon länger Vegetarierin bin und in den letzten dreißig Jahren Gemüse entsaftet habe, hatte ich nie in Betracht gezogen, grünen Saft herzustellen. Heute ist dank der CSE grüner Saft ein wesentlicher Bestandteil meiner täglichen Nahrung. Die Grundlage meines täglichen grünen Frühstückscocktails sind Gurken. Meine Dehydrierungsprobleme sind jetzt endlich gelöst! Ich habe die Hoffnung, dass sich meine Stimme mit Hilfe von Sprechtherapie erholen wird. Meine Ernährung entwickelt sich in eine vegane Richtung und ich fühle mich sehr gut. Ich habe nicht länger Angst, dass der Krebs zurückkommen könnte. Ich bin zuversichtlich, dass meine immer besser werdende Ernährung mir helfen wird, meine Gesundheit zu erhalten.

KAPITEL IM ÜBERBLICK

DENK DRAN:

- Trinke morgens als erstes einen Saft.
- Kauf dir den besten Entsafter, den du dir leisten kannst – du brauchst etwas Robustes, denn du wirst ihn sehr häufig benutzen.
- Nimm regelmäßig einen Schuss Weizengrassaft von 60 bis 110 Millilitern zu dir.
- Mixe, was das Zeug hält, Schätzchen – bereichere dein Repertoire an großartigen Mahlzeiten für unterwegs mit Smoothies und genieße sie auch mit gesunden Snacks.
- Mache ein 24-stündiges Saftfasten – einmal pro Woche oder einmal pro Monat oder einmal pro Saison.
- Führe dir Wasser zu! Manchmal verwechseln wir Hunger mit Durst.
- Wenn du dein Wasser nicht filterst, wird es dein Körper tun.

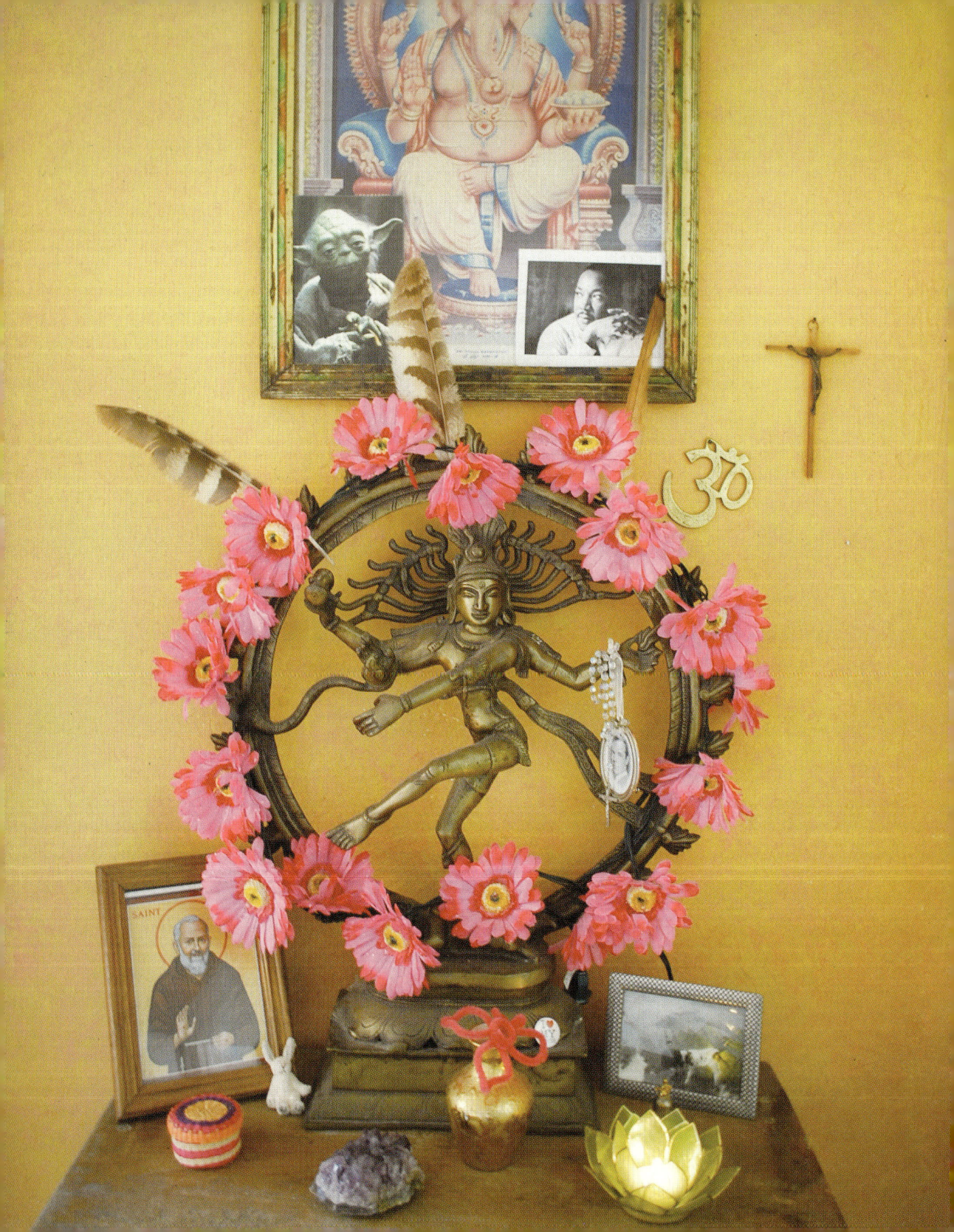

KAPITEL 7

SCHWEIGEN, SCHWINGEN, STRAHLEN

Dich um dich selbst zu kümmern (Reinigung und Entgiftung eingeschlossen) geht über die Zusammenstellung der Nahrungsmittel in deinem Kühlschrank hinaus. Zu einem crazy sexy Leben gehören auch Reflexion, das Wackeln mit dem Hintern, natürliche Beauty-Produkte sowie Ruhe und Entspannung. Aber das wusstest du schon, oder? Und dennoch ist es ausgesprochen leicht, sich zu sehr in etwas reinzuhängen oder schlecht mit seiner Zeit umzugehen. Wie die meisten Mädels, die Multitasking betreiben, hast du wahrscheinlich zahlreiche Versprechen gebrochen, die du dir selbst gegeben hattest. Jahrzehntelang hast du gute Vorsätze wie „iss richtig und beweg dich mehr" aufgeschrieben. Wenn dein Leben dann außer Kontrolle gerät, brichst du diese guten Vorsätze – häufig, nachdem du sie erst ein paar Tage lang praktiziert hattest. Dieses nur allzu häufige Muster führt jedoch letztendlich zu einem noch größeren Problem.

Das Dilemma dabei, ständig auf den Selbstfürsorge-Zug aufzuspringen und wieder herunterzufallen, ist nicht, dass du das Schwitzen, die gesunde Nahrung, das Seele-Verwöhnen und das Gebet verpasst, sondern dass du am Ende das Vertrauen in dein eigenes Wort verlierst. Das ist eine echte Katastrophe! Der Vertrauensverlust führt dazu, dass du den Glauben an deinen Selbstwert verlierst. Autsch! „Warum sollte ich mich abmühen? Ich bringe ja sowieso nichts zu Ende." „Ich werde immer fett, krank und unglücklich sein." „Ich bin nicht gut genug und nicht klug genug." „Es liegt in der Familie, ich kann nichts dagegen tun." Erkennst du die Position von Machtlosigkeit, in die dich diese Worte versetzen? An dieser Stelle kommt die Sprachpolizei ins Spiel.

So schwer es auch sein mag, ich möchte, dass du deiner inneren Nervensäge freche Antworten gibst und wieder auf den Selbstfürsorge-Zug aufspringst. Sie verdient das letzte Wort nicht!

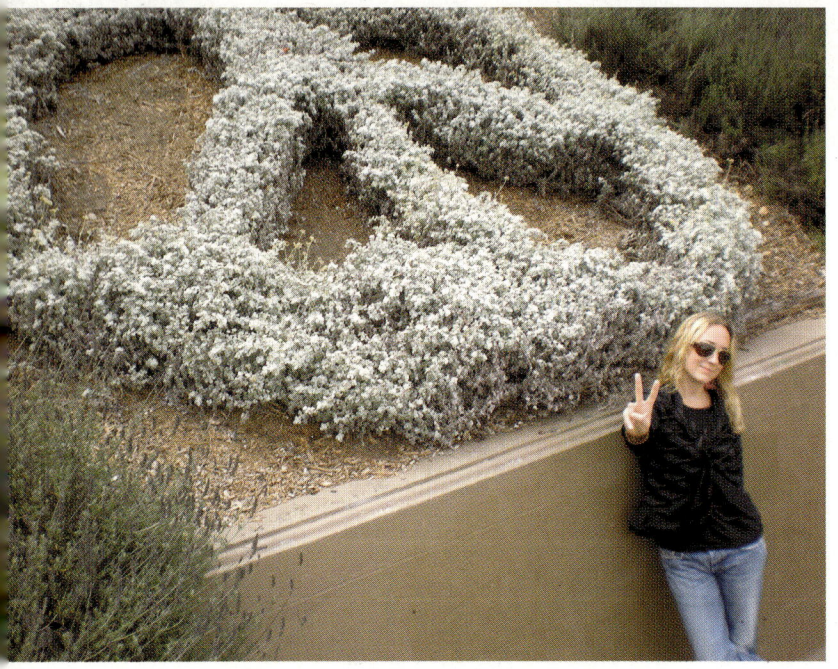

Deine Worte (oder ihre!) erschaffen deine Realität. Sie bekräftigen alle guten Dinge oder eben alle negativen. Das ist nicht bloß irgendeine „geheime" New-Age-Scheiße; es ist der Schlüssel, um in deinem Leben Harmonie zu schaffen. Wenn du dich also dieser neuen, entzündungshemmenden Ernährung und diesem neuen Lebensstil näherst, wirst du dann denken, das Glas sei halb voll oder halb leer? Hier ein kleiner Tipp: Entscheide dich für halb voll! Baue dein Vertrauen wieder auf, indem du dich selbst mit Freundlichkeit und Fürsorge überschüttest. Schaffe Raum für dein neues Ich, indem du deine Zeit wertschätzt und sie weise nutzt. Die Welt wird nicht explodieren, wenn du einen Gang runterschaltest, loslässt und relaxt.

Stress ist echt Scheiße! Er frisst dich bei lebendigem Leibe. Und wenn du ein perfektionistischer Kontroll-Freak bist, dann spreche ich dich im Besonderen an. Schaff dir Belastungen vom Hals, Schätzchen. Entwickle neue Gewohnheiten und Routinen, die deinen höchsten Zielen dienen.

Eine hilfreiche Übung ist folgende: Stell dir vor, wie du im Alter von fünf Jahren warst. Ja, krame sogar ein Foto von deinem kleinen Ich aus jener Zeit heraus und klebe es auf deinen Spiegel. Wie würdest du die Kleine behandeln, sie lieben und ernähren? Ich wette, du würdest sie mit allen Mitteln beschützen und ihr gleichzeitig Raum geben, ihre klitzekleinen Flügel auszubreiten. Sie würde Nickerchen bekommen, gesundes Essen, Zeit für Fantasie und Abenteuer in der Wildnis. Wenn Rabauken auf dem Spielplatz ihre Gefühle verletzten, würdest du ihre Tränen trocknen, sie umarmen und ihr Zuversicht vermitteln. Wenn Wut- oder Trotzanfälle sie in einen Poltergeist verwandelten, würdest du eine liebevolle Unterbrechung anordnen und sie in die Ecke stellen.

Von heute an möchte ich, dass du deinem erwachsenen Selbst genau dasselbe Mitgefühl zukommen lässt. Wie Terri Cole, eine hammermäßige Therapeutin, Life-Coach und meine beste Freundin, sagt: „Wenn nicht du, wer dann? Wenn nicht jetzt, wann dann?" Beim nächsten Mal, wenn deine Nervensäge etwas Negatives zu sagen hat, halte inne und denke über jenes Kind nach. Dann schreibe dein Skript entsprechend um. Du bist es wert, du Engelsflügel! Die Welt braucht es, dass du in deiner heiligen, endlosen Herrlichkeit dastehst. Indem du dich zu einer umfangreichen Selbstfürsorge-Kur verpflichtest, poliere deinen inneren und äußeren Schimmer solange, bis er zu einem hell strahlenden Glanz geworden ist..

Wie die meisten Mädels, die Multitasking betreiben, hast du wahrscheinlich zahlreiche Versprechen gebrochen, die du dir selbst gegeben hattest.

Zeit für MEDITATION

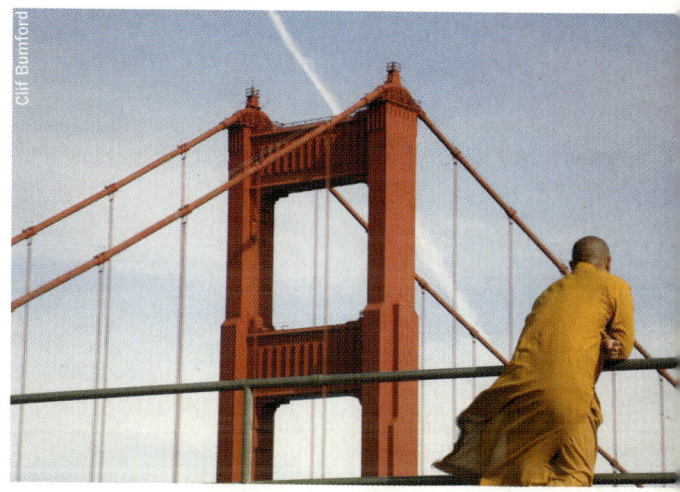

Meditation ist eine wichtige Voraussetzung für crazy sexy Erfolg. Wenn dein Geist stark und zentriert ist, werden deine Gelüste und dein emotionales Unbehagen dich nicht in demselbem Maße sabotieren können. Daher leuchtet es ein, dass ein positiver Weg, um deinen Tag zu beginnen, etwa so aussieht: Pinkeln, Zähne putzen und deinen Hintern auf ein Meditationskissen setzen! Warte mal: keinen Kaffee, keine Nachrichten, keine Tageszeitung? Nö.

Früh am Morgen ist unser Geist am offensten. Wie wir unseren Tag beginnen, entscheidet darüber, ob der Tag für uns ein Erfolg oder ein Misserfolg sein wird. Wie meine Freundin Marianne Williamson sagt: „Wundere dich nicht, warum du spätestens mittags depressiv bist, wenn du deinen Tag damit beginnst, dich mit der Angst und der Verzweiflung in der Welt zu beschäftigen, besonders wenn du dann noch Koffein hinzufügst."

Vor kurzem hielt ich einen Wellness-Vortrag an der Universität Harvard. Gegen Ende meiner Ansprache brachte ich den Studenten eine einfache Meditationstechnik bei und ermutigte sie, mit mir zusammen fünf Minuten lang still zu sein. Als die Zeit vorbei war, fragte ich die aufgeweckten jungen Menschen, wie es sich anfühlte. Einer der jungen Männer machte folgende Beobachtung: „Ich habe es gehasst! In der Mitte hat es sich wie Folter angefühlt." „Warte mal, in der Mitte war bei Minute 2,5! Und wenn ich euch sagen würde, dass euch Meditation helfen kann, euch besser zu konzentrieren und euren Fokus zu halten, was letzten Endes auch eure universitären Leistungen verbessern würde?" fragte ich. Damit hatte ich ihre Aufmerksamkeit! Wie du dir vorstellen kannst, ist Harvard ein extrem konkurrenzbetonter Laden, wo die meisten Studenten heftige Erschöpfungssymptome zeigen. Was bringt das teure Wissen, wenn du zu gerädert bist, um es zu nutzen? An dem Tag fingen wir an, eine Strategie für ein Curriculum zu entwerfen, das ich den „inneren Harvard" nannte. Natürlich stand Meditation ganz oben auf der Liste. Wenn du deinen Geist verstehst, kannst du seine Kraft für dich nutzen und mehr erreichen, als du je für möglich gehalten hättest. Der Raum zwischen dem Lärm ist der, an dem der Gott bzw. die Göttin wohnt. Dort gibt es viele Antworten. Schrecke nicht davor zurück, ihn oder sie aufzusuchen.

Es kann dir gehen wie dem jungen Harvard-Studenten, nämlich, dass du dich von dem Gedanken zu meditieren überwältigt fühlst. Einige Menschen stellen sich vor, Meditation sei unerträglich langweilig. Andere haben Angst vor dem, was sie fühlen könnten, wenn sie sich die Zeit nähmen, aufmerksam zu sein. Ich kann das total nachvollziehen. In der Vergangenheit haben sich häufig wilde, wahnsinnige „Hausbesetzer" unter meinen blonden Haaren – genau zwischen den Ohren – angesiedelt. Als ich mit dem Meditieren anfing, hatte ich das Gefühl, ich würde Hals über Kopf in den Wahnsinn stürzen.

Seitdem habe ich in Klöstern gelebt und bin zu Zendos, Ashrams, Schwitzhütten, Kirchen, Moscheen und Retreats gepilgert. Die Stille zwischen jenen Wänden hat mich daran erinnert, dass unter meinem atmosphärischen Rauschen eine Enzyklopädie heilsamer Führung liegt. Ruhe ... kannst du dir das vorstellen? Was für ein schöner Ort für einen Tagesausflug! Er kostet nichts und die Aussicht ist einfach herrlich. Beginne (und ende) deinen Tag mit fünf Minuten stillem Sitzen, robbe dich dann auf zehn Minuten zu, arbeite dich auf zwanzig hoch und so weiter. Meditation beruhigt den Lärm und macht dich mit dir selbst bekannt. „Hallo du, ich bin ich, schön, dich zu treffen!"

SCHWEIGEN, SCHWINGEN, STRAHLEN

Ständig beschäftigt? – GÖNN' DIR EINE AUSZEIT

Bevor du ins kalte Wasser springst, findest du hier einige Vorschläge, um den totalen Wahnsinn zu verhindern. Schaffe einen heiligen Platz nur für dich allein. Er muss nicht aufwändig sein. Wir sprechen hier nicht über das Taj Mahal. Mein Platz besteht aus einem kleinen Altar mit Bildern, die ich mag, Kerzen, Blumensträußen (Altare mögen Opfergaben), Engelkarten und anderem spirituellen Schnickschnack. Lichterketten helfen ebenfalls. Ich meditiere, bete, eifere mich und schreibe gerne Tagebuch, während ich auf einem Kissen vor meinem Altar sitze. Sobald mein Hintern auf dem Kissen sitzt, ist Ausgrabungszeit. Wenn ein Kissen für dich nicht funktioniert, dann probiere eine bequeme Sitzgelegenheit oder einen Bodenstuhl (einen fußbodennahen Stuhl, der eine fantastische Rückenstütze hat) aus. Kauf dir einen Küchenwecker oder ein Meditationsglöckchen. Stell den Wecker auf eine angemessene Zahl von Minuten ein – zunächst zehn bis fünfzehn Minuten. Schließ die Augen und nimm einen tiefen, reinigenden Atemzug, bei dem du durch die Nase ein- und durch den Mund wieder ausatmest. Lass deinen Atem zu einem normalen Rhythmus zurückkehren und dann beginne, bis zehn zu zählen. Atme ein auf eins – atme aus; atme ein auf zwei – atme aus, und so weiter. Wenn das zu langsam für dich ist, dann atme auf eins ein, auf zwei aus, auf drei ein, auf vier aus, etc. Wenn dein Geist abschweift und du dir vorstellst, wie du dir Schuhe kaufst oder im Netz nach einem schicken Gebrauchtwagen suchst, dann bring deine Gedanken sanft zurück und fang wieder an zu zählen. Dein Geist ist wie ein Muskel: Je konsequenter du trainierst, umso stärker wirst du.

Jedes Mal, wenn du zu deinem Atem zurückkehrst, durchbrichst du ein altes Muster (Ablenkung) und schaffst eine neue geistige Gewohnheit (Fokussierung). Richte deinen Geist dorthin aus, wo du möchtest, dass er hinreist, statt dich ständig von ihm verschaukeln zu lassen. Du kannst auch ein Mantra verwenden, wenn das leichter für dich ist: Atme zum Beispiel auf „lass" ein und auf „los" aus, oder atme ein auf „mögen alle Wesen überall" und aus auf „glücklich und frei sein". Wenn der Wecker klingelt oder das Glöckchen ertönt, bist du fertig. Du hast es geschafft! Mach es später noch einmal und dann morgen wieder. Hast du's geschnallt?

Eine letzte Anmerkung: Es gibt keinen „richtigen" Weg, um sich einzustimmen. Wenn eine geführte Meditation oder eine Visualisierung für dich besser funktioniert, fantastisch! Für diesen Zweck sind unzählige CDs verfügbar. Chanten, Kirtan oder Tanzen sind ebenfalls tolle Hilfen. Sieh dir zum Beispiel die 5-Rhythmen-Methode meiner lieben Mentorin und spirituellen Schwester Gabrielle Roth an, auch bekannt unter dem Motto „schwitze dich durch deine Gebete". Gabrielles zutiefst heilsame Bewegungsmeditation schöpft aus dem Schamanismus sowie der östlichen Philosophie und Psychologie. Im Kern der Praxis steht die Überzeugung, dass alles Energie ist, welche sich in Wellen, Mustern und Rhythmen bewegt und Herz und Geist befreit, um sich mit der Seele zu verbinden. Amen! Weitere Informationen findest du unter gabrielleroth.com. Dort findest du auch viele Trainer in Deutschland.

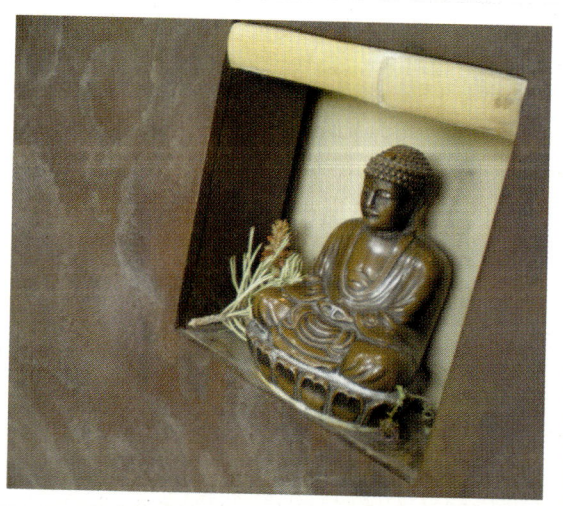

MORGEN-SADHANA

von Sharon Gannon

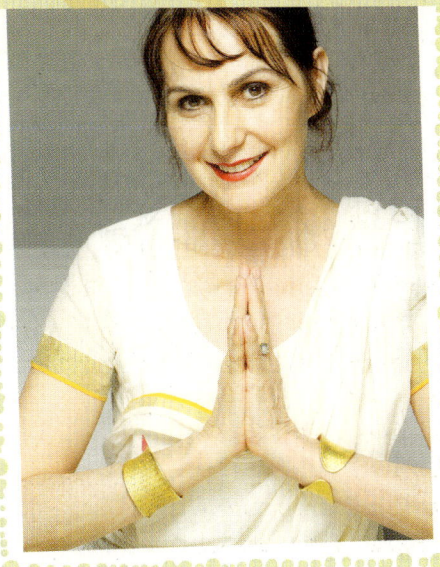

Der Sanskrit-Begriff Sadhana bedeutet, sich eingehend mit bewusster spiritueller Praxis zu beschäftigen – etwas zu tun, das dich dem Göttlichen, der Selbstverwirklichung, der Wahrheit dessen, wer du bist und wer die anderen in deinem Leben wirklich sind, näher bringt und dass dich dem näher bringt, ein liebenswürdiger Mensch zu werden. Damit etwas ein Sadhana ist, muss es jeden Tag praktiziert werden; es muss ein Teil deines Lebens werden.

Mein eigener Morgen-Sadhana beginnt ganz einfach mit einem Gebet und einem Versprechen: Nach dem Aufwachen bleibe ich noch ein paar Minuten im Bett und erinnere mich daran, Gott dankbar zu sein, indem ich still sage: „Lass mich ein Instrument deines Willens sein; nicht mein, sondern dein Wille geschehe; befreie mich von Zorn, Eifersucht und Angst; erfülle mein Herz mit Freude und Mitgefühl." Dann rezitierte ich still das Sanskrit-Gebet Lokah Samastah Sukino Bhavantu und spreche anschließend die übersetzte Version: „Mögen alle Wesen überall glücklich und frei sein, und mögen die Gedanken, Worte und Handlungen in meinem Leben heute in irgendeiner Weise zum Glück und zur Freiheit aller beitragen." Auf diese Weise habe ich eine kostbare Gelegenheit, mein Leben jeden Morgen erneut zu weihen, während ich in das Wunder, einen weiteren Tag am Leben zu sein, hineintrete.

Mit diesen einfachen, aber dennoch kraftvollen Worten bitte ich darum, anderen dienen zu dürfen; ich bitte Gott, mir zu helfen, damit mein eigenes Leben das Leben anderer und die Welt bereichern möge. Ich möchte nicht, dass meine Präsenz ausbeuterisch oder belastend ist. Bescheiden zu sein und zu dienen ist die größte Aufgabe, die jeder, der sich Befreiung wünscht, haben kann.

Die Erde mit all den Wesen, die auf ihr leben (alle Kreaturen, ob groß oder klein), gehört uns nicht. Das Leben gibt uns unsere größte Chance – uns bewusst zu werden, dass wir zur Erde gehören und dass wir ein komplexer Bestandteil des Ganzen sind. Was immer wir denken, welche Worte wir auch immer sprechen, welche Handlungen wir auch immer vollziehen ... sie sind für das Ganze von Interesse. Wir existieren nicht isoliert und getrennt vom Rest des Lebens und von den anderen, die wir als von uns getrennt wahrnehmen. Wenn wir diese Trennung als aufgehoben empfinden können, werden wir uns als das erfahren, was wir wirklich sind: heilige Wesen.

Unser Leben, egal wie lang es ist, wird vorüber sein, ehe wir uns versehen. Dennoch können wir unsere Lebensaufgabe erkennen, wenn wir den aufrichtigen Wunsch verspüren, dies zu tun. Und wenn wir über die Bereitschaft verfügen zu akzeptieren, dass alles, was uns an Hindernissen auf unserem Weg begegnet, Gelegenheiten sind, freundlich zu sein und weiterzumachen, ganz gleich, was passiert, und uns daran erinnern können, dass das Leben eine Gnade ist – eine gesegnete Möglichkeit, Segnungen zu geben und zu empfangen.

DIE MAGISCHE KRAFT VON SEGENSWÜNSCHEN

Es liegt eine große Kraft darin, Segenswünsche zu sprechen, und zwar nicht nur für die Person, die sie empfängt, sondern auch für diejenige, die sie schickt. Jemanden zu segnen bedeutet ihn zu verzaubern, denn bedingungslose Liebe wird energetisch von einem Körper auf den anderen übertragen. Indem du andere Menschen segnest und zu einem Kanal für Liebe wirst, verwandelst du sie in heilige Wesen – und dadurch wirst du gesegnet, denn die Segenswünsche bewegen sich auf feinstofflichem Weg zuerst durch dich hindurch. Wenn du geduldig bist und weiter übst, wird sich im Laufe der Zeit deine ganze Welt mit heiligen, gesegneten Wesen bevölkern.

Jemandes Namen zu sprechen verleiht dir ungeheure Macht. Die meisten Menschen können gar nicht anders als zu antworten, wenn ihr Name genannt wird. Wenn du als Teil deines Sadhana täglich einen Segenswunsch zusammen mit dem Namen einer bestimmten Person sprichst, dann führt die Genauigkeit der Handlung zu positiven Resultaten, die im Laufe der Zeit dich und die Menschen in deinem Leben zu heiligen Wesen werden lassen können.

Die folgende Meditation, die ich als „Meditation der Segenswünsche" bezeichne, funktioniert folgendermaßen: Halte dir etwas Zeit frei (für die meisten Menschen ist der Morgen am besten), such dir eine bequeme Sitzgelegenheit und setz dich hin. Schließe die Augen und werde dir deiner Atembewegung beim Ein- und Ausatmen bewusst. Sprich mit der Einatmung in Stille die Worte „Segenswünsche für", und während du ausatmest, sprich den Namen von jemandem, den du kennst und liebst, da es leichter ist, einen solchen Menschen zu segnen. Mach einige Minuten lang so weiter und weite dann die Segenswünsche auf deine Familie, Freunde sowie frühere Partner oder Partnerinnen aus. Du wirst feststellen, dass ihr Bild vor dir auftauchen wird, wenn du ihren Namen sprichst. Durch konsequentes Üben wirst du in der Lage sein, sie nicht nur zu sehen, sondern auch ihre Präsenz zu fühlen, wenn du ihren Namen nennst. Im Laufe der Zeit werden sich Schwierigkeiten, die du mit ihnen hast, auflösen; wenn sie in deinen Träumen auftauchen, werden sie eine wohlwollende, positive Präsenz sein. Schließlich wirst du, wenn oder falls du ihnen begegnest, feststellen, dass sich deine Beziehung zu ihnen auf magische und fundamentale Weise verändert hat – du wirst das Gefühl haben, dass es eine neue Leichtigkeit in euren Interaktionen gibt. Sie scheinen dir gegenüber freundlicher zu sein. Das Gefühl, dass sie über dich herfallen, wird nachlassen.

Egal wie viele gute Taten du vollbringst oder wie viele tiefgreifende und intelligente Worte du von dir gibst: Das, woran sich die Menschen am meisten erinnern werden, ist, welches Gefühl du bei ihnen hinterlässt. Wenn du wirklich ein Leben führen möchtest, das du anderen Menschen widmest, dann ist es hilfreich, zunächst Möglichkeiten zu erlernen, wie du anderen Menschen helfen kannst, sich gut zu fühlen. Zu lernen wie du auf anonyme Weise segnen kannst, ist ein kraftvolles Mittel, um deine Welt und die anderer Menschen zu transformieren. Weil es anonym gemacht wird, besteht nicht das Risiko, dass du damit dein Ego aufbläht, was passieren könnte, wenn du Segenswünsche persönlich vermitteln würdest. Tatsächlich wäre es wahrscheinlich unmöglich zu versuchen, mit jedem Menschen täglich in Kontakt zu treten, um diesen zu segnen und ihm zu sagen, dass du ihn oder sie liebst, und es könnte sogar nervig sein. Da sie ohnehin in dir leben, ist das direkteste Mittel der Kontaktaufnahme, in dein eigenes Herz hineinzugehen. Wenn du ihren Namen in aufrichtiger und liebevoller Weise sprichst, dann verliebt ihr euch beide – in das universelle Herz, in dein eigenes wahres, ewiges Wesen.

Erwarte keine unmittelbaren Resultate. Geduld ist beim Kultivieren deiner neuen Realität wichtig. Jede Handlung, ob sie nun so subtil ist wie ein Gedanke oder sich als Wort oder Tat kristallisiert hat, ist wie ein Same, der in den Boden gesetzt wird, welcher der Grund deines Seins ist. Samen brauchen Zeit, um zu wachsen. Doch es ist nicht nur die Zeit, die ein gesundes Wachstum garantiert; ein Same muss auch durch die richtige Nahrung genährt werden. Beständige liebevolle Fürsorge wird positive Resultate hervorbringen. Wenn die Samen, die du gepflanzt hast, zu sprießen beginnen, wirst du voller Freude beobachten können, wie die Menschen um dich herum anfangen, zu denjenigen Wesen aufzublühen, die deinen Wünschen enstprechen. Und du wirst dich selbst als die Person entdecken, von der du immer schon wusstest, dass du sie sein kannst.

> **Sharon Gannon** ist Yogameisterin, Autorin, Musikerin, Tieraktivistin und Künstlerin. Sie bekennt sich dazu, Yoga als Weg zur Erleuchtung zu lehren, durch Mitgefühl mit allen Wesen. Sie hat mehrere Bücher geschrieben, unter anderem **Yoga und Vegetarismus: Fleischlos zur Erleuchtung**, und ist Mitbegründerin der Jivamukti-Yogamethode, die weltweit gelehrt wird.

YOGA LERNEN, ABER WIE?

Die Yogapraxis konzentriert sich darauf, den physischen Körper zu reinigen, der aus Schwingungen besteht – aus einem Ton, der aus unserem inneren geistigen Umfeld aufsteigt. Yoga sollte dich ein wenig um den Verstand bringen. Es muss dich in physischer Hinsicht genügend herausfordern, damit du in Frage stellst, wer der oder die Handelnde ist. „Lass Gott hereinkommen und die Arbeit tun", sagt Sharon Gannon (die du gerade kennengelernt hast).

Ich habe 1992 begonnen, Jivamukti-Yoga (meine Lieblingsform des Hatha-Yoga, die spirituelle Praxis und Aktivismus einbezieht) mit Sharon und ihrem Partner und Mitbegründer David Life zu üben. Damals habe ich getanzt und hatte viele Verletzungen und wenig Lösungen. Eine Freundin schlug mir vor, Yoga auszuprobieren. Yoga? Ich wollte etwas Knallhartes machen, kein sanftes Stretching für alternde Hippies. Doch ich vertraute meiner Freundin und begab mich widerwillig in ein Studio im East Village in Manhattan, das sich im ersten Stock befand und nur zu Fuß erreichbar war. Was als Nächstes passierte, hat mein Leben transformiert und die Saat für den von mir selbst entwickelten Heilungsplan gesät, den ich elf Jahre später entwickeln sollte, als der Krebs kam.

Roll deine Matte aus und kümmere dich um deinen Tempel: deinen Körper! Als die großen dehnfähigen Swamis Yoga schufen, waren sie nicht an einem stahlharten Bauch oder einem straffen Hintern interessiert. Diese Weisen wussten, dass der ultimative Hot Spot in unserem Geist auf uns wartet. Doch wie du bereits gelernt hast, ist der einzige Weg, um in den Club aufgenommen zu werden, regelmäßig zu meditieren. Wenn dein Körper jedoch eingefroren und knarzig ist, kann es sündhaft wehtun, bei dem Versuch, deinen Geist zu klären und dich zu fokussieren, in der Lotushaltung zu sitzen. Lass dich von den Asanas – den Yogahaltungen – auftauen.

Heutzutage stehen uns viele Arten von Yoga zur Verfügung, und jeder von uns fühlt sich aus persönlichen Gründen zu einem bestimmten Stil hingezogen. Such dir eine Yogaschule in deiner Nähe für eine gute Anleitung und kaufe dir Yogavideos, die es dir ermöglichen, daheim in aller Ruhe eine Yoga-Sitzung abzuhalten.

> **Als die großen dehnfähigen Swamis Yoga schufen, waren sie nicht an einem stahlharten Bauch oder einem straffen Hintern interessiert.**

SCHWEIGEN, SCHWINGEN, STRAHLEN

BEWEG DICH, SCHÄTZCHEN

Ernährung, Meditation und Bewegung – welches von diesen drei Dingen, glaubst du, ist am wichtigsten, damit dein Körper voller Leben sprüht und glänzt? Was immer du nicht machst. Päng! Alle drei sind wichtig für einen ausgewogenen und gesunden körperlichen und geistigen Zustand. Was ich am meisten zu vernachlässigen scheine, ist Bewegung. Viele meiner Freundinnen haben dasselbe Problem. Hier ist eine Wahnsinnsstatistik, die ich von Dr. Brian Clement übernommen habe: Dein Körper heilt achtmal schneller, wenn du dich regelmäßig bewegst. Achtmal! Bewegung überschwemmt den Körper mit unserem Lieblingsfreund, dem Sauerstoff. Wie du dich vielleicht erinnerst, wird Lymphe durch eine Pumpe zum Zirkulieren gebracht, die „Bewege deinen Hintern!" heißt. Dein Gewebe braucht die Lymphe, um Sauerstoff bereitzustellen und Abfälle wegzutragen. Wenn die Lymphe nicht zirkuliert, erstickt das Gewebe in seinen eigenen sauren Abfallprodukten. Wie unappetitlich!

Schwitzen ist grandios. Und während du das tust, ist die Zeit reif, um sich eine neue Sprache mit gesunden Botschaften zueigen zu machen, die du dir selbst und anderen schickst. Tue und bejahe positive Dinge in deinem Leben. Tanze und bejahe. Fliege auf einem Trapez durch die Luft und bejahe. „Ich bin gesund, ich bin stark, ich bin fokussiert, ich bin leistungsfähig, ich bin schlank, ich bin selbstsicher, ich bin heil!" Schwitze und programmiere dich neu! Eine phänomenale Methode, um dir dabei zu helfen, heißt Inten-Sati und stammt von Patricia Moreno. Oh mein Gott! Sieh dir ihre Website (www.patriciamoreno.com), ihre Videos und ihr Buch an. Du wirst erstaunt und energetisiert sein (Geist und Arschbacken). Patricia kombiniert Kampfkunst, Aerobic und Yoga mit der Kraft der Intention. Baue deine Stärke auf, während du deine Intentionen hinausschreist.

Der Körper heilt achtmal schneller, wenn du dich regelmäßig bewegst.

LUFT*sprünge*

Erinnerst du dich noch, wie viel Spaß es dir als Kind gemacht hat, auf einem Trampolin herumzuspringen? Nun, heute kannst du auf einem Minitrampolin springen. Klingt ganz nach einem fantastischen Training für deine Zellen! Während du springst, werden deine Zellen durch den Wechsel von Schwerelosigkeit und Anziehungskraft sanft ausgewrungen. Dadurch werden die Lymphdrainage-Punkte massiert und stimuliert, was ihnen eine bessere Ausscheidung und eine erhöhte Sauerstoffzufuhr ermöglicht. Das Trampolinspringen kurbelt den Stoffwechsel an, verbessert die Durchblutung, unterstützt die Verdauung und ist extrem sanft zu deinen Gelenken.

Wenn du noch keine Erfahrung mit dem Minitrampolin hast, versuche dreimal pro Woche jeweils etwa fünfzehn Minuten lang zu springen und arbeite dich dann auf dreißig Minuten pro Tag an fünf Tagen die Woche hoch. Um die besten Resultate zu erzeugen, versuche, die Zeit aufzuteilen. Springe zweimal am Tag (morgens und abends), jeweils fünfzehn Minuten lang. Minitrampoline sind bombig, wenn du nicht viel Platz hast. Sie lassen sich leicht zusammenfalten und unter deinem Bett verstauen. Wenn dein Gleichgewicht anfangs etwas wacklig ist, dann hol dir ein Minitrampolin, bei dem man auf Wunsch einen Stabilisierungsbügel anbringen kann. Sorge dafür, dass deine Knöchel sicher sind, du Teufelsweib!

BEWEGUNG IST GROSSER SPASS

Fang an, dich zu bewegen, wie immer es am besten für dich funktioniert. Die Fachleute schlagen vor, dass wir unser Herz-Kreislaufsystem drei- bis fünfmal pro Woche für mindestens fünfunddreißig Minuten in Schwung bringen sollen. Du schaffst das! Es mag wie eine große Verpflichtung klingen, aber das ist es nicht. Es dauert wesentlich länger, sich Zugunglücke im Reality-TV anzusehen, während man einen Sake-Cocktail schlürft. Ich werde ein heimliches Vergnügen mit dir teilen. Ich liebe das, was ich „Shit-Shows" nenne – du weißt schon, die Art von Fernsehsendungen, bei denen der neueste Klatsch über Prominente verbreitet wird. Und obwohl ich mich wirklich bemühe, die Menge an Klatsch zu begrenzen, die ich selbst verbreite, kann ich es mir nicht verkneifen, von Zeit zu Zeit einzuschalten. Jetzt ist meine Regel für Promi-Mediengenuss einfach: Wenn ich wissen möchte, wer sich von wem getrennt hat und warum sie eine Entziehungskur machen mussten, dann darf ich mir das nur anschauen, während ich zu Hause auf meinem Ellipsentrainer schwitze (der sich in optimaler Position neben meinem Fernseher befindet). Tatsächlich sehe ich mir auf diese Weise jede Menge Spielfilme, Fernsehsendungen und Dokumentarfilme an. Bevor ich es auch nur mitbekommen habe, sind fünfundvierzig Minuten vergangen, und mein Workout hat Spaß gemacht und war höchst unterhaltsam!

Wirf dich in deinen „Ich-bin-eine-Göttin"-Trainingsanzug und beginne zu trainieren, Lady. Kaufe dir einen Hula-Hoop-Reifen, bring eine Stripper-Stange an, drehe dich im Rhythmus deiner Flashdance-Platte, lern Karate. Oder geh auf die Straße oder in die Felder für einen flotten Fußmarsch, einen sanften Trab oder ein Rennen, bei dem du dich richtig auspowerst. Einige der besten Übungseinheiten finden draußen in der Natur statt. Wandere oder radle durch die Sonne. Fülle deine Lungen mit Sauerstoff, deine Augen mit dem Anblick von Blumen und sauge dich voll mit der Erhabenheit von Mutter Natur. Wenn das mal kein Workout ist!

DEINE *sexy* EPIDERMIS

Jetzt, wo du die Toxine aus deinem Körper ausschwitzt, lass uns sichergehen, dass du sie nicht durch Seifenschaum wieder dorthin zurückbringst. Verwende möglichst natürliche Produkte auf deiner sexy Epidermis. Die Haut ist das größte Organ deines Körpers. Was du auf deinen Körper schmierst, das absorbierst du im wahrsten Sinne des Wortes. Wenn du eine Flasche Körpermilch aus der Drogerie also nicht trinken würdest, dann schmiere auch deinen Körper nicht damit ein, denn deine Haut wird sie buchstäblich einschlürfen.

Wir leben heute in einer Welt, die voll von potenziell schädlichen Substanzen ist. Da wir alle im Laufe unseres Lebens Tausenden von Chemikalien ausgesetzt worden sind – ein Prozess, der schon anfing, als wir noch im Mutterleib waren – haben wir alle eine ganze Menge von ihnen in unserem Körper gespeichert. Dieses Phänomen ist als body burden, also als „Körperlast" bekannt (damit sind die chemischen Altlasten, die du in deinem Körper mitschleppst, gemeint). Wie groß ist unsere Körperlast? Dem zufolge, was der Forscher Randall Fitzgerald in seinem Werk The Hundred-Year Lie sagt, ist sie ziemlich groß. Er schreibt: „Im Jahre 2001 haben Wissenschaftler der US-amerikanischen Zentren für Seuchenbekämpfung und -prävention in Atlanta 2.400 Menschen begutachtet und nach 148 spezifischen toxischen Bestandteilen in ihrem Blut und Urin gesucht. Der Körper jeder einzelnen Testperson enthielt Dutzende dieser Toxine." Jedes Toxin ist für sich genommen vielleicht nicht so gefährlich. Doch was passiert, wenn man alle diese Toxine miteinander mischt? Niemand weiß es wirklich, denn die Gefährlichkeit der meisten dieser Chemikalien ist noch nicht getestet worden, und man weiß erst recht nicht, wie sie in Kombination miteinander wirken.

Die Durchschnittskonsumentin benutzt jeden Tag Dutzende von Körperpflegemitteln! Viele dieser Produkte enthalten Hunderte von gefährlichen synthetischen chemischen Bestandteilen. Im Gegensatz zu den Nahrungsmitteln und Arzneien, die wir zu uns nehmen (den meisten zumindest), werden in den USA für die Kosmetikindustrie keine Sicherheitstests, keine Überwachung und keine Warenauszeichnung vor der Markteinführung gefordert. Aufgrund massiver Lücken in den US-Bundesgesetzen dürfen Unternehmen in den USA nahezu jeden Bestandteil in deine Produkte hineintun. Man muss jedoch kein ungeschminkter Hippie sein, um gesund zu sein. Heutzutage gibt es viele unglaublich tolle nicht-toxische Produkte auf dem Markt. Informiere dich im Internet über die neuesten Marken, die garantiert frei von toxischen Stoffen sind, natürliche und biologisch angebaute Komponenten enthalten und hierauf deutlich hinweisen.

Eine andere alltägliche chemische Gefahr, vor der man sich hüten sollte, sind antibakterielle Produkte. Dr. Junger hat dieses Thema kurz in Kapitel 6 angesprochen, aber lass es uns noch ein wenig weiterführen. Den meisten Amerikanern ist die Überzeugung eingetrichtert worden, dass eine sterile Welt sicherer sei, und diese Überzeugung ist leider auch nach Europa geschwappt. Sicher: Antibakterielle Seifen und Reinigungsprodukte töten Krankheitskeime ab – doch Keime sind nicht immer dein Feind. Und: Die zäheren, gefährlicheren Keime bleiben häufig zurück. Die übermäßige Verwendung antibakterieller Produkte hat sogar dazu beigetragen, gegen Antibiotika resistente Superbazillen zu schaffen, die jetzt weit verbreitet sind. Heute dehnt sich der antibakterielle Wahn auf alles aus. Triclosan, der am stärksten verbreitete antibakterielle Zusatzstoff, findet sich in Deutschland in Konsumartikeln wie Kosmetikprodukte, Zahnpasta, Deos, Waschmittel und sogar in Kinderspielzeug. Ein US-Umweltarbeitskreis hat festgestellt, dass 97 Prozent der stillenden amerikanischen Mütter Triclosan in ihrer Milch hatten. Paradoxerweise wirst du gesünder sein, wenn du nicht ganz so sauber bist.

Kinder sind sehr anfällig für Chemikalien. Der US-Kampagne für sichere Kosmetika zufolge werden Formaldehyd und 1,4-Dioxan – beides bekannte Karzinogene – als Schäummittel verwendet und sind in mehr als einem Dutzend Badeseifen, Haarwaschmitteln, Shampoos und anderen Körperpflegeprodukten für Kinder enthalten. Kaufe zum Schutz deiner Kinder ausschließlich parfümfreie, reine Seifenprodukte ohne zusätzliche Befeuchtungsmittel.

TIERISCHE TATSACHEN UND NATÜRLICHE PFLEGE *von Stacy Malkan*

Penis-Deformation? Diese beiden Worte zusammen mag ich nicht. Im Potomac-Fluss im Osten der USA verursachen hormonhemmende Chemikalien seltsame genitale Deformationen unter den wildlebenden Tieren – die Sexualorgane von Fröschen, Fischen und Salamandern sind durcheinandergeraten. Im Potomac produzieren 100 Prozent der männlichen Schwarzbarsche Eier. Ja, du liest richtig: Ihre Hoden produzieren Eier statt Spermien. Mit den männlichen Genitalien im Reich der Menschen steht ebenfalls nicht alles zum Besten. Immer mehr Jungen werden mit Hodenhochstand und deformiertem Penis geboren. Ein Viertel der amerikanischen Frauen sind bereits so stark mit Phtalaten – chemischen Duftstoffen und Weichmachern, die Kunststoffen

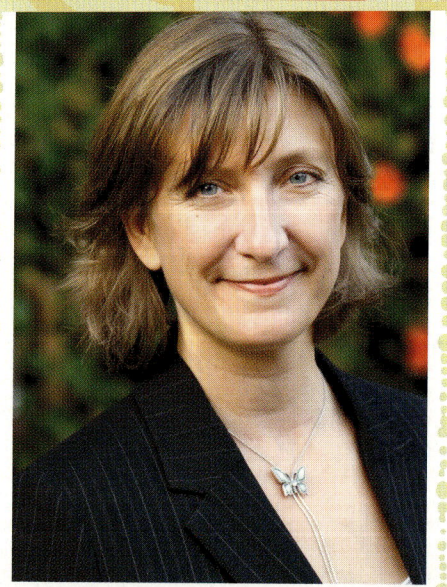

beigesetzt werden – verseucht, dass die in ihrem Körper befindlichen Mengen potenziell ausreichen, um Missbildungen bei ihren männlichen Nachkommen hervorzurufen.

Vor vielen Jahren, als in den USA die Kampagne für sichere Kosmetika als erste darüber berichtete, dass Phtalate in den meisten Beauty-Produkten zu finden sind, haben mich ziemlich viele Leute gefragt: Wenn Phtalate schädlich für Jungen sind, warum sollten wir uns dann Sorgen machen, wenn sie in Produkten für Frauen verwendet werden? Die Antwort ist einfach: Ähem, weil Jungen aus den Körpern von Frauen kommen.

Also ja, wir müssen uns Sorgen über Beauty-Produkte machen, die mit geschlechtsverändernden Chemikalien versetzt sind. Wenn wir Jungen und Mädchen und Fische und Frösche schützen wollen, dann müssen wir diese Chemikalien von Frauen und Weibchen fernhalten, die schwanger bzw. trächtig sind, es werden könnten oder irgendwann werden wollen. Mit anderen Worten: Wir müssen diese Chemikalien aus dem Handel verbannen.

Deshalb arbeitet die Kampagne für sichere Kosmetika daran, dass Gesetze verabschiedet werden, die gefährliche Chemikalien verbieten und die 50 Milliarden-Dollar-Schönheitsindustrie unter Druck setzen, Verbesserungen in die Wege zu leiten.

In der Zwischenzeit tust du Folgendes, um dich, deine Lieben und die Salamander zu schützen:

MEIDE PRODUKTE MIT SYNTHETISCHEN DUFTSTOFFEN.
Phtalate werden verwendet, um Düfte haltbarer zu machen. In unserer Studie wurden Phtalate in mehr als 70 Prozent der Produkte gefunden, die Düfte enthielten, unter anderem in Haarwaschmitteln, Haargels, Lotionen und Deodorants. Bei keinem der Produkte wurden Phtalate auf dem Etikett genannt. Bis wir bessere Gesetze bekommen, vermeide am besten alle Produkte, die synthetische Duftstoffe enthalten.

SAG EINFACH NEIN ZU EAU DE COLOGNE UND PARFUMS. Es gibt bessere Wege, um „ich liebe dich" zu sagen, als geschlechtsverändernde Chemikalien auf deinen Körper zu sprühen!

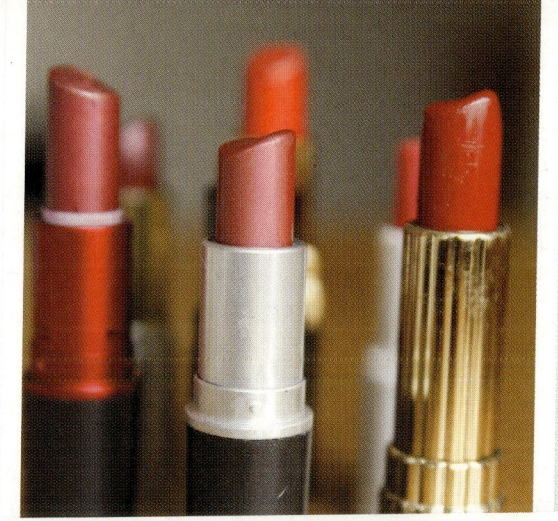

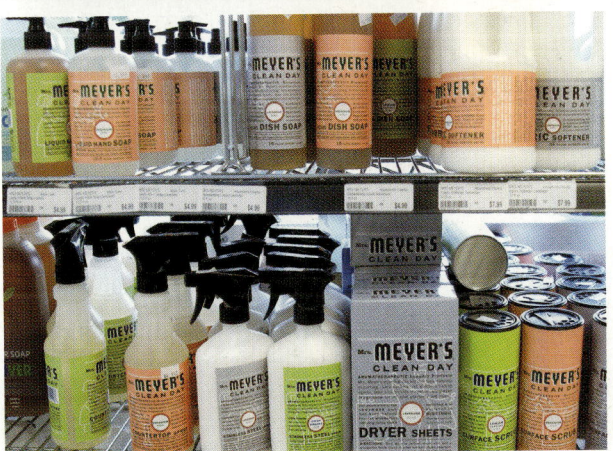

PRÜFE DIE ETIKETTEN SORGFÄLTIG.
Sogar „parfümfreie" Produkte können maskierende Duftstoffe enthalten, also Chemikalien, die verwendet werden, um den Geruch anderer Chemikalien zu überdecken. Wähle Produkte, denen keine Duftstoffe zugesetzt worden sind oder die nur natürliche Düfte enthalten.

MEIDE PARABENE. Diese Chemikalien, die im Körper wie Östrogene wirken können, werden als Konservierungsstoffe in vielen verschiedenen Lotionen, Rasiercremes, Makeups und Duschprodukten eingesetzt. Meide Produkte, bei denen das Wort Paraben auf dem Etikett steht.

STÖBERE IN BIO-LÄDEN UND NATURKOSMETIK-ABTEILUNGEN. Lass dich beraten, frage Freundinnen, die bereits mit Naturkosmetik Erfahrungen gemacht haben. Und schmeiß die alten konventionellen Produkte weg.

ERINNERE DICH AN DIE „WENIGER-IST-MEHR-REGEL". Meide und reduziere Gefahrenpotentiale, wo immer du kannst, und es wird weniger gefährliche Chemikalien in deinem Heim, deinem Körper und in den Fischen geben. Künftige Generationen werden es dir danken!

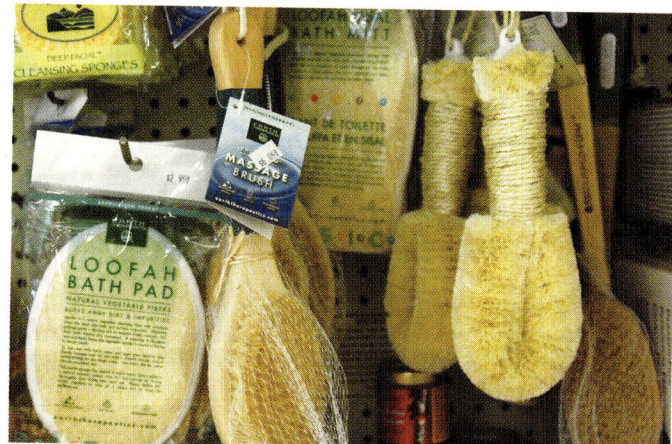

Stacy Malkan ist Mitbegründerin der Kampagne für sichere Kosmetik und Autorin von Not just a Pretty Face: The Ugly Side of the Beauty Industry.

TROCKEN-BÜRSTEN

Tägliches Trockenbürsten ist eine großartige Möglichkeit, um deine Haut frei von belastenden Stoffen zu halten. Das Trockenbürsten löst abgestorbene Zellschuppen, regt die Akupunkturpunkte an, kitzelt dein Chi, bewegt die Lymphe, weckt dein Immunsystem auf, verbessert die Durchblutung und macht deine Haut weich und samtig. Außerdem lindert es Zellulite. So, jetzt hab' ich dich! Wir stoßen täglich ungefähr 450 g Abfälle aus unserer Haut ab. Wenn deine Haut verstopft ist, werden diese Gifte resorbiert anstatt ausgeschieden. Es ist normal, während einer Entgiftung Hautausschläge und trockene Stellen zu bekommen. Dein Körper nutzt die Gelegenheit, um angesammelte Giftstoffe freizusetzen. Besser raus als rein. Es wird vorbeigehen, besonders, wenn du dich zu so hilfreichen Praktiken wie dem Trockenbürsten entschließt. Halte nach einer Bürste mit natürlichen Borsten Ausschau, die du in jedem Bioladen und Reformhaus oder auch im Internet findest. Du kannst zu diesem Zweck auch die kostengünstigen Luffa-Handschuhe verwenden, die in den meisten Drogerien erhältlich sind. Sie sind leicht zu handhaben – Pluspunkt: beide Hände können wild werden! Wirf sie von Zeit zu Zeit in die Waschmaschine. Wenn du eine Bürste verwendest, dann wasche sie einmal pro Woche mit Seife und lass sie trocknen, denn sonst wird sie schimmeln.

WIE MAN RICHTIG BÜRSTET

Experten sagen, dass es am besten sei, bei den Füßen zu beginnen und sich dann den Körper hinaufzubewegen, wobei man lange Aufwärtsstriche zum Herzen hin machen sollte. Ich ziehe es vor, darauf zu pfeifen und meiner Muse zu folgen. Es geht schließlich ums Trockenbürsten und nicht um Raketentechnik! Beziehe auch kreisförmige Bewegungen (insbesondere an den Oberschenkeln und am Po) und Aufwärtsschwünge ein, dazu noch eine Prise Schnellrubbeln, und dann lass es gut sein. Schenke den Stellen mit Orangenhaut besondere Aufmerksamkeit.

Die beste Zeit für eine Bürstenmassage ist morgens vor dem Duschen oder dem Bad. Denk dran, sanft zu sein, besonders um deine Brüste herum und an anderen empfindlichen Stellen. Kannst du dein Gesicht bürsten? Aber sicher! Sei einfach sanft und besorge dir ein Peelingtuch, das speziell für diesen Bereich gemacht ist (ich benutze einfach einen trockenen Waschlappen).

Wenn ich regelmäßig bürste, sehe ich einen riesigen Unterschied bei meiner Haut. Sie glänzt. Ich neige dazu, an seltsamen Stellen eingewachsene Haare und Unebenheiten zu bekommen. Wenn ich meine Beine nicht bürste, werden sie zu einer Schuppen-Autobahn!

Trockenbürsten verwandelt mich von einer Eidechse zurück in einen Menschen – wo ich mich ungelogen am wohlsten fühle. Lass das Trockenbürsten zu einem Teil deiner täglichen Schönheitsroutine werden. Dein Tempel, dieser schöne Körper, wird die Hingabe spüren.

ÄTHERISCHE ÖLE

Erinnerst du dich noch an die lieblichen Aromen aus der Küche deiner Großmutter oder an den süßlichen Moschusgeruch deines ersten Schwarms? Kraftvolles Zeug! An diese Gerüche zu denken, zaubert jedesmal ein Lächeln auf mein Gesicht.

Schließe deine Augen und stelle dir den Duft von Pinie vor. Bleib bei dieser Empfindung, dann gehe über zu Pfefferminz, gefolgt von Zitronengras. Fühlst du dich gestärkt, energetisiert und erfrischt? Wie sieht es mit Lavendel oder Sandelholz aus? Entspannen sie dich? Wärmen sie dich? Wenn ich an den Duft der Rose denke, fühle ich mich augenblicklich ausgeglichen und romantisch. Das liegt daran, dass ätherische Öle eine positive Wirkung auf unser Gehirn haben, insbesondere auf den Hypothalamus und das limbische System. Nun, wenn deine Erinnerungen dich an diesen Ort versetzen können, dann stell dir vor, was deine Nase tun kann! Dein erlesener Zinken weiß ganz genau, wie man sich die heilende Kraft der Pflanzen zunutze machen kann.

Jahrhundertelang haben traditionelle Kulturen ätherische Öle für die Reinigung, für religiöse Zeremonien und für medizinische Zwecke verwendet. Nicht ohne Grund wabert in Kirchen der Duft von Weihrauch und Myrrhe. Und kein anständiger Buddhist würde sich ohne ein brennendes Sandelholz-Räucherstäbchen und eine Perlenschnur aus dem gleichen Material blicken lassen. Diese göttlichen Aromen bringen uns der Ruhe und dem Heiligen zwei Schritte näher.

Doch Qualität ist hier der entscheidende Faktor. Erinnerst du dich noch daran, dass Hitze Nährstoffe und Enzyme aufspaltet? Nun, dasselbe gilt für therapeutische Öle. Synthetische Öle von der Art, wie sie in vielen Drogerien zu finden sind, können recht toxisch sein. Sie sind häufig mit Lösungsmitteln versetzt und bei hoher Hitze hergestellt, und beides schadet den Inhaltsstoffen. Manche Firmen, die synthetische Öle produzieren, verwenden auch Chemikalien, um ihre Haltbarkeit zu erhöhen. Diese Öle haben nicht dieselben heilenden Eigenschaften. Bei Ölen, die für die therapeutische Anwendung geeignet sind, werden sanfte Destillationsmethoden angewandt, um die Essenz aus den Pflanzen zu extrahieren. Ätherische Öle werden häufig wegen ihrer antibakteriellen, entzündungshemmenden, hormonausgleichenden und schmerzreduzierenden Eigenschaften verwendet. Doch vor allem vermitteln dir ätherische Öle Glücksgefühle und energetisieren dich!

Bei örtlicher Anwendung dringen ätherische Öle in die Zellmembranen ein, was es ihnen ermöglicht, ins Blut und ins Gewebe zu gelangen und so die Zellfunktionen zu verbessern. Da der Destillationsprozess ziemlich arbeitsintensiv ist, kann eine ganze Pflanze erforderlich sein, um nur einen Tropfen Öl zu gewinnen. Deshalb sind die besten Öle ziemlich teuer.

Mittlerweile bist du wahrscheinlich erpicht darauf, diese Wunderöle selbst auszuprobieren. Unabhängig davon, für welches Öl du dich entscheidest, achte darauf, dass du dein Geld sinnvoll investierst. Bloß, weil etwas gut in der Flasche riecht, heißt das noch nicht, dass es auch gut ist. Auf dem Etikett sollte „ätherisches Öl" stehen und nicht „Aromatherapie-Öl". Das Wort „rein" sollte dem Öltyp (Pinie, Zimt und so weiter) immer vorausgehen: reines Zimt-Öl etc. „Bio" ist eine weitere Eigenschaft, nach der du Ausschau halten solltest. Recherchiere ein wenig und vergewissere dich, dass die ätherischen Öle mit Wasserdampf destilliert worden sind, einem Extraktionsverfahren, bei dem anstelle chemischer Lösungsmittel Wasser verwendet wird.

DIE VERWENDUNG ätherischer Öle

Ich finde diese einfachen Möglichkeiten, ätherische Öle (in Lebensmittelqualität) zu verwenden, äußerst effektiv:

- Gib ein bis zwei Tropfen direkt auf die Haut, um deine Stimmung auszugleichen oder das Öl als Parfum zu verwenden.
- Trinke ein bis zwei Tropfen in einem Glas mit ca. 250 Milliliter Wasser. Das ist sehr gut bei Magenverstimmung oder als beruhigender Tee. Weil ich dich ermutige, dir genügend Flüssigkeit zuzuführen, kannst du ätherische Öle auch verwenden, um dein Wasser ein wenig aufzupeppen. Ich mag es besonders, ein oder zwei Tropfen Zitronen- oder Grapefruitöl in mein Wasser zu geben.
- Füge 15 bis 20 Tropfen unverdünntes ätherisches Öl zu Jojoba-, Avocado-, Kokosnuss- oder süßem Mandelöl als „Trägeröle" für die äußere Anwendung hinzu. Verwende dieses aromatisierte Öl großzügig für Massagen oder als gesunden Feuchtigkeitsspender.
- Atme es entweder direkt aus der Flasche ein oder durch einen Zerstäuber, um deine Stimmung zu heben. Mein Mann und ich haben einen Zerstäuber in unserem Schlafzimmer. Wenn wir ihn mit Lavendel und destilliertem Wasser füllen, schlafen wir wie Babys und wachen erfrischt auf.
- Gib 15 bis 20 Tropfen ins Badewasser und tauche ein, tauche ein, tauche ein (darüber später mehr).
- Wenn du verschnupft bist, fülle eine Schüssel mit heißem Wasser und gib ein paar Tropfen Eukalyptusöl hinein. Wickle ein Handtuch um deinen Kopf und die Schüssel und lass den Dampf deine Nebenhöhlen öffnen.

Du kannst ätherische Öle auch zum Kochen verwenden. In ein leichtes, sautiertes Gericht gebe ich gerne ein paar Tropfen Oregano-, Salbei- oder Estragonöl, hmmh, lecker! Und wie steht's mit dem Nachtisch? Roher Kakaopudding mit einem Hauch Rose oder Lavendel! Du kannst die Öle auch Smoothies zusetzen. Kannst du dir einen selbst gemachten Kuchen mit dem Aroma saurer Limette vorstellen? Wellness-Kriegerinnen sind très créatives. Wie sollten wir denn sonst alles am Laufen halten?

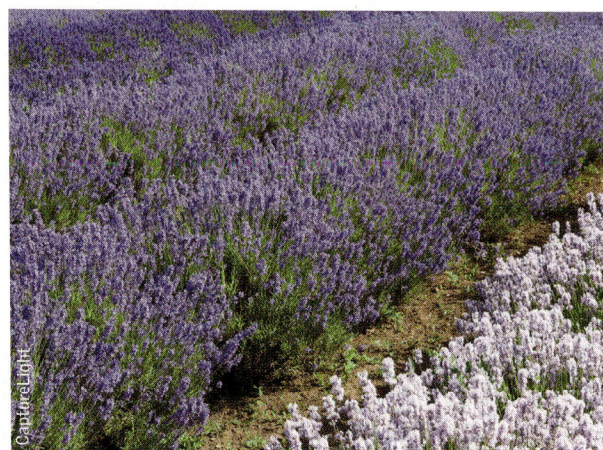

GLÜCKLICHE NEBENHÖHLEN

Probleme mit den Nebenhöhlen sind, nach Informationen der Amerikanischen Asthma- und Allergiestiftung, einer der Hauptgründe, warum Menschen in den Vereinigten Staaten einen Arzt aufsuchen. Konventionelle Arzneien für Nebenhöhlenprobleme – von den freiverkäuflichen Antihistaminika bis zu heftigen Schmerzmitteln – können zu schädlichen Krücken werden, die dich nicht wirklich leichter atmen lassen. Ein Neti Pot (ein Nasenspül-Kännchen für die Nasendusche mit Salzwasser), das schon seit Tausenden von Jahren von Yogis und anderen Schlaubergern verwendet wird, ist eine einfache Möglichkeit, um deine Nebenhöhlen auf natürliche und sanfte Weise mit lauwarmem Salzwasser durchzuspülen. Auch wenn es dir, wenn du ein Neti-Kännchen zum ersten Mal verwendest, so vorkommen mag, als würdest du ertrinken, ist es in Wirklichkeit sehr einfach (und erfrischend!). Sobald du den Ausguss des Neti-Kännchens in deine Nase hältst und deinen Zinken seitlich über das Waschbecken neigst, fließt ein sanfter Strom mit Salzwasser durch deinen Nasengang und spült Umweltchemikalien, Blütenstaub, Schleim, Staub, Viren und Bakterien weg – all das Zeug, das deine Nase im Laufe des Tages filtert. Lass die Neti-Reinigung zu einem Bestandteil deines täglichen Körperpflegerituals werden – wasch dir das Gesicht, putz dir die Zähne und reinige deine Nasenlöcher. Neti-Kännchen findest du in zahlreichen Varianten im Internet; sie werden mit Anleitungen geliefert und sind eigentlich recht schnell und einfach einsetzbar, wenn du den Dreh erst mal raus hast.

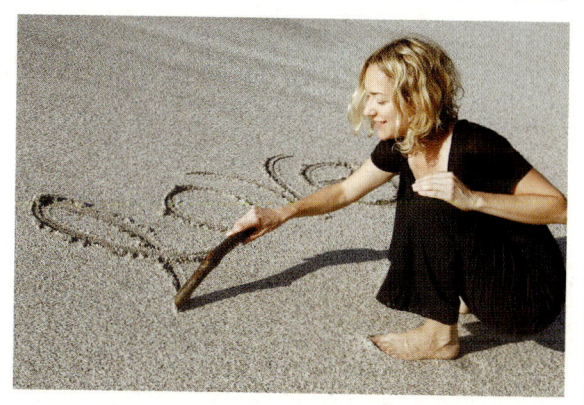

DIE KUNST, RICHTIG ZU ATMEN

Mach mal einen Körperscan: Hältst du jetzt gerade deinen Atem an? Wenn du es tust, dann atme aus. Wenn wir gestresst sind, ist das erste, was wir tun, flach zu atmen. Auch eine chemische Sensibilität kann dazu führen, dass die Atmung verflacht, ebenso wie Enge in der Brust als Folge des Rauchens, einer schlechten Ernährung oder von zu viel Koffein oder Alkohol. Vielleicht atmest du nicht tief, weil dich ein altes physisches oder emotionales Trauma plagt oder in einem Winkel deines Geistes ein tiefer Bauch-Atemzug einem rundlichen Bauch gleichkommt und ein rundlicher Bauch „schlecht" ist.

Flaches Atmen kann zu einer ganzen Reihe von gesundheitlichen Problemen führen, physischen wie psychischen. Wenn du lernst, richtig zu atmen, stellst du sicher, dass dein Körper all den köstlichen Sauerstoff bekommt, den er benötigt. Wenn du richtig atmest, dann hebt sich dein Magen – und nicht dein Bauch – leicht bei jeder Einatmung. Wenn du ausatmest, senkt sich dein Magen leicht. Anmerkung: Eine schlechte Haltung behindert den Luftstrom und das Heben und Senken des Zwerchfells. Erinnere dich also an das Gemecker deiner Mutter und setz dich gerade hin!

Nimm dir ein wenig Zeit, um zusammen mit deinen Lungen ausgelassen zu sein.

Als Säugling wusstest du instinktiv, wie man richtig atmet, doch die meisten von uns haben es irgendwann vergessen. Die Kapalabhati-Atmung ist eine hilfreiche Technik, die dich wieder daran erinnert. Diese yogische Methode wird speziell zur Reinigung eingesetzt. Wenn du viel Schleim in deinen Nebenhöhlen hast, dann kann sie dich wirklich davon befreien. Kapalabhati hilft auch, Stress zu reduzieren und Spannungen in der Brust zu lösen. Guck dir bei youtube ein paar Videos dazu an.

MASSAGE, AKUPUNKTUR und HEILENDES HANDAUFLEGEN

Sowohl Massage als auch Akupunktur sind hervorragend geeignet, um Blockaden zu beseitigen, den Energiefluss (den freien Fluss des Chi) anzuregen und eine bessere Durchblutung zu erreichen. Außerdem helfen sie dir, einen Gang runterzuschalten.

Akupunktur – eine Therapie, bei der sehr dünne Nadeln an bestimmten Punkten in die Haut eingeführt werden – kann Leiden wie Kopfschmerzen, Reizdarm, Verstopfung, Asthma und chronische Schmerzen lindern. Fühlst du dich deprimiert? Akupunktur bewirkt Veränderungen in den Neuropeptiden, die deine Stimmung kontrollieren. Mir sind eine Portion Glück und Ruhe sehr wohl einen kleinen Pieks wert. Doch wenn dir bei der Vorstellung von Nadeln in deinem Körper allzu mulmig wird, dann probiere stattdessen Akupressur oder Shiatsu-Massage aus.

Warte mal: Hat jemand von Massage gesprochen? Selbst das Wort beruhigt mich schon. Massagen werden häufig als unnötiger Luxus angesehen. Lass uns das ändern. Dein Körper ist ein Instrument, das gestimmt werden muss. Heilung über die Hände sollte ein Bestandteil deiner regelmäßigen Fürsorge für den Körper sein. Massagen geben dir Energie, sie kurbeln dein Immunsystem an, unterstützen deinen Blutkreislauf und verbessern die Qualität und die Quantität deines Schlafs. Und am besten von allem ist, dass sie gespeicherte Emotionen freisetzen, die deinen Geweben schaden können. Es gibt viele verschiedenen Arten von Massagen, die wohltuende und nachhaltige Wirkungen erzielen können. Ich würde mir jederzeit eine gute, tiefe Bindegewebsmassage gönnen! Ein paar Massagetechniken, mit denen du vielleicht noch nicht so vertraut bist, sind die Cranio-Sakral-Therapie, die Lymphdrainage und Reiki.

CRANIO-SACRAL-THERAPIE (CST)

Die CST stellt die Harmonie deines zentralen Nervensystems durch subtilen Druck auf die Wirbelsäule und die Schädelknochen wieder her. Geschulte Cranio-Sacral-Therapeuten manipulieren sanft die Zerebrospinalflüssigkeit. Diese friedliche und stärkende Massage hilft bei Stress, Migräne und Nackenschmerzen. Du wirst vielleicht überrascht feststellen, wie lebhaft deine Träume nach einer Behandlung sein werden. Die CST hilft mir, meine Kreativität wieder hochzufahren, wenn mein „Schreib-Reservoir" dabei ist, sich zu leeren.

MANUELLE LYMPHDRAINAGE

Du kannst nie zu viel für dein schönes Lymphsystem tun. Bei der Lymphdrainage werden leichte Streichbewegungen verwendet, um sanft das „Wasser" (die Lymphflüssigkeit) zu einem Netzwerk von Drainagepunkten, Kapillaren und größeren Gefäßen hin zu bewegen, die mit Filtern besetzt sind, die Lymphknoten genannt werden. Patienten mit Ödemen können sehr von einer Lymphmassage profitieren.

Sei nicht überrascht, wenn dein Urin nach den Behandlungen schlecht riecht oder du mehr als gewöhnlich pieseln musst. Das liegt einfach daran, dass überschüssige Flüssigkeiten und Giftstoffe aus deinem Körper ausgeschwemmt werden. Trinke reichlich pures Wasser. Ein anderer großartiger Tipp, um die überschüssigen Flüssigkeiten am Fließen zu halten, ist, nach Möglichkeit keine eng sitzenden BHs, Unterhosen oder Strümpfe zu tragen. Natürlich gibt es Zeiten, wo du dich wie ein Vamp oder ein Girlie fühlen möchtest, und dann ist das eng anliegende sexy Zeug an deinem Körper okay. Aber wenn du frei hast, lass deinen Körper in bequemer, lockerer Baumwolle baumeln.

REIKI

Auf Japanisch bedeutet Reiki wörtlich „universelle Lebensenergie". Reiki-Therapeuten glauben, dass du mit größerer Wahrscheinlichkeit krank wirst, wenn deine Lebensenergie schwach ist. Wenn sie stark ist, bist du eher in der Lage, glücklich und gesund zu bleiben. Diese sanfte, aber dennoch kraftvolle Form des Heilens hilft, energetische Blockaden zu lösen. Um zu verstehen, wie sie funktioniert, probiere Folgendes aus: Reibe deine Hände etwa 30 Sekunden lang kräftig gegeneinander, dann bring deine Hände auseinander, bis sie ca. 6 cm voneinander entfernt sind. Fühlst du die Hitze? Deine Hände kribbeln, während elektrische Impulse aus deinen Handflächen schießen. Das ist Lebensenergie! Nimm diese Energie und wende sie an jedem vernachlässigten Bereich deines Körpers an. Du kannst ihn direkt berühren oder deine aufgeladenen Hände etwa 2,5 cm über dem Schmerz, der Traurigkeit oder der Krankheit schweben lassen. Schließ die Augen und atme tief ein und aus. Schicke Liebe und lass Negativität los. Ich tue das, wenn mein Herz weh tut oder wenn ich zusätzliche Heilenergie in meiner Leber kanalisieren will. Reiki ist leicht zu erlernen. Du kannst dir selbst oder jemandem, den du liebst, eine Reiki-Behandlung geben. Reiki-Therapeuten in deiner Nähe findest du unter www.reiki.de.

BADEN

Es gibt nichts, was so entspannend und luxuriös ist wie ein heißer, tief einwirkender und langer Badegenuss. Am Ende eines harten Tages im Büro, an einem verregneten Sonntagnachmittag, nach einem Tag am Strand oder zu ungefähr jeder anderen Zeit ist ein beruhigendes Bad wohltuend für Haut und Gewebe, die Durchblutung, die Muskeln, die Seele und die Stimmung.

SAUNEN UND DAMPFBÄDER

Ein Aufenthalt in der Sauna oder in einem Dampfbad bieten dir hervorragende Möglichkeiten für die Entgiftung. Die trockene Hitze in der Sauna regt die Funktion der Organe an, deren Arbeitsvorgänge auf Ölen basieren, wie deine Leber und die Gallenblase. Infrarot-Saunen sind sogar noch besser, denn die Hitze durchdringt dein Gewebe auf einer sehr viel tieferen Ebene, und so haben sie einen noch stärker reinigenden Effekt. Sie eignen sich besonders gut, um die Schwermetalle, Chemikalien und Giftstoffe aus der Chemotherapie oder aus Strahlenbehandlungen auszuschwemmen. Feuchte Dampfhitze regt die Organe an, die auf Wasserbasis funktionieren, wie deine Nieren, die Blase und die Lungen. Achte lediglich darauf, dass dein Fitness-Studio oder deine Wellness-Einrichtung kein gechlortes Leitungswasser verwendet und dass sie ihre Räumlichkeiten makellos sauber halten. Dampfsaunen können Brutstätten für Schimmel und Bakterien sein.

crazy sexy TIPP

Ingwerbäder sind wunderbar energetisierend. Setze deinem Badewasser eine halbe Tasse Ingwerpulver zu, um dich zum Schwitzen zu bringen und deine Durchblutung zu verbessern. Du kannst auch ein Stück frischen Ingwer von ca. 5 cm Länge reiben und ihn dann durch ein Seihtuch drücken (ich benutze einfach meine Hand), um frischen Ingwersaft zu bekommen. Wichtig: Ingwerbäder sind nicht empfehlenswert für Leute mit Herzproblemen oder hohem Blutdruck.

THERAPEUTISCHE BÄDER

Unterschätze nie die Heilkraft von Badewasser. Es ist unglaublich beruhigend und zutiefst therapeutisch, ein Bad zu nehmen. Denk dran, du bist eine Königin (oder ein König), und königliche Menschen nehmen sich Zeit für Rituale. Lasst Eure Seele einweichen, Königliche Hoheit! Eure Nebennieren werden es Euch danken. Vergiss die Kerzen und die Musik nicht, oder wie wäre es mit einer CD mit einer geführten Meditation oder einer Visualisierung? Dies ist deine Zeit! Drück auf die Pausentaste und begrüße dein authentisches Selbst.

Dein Körper ist ein hochentwickeltes Netzwerk von Speichereinheiten, das physische, mentale und emotionale Energie und/oder Eiter in sich trägt. Warme Bäder mit Bittersalzen und/oder Natron helfen, saure Abfallprodukte aus deinen Zellen und deinem Gewebe zu entfernen. Versuche, deinem Badewasser ein bis zwei Tassen Bittersalz, eine viertel Tasse Natron und einen Schuss Lavendel zuzusetzen.

Das ist eine großartige Mischung, um Schwermetalle und die Folgen von Strahlung (insbesondere nach einem langen Flug) auszuleiten, und sie hilft auch dabei, Hautausschläge, Schuppenflechte und Ekzeme zu lindern. Hast du lästige Hämorrhoiden? Nun, dann setze deinen brennenden Hintern in die Wanne! Bäder mit Bittersalz reduzieren auch Entzündungen und lindern Muskelerschöpfung.

Lass uns noch einmal auf unsere Lektion über den pH-Wert zurückkommen. Die meisten unserer Einzelteile ziehen es vor, leicht basisch zu sein. Deine Haut ist eine Ausnahme. In gechlortem Wasser zu schwimmen oder regelmäßig raue Seifen zu verwenden, kann den Säureschutzmantel deiner Haut nachhaltig schädigen, was dazu führt, dass sie trocken wird und juckt. Eine weitere Ausnahme (für all die Königinnen da draußen) ist deine Vagina. Ein oder zwei Tassen Apfelessig in einem warmen Bad können helfen, die richtige Balance ihres chemischen Milieus wiederherzustellen. Ein Bad mit Apfelessig kann auch dazu beitragen, unfreundliche Bakterien und Pilzüberwucherungen zu bekämpfen sowie das Unbehagen zu lindern, das mit Scheiden- und Blaseninfektionen einhergeht. Beim nächsten Mal, wenn deine Lady-Blume anfängt, sich merkwürdig anzufühlen und Hefepilze zu produzieren (aufgrund schlechter Ernährung, mangelnder Hygiene oder Antibiotika), versuche es möglichst schnell mit ein wenig Essig! Bäder mit Apfelessig sind außerdem hervorragend bei Gelenkentzündungen, Arthritis und Gicht.

SCHÖNHEIT IM SCHLAF

Schlafmangel hat verheerende Auswirkungen auf die Gesundheit und die Schönheit. Sobald deine letzte Mahlzeit verdaut ist, lenkt dein Körper seine Energie auf Reinigung und Reparatur um. Das passiert, während du schlummerst, idealerweise acht ununterbrochene Stunden lang von 22 Uhr abends bis 6 Uhr morgens. Deswegen ist es très, très wichtig, dass du drei Stunden vor dem Schlafgehen mit dem Essen fertig bist. Dein Körper braucht die kostbare Zeit (und Energie), um eine lange Liste innerer Aufgaben zu erledigen. Wenn dein Schlaf vorzeitig abgebrochen wird, hat dein Körper keine Zeit, die Phasen abzuschließen, die für die Muskelreparatur, die Verbesserung des Gedächtnisses, die Ausschüttung von Hormonen, die Regulierung des Stoffwechsels etc. benötigt werden. Wenn dich das noch nicht zum Schlafen motiviert, dann könnte es folgende Information tun: Schlafmangel macht dick. WebMD (eine US-amerikanische Informationsplattform für medizinische Fragen) schreibt dazu: Die Wahrscheinlichkeit, dass du spätabends noch einen Happen isst (was deine Kalorienzufuhr erhöhen wird) steigt, je länger du abends aufbleibst. Darüber hinaus übernehmen Hormone die Führung, die den Appetit beeinflussen, sodass du am nächsten Morgen hungriger sein wirst als sonst. Diese Hormone geben dir auch nach dem Essen das Gefühl, nicht wirklich satt zu sein. Was tust du also? Du hast es schon geahnt: Du isst noch mehr!

RICHTE DIR EINEN HEILIGEN SIESTA-PLATZ EIN

Sieh dir deine Schlafgewohnheiten und dein Schlafzimmer an. Um auf bestmögliche Weise neue Kraft zu tanken, solltest du in einer ruhigen und eher kühlen Umgebung einschlafen. Wenn dein Schlafplatz einem Abstellraum gleicht, dann räume ihn auf, Lady. Streiche ihn mit beruhigenden (ungiftigen) Farben und wirf die Glotze und den Computer raus. Sogar die Lavalampe muss verschwinden! Und auch wenn es Spaß macht, beim Sex in fetzigem Licht zu baden, solltest du in völliger Dunkelheit schlafen – denn Licht beeinflusst die Melanin- und Serotoninproduktion deiner Zirbeldrüse, also der beiden Chemikalien, die den Schlaf fördern.

Wenn dein Budget es erlaubt, dann wirf die alte Bettwäsche raus und kauf dir neue aus Bio-Baumwolle. Recherchiere im Internet, um Firmen zu finden, die chemiefreie Bio-Matratzen herstellen. Acht Stunden lang Flammschutzmittel einzuatmen, die aus der Matratze ausdünsten, ist nicht gesund. Tue alles, was erforderlich ist, um dein Schlafzimmer in einen Schlaf-Ashram zu verwandeln.

Gewöhne dir auch an, jeden Tag ungefähr zur selben Zeit schlafen zu gehen und aufzustehen. Wir alle haben eine innere Uhr, doch im Laufe der Zeit und infolge von Stress, starren Zeitplänen und anderen modernen Unannehmlichkeiten verlieren wir die Fähigkeit, von selbst aufzuwachen. Entgegen der landläufigen Meinung ist Schlaf nichts, das wir je nachholen können. Es ist in Ordnung, am Wochenende ein wenig länger zu schlafen, aber übertreibe es nicht, sonst wirst du deinen gesamten Rhythmus durcheinanderbringen. Verzichte einige Stunden vor dem Schlafengehen außerdem auf Stimulanzien wie Kaffee, Beruhigungsmittel wie Alkohol und anstrengenden Sport.

SCHLUMMERN FÜR MEHR ENERGIE

Deine guten Schlafabsichten gehen sofort den Bach runter, wenn das Leben crazy (und nicht so sexy) stressig wird! Da kommt dann der Mittagsschlaf ins Spiel. Unser Körper hat einen natürlichen Schlaf- und Wachzyklus. Du hast wahrscheinlich schon bemerkt, dass du am frühen Nachmittag zwischen 13.00 Uhr und 15.00 Uhr einen Einbruch in deiner Energie und Wachheit fühlst, selbst wenn du ausgeschlafen bist. Das ist vollkommen normal – es ist Siesta-Time und dein Körper weiß das. Wenn du einen Mittagsschlaf von nur zwanzig Minuten machst, wirst du aufhören, dich wie eine verwelkte Pflanze zu fühlen, und stattdessen zu einem munteren Energiebündel werden.

Wenn es überhaupt möglich ist, dass du dir während des Tages Zeit für ein Power-Schläfchen nimmst, dann tu es! Alles, was du dafür brauchst, ist ein ruhiges Plätzchen, wo du nicht gestört wirst. Leere Konferenzräume sind ein guter Ort für ein Schläfchen; dein Auto ist es ebenfalls. Eine Augenmaske mit Leopardenprint lässt kein störendes Licht durch, und ein Kissen und vielleicht eine leichte Decke sorgen für Behaglichkeit. Stelle einen Timer auf mindestens zwanzig Minuten ein (die Weckfunktion auf deinem Handy ist praktisch) und erlaube dir einzunicken. Zu lernen, ein Schläfchen zu machen, wenn du nicht auf einem Bett liegst, erfordert ein wenig Eingewöhnungszeit, doch mit zunehmender Übung wirst du zu einer erfahrenen Schläferin werden und in der Lage sein, schnell einzuschlafen. Träume süß, du wunderschöne Frau!

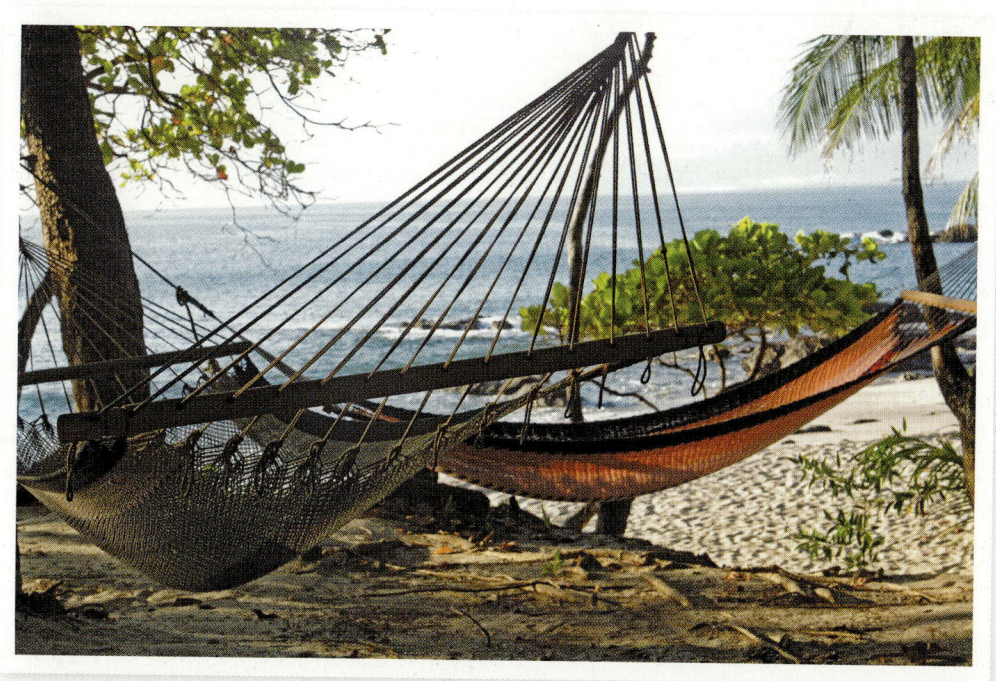

SORGE FÜR DICH!

Es ist nicht im Geringsten selbstsüchtig oder trivial, wenn du dich um dich selbst kümmerst. Viele von uns haben eine festgelegte Routine, die Brocken des zuvor erwähnten Schönheitsprogramms beinhaltet. Erlaube dir, alte Körperpflege- und Fitnessrituale durch die neuen zu ersetzen, die ich hier skizziert habe. Du bist zu schön, um die Chance zu verpassen, noch umwerfender zu sein. Wenn du dich um deinen Körper, um Geist und Seele, deine Haut und alles, was darunter liegt, kümmerst, dann kümmerst du dich um deine ganze Welt. Warum? Na, weil du dein Bestes leistest, wenn du in Bestform bist. Wie schön für alle anderen!

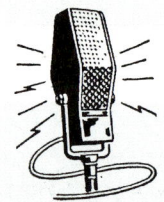

Kommentar: Ana C. G.

Unter Kris' Anleitung habe ich mich physisch, mental und spirituell auf neue Weise mit meinem Körper verbunden. Ich fühle mich von der realen Energie gestärkt, die durch meinen Körper fließt, während er auf natürliche Weise heilt.

Der Energiepegel meines Körpers ist sprunghaft angestiegen. Ich fühle mich innen wie außen sauber, es sind keine toxischen Abfallprodukte mehr da. Im Laufe meiner ersten Reinigungswoche habe ich ein paar Entgiftungssymptome entwickelt, die mir echt Angst machten. Ich wusste nicht, was da passierte, bis Kris schrieb, dass man eine solche Reaktion erwarten solle: Ausschlag auf Armen und Beinen. Ich fing dann mit dem Trockenbürsten an und nahm heiße Bittersalzbäder und ein paar Tage später war ich wieder ich selbst – nur fühlte ich mich besser.

Eines, was mir ebenfalls unglaublich geholfen hat, waren einige einfache Methoden, um meinen Körper in Balance zu bringen und zu beruhigen. Meine Zeit in der Badewanne hat mich beruhigt und war ein tägliches Geschenk an mich. Meditation hat mich zu meinem inneren Frieden geführt und öffnet mir nach wie vor die Augen. Ich hatte vorher nie Yoga gemacht, aber heute empfehle ich allen Menschen Yoga. Nur ein paar Minuten pro Tag helfen dir, deinen Körper auf eine zutiefst befriedigende Weise zu dehnen.

Ich habe auch eine tägliche Spaziergehroutine, und zwar gehe ich morgens gleich nach dem Aufstehen dreißig bis vierzig Minuten spazieren, dann mache ich das Trockenbürsten und aah, ist das erfrischend! Mittlerweile gehe ich spazieren, weil es mir Spaß macht, und nicht, um Kalorien zu verbrennen, was sich immer wie eine Tortur angefühlt hat. Die Morgensonne auf meinem Gesicht zu spüren, ist ein augenblicklicher Energiespender. Wow!

KAPITEL 7 — IM ÜBERBLICK

DENK DRAN:

- Gib dir selbst Versprechen und halte sie.
- Schaffe dir eine spirituelle Morgenpraxis.
- Tue nichts zu einem bestimmten Zweck – lerne zu meditieren und mache es zu einer täglichen Gewohnheit.
- Schaffe dir deine eigene Yoga-Routine und versuche, eine Yogaschule zu finden, die von einem echten Yogameister geführt wird, damit du körperlichen und spirituellen Nutzen aus deiner täglichen Praxis ziehen kannst.
- Schwitze, dass heißt: glänze!
- Viele der Körperpflegeprodukte, die wir jeden Tag verwenden, enthalten Hunderte von gefährlichen synthetischen chemischen Bestandteilen. Schmeiß die gefährlichen Dinger raus!
- Ergötzte deine Haut mit Trockenbürsten und ätherischen Ölen.
- Kümmere dich um deine Nebenhöhlen mit einem Neti-Kännchen.
- Praktiziere Atemarbeit.
- Schalte einen Gang zurück und gönne dir eine Massage oder ein heißes Bad.
- Schlafe, du Schöne ... nimm dir deinen Schönheitsschlaf.

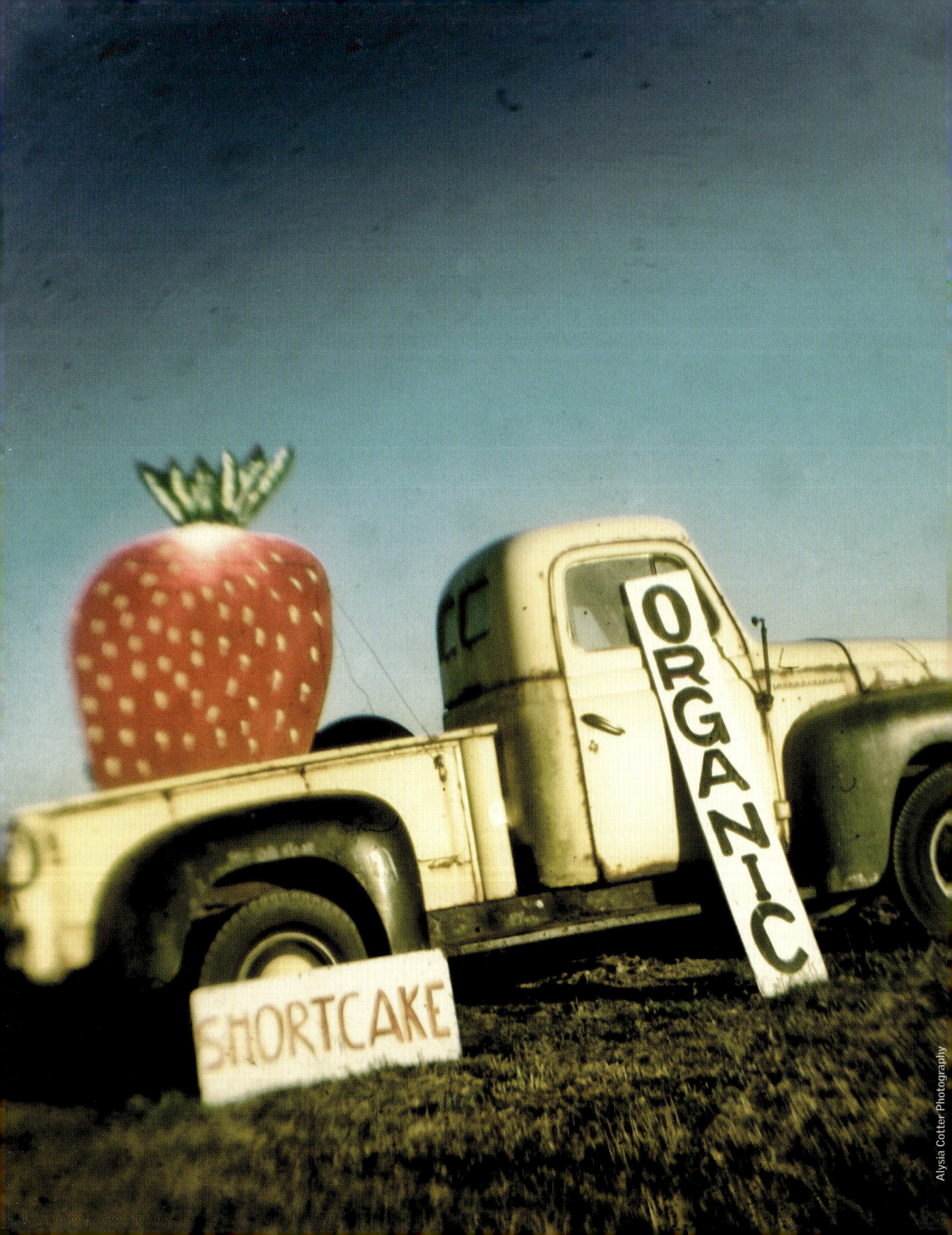

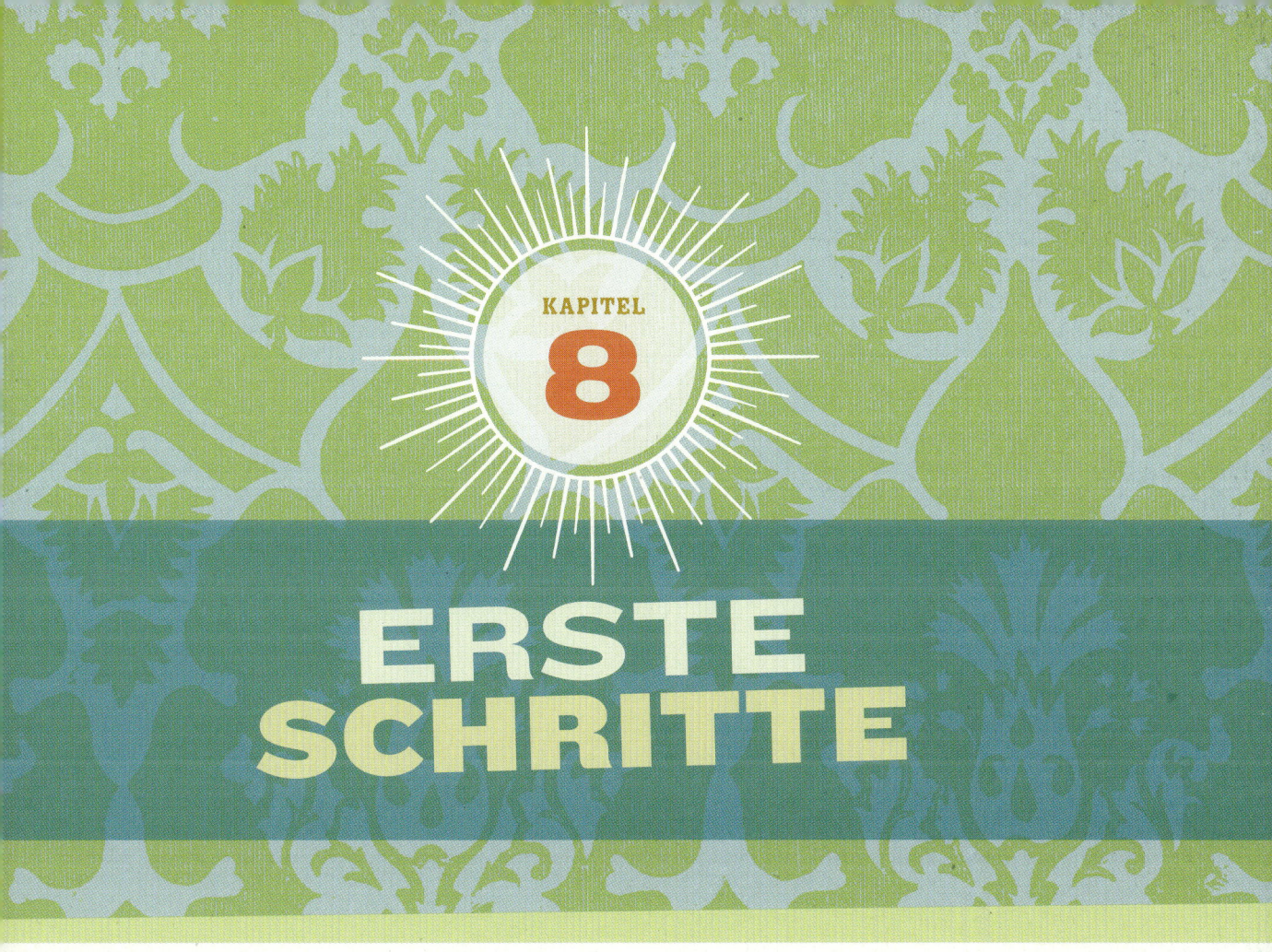

KAPITEL 8
ERSTE SCHRITTE

Lust auf Abenteuer? Gut, dann lass uns zu den wesentlichen Details kommen, um deine Speisekarte und deinen Geschmack von Grund auf zu verändern. Beginne in den nächsten Tagen mit einer sexy Aufrüstung deiner Schränke, deines Kühlschranks und des Regals in der Waschküche, in dem du deinen geheimen Wodka-Nachschub aufbewahrst. Wirf alles weg, was dir nicht länger dienlich ist.

Wenn meine Speisekammer mit einem cleveren Geheimversteck ausgestattet ist, dann denke ich mir, „Versuchungen sollte man nachgeben. Wer weiß, ob sie wiederkommen!" Wenn ich hingegen meinen Kühlschrank öffne und dort ein Glas Essiggurken und schimmeliges Brot vorfinde – dann heißt es tschüss mit ü und tschau mit au, „wir gehen essen!"

Auf der anderen Seite fühle ich mich – wenn meine Küche bereit ist, mir mit frischen, leicht zuzubereitenden Gemüsen und Salaten auf halbem Wege entgegenzukommen – inspiriert, meine Kochbücher zu durchstöbern, meine Großmutter zu channeln und zu experimentieren! Ich liebe diese Nächte. Mein Göttergatte und ich genießen dann – bei Kerzenlicht – ein gesundes selbstgemachtes Abendessen, das vor crazy sexy Liebe nur so strotzt.

WIRF ES WEG!

Das Wichtigste zuerst: Räum den ganzen Mist aus deinen Schränken aus! Ich weiß, dass das Wegwerfen von Lebensmitteln ein schreckliches Gefühl der Verschwendung auslösen kann. Aber wenn sie von vorneherein schlecht sind, dann wird es die größte Verschwendung von allen sein, sie zu verzehren. Dein Körper ist keine Mülltonne! Hab also keine Angst und mach dich auf zu deiner Mülltonne: und dann rein mit dem Mist! Den Wodka kannst du noch als Gesichtswasser oder als Desinfektionsmittel zum Reinigen von Schürfwunden einsetzen.

Ich verstehe, dass die Wegwerfliste wie ein furchterregendes Vertrauensspiel aussehen kann. Du weißt schon, die geschmacklose Bonding-Übung in manchen Unternehmen, bei der deine Kameraden die Arme verschränken und dich, während du nach hinten fällst, auffangen (wenn du Glück hast). Entspann dich. Wenn du dich überwältigt fühlst, dann nimm einen tiefen Atemzug und wisse, dass ich dich auffangen werde, indem ich dir viele schmackhafte Gaumenfreuden, Snacks und Gemüse-Mahlzeiten empfehle. Ich werde dich nicht auf dem Boden des Konferenzraums liegen lassen und so tun, als hätte ich eine bedeutungsvolle Bindung zu dem schleimigen Heini aus der Personalabteilung.

Wie passt diese Säuberungsaktion in den 60/40-Plan? Wenn du planst, tierische Proteine in deine Ernährung einzubeziehen, dann kaufe die besten, die du dir leisten kannst, und iss weniger davon. Ich glaube nicht, dass ich etwas darüber gesagt habe, dass du 40 Prozent Kuchen-Zwischenmahlzeiten, Gebäck zum Toasten und Salami-Sandwiches auf weißem Brot mit Mayonnaise verzehren solltest, die du dann mit einer Cola mit doppeltem Koffeingehalt abrundest. Außerdem müssen, wenn du ernsthaft bereit bist, mit der Reinigung weiterzumachen, Nahrungsmittel, die eine Versuchung für dich darstellen, verschwinden – ansonsten ist es keine „Trommelwirbel"-Reinigung! Was folgt, ist eine nochmalige Sag-Adieu-Liste der Dinge, die du aus deiner Küche und deinem Leben entfernen solltest:

> **crazysexy TIPP**
>
> Zünde grundsätzlich immer Kerzen zum Abendessen an. Lass deine Mahlzeiten heilig und sexy sein. Kerzenlicht ist schmeichelhaft – es schadet nicht, wie ein Starlet auszusehen, während du futterst.

- Säurebildende Energy-Drinks, Kaffee, Limonade, Diät-Limonade, aromatisierte chemische Wässer und Alkohol.

- Alle raffinierten Zuckerarten und künstlichen Süßmittel.

- Alle verarbeiteten Stärken, insbesondere die weißen. Dazu gehören weißes Speisesalz, das stark verarbeitet ist und dem wichtige Mineralien entzogen wurden, weißer Reis, weißes Brot und Kartoffeln.

- Gluten. Starte einen Selbstversuch und lass es eine Zeitlang weg – wenn du merkst, dass du dich dann wesentlich besser fühlst, setze Gluten auf die Nie-wieder-Liste. Wenn du keinen Unterschied spürst, dann erinnere dich daran, dass gekeimtes Vollkorngetreide in jedem Fall am besten ist.

- Milchprodukte. Sie sind echt zum Kotzen; sie sind widerwärtig, lass sie los.

- Lass die tierischen Lebensmittel ganz weg oder konsumiere sie höchstens zweimal pro Woche.

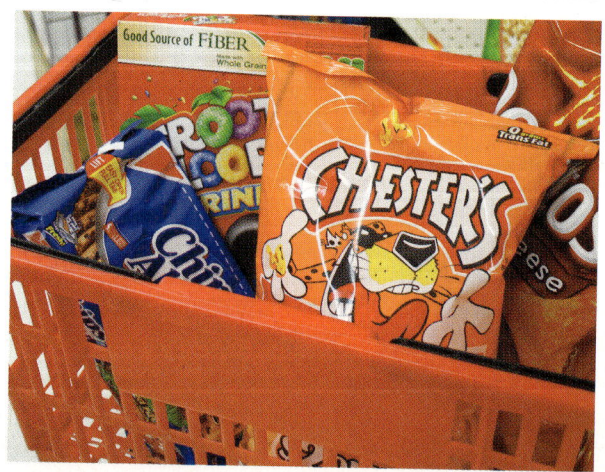

BEDIEN DICH, LADY!

Fertig? Toll! Das war doch gar nicht so schlecht, oder? Sogar irgendwie befreiend. Als Nächstes werden wir eine detaillierte Einkaufsliste schreiben, damit du viele leckere Nahrungsmittel im Haus hast, aus denen du bei deiner Mission auswählen kannst. Vorausplanung spart viel Zeit und Geld, weil sie dir hilft, dich zu fokussieren und Impulsivkäufe weitgehend zu vermeiden. Schlüpf in deine Sneakers mit den regenbogenfarbigen Schnürsenkeln und begib dich tout de suite zum Lebensmittelhändler!

Zu Beginn mag es dir kostspielig erscheinen, die Schränke mit gesunden lebenswichtigen Waren zu füllen. Grundnahrungsmittel wie Gewürze, Öle und Würzmittel sind teuer, aber sie halten auch lange vor. Sobald du die anfängliche Investition getätigt hast, werden deine Einkaufskosten geringer ausfallen. Denk dran: Zu Anfang ein wenig mehr auszugeben wird dir helfen, auf lange Sicht zu sparen – besonders dann, wenn es um vermeidbare Krankheiten geht, die deine Lebenskraft und dein Bankkonto aufzehren!

Während du durch die Gänge bummelst, behalte meine Lieblingsmantren im Gedächtnis:

- Wenn es ein längeres Haltbarkeitsdatum hat als du, dann iss es nicht.
- Wenn es in einem Labor gemacht wurde, ist ein Labor erforderlich, um es zu verdauen!
- Ich bin eine Wellness-Kriegerin, eine göttliche Diva, und ich bin diese Mühe wert!

DIE „SCHMUTZIGEN" BESTANDTEILE DER ZUTATENLISTEN

Wenn es um abgepackte Nahrungsmittel geht – von Tüten bis hin zu Dosen und allem zwischendrin – dann lies dir die Etiketten mit den Zutaten und Nährwertangaben genau durch. Je länger die Liste ist, umso stärker ist das Produkt verarbeitet. Wähle die Lebensmittel mit den kürzesten Listen aus. Behalte im Hinterkopf, dass die erste Zutat auf der Liste der Hauptbestandteil ist. Und die letzte Zutat auf der Liste? Ja richtig, das ist diejenige, die in der geringsten Menge vorhanden ist. Wenn also Zucker (oder irgendeine Form von Zucker, wie etwa Maissirup mit einem hohen Fruchtzuckergehalt) Nummer eins oder zwei ist, enthält das Nahrungsmittel tonnenweise Zucker! Ergibt das Sinn für dieses Nahrungsmittel?

Was nun die tatsächlichen Inhaltsstoffe angeht, so hüte dich vor den folgenden:

KÜNSTLICHE FARBSTOFFE

Hierbei geht es um ein breites Spektrum an künstlichen Farbstoffen, die zur Färbung von Lebensmitteln verwendet werden (ebenso wie für Arzneimittel und Kosmetika). Farbstoffe werden typischerweise aus Steinkohlenteer gewonnen, einem dickflüssigen oder halbflüssigen Teer aus Kohle. Die Hauptbedenken gegen Kohlenteer-Derivate sind, dass sie bei Tieren Krebs und allergische Reaktionen auslösen. Sie sind in erster Linie in verarbeiteten Nahrungsmitteln enthalten (Bonbons, Zuckerwerk, Frühstücksgetreide, Puddings, Götterspeise, Hot Dogs, Lebensmittel-Imitaten, Würzmitteln, Erfrischungsgetränken und so weiter). Meide die folgenden:

- FD & C Violett No. 1
- E 102 Tartrazin
- E 110 Gelborange S
- E 123 Amarant
- E 127 Erythrosin
- E 129 Allurarot AC
- E 133 Brillantblau FCF
- E 132 Indigokarmin bzw. Indigotin

Auch wenn alle diese Farben dauerhaft für den Gebrauch in Lebens- und Arzneimitteln bei der US-Behörde FDA verzeichnet sind, kann aufgrund uneindeutiger oder fehlender Daten nicht garantiert werden, dass sie völlig sicher sind.

KÜNSTLICHE AROMEN UND GESCHMACKSVERSTÄRKER

Es gibt ungefähr 2.800 synthetische Aromastoffe, die Nahrungsmitteln zugesetzt werden. Auf dem Lebensmitteletikett steht meist nur „künstliche Aromen" oder „künstliche Geschmacksstoffe" statt einer vollständigen Auflistung der einzelnen synthetischen Aromastoffe. Das liegt normalerweise daran, dass die Mischungen der aromatisierenden Bestandteile firmeneigene Rezepte sind. Geschmacksverstärker wie Mononatrium-Glutamat (MNG), das häufig in chinesischem Essen und in vielen verarbeiteten Suppen und Saucen vorkommt, kann Kopfschmerzen, Schmerzen in der Brust und Taubheitsgefühle auslösen. Auch wenn MNG auf der Liste der Zusatzstoffe steht, die weiterer Untersuchungen bedürfen, wird es von der US-Behörde FDA immer noch allgemein als sicher anerkannt. Und das trifft neben Mononatrium-Glutamat auch auf alle anderen synthetischen Aromastoffe zu. Informiere dich im Internet, was für die EU-weite Zulassung gilt, denn vieles ändert sich beständig. Eine sehr aktuelle Quelle für Gesetzesänderungen ist die Seite des Bundesinstitutes für Risikobewertung: www.bfr.bund.de. Dort findest du unter dem Stichwort „Lebensmittelsicherheit" viele Informationen über die deutsche und EU-Gesetzeslage.

KÜNSTLICHE (UND NICHT SO KÜNSTLICHE) SÜSSUNGSMITTEL

Künstliche Süßstoffe sind eine Gruppe von Süßungsmitteln mit wenig Kalorien und keinerlei Nährwert, die alle individuelle Eigenschaften und Problembereiche haben. Zu ihnen gehören:

- Aspartam
- Acesulfam K
- Neotam
- Sucralose.
- Saccharin
- Zuckeralkohole (Sorbit, Xylit, Mannit und andere)
- DTagatose

Behalte insbesondere Maissirup mit hohem Fruchtzuckergehalt (HFCS), auch als Glucose-Fructose-Sirup deklariert, im Auge. Dieser Zucker, auch Dextrose genannt, ist ein stark verarbeiteter süßer Sirup, der aus Mais (normalerweise Mais von gentechnisch veränderten Pflanzen) gewonnen wird. Da er so billig ist, finden sich große Mengen davon in vielen, wenn nicht den meisten, verarbeiteten Lebensmitteln und Erfrischungsgetränken. Maissirup ist in hohem Maße für die Fettsucht-Epidemie in den USA verantwortlich, zum Teil auch deshalb, weil es so tückisch ist und die Menschen keine Ahnung haben, wie viel davon sie zu sich nehmen.

KÜNSTLICHE KONSERVIERUNGSSTOFFE

Zu den natürlichen Konservierungsmitteln gehören Zitronensäure (Ascorbinsäure), Essig und Salz. Künstliche Konservierungsstoffe sind synthetische Chemikalien, die zur Konservierung von Nahrungsmitteln und Getränken verwendet werden. Auch wenn sie von der US-Behörde FDA als allgemein sicher anerkannt werden, ist für diese Substanzen keine Genehmigung vor der Markteinführung erforderlich:

- Kalziumpropionat
- EDTA-Säure
- Nitrate /Nitrite
- Kaliumbenzoat
- Kaliumsorbat (E202)
- Schwefeldioxid
- Natriumpropionat

Sie brauchen vielleicht keine Marktfreigabe, aber sie brauchen deine. Verzichte auf diese Zusatzstoffe wo immer möglich. Eine ziemlich lange Liste, ich weiß. Aber fahre deine Antennen aus und lass die Finger davon. Bald wird dir das Etikettenprüfen in Fleisch und Blut übergehen!

Quelle: Ruth Winter, Master of Science, A Consumer's Dictionary of Food Additives.

DIE crazysexy EINKAUFSLISTE

Hier kommt eine kurze Liste mit Lebensmitteln, die du in meiner persönlichen Vorratskammer finden wirst – ich glaube, sie würden auch gut in deiner aussehen! Einige sind heilende Grundnahrungsmittel und trotz ihres hohen Nährwerts preisgünstig, während andere Übergangsnahrungsmittel sind, um über den fleischigen, fettigen Trübsinn hinwegzukommen. Alle aber werten deine Ernährung auf. Noch einmal: Du brauchst nicht alles! Dies ist nur ein Leitfaden, ein Schnappschuss aus meiner Küche.

❋ GEMÜSE UND SALATE

Dein neuer Lebensstil verlangt nach Gemüse, Gemüse und noch mal Gemüse! Gemüse ist das Herzstück deiner crazy sexy Ernährung. Gurken, Brokkoli, Grünkohl, Blattkohl, Staudensellerie, Petersilie, Weißkohl, Römersalat, roter Eichblattsalat, Spinat, grüne, rote und gelbe Paprika, Zucchini, Spargel, Mangold, grüne Bohnen, Alfalfasprossen,

crazysexy TIPP

Wenn du durch den Lebensmittelladen gehst, dann bleib am Rand und halte dich von den Mittelgängen fern. Am Rand findest du landwirtschaftliche Erzeugnisse und frische Lebensmittel. Abgepackte Lebensmittel sind in der Mitte des Ladens zu finden. Wenn du in die inneren Gänge gehst, um Getreide, abgepacktes Brot und Frühstücksflocken zu kaufen, sieh nach oben oder nach unten. Das Zeug auf Augenhöhe stammt von großen Lebensmittelunternehmen, die eine Menge Geld für die Premium-Flächen bezahlt haben. Weniger teure kleine Marken, ganz einfache Hafergrütze, Vollkorngetreide, Bio-Pasta und getrocknete Bohnen sind häufig über oder unter Augenhöhe platziert.

Linsensprossen, Mungobohnensprossen, Gartenerbsen- und Sonnenblumensprossen, Zwiebeln, Knoblauch, Lauch, Blumenkohl, Winterkürbis, Karotten, Ruccola, Pak Choy, Süßkartoffeln, Pastinaken, Rüben, Kohlrabi ... die Liste geht noch weiter! Habe Spaß mit deinen Gemüsesorten und Salaten – experimentiere mit neuen Geschmäckern wie Tatsoi (asiatisches Blattgemüse) oder Jicama (auch Yambohne genannt). Mische und kombiniere sie, probiere neue Gewürze und Kräuter aus, erfinde deine eigenen Pfannenrührgerichte, Salate, Suppen und Eintöpfe. Oh, und lad mich mal zum Abendessen ein.

✱ GLUTENFREIE GETREIDE UND NUDELN

Vollkorngetreide (glutenfrei, wenn du gluten-sensibel bist) spielt bei der crazy sexy Methode eine große Rolle. Eine gute Wahl sind: Hirse, Quinoa, Buchweizen, brauner Reis, Wildreis, Amarant und Zwerghirse als ganze Körner oder zu 100 Prozent aus Buchweizenmehl hergestellte japanische Soba-Nudeln (die meisten Pasta-Sorten enthalten Weizen), auch Reisnudeln oder Quinoa-Nudeln, wenn du sie finden kannst. Hafer ist sogar für Menschen bekömmlich, die sensibel auf Gluten reagieren oder diejenigen, die unter Zöliakie leiden, solange er von einem vertrauenswürdigen Hersteller stammt (einer, der Hafer in Anlagen verarbeitet, in denen kein glutenhaltiges Getreide verarbeitet wird).

✱ GLUTENHALTIGE ODER GLUTEN- FREIE BROTE UND SNACKS

Glutenfrei zu leben bedeutet nicht, dass du kein Brot oder keine Snacks essen kannst. Du hast hier viele tolle Möglichkeiten. Glutenfreie Produkte sind zum Beispiel Maistortillas, Mochis (japanische Reiskuchen) und andere Produkte aus braunem Reis. Es gibt auch glutenfreie Dessert- und Pfannkuchenmischungen. Mach dich selbst auf die Suche und entdecke deine zukünftigen Lieblinge.

✱ BOHNEN UND HÜLSENFRÜCHTE

Kichererbsen, Linsen, Adzukibohnen, weiße Bohnen, schwarze Bohnen, Limabohnen und Pintobohnen sind am leichtesten zu verdauen.

Weiche Trockenbohnen über Nacht in doppelt so viel Wasser ein, wie du Bohnen hast, und gib einen 2,5 cm langen Streifen Kombu-Alge mit ins Einweichwasser. Das trägt dazu bei, dass du weniger Methan ausstoßen wirst! Ebenso hilft es, das Einweichwasser wegzuschütten und die Bohnen durchzuspülen, bevor du mit deinem Rezept weitermachst. Wenn du nicht genügend Zeit hast, um die Bohnen einzuweichen, dann sind Bohnen aus der Dose oder dem Glas eine gute Alternative. Kaufe sie im Bioladen oder Reformhaus und achte darauf, dass die Bohnen keine Konservierungsstoffe enthalten. Spüle sie vor Gebrauch durch, um bis zu 40 Prozent des zugesetzten Salzes zu entfernen.

✱ SUPPE IST ANGESAGT!

Frische warme Suppe ist ein wichtiges Nahrungsmittel für Menschen, die sich im Übergang zur crazy sexy Ernährung befinden – besonders für diejenigen, die in kälteren Klimazonen leben. Mach deine Suppen schmackhaft und deftig, indem du Bohnen und eine Vielzahl an Gemüsen verwendest, insbesondere Wurzelgemüse wie Pastinaken, Bleichsellerie, Yamswurzel, violette Kartoffeln, Karotten und Rüben. Füge frische Kräuter, viel Knoblauch, Zwiebeln (oder Schnittlauch, Frühlingszwiebeln oder Schalotten), ein wenig Olivenöl und Meersalz oder Himalaya-Salz hinzu. Kümmere dich nicht um Rezepte. Wirf einfach alles zusammen in einen Topf, koch es solange, bis die Bohnen und Wurzeln weich sind, und schmecke dann ab. Ich nehme eine Biogemüsebrühe oder eine vegane Bouillon als Grundlage. Misosuppe ist ein weiteres gesundes Grundnahrungsmittel. Miso ist eine großartige Basis für eine Suppe mit Gemüse und Soba-Nudeln.

✱ FRÜCHTE

Avocados und Tomaten (ja, wissenschaftlich betrachtet sind beide Früchte), Äpfel, Zitronen, Limetten, Grapefruits, Birnen, Trauben und Beeren sind alles gute Alternativen. Doch auch, wenn Früchte insgesamt gesund sind, sind Früchte mit einem niedrigen glykämischen Index (weniger süße Früchte wie zum Beispiel Heidelbeeren) besser für deinen Blutzucker (in Kapitel 3 kannst du nachlesen, was der glykämische Index ist). Denk dran, dass Obst im Allgemeinen leicht säurebildend ist. Du musst nicht darauf verzichten – Früchte sind sehr reinigend, sie stecken voller Vitamine und Mineralien und ergeben einen befriedigenden Snack oder einen leckeren Nachtisch. Sei einfach sparsam damit. Zwei bis drei Portionen (eine halbe große Grapefruit, ein Apfel mittlerer Größe, eine Tasse Beeren) pro Tag sind vollkommen ausreichend.

❋ SÜSSUNGSMITTEL

Stevia, Yacón-Sirup und Agavendicksaft sind meine Lieblingsalternativen zu Zucker. Stevia und Yacón-Sirup beeinflussen deinen Blutzucker nicht; Agavendicksaft lässt ihn nur leicht ansteigen, aber nicht so sehr wie Zucker. Stevia ist eigentlich ein Extrakt aus einer Pflanze der Crysanthemen-Familie, die in Paraguay und Brasilien wächst. Sei dir bewusst, dass sehr wenig sehr lange reicht – diese Wunderpflanze ist etwa 300 Mal süßer als Zucker. Stevia ist in Päckchen erhältlich oder als Flüssigkeit; ein bekannter Markenname ist SweetLeaf®.

Yacón-Sirup wird aus einer Knolle gewonnen, die in den peruanischen Anden wächst. Der Sirup schmeckt ein wenig wie Melasse und ist voller Mineralien, wie zum Beispiel Kalium. Agavensirup, (der auch als Agavendicksaft verkauft wird) wird aus Agaven (einer Kakteenpflanze) gewonnen, die am häufigsten in Mexiko zu finden ist. Es ist dieselbe Pflanze wie die, aus der man Tequila macht, aber in einer Flasche Agavendicksaft steckt kein Wurm drin (so wie in manchen Tequilafläschchen!). Agavendicksaft enthält Mineralien wie Eisen und Magnesium.

❋ MEHLE UND SCHROTE

Wenn du Gluten verträgst, dann kaufe dir biologisch angebautes, steingemahlenes Vollkornmehl (durch das Mahlen auf Naturmühlsteinen bleiben Kleie, Nährstoffe und die natürlichen Öle im Getreide erhalten). Wenn Gluten für dich tabu ist, hast du immer noch eine erstaunliche Fülle von Alternativen: Amarantmehl, Mehl aus schwarzen Bohnen, Leinsamenmehl, Kartoffelmehl, Hafermehl, Quinoamehl, Hirsemehl, Nussmehl und andere. Isst du gern Soße? Pfeilwurzelmehl und Kudzupulver sind tolle Verdickungsmittel.

❋ ALTERNATIVEN

Milchprodukte wegzulassen oder zu reduzieren ist einfacher, als du vielleicht glaubst. Reis-, Mandel-, Hafer- und Hanfmilch sind meine persönlichen Lieblingsalternativen zu Milchprodukten. Du kannst auch deine eigene Nussmilch herstellen, und ich werde dir in einer heißen Minute zeigen, wie das geht. Veganen Nusskäse kannst du ebenfalls selbst machen oder kaufen. Kombiniere einen veganen Käse mit in Öl eingelegten Oliven und du erhältst ein wirklich attraktives Horsd'œuvre. Veganer Käse ist auch superlecker auf Pasta, Salat oder kurz angebratenem Gemüse. Daiya®-„Käse" auf der Grundlage von Tapioka schmilzt wie echter Käse. Er schmeckt toll auf der gelegentlichen veganen Quesadilla, Lasagne oder gegrillten Käse-Sandwiches. Vegane Butter lässt sich selbst herstellen oder kaufen, z.B. die vegane Butteralternative von Alsan®. Vegane Mayonnaise kann man aus Cawshewnüssen oder Mandelmus selbst machen!

> ### 💣 crazy*sexy* TIPP
>
> Sobald ich nach Hause komme, wasche ich mein Gemüse, lasse es trocknen und lege es dann in spezielle Frischhaltetüten. Fülle dein Gemüse in Tüten ab, aber verzichte auf die kleinen Teile, die den „Sack zumachen": Denn eine freie Sauerstoffzirkulation ist gut für alle Lebensformen, sie hilft ihnen, länger frisch und knackig zu bleiben. Also lass dein Gemüse atmen und die Tüte offen.
>
> Mein Göttergatte bereitet Saft gerne möglichst früh vor – Glasflaschen machen es wirklich leicht. Wir nennen sie Saftpäckchen, und sie sind immer ready to go, wenn wir einen Schwall Grüner Göttinnenliebe haben wollen.

ERSTE SCHRITTE

✱ EI-ERSATZPRODUKTE

Eier sind der Prittstift des Kochens – sie bewirken, dass Dinge zusammenhalten. Aber du kannst auch durch den Einsatz von weichem Tofu, zerdrückten Bananen, Pfeilwurzelstärke, Maisstärke (ein Esslöffel in zwei Teelöffeln Wasser aufgelöst für jedes Ei) und Kichererbsenmehl einen großartigen Verdickungsgrad erzeugen. Du wirst ein wenig herumexperimentieren müssen, um zu sehen, was in verschiedenen Rezepten am besten funktioniert. Für Backwaren kannst du auch gekauften Ei-Ersatz (z.B. von Arche Naturküche oder 3-PAulY) verwenden. Halte dich von verarbeitetem Ei-Ersatz fern, der einen niedrigen Cholesteringehalt haben soll – diese Produkte enthalten Eiweiß und Chemikalien und sind keine wirkliche Nahrung.

✱ FLEISCHERSATZ AUS TOFU ETC.

Okay, lass mich ehrlich sein. Ich sehe nachgeahmten Rostbraten, Tofu-Truthahn und anderes vorgetäuschtes Fleisch als Methadon für Fleischesser an, die versuchen, ihre karnivoren Gewohnheiten aufzugeben. Dieses Zeug ist stark verarbeitet, und zu viel davon läuft dem Zweck zuwider, einen vegetarischen oder veganen Lebensstil zu verfolgen. Einige Fleischersatzprodukte sind jedoch gesünder als andere, und wenn dir der Übergang schwerfällt, erfüllen sie eine wertvolle Aufgabe. Sie helfen dir über deine Stinklaune hinweg oder in diesem Fall über den Rostbraten.

Verwende soweit wie möglich Sojaprodukte, die der ursprünglichen Form der Sojabohne nahekommen. Sojabohnen, Edamame, Tempeh und moderate Mengen an Tofu sind die beste Wahl. Und wenn du kein Soja magst, dann ärgere dich nicht! Es gibt da draußen auch viele wunderbare Fleischersatzrezepte, die auf rohen Nüssen basieren.

✱ NÜSSE UND SAMEN

Nüsse und Samen sind ein wichtiger Bestandteil der crazy sexy Ernährung. Diese kleinen Juwelen stecken voller Vitamine, Mineralien, guter Fette, Proteine und Ballaststoffe. Du kannst unter anderem wählen zwischen: Mandeln, Pekannüssen, Walnüssen, Macadamianüssen, Haselnüssen, Pinienkernen, Kürbiskernen, Leinsamen (verwende eine kleine Mühle, um sie zu zerquetschen oder kaufe bereits vorgemahlene), Sesamsamen, Hanfsamen, Chiasamen (die sind lecker in Zerealien oder Puddings) oder Sonnenblumenkerne. Als Brotaufstrich kannst du rohes Mandelmus, Cashewmus oder Tahini (aus Sesamsamen gemacht) ausprobieren. Kaufe immer frische rohe Nüsse und bewahre sie im Kühlschrank oder in der Gefriertruhe auf; geröstete Nüsse werden sehr viel schneller ranzig.

Erdnüsse und Erdnussbutter können ziemlich bedenklich sein. Die Pflanzen werden stark mit Pestiziden besprüht. Biologisch angebaute Erdnüsse können von Schimmel befallen sein, unter anderem mit den gefährlichen Sorten, die Giftstoffe namens Aflatoxine abgeben. Wenn du Erdnussbutter gerne magst, dann kaufe sie in Bio-Qualität und verzehre sie in Maßen.

> **crazysexy TIPP**
>
> Rohe Nüsse sind leichter verdaulich, wenn du sie vor dem Verzehr einige Stunden lang in Wasser einweichst. Dadurch werden die natürlichen Enzymhemmer entfernt, die sie vor dem Verderben schützen

✱ GEWÜRZE

Frische, biologisch angebaute Gewürze sind am besten, doch getrocknete Kräuter sind ebenfalls in Ordnung. Meine Alltagsgewürze sind recht einfach: reines Meersalz oder Himalaya-Salz, Meersalz mit Kräutern, Rotalgenflocken, weizenfreies Tamari, rohes Tamari, Ingwerpulver, Knoblauchpulver, Basilikum, Petersilie, Koriander, Minze, Dill, Rosmarin, Thymian, schwarzer Pfeffer, Curry, Gelbwurz bzw. Kurkuma, Zimt, Cayennepfeffer, Senfsamen und Wasabi. Gut sind auch Gewürzmischungen. Lebkuchengewürz und Apfelkuchengewürz, Vanilleschoten oder alkoholfreier Vanilleextrakt sind großartig für Smoothies.

✱ FERMENTIERTE LEBENSMITTEL

Natürlich fermentierte Lebensmittel wie rohes Sauerkraut (ohne Essig) und Kimchi enthalten viele gute Bakterien; sie sind auch eine gute Quelle für B-Vitamine. Sie müssen jedoch roh sein. Das Pasteurisieren tötet Leben (das gute wie das schlechte), zerstört Enzyme und verringert den Nährstoffgehalt. Ein weiterer Grund, warum eine pflanzenbasierte Ernährung, die voller komplexer Kohlenhydrate und roher Früchte und Gemüse steckt, so gut für dich ist, ist dass ihre Ballaststoffe probiotisch wirken. Probiotika sind Futter für deine probiotischen Bakterien. Diese Nahrung macht sie stark und gesund und erlaubt es ihnen, sich zu vermehren und ihren Hahn-im-Korb-Status in deinem Darm beizubehalten. Wertvolle fermentierte Nahrungsmittel sind unter anderem biologischer, nicht-pasteurisierter Apfelessig, Tempeh, rohes Sauerkraut und nicht-pasteurisiertes weißes Miso (fantastisch in Soßen, Brotaufstrichen und Suppen). Nährhefe gibt Gerichten einen käseartigen Geschmack – sie ist ein schöner Parmesan-Ersatz. Nährhefe ist die einzige Form von Hefe, die ich beim Kochen und Zubereiten verwende. Sie ist nicht dasselbe wie die Hefe, die beim Brotbacken verwendet wird, und sollte kein Problem darstellen, wenn du unter Candida leidest.

✱ ALGEN

Algen stecken voller Mineralien und Aroma. Ich bereite besonders gern rohe oder gekochte Nori-Röllchen zu, weil sie ein schmackhafter mineralischer Gaumenkitzel sind.

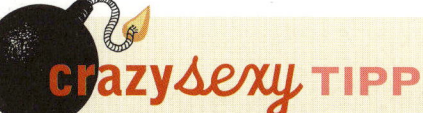

crazysexy TIPP

Nährhefe ist eine gute Proteinquelle und viele Marken sind mit Vitamin B12 angereichert. Streu sie über dein Essen – auf mit Heißluft gepopptes Popcorn, Salate, Nudeln oder Gemüse – such es dir aus! Nährhefe ist in den meisten Reformhäusern und Bioläden erhältlich.

Hier noch ein anderer toller Tipp: Gib übriggebliebenes Gemüse und Getreide auf ein Nori-Blatt, wickele es ein und rein damit. Zu den beliebtesten Algensorten gehören: Rotalge (toll als Salatgarnitur), Arame, Hijiki und Wakame (als Einlage in der Miso-Suppe).

✱ GETRÄNKE

Meine Lieblingsersatzprodukte für Limonaden, stark gezuckerte pasteurisierte Säfte, Kaffee und andere Getränke sind reines Wasser mit Zitrone, Kräutertees, grüner Tee, weißer Tee, Matetee, Kukicha, Chai, Kombucha und Kokosnusswasser. Obstwasser ist ebenfalls köstlich. Schütte gefiltertes Wasser und ein Stück Obst zusammen mit einer Prise Stevia in deinen Mixer. Mixe und seihe ab. Füge Eis hinzu. Lecker! Mein Lieblingsgetränk ist Erdbeere mit einem Zweig Minze (manchmal füge ich einen Spritzer Sake hinzu – schht, das ist unser Geheimnis!).

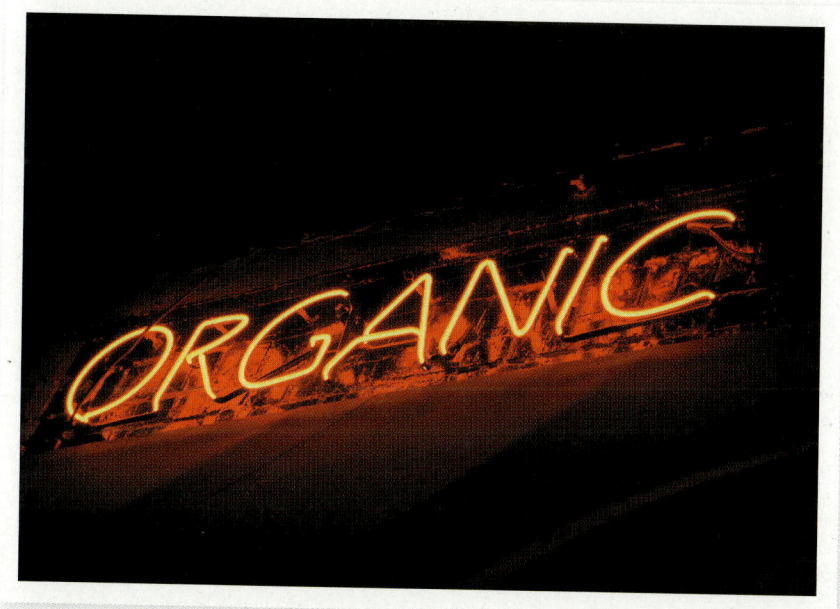

GESUNDE SNACKS, SCHOKOLADE UND SCHNELLE LECKEREIEN

Du wirst erstaunt sein über all die tollen Snacks, die du bei der crazy sexy Ernährung essen darfst. Dinge wie braune Reiskuchen, Leincracker, frische Salsa (mit Zitronen- oder Limettensaft gemacht), Hummus, Guacamole, Bio-Tortillachips, Oliven in Öl und mit Heißluft gepopptes Popcorn sind alle leicht im Supermarkt zu finden oder selbst herzustellen. Als Snacks für Notfälle und Mahlzeiten in letzter Minute mag ich Bio-Gemüse-Burritos und käsefreie Pizza. Hat jemand Lust auf Schokoladenriegel oder eine Tafel Schokolade? Entsprechende Produkte findest du in deinem Lieblings-Bioladen. Carob ist ebenfalls eine sehr gute Wahl, besonders, weil es kein Koffein enthält. Oder wie wäre es mit etwas Sahnigem zum Träumen wie Eiscreme? Im Bioladen findest du Eis, das ohne Milchprodukte hergestellt wurde. Manche Eissorten sind so gut, dass ich brüllen könnte!

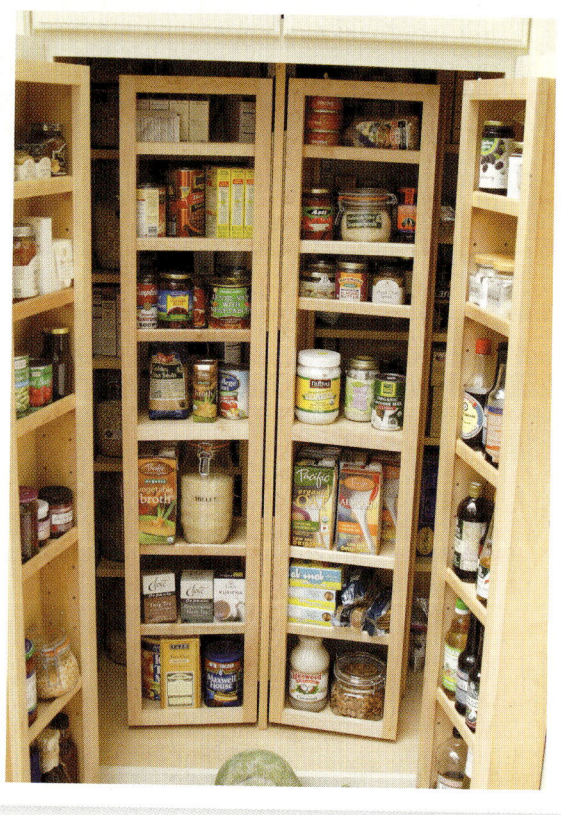

ROHE UND LEBENDIGE LECKEREIEN

Sobald du anfängst, rohe Lebensmittel zu erforschen, wirst du auf einige wirklich schmackhafte rohe Snacks stoßen. Sieh dich im Bioladen, im Reformhaus oder im Internet um. Die Auswahl ist riesig! Und lass dich von veganen Internetseiten inspirieren, ein paar Links findest du am Ende dieses Buches.

GUTE FETTE SIND TOLL

Jede Frau, die ich kenne, braucht ein ernsthaftes Fett-Rehabilitationsprogramm. Fett ist nicht euer Feind, meine Damen (und Herren). Sexy Menschen essen gesunde Fette. Der Fimmel mit dem fettarmen oder fettfreien Essen hat uns dicker gemacht und Fette in den Jack the Ripper der Nahrungsmittel verwandelt. Vergiss diesen Unsinn und ersetze ihn durch das Mantra: Nichts schmeckst so gut, wie gesund zu sein! Und dafür benötigt dein verlangender Körper eine moderate Menge an guten Fetten (übertreib es nur nicht). Hast du's kapiert? Fantastisch!

crazy sexy TIPP

Es ist am besten, Öle zu kaufen, die in dunklen Flaschen abgefüllt sind, und sie an einem kühlen und dunklen Ort zu lagern – das schützt sie vor dem Oxidieren und Ranzigwerden.

Gute Fette helfen, Vitamine zu absorbieren und zu transportieren. Sie kurbeln deinen Stoffwechsel an und können dir sogar helfen, Gewicht zu verlieren! Gute Fette sind notwendig für ein starkes Immunsystem, für die Hormonproduktion, den Aufbau der Zellwände, das Schmieren der Gelenke, den Schutz der Organe, ein gesundes Nervensystem und die angemessene Versorgung des Gehirns. Tatsächlich ist es schwierig, ohne gute Fette ein Schlauberger zu sein. Ein gut funktionierendes, glückliches Gehirn ist zum Teil eine Folge der Menge und der Qualität der Fette, die du zu dir nimmst.

Schlechte Fette – gesättigte und teilgehärtete Fette oder Transfette – sind Killer für die Hüften und die Gesundheit. Wenn du lieber keine verstopften Arterien und wabbeligen Oberschenkel haben möchtest, dann meide schlechte Fette, Frittierfett und Fette, die eigentlich keine sind.

Lies das Etikett auf der Verpackung eines beliebigen verarbeiteten Lebensmittels, sogar gefrorener Pizza, und du wirst etwas finden, was sich teilgehärtetes Pflanzenöl nennt. Pflanzenöl – das ist doch gut, oder? Nicht, wenn es bei hoher Hitze und hohem Druck stark verarbeitet wurde, um es teilweise zu härten, was bloß eine andere Ausdrucksweise dafür ist, dass es in Transfette umgewandelt wurde.

Bei der Herstellung von Transfetten verzerren sich die Fettmoleküle zu Formen, die dein Körper nicht einmal mehr als Nahrung erkennen kann. Diese widerwärtigen Moleküle führen zu Entzündungen, Herz-Kreislauf-Schäden, Stagnation der Prozesse in der Leber, den Nieren und dem Darm – dafür beschleunigen sie aber den Alterungsprozess. Kurz gesagt: Transfette sind Miststücke! Sie sind so grässlich, dass im Jahre 2006 New York City die Verwendung von Transfetten in Restaurants verboten hat. Seitdem sind viele Lebensmittelproduzenten und Restaurantketten ihrem Beispiel gefolgt. Schließe dich ihnen an. Halte dich von Margarine und Backfetten (alias Transfetten), kommerziellen Kochsprays und anderen stark verarbeiteten Pflanzenölen wie Maiskeimöl, Rapsöl und Erdnussöl fern. Sie alle haben verheerende Folgen für deinen Körper.

ZEIT FÜR EINEN ÖL-WECHSEL

Sei Italiener(in)! Bringe ein biologisch angebautes, kaltgepresstes natives Olivenöl extra mit deinem Gemüse zusammen und lass sie Liebe machen. Leinöl, Hanfsamenöl, Walnussöl und Udo's Choice (eine gesunde Ölmischung nach Dr. Udo Erasmus) sind ebenfalls sexy Schätze. Sie stecken voller gesunder Omega-3-Fettsäuren – die sind wichtig für das Gedächtnis, die Reduktion von Entzündungen und viele andere gute Sachen. Großartige Salatöle sind unter anderem Macadamia- und Avocadoöl.

Zum Kochen kannst du Olivenöl nehmen (aber nur bei geringer Hitze verwenden, oder du kaufst Olivenöl, das extra zum Braten geeignet ist), Sesamöl, Traubenkernöl oder Kokosöl. Auch wenn es technisch gesehen ein gesättigtes Fett ist, ist Kokosöl in Maßen sehr, sehr gut für dich. Es bekommt schlechte Kritiken, wenn es in ein teilgehärtetes Transfett umgewandelt wird. Doch in seiner natürlichen, unraffinierten Form ist Kokosöl heilend und köstlich. Es besteht zu etwa 50 Prozent aus Laurinsäure, jener wundervollen Substanz, die in der Muttermilch zu finden ist und die das Immunsystem stärkt. Junges thailändisches Kokosnussfleisch ist ebenfalls großartig. Es steckt voller guter Fette und hat viele Nährstoffe. Kokosnusswasser ist außerdem eine fantastische Quelle für Elektrolyte. Kokosnüsse kurbeln den Stoffwechsel an und haben antivirale und antimykotische (pilzabtötende) Eigenschaften. Tu sie in deine Smoothies – und dann pass auf, du Welt!

> ### crazysexy TIPP
> Gekochtes Öl ist eine Quelle von freien Radikalen. Achte beim Kochen darauf, dass du Öle verwendest, die für mittlere bis große Hitze gedacht sind, so wie Traubenkernöl oder Kokosöl. Oder lass das erhitzte Öl vollkommen weg – sautiere mit Wasser oder dämpfe und füge das Öl dann nachher für den Geschmack und wegen des Nährwerts hinzu. Bestimmte Öle, wie zum Beispiel Leinöl und Hanfsamenöl, sind sehr hitzeempfindlich und sollten nie zum Kochen verwendet werden.

die crazysexy KÜCHENAUSSTATTUNG

Wellness-Kriegerinnen schwingen keine Schwerter. Stattdessen kämpfen wir mit Küchengeräten! Zusätzlich zu einem guten Mixer und Entsafter (gehe zurück zu Kapitel 6 für Empfehlungen) setze die folgenden unerlässlichen Dinge auf deine Wunschliste.

✺ GERÄTE ZUM SCHNEIDEN UND HOBELN

Spiralschneider und Saladaccos sind raffinierte Apparaturen, die eine große Zucchini (oder eine Süßkartoffel oder was auch immer) innerhalb von ca. dreißig Sekunden zu spaghettiähnlichen Streifen zerkleinern können. Tausche die Klingen zum Schneiden oder Reiben aus. Dasselbe gilt für den traditionellen Mandoline-Hobel, der fantastisch für rohe Lasagne-Rezepte ist.

Küchenmaschinen sind voll cool! Ich liebe diejenigen von Cuisinart®, aber jede Hochleistungsmarke ist in Ordnung. Verwende eine Küchenmaschine, um die Zutaten vorzubereiten, die fein gehackt werden, aber immer noch ein wenig Struktur haben sollen. Um schnell einen Salat zuzubereiten, kannst du das Grünzeug als Grundlage nehmen und dann als Garnitur in deiner Küchenmaschine ein paar Gemüsesorten schneiden.

✺ MESSER

Gute Messer gehören zur Grundausstattung jeder Küche. Wähle Marken und Größen aus, die zu deinen großartigen Händen passen und achte darauf, dass sie scharf bleiben. Meine Lieblingsmesser stammen von NHS, einem japanischen Unternehmen. Ihr rechteckiggeformtes Gemüsemesser ist ein echter Hammer! Vielleicht möchtest du auch in ein Hackmesser investieren, um Kokosnüsse zu öffnen.

✺ KOCHGESCHIRR

Bitte benutze kein Teflon oder anderes Kochgeschirr mit Antihaftwirkung – die Antihaftbeschichtung ist ein Karzinogen und kann bei hohen Temperaturen in deine Nahrung gelangen. Ich koche gerne in Töpfen und Pfannen aus rostfreiem Stahl. Tontöpfe und Kochgeschirr aus Gusseisen sind ebenfalls gut. Mikrowellengeräte sollte man – auch wenn sie kein Kochgeschirr im eigentlichen Sinne sind – am besten meiden. Zu viele Forscher und Wissenschaftler haben den Prozess untersucht, den Nahrung durchläuft, wenn sie Mikrowellenstrahlung ausgesetzt ist, als dass ich mich damit wohl fühlen würde, eines bei mir zu Hause zu verwenden. Der mittlerweile pensionierte Dr. Hans-Ulrich Hertel hat als Lebensmittelingenieur bei einem der großen schweizerischen Nahrungsmittelunternehmen gearbeitet, die weltweit Geschäfte tätigen. Er hat festgestellt, dass die Qualität der Nahrungsmittel durch die Zubereitung in der Mikrowelle abnahm. Andere Forscher kamen in kontrollierten Studien zu ähnlichen Ergebnissen: Mikrowellen verändern die Nährstoffe in der Nahrung, so dass es zu Veränderungen im Blut der Teilnehmer kam, die zu einem Verfall des menschlichen Körpers führen können.

✺ KAFFEEMÜHLEN

Trenn dich vom Kaffee, aber bewahre die Kaffeemühle auf. Sie ist wunderbar für das Mahlen von Gewürzen, Nüssen und Samen geeignet.

✺ NUSSMILCHBEUTEL

Deine eigene Nussmilch herzustellen ist leicht und spart viel Geld im Vergleich zum Kauf fertig zubereiteterer Milch. So funktioniert es: Gib eine Tasse eingeweichte Nüsse zusammen mit zwei Tassen Wasser in den Mixer. Mixe solange, bis die Mischung weich ist. Dann gieße sie in den Nussmilchbeutel und drücke sie aus! In diesen Beuteln kannst du auch Sprossen ziehen, deswegen werden sie häufig unter dem Namen Sprossenbeutel verkauft. Ein kompromissloses Nussmilchrezept lautet ungefähr so: Ein Teelöffel rohes Mandelmus, ein bis zwei Tassen gefiltertes Wasser, Stevia, Vanille und Zimt nach Geschmack. Dafür brauchst du nicht mal einen Beutel!

✺ DÖRRGERÄT

Dieses Gerät ist optional, doch Dörrgeräte erlauben dir eine raffiniertere rohe Küche und sie sind wirklich hilfreich, wenn du einen Gemüsegarten hast oder einer Initiative wie der Solawi (http://www.solidarische-landwirtschaft.org) angehörst. Sind sind auch überaus nützlich, wenn du Kinder hast – aus irgendeinem Grund lieben sie es, das Gemüse trocknen zu sehen. Sobald es entwässert ist, kann das überschüssige Gemüse gelagert und für recht lange Zeit genossen werden. Excalibur® produziert ein gutes Gerät, das leicht zu bedienen ist.

✺ VAKUUMIERER

Wenn du vorhast, frische regionale Lebensmittel einzufrieren, um sie außerhalb der Saison zu verwenden, dann empfehle ich dir einen Vakuumierer. Luft ist der Lebensmittelfeind Nr. 1 im Gefrierschrank. Sie führt zu Gefrierbrand, Verderb und Nährstoffverlust. Der Vakuumierer V2860 von FoodSaver® ist ein robustes und erschwingliches Gerät.

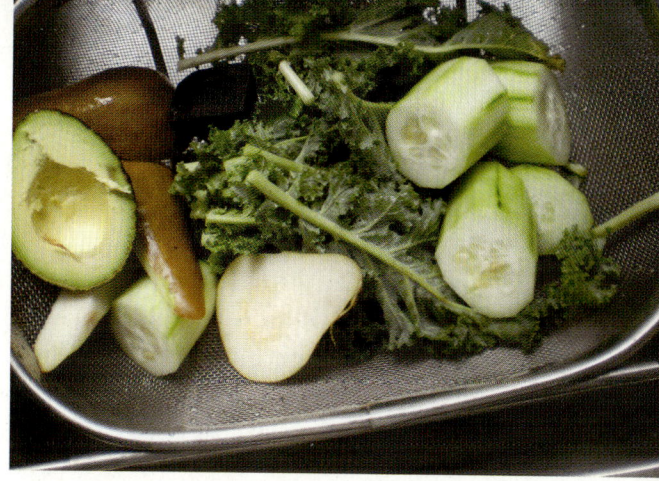

✺ ZUSÄTZLICHE GERÄTE

Weitere unentbehrliche Dinge sind eine Salatschleuder, ein großes Sieb, ein Gemüseschäler, Messbecher und Messlöffel, eine Knoblauchpresse, Pfannenwender, große Salatschüsseln, ein großes Schneidebrett und Einweckgläser mit Schraubdeckeln. Ich benutze letztere als Saftbehälter und um Getreide darin aufzubewahren. Behälter aus rostfreiem Stahl sind großartig, um Wasser damit zu transportieren, aber bei Saft fangen sie an zu stinken.

KOSTEN SENKEN

Ein gesunder Lebensstil mit zumeist rohen, biologisch angebauten Lebensmitteln kostet ein wenig mehr – oder vielleicht auch nicht. Sieh dir an, was du voraussichtlich ausgeben würdest, wenn du drei Mahlzeiten pro Tag in dem beliebten Drive-in-Futtertrog zu dir nähmest, der als McDonald's bekannt ist.

Auch wenn ich kein großer Fan des Kalorienzählens bin, beläuft sich der Tageskonsum auf etwa 2.200 Kalorien, was etwa 400 Kalorien mehr sind, als die erwachsene Durchschnittsfrau benötigt. Ich kann definitiv für € 19,70 am Tag sehr gut essen, insbesondere wenn ich das Essen liebevoll selbst zubereite. Außerdem fordert das Auswärts-Essen seinen Tribut von mir, selbst wenn das Essen gut ist. Einfaches Essen im Kris-Stil macht den heilenden Unterschied für meinen Körper aus. Es ist leicht, es ist heimelig und es ist ganz meins (oder deins).

Frühstück:
Ei McMuffin	€ 2.40
Orangensaft	€ 1.70
Großer Kaffee	€ 1.50

Mittag:
Big Mac	€ 3.80
Pommes Frites	€ 1.55
Eistee	€ 1.40

Dinner:
Premium-Salat mit Huhn	€ 4.95
Haferflocken-Plätzchen	€ 1.00
Coca Cola	€ 1.40

Gesamt: € 19.70

UTERSTÜTZE DIE BAUERN IN DEINER REGION

Bauern- und Wochenmärkte sind eine großartige Möglichkeit, um das frischeste Obst, die frischesten Gemüse und Salate und andere regional angebaute Produkte zu bekommen. Nicht jeder kleine Landwirt hat all den Papierkram gemacht, der notwendig ist, um „offiziell" als Biobauer anerkannt zu werden, doch das heißt nicht, dass er es nicht ist – viele wenden umweltverträgliche Methoden an. Recherchiere ein wenig, damit du dir sicher bist, dass die Nahrungsmittel nicht voll von Kunstdünger, Insektiziden und Hormonen sind.

Wenn du früh morgens auf den Markt gehst, wirst du die beste Auswahl haben – doch wenn du ungefähr bis zur letzten halben Stunde wartest, wirst du die günstigsten Angebote bekommen. Alles zusammenzupacken ist eine Last, also sind die Bauern gewöhnlich bereit zu feilschen (was eine Art Blutsport in meiner Familie ist).

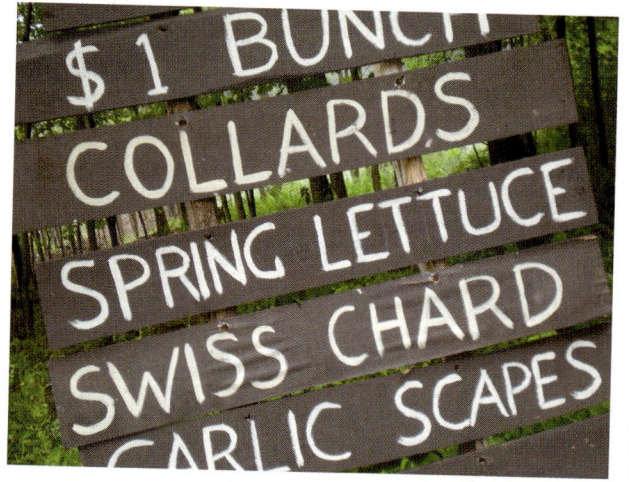

KAUF DEN BAUERNHOF

Nein, nicht den ganzen Hof, sondern nur ein süßes kleines Stück davon. Ich bin in die hochhackigen Fußstapfen meiner Mutter getreten und habe mich einem nahegelegenen Bauernhof angeschlossen, der zur Initiative „Netzwerk Solidarische Landwirtschaft" (NSL) gehört. Und warum? Weil die Dame, die ich auf dem NSL-Bauernhof fragte, wie viele Gurken ich haben könne, sagte: „So viele Sie wollen." Ich bekam fast einen Orgasmus! „So viele ich will? Mama, hol den Laster!" Da ich einundzwanzig Gurken und mehr pro Woche zu Saft verarbeite, ist das besser als Weihnachten!

Das Pendant zum NSL ist in Deutschland die Solawi, die Solidarische Landwirtschaft. Mit deinem Solawi-Anteil kannst du dir Tonnen von Erbsen und monatelangen Frieden kaufen. Und du bekommst nicht nur die normalen Sachen. Ungewöhnliche Chlorophylle wie Knoblauchstängel oder Kohlrabi sind reichlich vorhanden. Blumen ebenfalls! Und so funktioniert es: Du kaufst auf Vorschuss einen Teil des Obstes und Gemüses, die der Bauer anzubauen plant. Wenn dann Erntezeit ist, schaust du beim Bauernhof vorbei und holst dir deinen Anteil an einem festgelegten Tag. Es ist einfach erstaunlich, welchen Anteil du bekommst. Tatsächlich könnte er zu viel sein, um ihn zu bewältigen. Wenn das der Fall ist, dann finde jemanden, mit dem du Halbe-Halbe machen kannst.

Möchtest du einen Solawi-Bauernhof in deiner Nähe finden? Frage auf dem Wochenmarkt oder auf Landwirtschaftsständen in deinem Ort nach und schau bei www.solidarische-landwirtschaft.org.

BAUE SELBST AN, LADY!

Wenn du wirklich wissen willst, woher deine Lebensmittel stammen, dann baue sie selbst an. Es ist überraschend einfach, deine eigenen Bohnen zum Sprießen zu bringen, dein eigenes Weizengras anzubauen oder einen Kräutergarten auf deinem Fensterbrett anzulegen. Tomaten, Gurken, Zucchini, Kopfsalat, Kräuter – sie werden wie verrückt auf der Terrasse oder im Innenhof wachsen oder auf deinem Lieblings-Sitzplatz in der Stadt, der Feuerleiter. Wenn du einen Garten vor dem Haus hast, dann kannst du dir überlegen, ob du nicht einen Teil davon in einen crazy sexy Victory-Garten* verwandeln möchtest. Sieh es einmal so: Ein Päckchen Gurkensamen kostet etwa 1,50 Euro. Säe nur ein halbes Päckchen aus (sofern du nicht deine Nachbarschaft in Besitz nehmen willst), errichte für die Gurken ein altes Spalier, an dem sie hochranken können, und etwa vierzig Tage später wirst du Tonnen von Gurken haben. Nicht schlecht für 1,50 Euro. Selbst ein kleiner Garten kann dir in jeder Saison für eine kleine Investition Erzeugnisse im Wert von Hunderten von Euro geben. Außerdem sparst du Geld für deine Mitgliedschaft im Fitnessclub. Eine Schubkarre zu schieben verleiht dem Hintern echte Spannkraft!

TIEFGEFRORENE GENÜSSE

Ein anderes Mittel, um viel Geld zu sparen, ist tiefgefrorenes Obst und Gemüse zu kaufen (oder deinen eigenen Überschuss aus dem Solawi-Bauernhof vakuumdicht zu verschließen und einzufrieren). Da diese Lebensmittel nach dem Pflücken direkt vom Feld in die Gefriertruhe kommen, können sie sogar mehr Nährstoffe enthalten als die frischen Versionen, die eine Woche (oder mehr) unterwegs auf ihrem Weg zum Laden waren. Halte nach biologischen Marken für gefrorene Beeren zur Herstellung von Smoothies Ausschau und nach gefrorenem Gemüse für Suppen, Eintopfgerichte und Aufläufe.

STOCKE AUF

Wenn du Lebensmittel in großen Mengen kaufst, kannst du viel Geld sparen. In einigen Großhandelsketten wie den Metro-Märkten, die Kundenkarten für gewerbliche Kunden ausgeben, bekommst du auch Bioprodukte, und die Preise sind sehr günstig. Natürlich sind diese Ketten riesige Firmen-Ungeheuer, aber wenn der Bauernmarkt für den Winter geschlossen ist, sind sie die angesagte Lösung. Außerdem vermittelst du, wenn du bei diesen Kolossen einkaufst, eine wichtige Botschaft. Biologisch angebaute Lebensmittel sind klasse! Die Packungsgrößen bei Massengütern sind enorm, aber du kannst alles, was du nicht brauchst, einfrieren oder es mit einem Kumpel oder einer Freundin teilen. Wenn du Zeit hast, deine Hilfe anzubieten, dann sind Lebensmittel-Einkaufsgemeinschaften eine weitere gute Möglichkeit, um zu sparen, weil ihr Großeinkäufe macht. Um eine zu finden, gehe ins Internet oder frage in deinem Bioladen nach.

crazysexy TIPP

Versuche, mehrmals pro Woche einkaufen zu gehen (etwa zwei- bis dreimal). So werden deine Gemüsevorräte nicht verderben, wenn dich Lady Gaga plötzlich nach New York einlädt. Durch die Zubereitung kreativer Smoothies und pürierter Suppen kannst du das zusätzliche Obst und Gemüse verwerten, das sonst verderben würde. Sei sparsam, Lady. Würde es mehr Spaß machen, genau das zu verwenden, was du möchtest, wenn du es möchtest? Aber natürlich! Manchmal ertappe ich mich dabei, dass ich in den Laden gehe, um eine spezifische Zutat zu kaufen, aber mit anderem Zeug im Wert von $550 wieder herauskomme, das ich „wo ich schon einmal hier bin, ebenso gut jetzt kaufen kann".

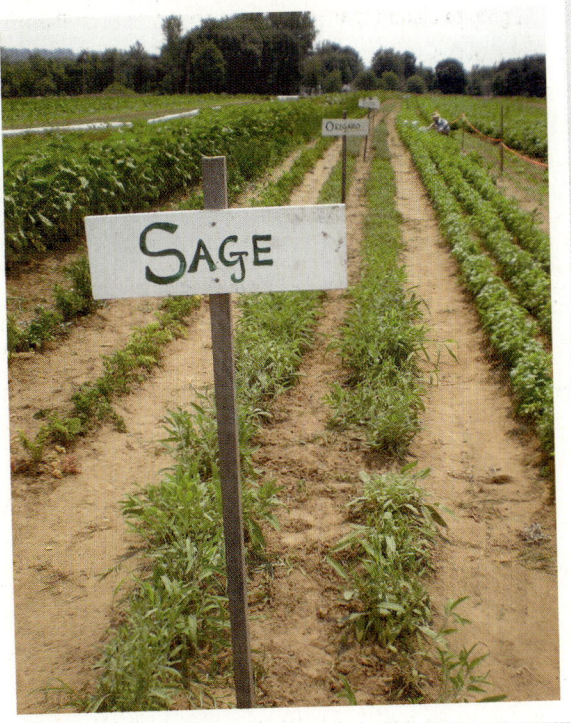

*Die so genannten Victory Gardens sorgten während des Zweiten Weltkriegs für eine bessere Versorgung der Heimatbevölkerung, v.a. in den USA, wo sie durch Eleanor Roosevelts Einrichtung eines solchen Gartens auf dem Gelände des Weißen Hauses bekannt wurden.

HOL SOVIEL WIE MÖGLICH AUS KONVENTIONELLEN LEBENSMITTELN HERAUS

Natürlich wollen wir alle nur biologisch angebaute Lebensmittel kaufen, aber das ist nicht immer möglich. Glücklicherweise müssen nicht all unsere Früchte und Gemüse oder Salate biologisch angebaut sein, um relativ sicher zu sein. Wasche alle konventionellen Gemüse und Salate gut. Du kannst sie auch in ein wenig Weißweinessig einweichen. Da die in der Landwirtschaft verwendeten chemischen Spritzmittel an der Oberfläche des Lebensmittels haften bleiben, solltest du darauf achten, bestimmte Obst- und Gemüsesorten zu schälen, um jegliche Rückstände zu entfernen. Die folgenden Ratschläge sollen dir helfen und Orientierung geben.

DAS SCHMUTZIGE DUTZEND UND DIE SAUBEREN FÜNFZEHN

Wenn du beim Gemüsekauf gezwungen bist zu sparen, dann wähle die konventionelle Option aus den sauberen Fünfzehn und probiere, für das schmutzige Dutzend die biologisch angebaute Version zu bekommen. Worum geht es dabei? Es geht um eine von der US-Umweltarbeitsgruppe EWG zusammengestellte praktische Liste, die dir zeigen wird, welche Lebensmittel mit der geringsten und welche mit der höchsten Menge an Pestiziden angebaut werden. Hier ist die Liste mit den schlimmsten Übeltätern und den besten Wahlmöglichkeiten:

DAS *schmutzige* DUTZEND

Lebensmittel, die mit den meisten Pestiziden gespritzt werden, von den schlimmsten (1) bis zu den weniger schlimmen (12):

1. Pfirsiche
2. Äpfel
3. Paprika
4. Sellerie
5. Nektarinen
6. Erdbeeren
7. Kirschen
8. Grünkohl
9. Kopf- und Schnittsalat
10. Trauben
11. Karotten
12. Birnen

Mehr Informationen erhältst du hier: foodnews.org oder hier: ewg.org (englischsprachig).

DIE *sauberen* FÜNFZEHN

Lebensmittel, die mit der geringsten Menge an Pestiziden gespritzt werden, von den besten (1) bis zu den nicht so guten (15):

1. Zwiebeln
2. Avocados
3. Mais
4. Ananas
5. Mango
6. Spargel
7. Gartenerbsen
8. Kiwis
9. Kohl
10. Auberginen
11. Papayas
12. Wassermelonen
13. Brokkoli
14. Tomaten
15. Süßkartoffel

ESSEN GEHEN
von Kathy Freston

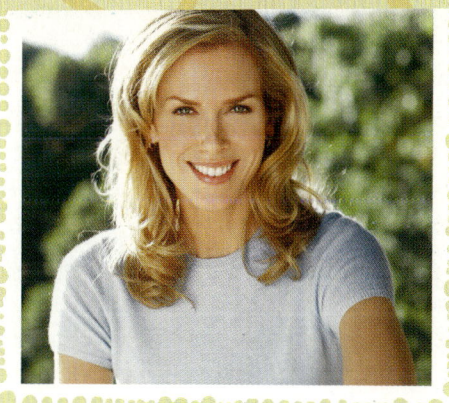

Wenn du essen gehen möchtest, dann gibt es zahllose Restaurants, die auf Vegetarier und Veganer ausgerichtet sind. Schau dir mal diese Webseite dazu an: www.vegetarisch-ausgehen.de. Ausländische Restaurants, insbesondere thailändische, indische, äthiopische, chinesische und mexikanische, sind immer eine gute Wahl, weil sie eine Vielfalt von vegetarischen und veganen Gerichten anbieten.

Wenn du immer noch nach Burgern und Pommes suchst, dann gibt es auch Restaurantketten, die Gemüse-Burger anbieten. Mach dich – und deine Begleiter beim Abendessen – bloß nicht verrückt, weil du Angst hast, dein Gemüse-Burger könnte auf derselben Heizfläche zubereitet worden sein wie die Hamburger. In ästhetischer Hinsicht mag das ein wenig schwierig sein, aber es wird weder den Tieren noch der Erde schaden, wenn dein Essen auf demselben Grill zubereitet wird wie Fleisch. Sofern du es nicht absolut nicht vertragen kannst, mach keine große Sache daraus. Ich glaube, dass ihr, wenn ihr auswärts esst, auch nicht zu große Befürchtungen wegen Zutaten haben solltet, die weniger als 2 Prozent eurer Mahlzeit ausmachen. Spielt es wirklich eine große Rolle, ob eine winzige Menge Butter, Molke oder ein anderes tierisches Produkt in dem Brötchen ist, auf dem dein Gemüse-Burger serviert wird? Du wirst das Leiden der Tiere nicht stoppen, indem du solche winzigen Mengen tierischer Zutaten vermeidest. Aber du könntest deinen nicht-veganen Freunden – ganz zu schweigen vom Service-Personal im Restaurant – die Idee vermitteln, dass Veganer schwer zufriedenzustellen sind. Das Ziel ist, anderen zu vermitteln, wie leicht es ist, auf eine tierfreundliche Weise zu essen, und dass Restaurants vegane Kunden zufriedenstellen können, ohne sich verbiegen zu müssen. Ich verstehe den Wunsch, auch noch das letzte bisschen an tierischen Zutaten aus deiner Ernährung zu eliminieren, aber sei mal ehrlich: Sogar bei veganen Nahrungsmitteln werden einige Kleintiere bei der Feldarbeit untergepflügt und getötet. (Anmerkung: Da 70 Prozent aller Getreidearten, Sojabohnen und anderer Feldfrüchte an Nutztiere und nicht an Menschen verfüttert werden, kommt es durch die Ackerfräse zu sehr viel mehr toten Kleintieren bei Hühnern, Truthähnen, Schweinen und Rindern als bei pflanzlichen Nahrungsmitteln).

Eine vegetarische Lebensweise ist kein persönlicher Reinheitstest. Unser positiver und vernünftiger Einfluss auf andere ist genauso wichtig wie unser eigenes Engagement für eine bewusste und mitfühlende Ernährung. Schau dir deine Wahlmöglichkeiten an: Herzkrankheiten, Darmkrebs, Hosen in Übergröße, schmelzende Polkappen, schwere Stürme und das Leiden von Tieren im Gegensatz zu Gesundheit und Energie, einer schlanken Figur, einer lebenswerten Erde, Mitgefühl und einer breit gefächerten Palette an leckeren Nahrungsmitteln. Es ist eindeutig, dass es eine hervorragende Entscheidung ist, Vegetarier oder Veganer zu werden.

Kathy Freston ist Gesundheits- und Wellnessexpertin sowie Bestseller-Autorin von *Quantum Wellness*.

GESUND ESSEN

Überleg mal, wie viel gesünder wir alle wären, wenn jedes umwerfende Individuum nur einige wenige Dinge verändern würde. Unsere Erde würde es uns danken, die Tiere würden uns dankbar abschlecken. Das ist das Ziel, mein Freund. Tu das Beste, was du tun kannst, und wenn du strauchelst, hab kein schlechtes Gewissen. Steig wieder auf den blitzblanken Zug auf und beginne von vorn. Ruiniere dich außerdem nicht bei dem Versuch, gesund zu werden. Begib dich langsam auf eine höhere Stufe und füge neue Dinge hinzu, wenn es deine Finanzen erlauben. Das Leben ist zu süß, um bitter zu sein, also tu einfach dein Bestes. Keine Tracht Prügel, keine Sorgen oder Neurosen, bitte!

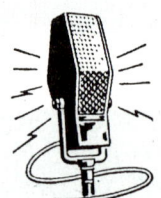

Kommentar: Michelle D.

Vor kurzem bin ich aus Verzweiflung darüber, dass ich seit meiner Typ-1-Diabetes-Diagnose fünf Jahre lang mit Bauchschmerzen leben musste und kein Arzt in der Lage zu sein schien, mir zu helfen, zu einem Naturheilkundler gegangen. Bald wurde mir bewusst, dass es Dinge gab, die ich ändern musste, obwohl ich mich nach den Maßstäben der amerikanischen Standardernährung gesund ernährte. Evolution statt Revolution: Es ist ein allmählicher Prozess gewesen. Im letzten Jahr habe ich praktisch vegan gelebt. Die Unterstützung und die Informationen, die ich durch Kris' Website, crazysexylife.com, bekommen habe, haben mir geholfen, dieses Engagement zu festigen. Ich habe das Gefühl, dass Veganismus für meine physische ebenso wie für meine spirituelle und emotionale Gesundheit notwendig ist. Als ich Kris' Reinigungskur gemacht habe, habe ich die gelegentliche Huhn- und Fischmahlzeit aufgegeben, die ich ungefähr einmal pro Woche verzehrt hatte. Ich habe mehr Salate und andere rohe Nahrungsmittel gegessen, habe aufgehört, Süßigkeiten selbst zu machen (und danach zu gieren), und endlich begonnen, meinen Entsafter zu benutzen.

Auch wenn ich schon vorher jeden Morgen grüne Smoothies zubereitet und mich von pflanzlicher Kost ernährt hatte, führte diese Feinabstimmung zu einem gewissen Maß an Entgiftung. Ich war überrascht, Symptome wie Kopfschmerzen und Pickel zu bekommen, weil ich gedacht hatte, dass meine Ernährung bereits so sauber wäre! Das zeigt einfach nur, wie sensibel unser körperliches System ist und wie sehr es all die Hilfe benötigt, die es bekommen kann. Die crazy sexy Ernährung hat mir geholfen, besser zu verstehen, wie wichtig es ist, basisch zu sein, Krankheit durch Ernährung zu bekämpfen und das beste und lebendigste Leben zu führen, das mir möglich ist.

KAPITEL 8 IM ÜBERBLICK

DENK DRAN:

- Entferne den Mist aus deinen Schränken und lerne, klug einzukaufen. Selbst eine 60/40-Ernährung bedeutet Nahrung von hoher Qualität!

- Mach dich mit deiner crazy sexy Einkaufsliste vertraut, die vollgepackt ist mit Obst und Gemüse, Getreide, Bohnen, Nüssen, Samen, Gewürzen, fermentierten Köstlichkeiten, großartigen Fetten und vielem mehr.

- Statte deine Küche mit den richtigen Werkzeugen aus, um eine Mahlzeit oder einen Snack zuzubereiten – und auch, um Spaß zu haben.

- Werd langsam warm mit deinem Gemüsehändler, dem Bauernmarkt und der Lebensmittelkooperative an deinem Ort.

- Baue deine eigenen Fressalien an: Lege zumindest einen Kräutergarten an oder züchte Tomaten auf deiner Terrasse. Sogar Stadtmenschen können Weizengras und Basilikum ziehen.

- Mach dich mit dem schmutzigen Duzend und den sauberen Fünfzehn vertraut.

- Gehe essen, ohne ein Problem daraus zu machen. – Sei nicht langweilig, aber triff die richtigen Entscheidungen ohne großes Trara.

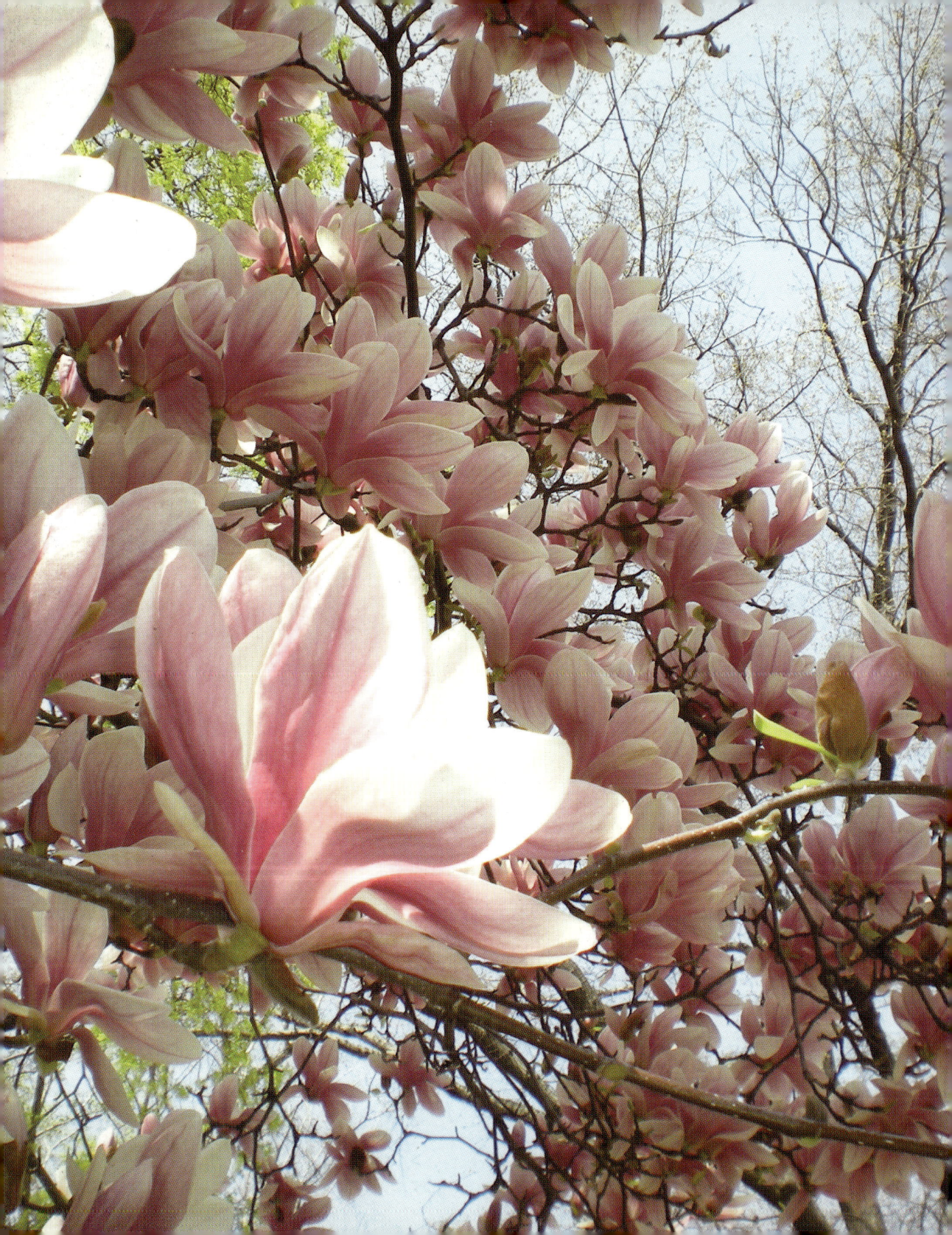

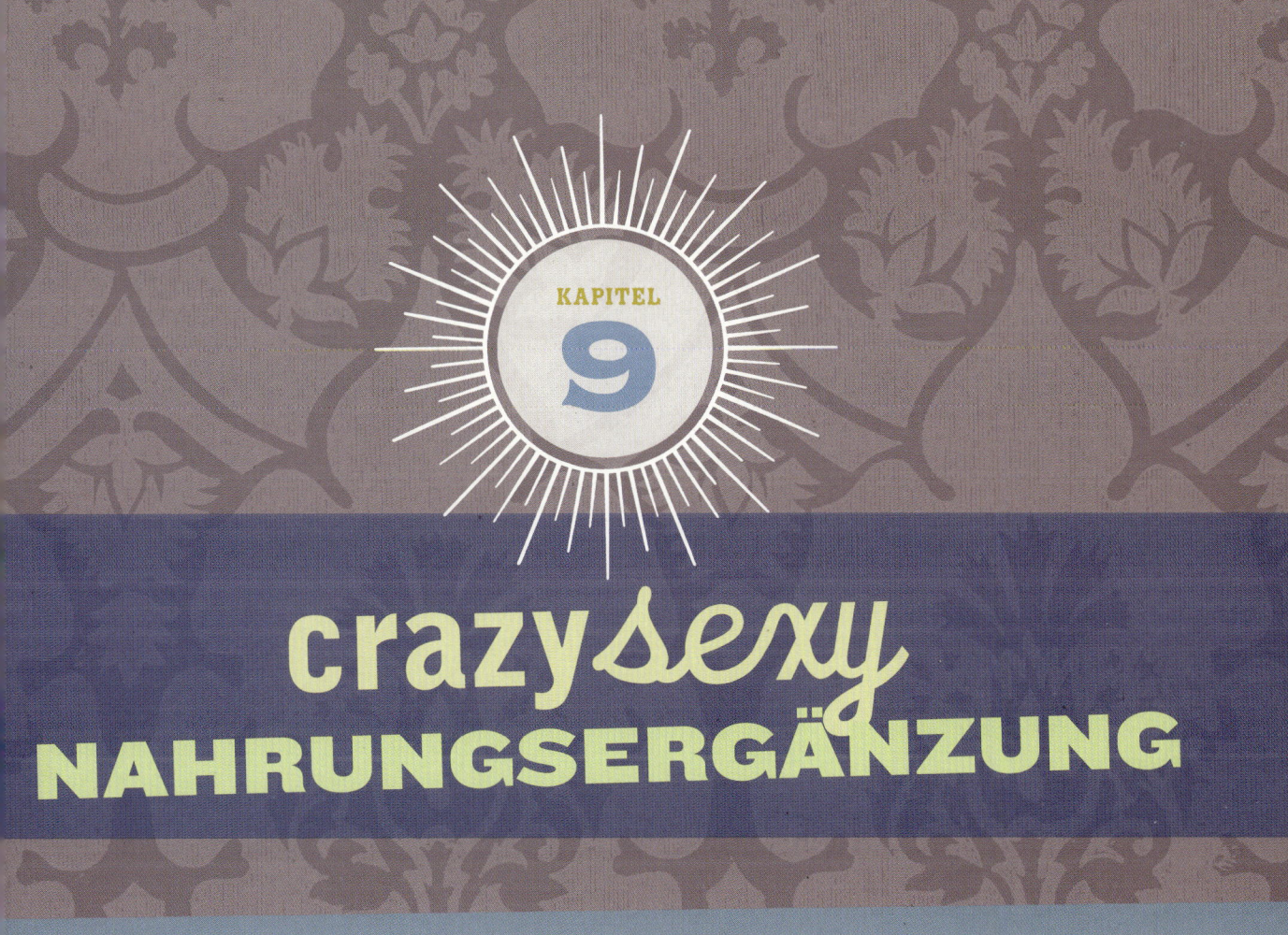

KAPITEL 9
crazy sexy NAHRUNGSERGÄNZUNG

Wie wir in den vorangegangenen Kapiteln schon mehrmals bequatscht haben: Es ist am besten, Nährstoffe aus vollwertiger, pflanzlicher Biokost zu beziehen. Aber es gibt auch gesunde Möglichkeiten, deine gegenwärtige Ernährung durch das zu erweitern und zu verbessern, was ich als „Grundstock" bezeichne. Das sind grundlegende Produkte (Nahrungsergänzungsmittel, Superfoods und Proteinpulver), die deine Ernährung aufwerten und deine Gesundheit fördern.

Täusche dich nicht – Nahrungsergänzungsmittel und Pillen sind kein Nahrungs-Ersatz, sie sind Nahrungs-Verbesserer. Sie sind eine Ergänzung zu dem, was du sonst noch verzehrst! Was folgt, sind meine Lieblingsmittelchen, doch es sind nur Vorschläge, und dann folgen Erklärungen dazu, wie diese Extras im Verbund mit deiner CSE wirken.

Wenn du Nahrungsergänzungsmittel kaufst, dann wähle die absolut beste Qualität, die du dir leisten kannst. Es gibt einen Unterschied zwischen serienmäßig produzierten synthetischen Vitaminen, die sechs Monate lang in den Regalen der Drogerie herumgelümmelt haben, und Marken mit kleineren Chargen, die aus guten biologischen Zutaten auf der Grundlage naturbelassener Nahrungsmittel hergestellt worden sind. Wenn du einen Plan mit Nahrungsergänzungsmitteln und Superfoods speziell für dich zusammenstellen möchtest, dann ist es eine gute Idee, einen ganzheitlich arbeitenden Arzt oder Heilpraktiker zu konsultieren.

PROBIOTIKA

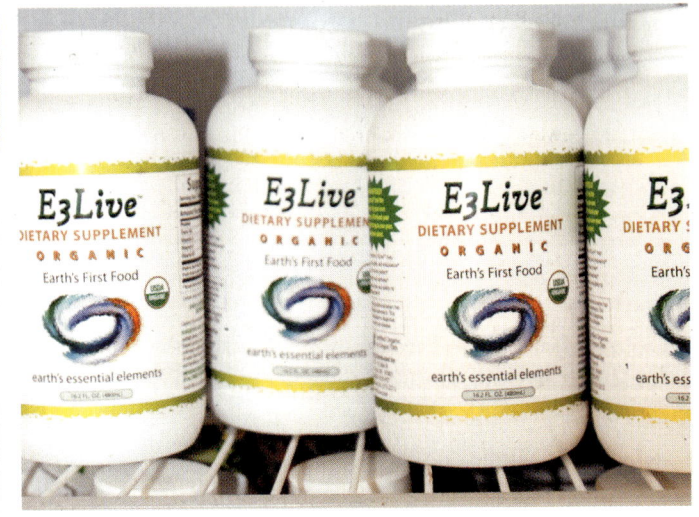

Lass uns hier realistisch sein: Manchmal brauchen deine freundlichen Bakterien möglicherweise Hilfe, wenn du aufgrund der Umstände oder deiner Gelüste nicht gerade die allerbesten Lebensmittel auswählst oder wegen einer Krankheit Medikamente nehmen (vielleicht Antibiotika, was wörtlich übersetzt „gegen das Leben" bedeutet) oder dich Behandlungen wie z. B. einer Chemotherapie unterziehen musst. Deshalb empfehle ich dir als erstes Produkt für deinen Grundstock ein gutes probiotisches Ergänzungsmittel – eines, das Milliarden von nützlichen Bakterien enthält und dir helfen kann, das Gleichgewicht in deinem Darm wiederherzustellen. Probiotika – was wörtlich übersetzt „für das Leben" bedeutet – sind Nahrungsergänzungsmittel, die Myriaden inaktiver kleiner Bakterien enthalten, welche dazu dienen, ein ausgewogenes Verhältnis von Bakterien in deinem Körper zu erhalten oder wiederherzustellen.

Du wirst feststellen, dass das Regal mit den Probiotika in den meisten Bioläden heutzutage ziemlich groß ist – sie haben sich durchgesetzt. Wie kannst du zwischen all den unterschiedlichen Marken und den Versprechungen, die sie machen, wählen? Was du brauchst, sind Bakterien, die als Nebenprodukt ihres Stoffwechsels Milchsäure abgeben (vertraue mir, das ist etwas Gutes). Viele nützliche Bakterien tun das, einschließlich mehrerer Stämme von Bifidobakterien, Saccharomyces boulardii und Lactobacillus acidophilus. Einigen Marken werden Fructooligosaccharide (FOS, auch Oligofructose) zugesetzt – das sind natürliche Zucker, die dazu beitragen, die nützlichen Bakterien zu ernähren und sie in unserem Dünndarm anzusiedeln. Man findet auch Marken mit zusätzlichen Vitaminen, Mineralien, Aminosäuren und anderen Zusätzen.

Egal welche Anbietermarke du wählst, nimm eine, die einen hohen Anteil an Laktobazillen und Bifidobakterien enthält. Die Anzahl sollte Milliarden (ja, wirklich Milliarden!) betragen. Wähle außerdem solche, die vegetarisch sind und in magensaftresistenten Kapseln angeboten werden. Der Kapselüberzug schützt

EINE ANMERKUNG ZU *Antibiotika*

Manchmal ist es einfach unvermeidlich: ein Antibiotikum wird notwendig, wenn wir eine Infektion haben, die einfach nicht von alleine verschwinden will. Das Problem entsteht erst dadurch, dass viele Antibiotika in zu hoher Dosis verordnet und schließlich unwirksam gegen die Bazillen werden, die sie bekämpfen und abtöten sollen. Immer stärkere Antibiotika-Versionen sind erforderlich, und in der Zwischenzeit reagieren diese bakteriellen Mistkerle damit, dass sie immer neue, stärkere Formen von antibiotika-resistenten „Superbazillen" erzeugen. Wenn dir eine Antibiotikatherapie verschrieben worden ist, dann schluck alle Tabletten. Da Antibiotika nicht nur die schlechten, sondern auch die guten Bakterien in deinem Darm abtöten, nimm anschließend Probiotika, um das Gleichgewicht wiederherzustellen.

die Bakterien im Innern so lange, bis die Kapsel deinen Magen verlässt und in den Dünndarm gelangt. Heutzutage müssen die meisten Probiotika nicht mehr im Kühlschrank aufbewahrt werden – gut für mich, denn ich reise viel.

Richte dich bei der Einnahme genau nach den Angaben der Hersteller. Wenn deine Darmflora massiv in Unordnung geraten ist, dann solltest du vielleicht über mehrere Wochen hinweg oder sogar noch länger eine höhere tägliche Dosis nehmen. Berate dich mit einem Heilpraktiker oder einem Arzt für Naturheilverfahren, wenn du das Gefühl hast, dass ein größeres Ungleichgewicht besteht. Sie können einen umfangreichen Stuhltest machen, um herauszufinden, inwieweit sich nützliche und schädliche Bakterien im Gleichgewicht miteinander befinden

SUPERFOODS und PROTEINPULVER

Ein Superfood ist ein Nahrungsmittel, das besonders reich an Phytochemikalien ist (natürlichen und einzigartigen pflanzlichen Chemikalien, die helfen, Krankheiten zu bekämpfen). Phytochemikalien können das Risiko für bestimmte Krebsarten reduzieren, Entzündungen lindern, das Immunsystem stärken und ganz allgemein zu einem gesünderen und großartigeren Du beitragen.

Blaugrüne Algen, die im Oberen Klamath-See in Oregon geerntet werden, sind ein erstklassiges Supernahrungsmittel. E3Live® (www.e3live.com) ist eine tolle Marke. Blaugrüne Uralgen geben dir einen Energieschub und geistige Klarheit, sie bauen Zellen wieder auf und binden freie Radikale; außerdem haben sie einen hohen Vitamin- und Mineralstoffgehalt.

Spirulina ist eine Algenart mit viel Chlorophyll und Proteinen. Bei Nutrex Hawaii® (www.nutrex-hawaii.com) kannst du eine gute Spirulina-Art namens Hawaiian Pacifica bekommen. Naturland bietet Spirulina in Bio-Qualität an (z. B. bei www.keimling.de).

Auch Chlorella ist eine Algenart, die dir hilft, den pH-Wert zu verbesessern, deine Verdauung zu normalisieren, dein Immunsystem aufzubauen und Schwermetalle und Strahlung zu binden. Wenn du einen erhöhten Quecksilberspiegel hast (möglicherweise von Amalganfüllungen oder Umweltgiften), dann mach Chlorella zu deiner neuen allerbesten Freundin. Informationen auf Englisch über die Marke Sun Chlorella® findest du unter www.sunchlorellausa.com. Eine deutschsprachige Seite ist z. B. www.bio-chlorella.de.

Grüne Pulver enthalten normalerweise hauptsächlich dehydrierte Getreidegräser, wie Weizen oder Kamut. Sie sollten als Nahrungsergänzungsmittel verwendet werden und nicht anstelle von frisch gepresstem Saft. Ich liebe Amazing Grass® (www.amazinggrass.com). Du kannst einen Löffel davon in deinen Saft oder dein Smoothie geben. Hanfpulver ist reich an Proteinen, und rohes Kakao- oder Carobpulver gibt deinen Smoothies zusätzliche Antioxidantien und mehr Geschmack. Nutiva® (www.nutiva.com) hat sehr gute Hanfpulver und Hanfsamen.

Suche auch nach Supernahrungsmitteln von Nativas® (nativasnaturals.com). Das Maca-Pulver dieses Unternehmens ist sehr gut für die Nebennieren und den Sexualtrieb. Ich werde dir nicht erzählen, woher ich weiß, dass es hilft …

MSM (Methylsulfonylmethan) bzw. organischer Schwefel ist ein sicheres, natürliches Heilmittel für viele Arten von Schmerzen und entzündlichen Erkrankungen. MSM, das auch als Schönheitsmineral bekannt ist, hilft dir, dicke Haare, reine weiche Haut und starke Nägel zu bekommen. Es trägt außerdem dazu bei, dein Gewebe durchlässiger zu machen, und es fördert die Aufnahme und Weiterleitung von Nährstoffen. Rich's® stellt ein gutes MSM-Produkt her.

B WIE BOMBIG

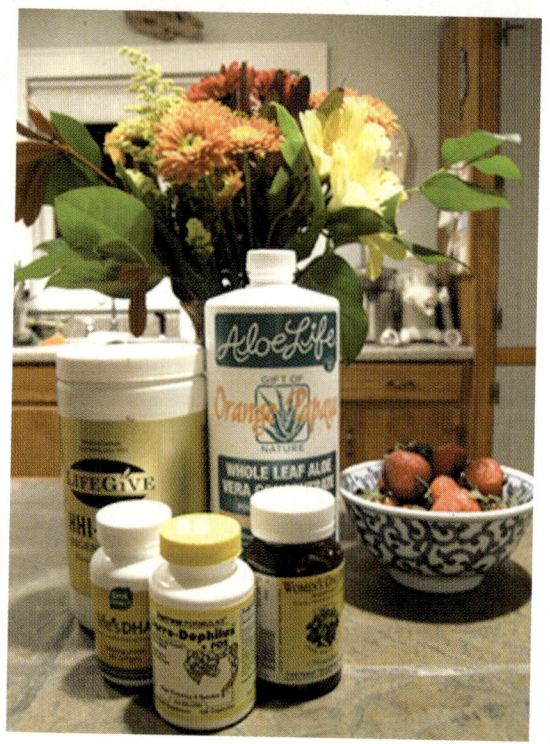

Es gibt nur ein Vitamin, das du wirklich brauchst, wenn du auf eine Ernährung ohne tierische Produkte umstellst: B12. Das liegt daran, dass Vitamin B12 in pflanzlichen Nahrungsmitteln nicht vorkommt. Es wird auf natürliche Weise von Mikroorganismen im Erdreich und in Gewässern produziert, die nicht kontaminiert oder mit Chlor versetzt worden sind. Tiere verzehren ungewaschene Pflanzen und Schmutzpartikel und sie trinken Wasser, das die Organismen enthält, die B12 produzieren, aber wir tun es nicht. Da du es weder in deinem Körper produzieren noch aus einer veganen Ernährung bekommen kannst, musst du es ergänzen. Mit nur 2,4 Mikrogramm am Tag kannst du sicherstellen, dass du das bekommst, was du brauchst. Es ist der kleinste Tagesbedarf eines Nahrungsergänzungsmittels überhaupt.

Viele Ernährungsberater empfehlen, ein Ergänzungsmittel mit den vollständigen B-Vitaminen zu nehmen, das auch andere Mitglieder aus der B-Familie enthält, wie etwa Folsäure (wichtig für Frauen im gebärfähigen Alter). Falls du lieber nur B12 nimmst: Sublinguale Lutschtabletten lösen sich unter deiner Zunge auf, und von da aus gelangt das B12 direkt in deinen Blutkreislauf. Egal wofür du dich entscheidest, wähle ein Produkt, welches das B12 in Form von Methylcobalamin enthält – das kann dein Körper am einfachsten absorbieren.

VITAMIN D

Vitamin D ist für starke Knochen und ein starkes Immunsystem erforderlich. Es gibt außerdem zahlreiche Hinweise darauf, dass Vitamin D eine sehr wichtige Rolle dabei spielen kann, Krebs und Herzkrankheiten zu verhindern. Doch die meisten Amerikaner haben tendenziell einen Vitamin-D-Mangel, weil sie nicht genügend Zeit im Freien verbringen, und viele Nord- und Mitteleuropäer entwickeln während der langen Herbst-Winter-Periode einen Vitamin-D-Mangel. Tatsächlich bekommt die Hälfte aller Erwachsenen nicht genügend Vitamin D. Und einem Artikel in der medizinischen Fachzeitschrift Pediatrics aus dem Jahre 2009 zufolge leiden mehr als 6 Millionen der amerikanischen Kinder – eines von fünfen – unter Vitamin-D-Mangel.

VITAMIN D UND VITAMIN D-MANGEL
von Frank Lipman, MD

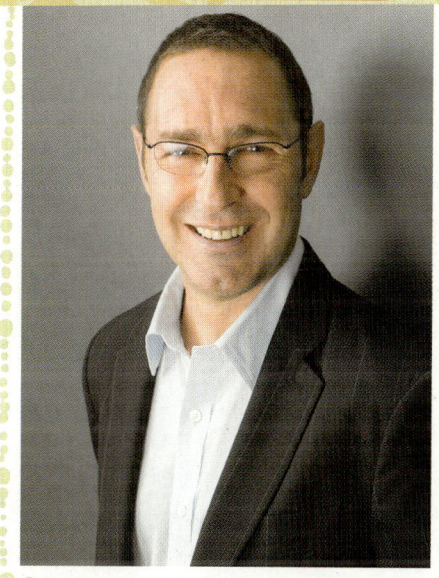

Auch wenn es als Vitamin bezeichnet wird, ist Vitamin D eher ein Hormon. Es wird im Körper produziert und hat weitreichende Auswirkungen: Es beeinflusst die Stoffwechselwege (Auf-, Ab- und Umbauprozesse in den Zellen), die Zellfunktionen und den Ausdruck von Myriaden von Genen, also die Art, wie sich diese Gene während deines Lebens ausprägen. Demgegenüber können Vitamine nicht von deinem Körper produziert werden. Du beziehst sie vielmehr aus deiner Nahrung.

Nach dem zu urteilen, was ich in meiner Praxis sehe und durch Unterhaltungen mit Kollegen auf der ganzen Welt erfahren habe, sehen wir einer großen Vitamin-D-Mangel-Epidemie ins Auge. Man glaubt jetzt, dass Vitamin-D-Mangel die häufigste Erkrankung weltweit sei – sie betrifft mehr als eine Milliarde Menschen, mit potentiell schwerwiegenden Folgen. Sie ist eine stille Epidemie, denn viele Menschen mit einem niedrigen Vitamin-D-Spiegel entwickeln keine Symptome.

Einige der häufigsten Symptome eines Vitamin-D-Mangels sind:

- Müdigkeit
- allgemeine Muskelschmerzen und -schwäche
- ein empfindliches Brustbein, wenn man darauf drückt
- Muskelkrämpfe
- Gelenkschmerzen
- chronische Schmerzen
- Gewichtszunahme
- ruheloser Schlaf
- Konzentrationsmangel
- Kopfschmerzen

Wie alle Steroidhormone ist Vitamin D an der Produktion von Hunderten von Enzymen und Proteinen beteiligt, die ausschlaggebend für die Erhaltung der Gesundheit und den Schutz vor Krankheiten sind. Praktisch jedes Gewebe und jede Zelle in deinem Körper hat einen Vitamin-D-Rezeptor. Vitamin D hat die Fähigkeit, mit mehr als zweitausend Genen im Körper zu interagieren und diese zu beeinflussen. Es erhöht die Muskelkraft, baut die Knochen auf, hat eine entzündungshemmende Wirkung und stärkt das Immunsystem. Es verbessert die Wirkung von Insulin und hilft, Krebs vorzubeugen. Umgekehrt ist nachgewiesen worden, dass Vitamin-D-Mangel eine Rolle bei nahezu jeder schweren Krankheit spielt, wie zum Beispiel:

- Osteoporose (dünne, spröde Knochen, die leicht brechen) und Osteopenie (Knochen, die dünner sind, als es für dein Alter normal ist)
- siebzehn Arten von Krebs (einschließlich Brust-, Prostata- und Darmkrebs)
- Herzkrankheiten
- Bluthochdruck
- Fettsucht

- Metabolisches Syndrom (Prä-Diabetes) und Diabetes
- Autoimmunkrankheiten
- Multiple Sklerose
- Chronische Polyarthritis
- Unfruchtbarkeit
- Depressionen
- Saisonal abhängige Depressionen
- Alzheimerkrankheit
- Fibromyalgie
- chronische Schmerzen
- Schuppenflechte

Vitamin D wird in deiner Haut als Reaktion auf die ultraviolette Strahlung der Sonne produziert. Das ist ein so effektives System, dass die meisten von uns im Sommer 20.000 Einheiten Vitamin D nach nur zwanzigminütiger Sonneneinstrahlung ohne Sonnencreme (und Kleidung!) produzieren. Das ist hundert Mal mehr als die empfohlene Tagesdosis. Es muss einen guten Grund dafür geben, warum wir so viel in so kurzer Zeit produzieren.

Warum haben wir also so große Angst davor, ein wenig Sonne abzubekommen? In den letzten fünfundzwanzig Jahren haben Ärzte (Hautärzte im Besonderen) Sonnenbäder verteufelt und uns wiederholt gewarnt, dass sie schlecht für uns seien und Krebs verursachten. Doch in den letzten Jahren haben zahlreiche Studien gezeigt, dass moderate Sonneneinstrahlung dem Körper hilft, das Vitamin D zu produzieren, das er braucht, um die Knochen gesund zu erhalten und sich vor Krebs zu schützen, unter anderem vor Hautkrebs. Das klingt ganz nach einer kostenlosen natürlichen Behandlung! Auch wenn wiederholte Sonnenbrände – bei Kindern und hellhäutigen Menschen – mit Melanomen in Verbindung gebracht worden sind, gibt es keine zuverlässigen wissenschaftlichen Beweise dafür, dass sie durch moderate Sonneneinstrahlung verursacht werden. Unsere Evolution ist eng mit der Sonne verbunden; wir brauchen Sonnenlicht zum Überleben und sind nicht dazu gemacht, im Haus zu leben und uns jedes Mal, wenn wir nach draußen gehen, dick mit Sonnenmilch einzuschmieren. Sonnenmilch, sogar solche mit geringem Lichtschutzfaktor, blockiert die Fähigkeit unseres Körpers, Vitamin D zu generieren, fast vollständig. Du bildest auch kein Vitamin D, wenn du hinter einem Glasfenster sitzt, ob nun in deinem Auto oder zu Hause, weil Glas keine UV-Strahlung durchlässt. Somit können die UV-Strahlen kein Vitamin D in deiner Haut erzeugen.

In der Regel sind etwa zwanzig Minuten Sonne pro Tag auf deinem Gesicht, deinen Armen und Beinen im Frühjahr, Sommer und Herbst ausreichend, wenn du nicht unter Vitamin-D-Mangel leidest. Es spielt keine Rolle, welchen Teil deines Körpers du der Sonne aussetzt. Viele Menschen möchten ihr Gesicht schützen, also trage etwa zwanzig Minuten lang keinen Sonnenschutz auf den anderen exponierten Teilen deines Körpers auf.

Wenn du nördlich des 37. Breitengrades lebst (und das tust du, wenn du in Deutschland, Österreich oder der Schweiz zu Hause bist), reicht das Sonnenlicht nicht aus, um in den Wintermonaten Vitamin D auf deiner Haut zu bilden, selbst wenn du an einem warmen Januartag im Badeanzug in der Sonne sitzt! Je weiter du vom Äquator entfernt lebst, desto länger musst du dich der Sonne aussetzen, um Vitamin D zu bilden.

Es ist nicht leicht, deinen Bedarf über die Nahrung zu decken, denn es gibt nur wenige Nahrungsmittel, die natürliches Vitamin D enthalten. Einige Fettfische wie Wildlachs, Makrele, Thunfisch und Sardine, sonnengetrocknete Shiitake-Pilze und Eigelb sind die besten Vitamin-D-Quellen. Auch Lebertran enthält Vitamin D, ebenso wie mit diesem Vitamin angereicherte Milch, Orangensaft und Getreide. Doch um angemessene Mengen Vitamin D aus deiner Nahrung zu bekommen, müsstest du jeden Tag zwei Portionen Wildlachs essen oder zwanzig Tassen angereicherte Milch trinken.

Neben der Sonne sind Nahrungsergänzungsmittel eine weitere zuverlässige Quelle für Vitamin D, doch entscheidend ist, die richtige Menge zu nehmen. Die meisten Ärzte neigen dazu, zu gering zu dosieren. Ich nehme am liebsten Vitamin D3. Wenn du vegan lebst, kannst du stattdessen Vitamin D2 nehmen, das (im Gegensatz zu Vitamin D3) nicht aus einer tierischen Quelle stammt. Es ist jedoch biologisch nicht so aktiv und nicht so effektiv wie D3.

Wie viel Vitamin D du benötigst, hängt von deinem Alter, Körpergewicht, prozentualen Anteil an Körperfett, dem Breitengrad, deiner Hautfarbe, Jahreszeit, der Verwendung von Sunblockern, der individuellen Schwankung in der Sonneneinstrahlung und (wahrscheinlich) auch davon ab, wie krank du bist. Im Allgemeinen benötigen alte Menschen mehr als junge, große Menschen mehr als kleine, dicke Menschen mehr als dünne, dunkelhäutige mehr als hellhäutige, Menschen aus dem Norden mehr als solche aus dem Süden, Menschen im Winter mehr als im Sommer, diejenigen, die Sunblocker lieben, mehr als solche, die es nicht tun, Menschen, welche die Sonne fürchten, mehr als diejenigen, welche die Sonne lieben, und kranke Menschen mehr als gesunde.

Wenn dein Vitamin-D-Blutspiegel über 45 ng/ml liegt und allgemein zur Aufrechterhaltung eines gesunden Pegels empfehle ich dir in Abhängigkeit von den oben erörterten Faktoren, soweit du sie kennst, 2.000 bis 4.000 IU (internationale Einheiten) täglich zu nehmen. Mit anderen Worten: Wenn du älter, größer und schwerer bist, im Winter in den nördlichen Breiten lebst, keine Sonne bekommst und dunkle Haut hast, empfehle ich dir, die höhere Dosis (also 4.000 IU) zu nehmen, um einen gesunden Pegel beizubehalten.

Wenn dein Vitamin-D-Blutspiegel zwischen 30 und 45 ng/ml liegt, empfehle ich dir, ihn unter Aufsicht eines Arztes mit 5.000 IU täglich über einen Zeitraum von drei Monaten zu korrigieren und dann erneut deinen Blutspiegel überprüfen zu lassen.

Wenn dein Blutspiegel niedriger ist als 30 ng/ml, empfehle ich dir, ihn unter Aufsicht eines Arztes mit 10.000 IU Vitamin D3 täglich zu korrigieren und dann nach drei Monaten erneut deinen Blutspiegel überprüfen zu lassen.

Normalerweise sind gut sechs Monate erforderlich, um deinen Vitamin-D-Spiegel zu optimieren, wenn du einen Mangel hast. Sobald dies geschieht, kannst du die Dosis bis zur Erhaltungsdosis von 2.000 bis 4.000 IU pro Tag reduzieren.

Es ist unmöglich, in deinem Körper zu viel Vitamin D durch Sonneneinstrahlung zu erzeugen: Dein Körper wird sich selbst regulieren und nur das produzieren, was er braucht. Das ist bei Nahrungsergänzungsmitteln anders: Auch wenn es sehr selten geschieht, so ist es möglich, zu hoch zu dosieren und durch Nahrungsergänzungsmittel eine toxische Dosis zu erreichen. Vitamin D ist ein fettlösliches Vitamin und wird daher länger im Körper gespeichert. Wenn du 5.000 IU oder mehr pro Tag einnimmst, dann solltest du deinen Blutspiegel etwa alle drei Monate überprüfen lassen.

Dr. Frank Lipman ist Arzt und Autor von **Revive: Stop Feeling Spent** und **Start Living Again**. Außerdem ist er der Gründer des Eleven Eleven Wellness Centers.

MULTIVITAMIN- UND MULTIMINERALPRÄPARATE

Außer, dass du darauf achten solltest, genügend Vitamin B12 und Vitamin D zu bekommen, musst du dir, wenn du dich hauptsächlich roh und vegan ernährst, keine wirklichen Sorgen über die anderen Vitamine und Mineralien machen. Oder musst du? Dinge passieren, und manchmal kannst du dich nicht so ernähren, wie du es gerne würdest. Und selbst wenn du es kannst, führen andere Faktoren wie Krankheit, Lebensmittelallergien, Behandlungen mit Medikamenten oder sogar Stress möglicherweise dazu, dass du zusätzliche Vitamine und Mineralien benötigst. Sicherheitshalber schlage ich dir deshalb vor, ein tägliches Multivitamin- und Multimineralpräparat zu nehmen. Wähle eine Marke, die für Erwachsene konzipiert ist und mindestens 100 Prozent der empfohlenen Tagesdosis für Vitamin B12 enthält, wenn du nicht bereits B12 oder B-Komplex-Präparate einnimmst. Achte darauf, dass das Produkt glutenfrei und vegetarisch ist. Qualität zählt bei Nahrungsergänzungsmitteln – doch diese ist nicht immer mit dem Preis gleichzusetzen. Teuer bedeutet nicht notwendigerweise besser. Wenn du dir kein teures tägliches Ergänzungsmittel leisten kannst, dann gibt es erschwingliche Multivitaminpräparate von hoher Qualität auf dem Markt, die es dir ermöglichen, nie eine Dosis auszulassen.

OMEGA-3-FETTSÄUREN

Wie ich in Kapitel 4 erklärt habe, benötigt dein Körper essentielle Fettsäuren wie Omega-3-Fettsäuren genauso dringend wie Vitamine. Und genauso wie ich dir vorschlage, zusätzliche Vitamine zu nehmen, um absolut sicher zu sein, dass du genug von dem bekommst, was du brauchst, möchte ich dir vorschlagen, dass du täglich Omega-3-Fettsäuren als Nahrungsergänzung einnimmst. Suche dir ein Produkt aus, das die Omega-3-Säuren aus Algen bezieht – so bekommst du ein reines Produkt ohne tierische Anteile (kein Fischöl). Ich ziehe magensäureresistente Kapseln vor, die sich erst auflösen, wenn sie deinen Dünndarm erreichen – das hilft, Magenverstimmungen und Aufstoßen zu verhindern.

Denk dran, dass die Kapseln Nahrungsergänzungsmittel sind und kein Nahrungsersatz. Du solltest immer noch reichlich natürliche Omega-3-Quellen in deiner Nahrung haben, unter anderem Nüsse, Samen, Bohnen und pflanzliche Öle (insbesondere Flachsöl). Wie viel solltest du nehmen? Die Konzentration der Kapseln reicht von 200 bis 1.000 mg. Gewöhnlich sollten 1.000 mg (1 Gramm) pro Tag genug sein. Größere Dosen können dein Blut ein wenig verdünnen, was schlecht für dich sein könnte.

Ein großartiges vegetarisches Ergänzungsmittel, das du in dein Wellness-Arsenal aufnehmen kannst, ist ein Produkt namens Life's DHA® Omega 3 (erfahre mehr unter www.lifesdha.com). Dr. Mehmet Oz hat mir dieses Produkt vorgestellt, als er einen Hausbesuch in unserem Heim in Brooklyn machte, um meine Oprah-Winfrey-Episode zu filmen. Der gutaussehende und hilfreiche Doktor kam und brachte ein Geschenk in Form eines grünen Drinks und den Nahrungsergänzungsmitteln von Life's DHA® mit.

VERDAUUNGSENZYME

Ich schlage vor, dass du täglich Verdauungsenzyme nimmst. Sie nehmen deinem Verdauungssystem etwas von seiner Last ab, sodass dein Körper diese Energie für andere Zwecke nutzen kann. Und sie sorgen dafür, dass du die Enzyme bekommst, die du benötigst, und dass du sie zu dem Zeitpunkt bekommst, zu dem du sie benötigst, um deine Nahrung gründlich zu verdauen und das Maximum an Nährstoffen aus ihr herauszuholen.

Nimm ein Verdauungsenzym zusätzlich zu deiner Nahrung, besonders dann, wenn du tierische Produkte verzehrst und/oder gekochte Nahrung. So wirst du deinen Körper unterstützen, die Nahrung richtig zu verdauen und auszuscheiden. Sobald wir Lebensmittel über 48° Celsius erhitzen, verlieren sie Vitamine, Mineralien und was am wichtigsten ist – Enzyme. Kaue also zur Sicherheit ein paar Enzyme!

Du hast viele Möglichkeiten, wenn es um Verdauungsenzyme geht – so viele, dass dieses Regal eines der verwirrendsten Regale im Bioladen ist. Einige Nahrungsergänzungsmittel enthalten zehn Enzyme oder mehr. Wenn du deine Entscheidung triffst, dann suche dir ein Präparat, das mindestens drei Arten von Enzymen enthält: Proteasen (Peptidasen), die dir helfen, Proteine zu verdauen, Amylasen, die dir helfen, Kohlenhydrate zu verdauen, und Lipasen, die dir helfen, Fette zu verdauen. Einige Experten glauben, dass du auch Cellulase benötigst, ein Enzym, das hilft, unlösliche Fasern aus Zellulose aufzubrechen, dem Hauptbestandteil der Zellwände in Pflanzen. Suche dir ein Präparat, das Enzyme pflanzlichen Ursprungs enthält, da dies dem näher ist, was dein Körper von Natur aus produziert.

ALOE VERA

Und schließlich gibt es auch noch Aloe Vera, das du etwa in Form von Trinkgels zu dir nehmen kannst (vgl. z.B. www.aloe-vera.net). Aloe ist weitaus mehr als nur ein tolles Heilmittel gegen Sonnenbrand. Zahlreiche Studien haben gezeigt, dass Aloe Vera dir als allgemeines Stärkungsmittel für dein gesamtes Immunsystem dienen kann.

Durch Forschungen sind drei Bereiche ermittelt worden, in denen Aloe Vera effektiv wirkt: Es ist entzündungshemmend, antibakteriell und antiviral. Der Saft soll laut einem Beitrag in der Fachzeitschrift der amerikanischen Osteopathiegesellschaft Irritationen im Verdauungstrakt wie Dickdarmentzündungen, Geschwüre und Reizdarm lindern. In einer Studie nahmen Asthmapatienten oral sechs Monate lang Aloe Vera ein, und nahezu die Hälfte von ihnen berichtete von einer Verringerung oder dem Verschwinden von Asthmasymptomen. Aloe Vera enthält unter anderem Protein, Magnesium, Zink, die Vitamine A, B12 und E sowie essentielle Fettsäuren. Es ist von Natur aus reich an Kalzium, Vitamin C, natürlichen Enzymen und Germanium, einem Mineral, das Menschen mit Immunschwäche-Krankheiten, chronischen Schmerzen sowie Herz- und Kreislaufproblemen helfen kann.

In dem gelartigen gelben Saft der prallen Blätter der Aloe sind natürliche entzündungshemmende Substanzen und schmerzlindernde Mittel enthalten, und der prachtvolle Glibber kann Schwellungen, Schmerzen und Hautreizungen reduzieren.

DAS VOLLE SPEKTRUM

Für diejenigen, die noch nie andere Vitamine verschlungen haben als einen Fred Feuerstein zum Kauen*, könnte die vorstehende Liste ziemlich lang sein. Doch ich habe auch Menschen kennengelernt, die auf Flugreisen separates Handgepäck nur für ihre Vitamine, Pülverchen, Zaubertränke und Pillen mitnehmen. Die crazy sexy Ernährung ist supergesund, und die in diesem Kapitel behandelten Ergänzungsmittel verleihen deinem körperlichen System zusätzlichen Schwung. Mein Gefühl ist, dass Nahrungsmittelergänzungen – wenn du die besten, zuverlässigsten und hochwertigsten vegetarischen Produkte kaufst und darauf achtest, dass sie aus verlässlichen Quellen stammen – wesentlich zu deiner Vitalität, deinem Schimmern und Strahlen beitragen können.

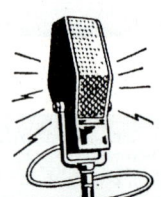

Kommentar: Miri E.

Kris Carr und ihrem crazy sexy Lebensstil folge ich seit ungefähr zwei Jahren. Ich könnte in einem fort über den physischen Nutzen dieses erstaunlichen Lebensstils reden: reine Haut, Tonnen von Energie und Fokus, mein Immunsystem ist unglaublich, meine Bluttests sind alle in Ordnung, ich bin stark und glücklich und noch viel mehr. In meinem Fall hat, abgesehen davon, dass ich mich körperlich großartig fühle, die CSE das Monster mit dem großen K (wie Krebs) schrumpfen und es wie einen Schatten an der Wand aussehen lassen. Kris Carr und ihr crazy sexy Lebensstil haben mir das gegeben, was niemand anderes mir geben konnte: Sie haben mich stark gemacht! Dieser Lebensstil hat mir gezeigt, wie ich ein besseres Ich verwirklichen kann. Er zeigt mir, dass ich Wahlmöglichkeiten und Optionen habe und nicht länger mit der Angst leben muss. Er zeigt mir, dass ich eine ungeheure innere Stärke besitze, und er hat mir viele Werkzeuge an die Hand gegeben, um mein Leben in vollen Zügen zu genießen. Er hat mich gelehrt, dass es bei KrePs nicht um Leben oder Tod geht, sondern darum, zwischendrin mein Bestes zu tun und zu sein; er hat mich gelehrt, trotzdem glücklich zu sein. Ich habe gelernt, dass ich kontrollieren kann, was sich in meinem Körper abspielt. Bei jedem einzelnen Bissen und jedem einzelnen Gedanken wähle ich das Beste.

* Multivitamine für Kinder, auf denen Charaktere aus der Zeichentrickserie „Familie Feuerstein" abgebildet sind.

KAPITEL 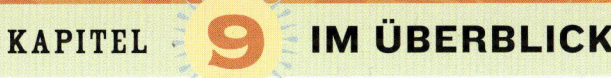 IM ÜBERBLICK

DENK DRAN:

- Nahrung ist die beste Quelle für Nährstoffe, aber wir können auch ein wenig Hilfe von unseren Freunden – den Nahrungsergänzungsmitteln und Superfoods – gebrauchen.
- Probiotika sind großartig, um gute und weniger gute Bakterien auszubalancieren – suche dir eines mit einem hohen Anteil an Laktobazillen und Bifidobakterien.
- Superfoods sind reich an Phytochemikalien, die das Risiko für gewisse Krebsarten senken, Entzündungen lindern, das Immunsystem stärken und im Allgemeinen zu einem gesünderen und großartigeren Du beitragen.
- Sorge dafür, dass du genügend Vitamin B12 bekommst.
- Beziehe dein Vitamin D aus einem Nahrungsergänzungsmittel, wenn du es nicht von der Sonne bekommen kannst.
- Kurbele dein Gehirn mit Omega-3-Fettsäuren an.
- Aloe Vera ist ein hervorragendes Mittel gegen alle möglichen schlimmen Dinge.

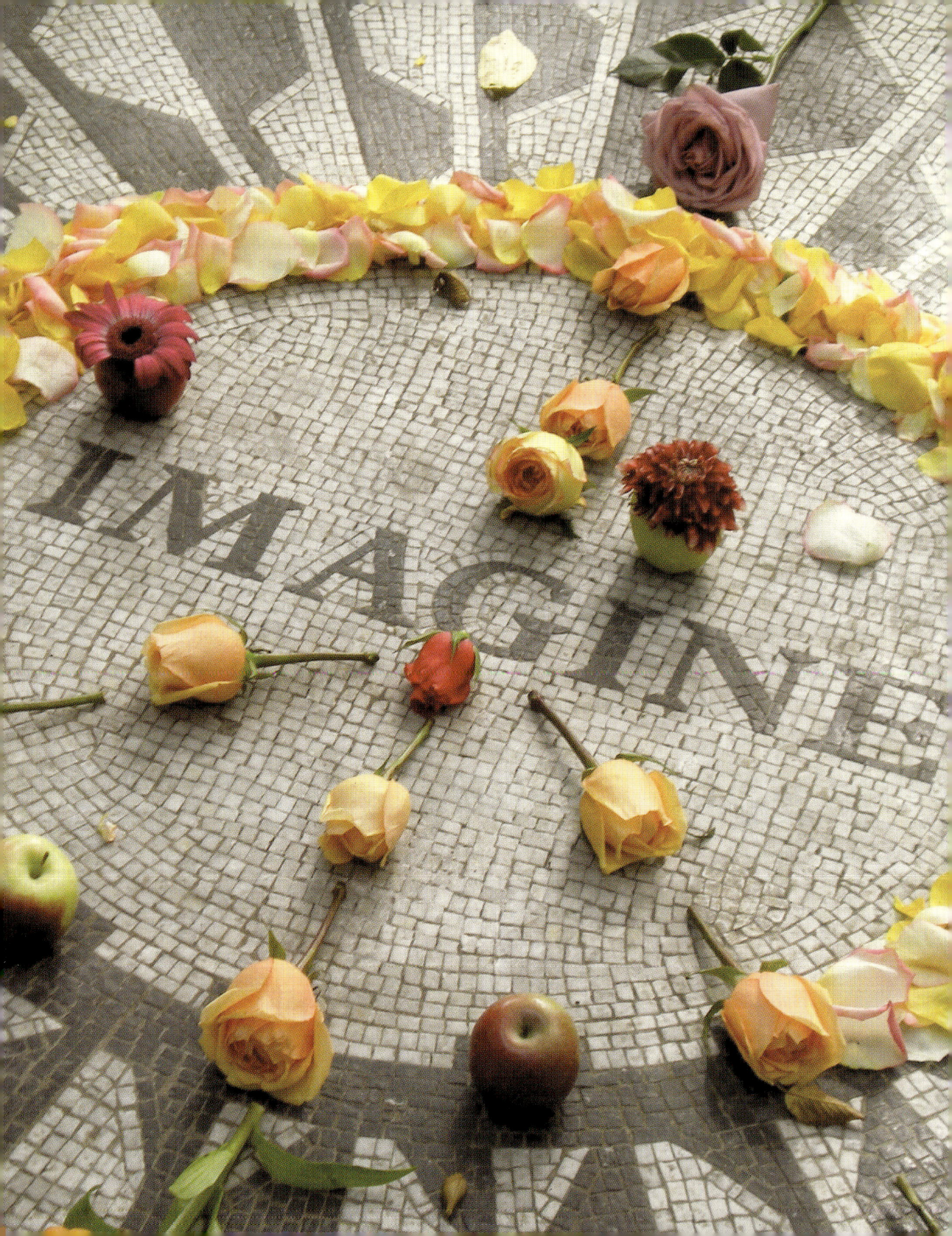

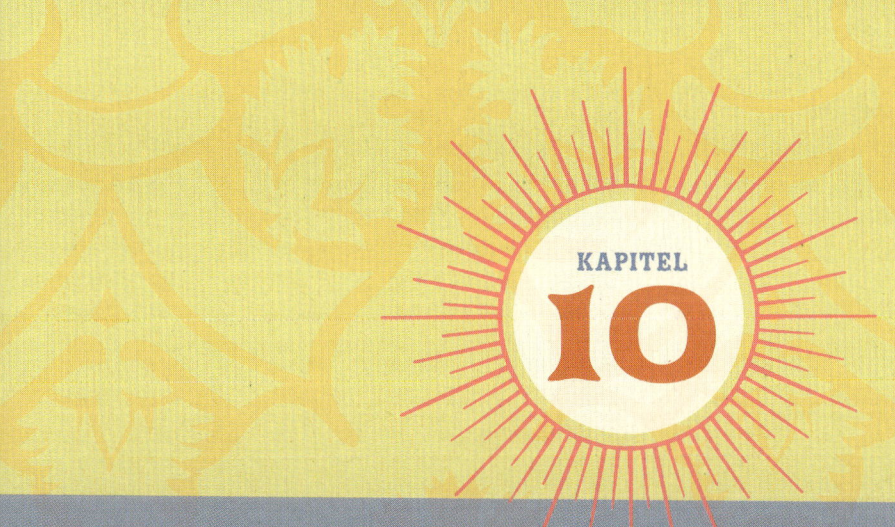

KAPITEL 10
Das Abenteuer REINIGUNG BEGINNT!

Dein nächstes großes Abenteuer – die 21-Tage-Reinigung – wird deinen Körper, deinen Geist und deine Seele harmonisieren. Am Ende dieser Zeit wirst du dich wunderbar fühlen und von innen wie außen schön aussehen. Wenn du das neue Du liebst, dann mach weiter! Die crazy sexy Ernährung ist die optimale Lebensweise. Mach sie zu deinem Fundament, zu einem Ausgangspunkt, zu dem du immer wieder zurückkehren kannst, wenn du vom Weg abgekommen bist. Die Reinigung soll dir Freiheit von Blockierungen und Befreiung von Unsinnigem bescheren. Sie ist nicht dazu gedacht, noch mehr Stress in dein Leben zu bringen oder vorhandenen zu unterstützen. Wie ich bereits gesagt habe, kannst du keine Perfektion erreichen. Perfekt zu sein bedeutet, farblos zu sein. Sich zwanghaft mit jedem Bissen zu beschäftigen, läuft der Absicht und dem Geist meines Buches vollkommen zuwider. Dein großes Ziel ist es, ein friedliches Gefühl in deinem Herzen und deinem Körper zu haben. So einfach ist das. Hab also keine Angst, fang einfach an und mach dein Ding! Wenn du im Laufe der 21 Tage die Talsohle erreichst oder rebellierst, dann kichere einfach und engagiere dich von Neuem. Okay?

Dein großes Ziel ist es, ein friedliches Gefühl in deinem Herzen und deinem Körper zu haben.

Für die nächsten drei Wochen gebe ich dir täglich Inspiration sowie Ratschläge und Gedächtnisstützen mit auf den Weg. Von Seite 221 an wirst du Rezeptvorschläge für eine Woche finden. Du wirst merken, dass die täglichen Einträge sich sehr von vielen 7-, 14-, 21- oder

30-Tage-Diätplänen unterscheiden, die du vielleicht anderswo gesehen hast. Dies ist keine 0-8-15-Anleitung, bei dem nach Schema F vorgegangen wird. Es gibt keine strikten Menüpläne, keine Maßeinheiten, kein Kalorienzählen, keine Minute-für-Minute-Aufgabenlisten, kein Wiegen und keine sich wiederholenden Informationen. Du bist ein großes Mädchen (oder ein großer Junge) und du bist zu klug (und zu beschäftigt) dafür. Einige Tage werden selbstredend intensiver sein als andere, warum also das Ganze forcieren? Außerdem habe ich dich mit Tonnen von Informationen über das Essen, Einkaufen, die Selbstfürsorge und anderes crazy sexy Zeug ausgerüstet. Du gehst also mit Weisheit und Zuversicht in die Reinigung hinein. Plus: Ich vertraue dir.

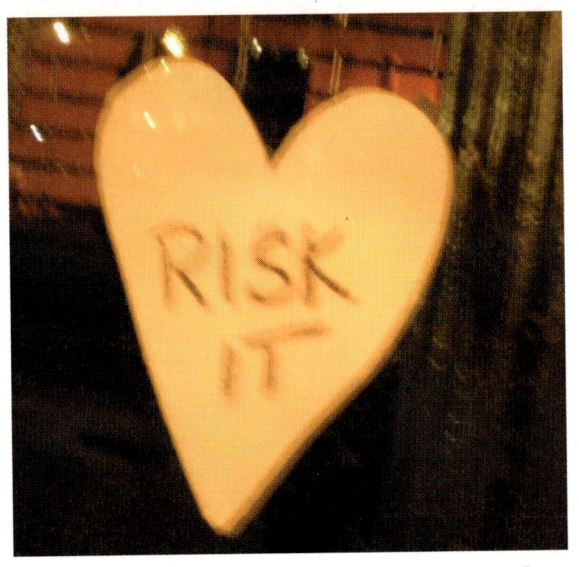

Was ich dir geben werde, ist weitaus kraftvoller, als es das Messen von Portionsgrößen je sein könnte. In den nächsten 21 Tagen werde ich dir helfen, deine Geisteshaltung zu ändern und deine Selbstachtung wieder aufzubauen, und ich werde dich lehren, wie du die Angst kleinkriegen kannst, um nach deinen Träumen zu greifen.

Eure Träume liegen innerhalb eurer Reichweite, Ladys (und Gentlemen): Ihr müsst euch bloß strecken und nach ihnen greifen!

Zu diesem Zweck gebe ich dir für jeden Tag einen Fokuspunkt, eine Affirmation, ein Gebet, einen Tipp für deine Ernährung oder deinen Lebensstil und jede Menge Motivation mit auf den Weg, um deinen Arsch in Bewegung zu setzen. Die Gebete sind in keiner Weise religiös (es sei denn, du möchtest, dass sie es sind). Sie sind eher wie Mini-Unterhaltungen, die du mit dir selbst führst, um dich daran zu erinnern, den Engel in deinem Innern zu ehren. Positive Affirmationen sind die ultimative Form des Gebets: Sie verdrahten dein Unbewusstes neu und treiben dich vorwärts zu dem Leben, das du dir wünschst.

Auch wenn ich die physische und emotionale Reise vorgeplant habe, kann es sein, dass du an manchen Tagen Symptome, Unebenheiten auf dem Weg oder Triumphe erleben wirst. In diesem Fall beziehe dich einfach auf den Eintrag, der jeweils für dich am besten funktioniert. Ich möchte dir außerdem vorschlagen, deine Fortschritte in einem Tagebuch festzuhalten, das du neben diesem Buch aufbewahrst.

Denk daran, es geht hier nicht um Entbehrungen! Die crazy sexy Ernährung fügt deinem Speiseplan eine Fülle von gesunden und (spirituell) reichhaltigen Lebensmitteln hinzu. Sobald du über die anfängliche, durch die Entgiftung verursachte Stinklaune hinweggekommen bist und alte Gelüste überwunden hast, wirst du keinen Hunger mehr spüren, denn du wirst die hochwertigsten Lebensmittel verzehren, die es auf der Erde überhaupt gibt. Ich weiß aus eigener Erfahrung, dass du Routine bekommen und das Muster finden wirst, das für dich funktioniert, während du nach wie vor den grundlegenden Leitlinien folgst.

Wenn du zusätzliche Hilfe oder eine virtuelle Schulter zum Anlehnen brauchst, dann gehe zu crazysexylife.com. Dort wirst du tonnenweise Unterstützung, Gemeinschaft, aktuelle Artikel, Newsletter und Informationen über Veranstaltungen, Retreats und Online-Angebote finden. Oh, und ich hänge da auch noch herum, wenn du also mal quatschen willst, dann such mich auf. Dort findest du eine Fülle an Informationen, die von unschätzbarem Wert sind.

Jetzt lass uns anfangen!

20 Fragen für 21 Tage

Die folgenden Fragen werden dir helfen, in den nächsten 21 Tagen auf dem richtigen Weg zu bleiben. Idealerweise solltest du diese Fragen am Ende des Tages beantworten, wenn du dich hinsetzen und ohne Ablenkung darüber nachdenken kannst. Hey, warum fotokopierst du diese Seiten nicht, um dein eigenes Logbuch zu erstellen?!

★ Mach ein Kreuzchen für *ja!* bzw. notiere deine Antworten ...

1. Hast du auf Kaffee verzichtet?
2. Hast du auf Alkohol verzichtet?
3. Hast du auf Gluten verzichtet?
4. Hast du auf tierische Produkte verzichtet?
5. Hast du auf Crack (alias Zucker) verzichtet und stattdessen Früchte mit einem niedrigen glykämischen Indexwert und bessere Süßungsalternativen wie z.B. Stevia oder Agavendicksaft gewählt?
6. Hast du heute das Trockenbürsten gemacht?
7. Hast du deine Nebenhöhlen mit dem guten alten Neti-Kännchen gereinigt?
8. Hast du deinen Körper mindestens fünfundvierzig Minuten lang bewegt?
9. Hast du fünfzehn bis zwanzig Minuten lang meditiert?
10. Hast du deine Mahlzeiten gründlich und achtsam gekaut?
11. Hast du heute laut gelacht und jemandem gesagt, dass du ihn oder sie liebst?
12. Hast du Zeit in der Natur verbracht? Selbst fünf Minuten sind besser als nichts.
13. Hast du ohne Unterbrechung acht Stunden lang geschlafen?
14. Was hast du heute gegessen? Und hast du Obst und Gemüse zu Saft verarbeitet? Beziehe das Frühstück, das Mittag- und Abendessen sowie sämtliche Snacks zwischen den Mahlzeiten ein – das könnte dir helfen, deine Mahlzeiten und Snacks über den Tag verteilt zu notieren.
15. Wie viel Wasser hast du getrunken? Frische Gemüsesäfte kannst du in deine Berechnungen mit einbeziehen.
16. Wie viele Nahrungsergänzungsmittel hast du genommen?
17. Wie war deine Verdauung?
18. Wann hast du aufgehört zu essen? (Drei Stunden vor dem Zubettgehen sind optimal.)
19. Wie fühlst du dich körperlich?
20. Wie fühlst du dich emotional?

VORBEREITUNG auf die ENTGIFTUNG

Den Übergang vollzieht man am besten in der Woche vor dem eigentlichen Beginn. Such dir einen Tag aus, an dem du anfangen möchtest und versuche, nicht zu einer Zeit zu beginnen, in der du viele Partys, Hochzeiten, Geburtstage und Ähnliches hast. Auch wenn die Zeit der Reinigung eine locker-leichte Lebensweise einleitet, willst du dich schon mit ihr vertraut gemacht haben, bevor du in einem Umfeld herumtänzelst, welches dein neues, besseres Du nicht unterstützt.

Richte deine Schränke, dein Gemüsefach und deine Gerätschaften her, reihe deine Nahrungsergänzungsmittel auf, staube deine Turnschuhe ab, mach einen Massagetermin aus, kauf dir einen Klistierbeutel und recherchiere Colon-Hydrotherapeuten in deiner Gegend. Kauf dir eine Zeitschrift, die dich inspiriert, grabe einen Küchenwecker für deine tägliche Meditationspraxis aus und sieh dir nochmal Kapitel 7 an, um weitere Tipps dafür zu bekommen, wie du still sein, in Schwung kommen und strahlen kannst.

IN DER ENTLASTUNGSWOCHE:

- Lass allmählich den Kaffee weg, wenn du es nicht bereits getan hast. Reduziere ihn auf eine Tasse pro Tag und sieh dir noch mal meine Tipps für den Übergang in Kapitel 3 an.
- Reduziere deinen Alkoholkonsum auf höchstens zwei alkoholische Getränke pro Woche und wähle Bio-Rotwein.
- Hydrierung führt zu glücklichen Zellen. Sorge dafür, dass du ausreichend gefiltertes Wasser trinkst. Dann wird einiges in deinem Inneren anfangen zu rumoren – spüle es heraus.
- Verringere deinen Fleischkonsum auf höchstems 90 bis 120 Gramm zweimal pro Woche.
- Lass Milchprodukte und Gluten auslaufen. Nimm im Laufe der Woche nicht mehr als zwei bis drei Portionen davon zu dir.
- Verzichte vollkommen auf Industriezucker und raffinierte Kohlenhydrate.
- Verdopple in dieser Woche deinen Verzehr von grünen Gemüsen und mach dich allmählich mit der reizvollen Welt der Saftherstellung vertraut.

ein crazysexy TAG in deinem LEBEN

Ein gesunder, glücklicher Tag läuft ungefähr so: Krieche früh aus den Federn. Putz dir die Zähne, trink ein großes Glas gefiltertes Wasser und befördere deinen Hintern auf das Meditationskissen! Kümmere dich fünfzehn bis zwanzig Minuten lang um dein inneres Chaos und lass dann grünen Saft und andere gute Dinge folgen (wie Trockenbürsten, Neti-Kännchen, Mini-Trampolin-Springen, Yoga etc.). Idealerweise solltest du bis Mittag nur Flüssigkeiten zu dir nehmen. Das bedeutet grüne Säfte, grüne Smoothies, gefiltertes Wasser und Tees. Denk dran, dass du mehrere Portionen verzehren darfst. Wenn das nicht genug für dich ist, dann mach dir keine Sorgen, feste Nahrung ist definitiv eine gute Alternative.

Mittag- und Abendessen folgen dem pH-Verhältnis 60/40 bis 80/20 basisch zu sauer. Einfach gesagt: Etwas mehr als die Hälfte deines Tellers sollte mit basischen Gemüsegerichten gefüllt sein (Salate, gedämpfte oder leicht sautierte grüne und andere Gemüse). Hast du's kapiert? Sieh dir die folgenden Menüvorschläge für kreative Ideen an. Danach lege ich das Futter in deine fähigen Hände und werde mich um das klebrige emotionale Zeug kümmern!

Am siebten Tag jeder Woche wirst du die Gelegenheit haben zu fasten – denk dran, das ist freiwillig. Sieh dir noch mal Kapitel 6 an, wenn du eine Auffrischung in Bezug auf das Fasten brauchst.

Folgendermaßen könnte eine Woche für dich aussehen. Noch mal: Das ist keine Vorschrift, du musst den Vorschlägen also nicht Punkt für Punkt folgen. Denk daran, dass du die Portionsgrößen immer vergrößern kannst, wenn du magst; der Spaß bei dieser Art des Essens ist, dass große Mengen in Ordnung sind! Es bedeutet einfach nur, sich mehr gute basische Nahrung zuzuführen. Einigen von euch könnten diese Mengen hingegen sehr groß erscheinen! Wenn du an eine Tasse Kaffee und einen Cracker gewöhnt bist, dann zum Teufel ja, es könnte für dich zu Beginn schwer sein, dich mit einer Fülle guter basischer Lebensmittel zu ernähren. Höre auf deinen Körper und passe dich entsprechend an. Was das Dessert angeht, so empfehle ich dir, nicht zu planen, jeden Abend eines zu dir zu nehmen. Doch an Abenden, an denen du wirklich eine süße Leckerei brauchst, wähle eine 70-prozentige Zartbitterschokolade, eine Portion saisonale Früchte oder Chocomole (vergleiche die Rezepte im Anhang).

So könnte eine typische *woche* aussehen:

MONTAG

Nach dem Aufstehen:
Warmes Wasser mit Zitrone (wahlweise mit einer Prise Cayenne-Pfeffer)
Kräutertee

Frühstück:
Grüner Saft, gefolgt von frischen Beeren oder einem grünen Apfel

Mittagessen:
Tofusalat ohne Ei
Glutenfreies Brot

Snack:
Äpfel, Birnen oder Selleriestangen mit Mandel- oder Cashewmus

Abendessen:
Gemüse mit Quinoa und „Thai"-Erdnuss-Sauce
Gehobelter Grünkohl-Avocado-Salat

DIENSTAG

Nach dem Aufstehen:
Warmes Wasser mit Zitrone (wahlweise mit einer Prise Cayenne-Pfeffer)
Kräutertee

Frühstück:
Grüner Guru-Smoothie

Mittagessen:
Mexikanischer Pilaw
Ein großer Salat mit tonnenweise leckeren Sachen und einem Dressing deiner Wahl

Snack:
Hummus mit glutenfreien Crackern

Abendessen:
Tofu Teriyaki
Kohl-Hanf-Salat

MITTWOCH

Nach dem Aufstehen:
Warmes Wasser mit Zitrone (wahlweise mit einer Prise Cayenne-Pfeffer)
Kräutertee

Frühstück:
Grüner Saft bis mittags
Vanille-Chia-Tapioka-Pudding, wenn du mehr Brennstoff brauchst.

Mittagessen:
Ich-werde-geliebt-Nori-Rollen
Zitronengras-Ingwer-Misosuppe

Snack:
Grüner Saft
10-15 rohe Mandeln

Abendessen:
Mit Pinienkern-Spinat-Paté und jungem Dill gefüllte gebratene Tomaten
Mediterraner Quinoa-Salat mit Kapern

DONNERSTAG

Nach dem Aufstehen:

Warmes Wasser mit Zitrone (wahlweise mit einer Prise Cayenne-Pfeffer)

Kräutertee

Frühstück:

Apfelsprossen-Smoothie

Wahlweise Getreidemüsli aus gekeimten Körnern mit Nuss- oder Samenmilch (diese kannst du kaufen)

Mittagessen:

Tomaten-Wildreissuppe

Einfacher, mediterraner Salat mit Kapernäpfeln

Snack:

Grüner Saft

10-15 rohe Mandeln

Abendessen:

Buddha-Schüssel

Marinierte Meeresalgen

Misobrühe mit Zucchini-Somen (Fadennudeln) und Shiitake-Pilzen

FREITAG

Nach dem Aufstehen:

Warmes Wasser mit Zitrone (wahlweise mit einer Prise Cayenne-Pfeffer)

Kräutertee

Frühstück:

Urbaner Zen-Saft bis mittags

Glutenfreier Toast mit Avocado und Meersalz (falls gewünscht)

Mittagessen:

Oliven-Quesadillas

Ein großer Salat mit tonnenweise leckeren Sachen und einem Dressing deiner Wahl

Snack:

Gemüse-Crudités (Rohkost) mit Hummus und Bohnendip oder Dressing

Abendessen:

Woodstock-Friedenssalat mit einem Dressing deiner Wahl

Schwarze Bohnen und gebratener Süßkartoffel-Burger nach Südstaatenart

SAMSTAG

Nach dem Aufstehen:

Warmes Wasser mit Zitrone (wahlweise mit einer Prise Cayenne-Pfeffer)

Kräutertee

Frühstück:

Grüner Saft bis mittags

Sexy kernige Küchlein (bei Bedarf)

Mittagessen:

Wähle rohe „Erdnuss"-Nudeln mit gedämpftem Gemüse (bestreue sie mit Meersalz und gib Apfelessig oder Öl und Zitrone darüber).

Snack:

Grüner Saft

1-2 Reiswaffeln mit rohem Mandelmus

Abendessen:

Asiatisches Medley

Palak Paneer

SONNTAG

Ein unbeschwerter Fastentag! Vergleiche Kapitel 6, falls du eine Auffrischung brauchst.

Probiere die rohe Göttinnen-Suppe im Rezeptteil aus.

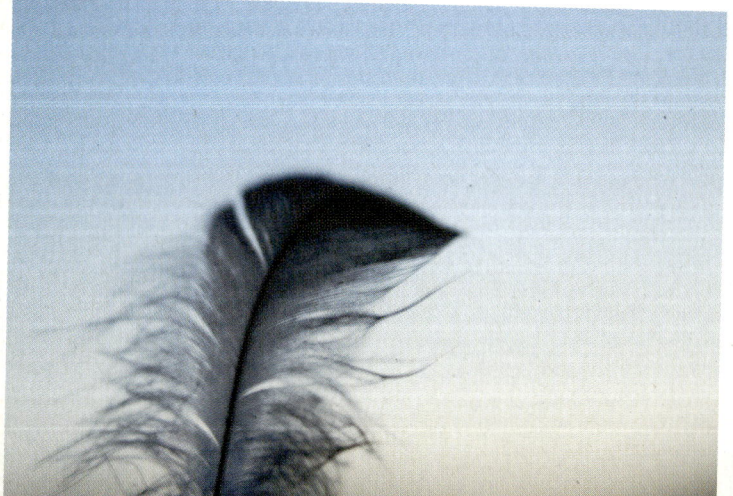

Begriffen? Okay, dann lass uns die nächsten 21 Tage beginnen!

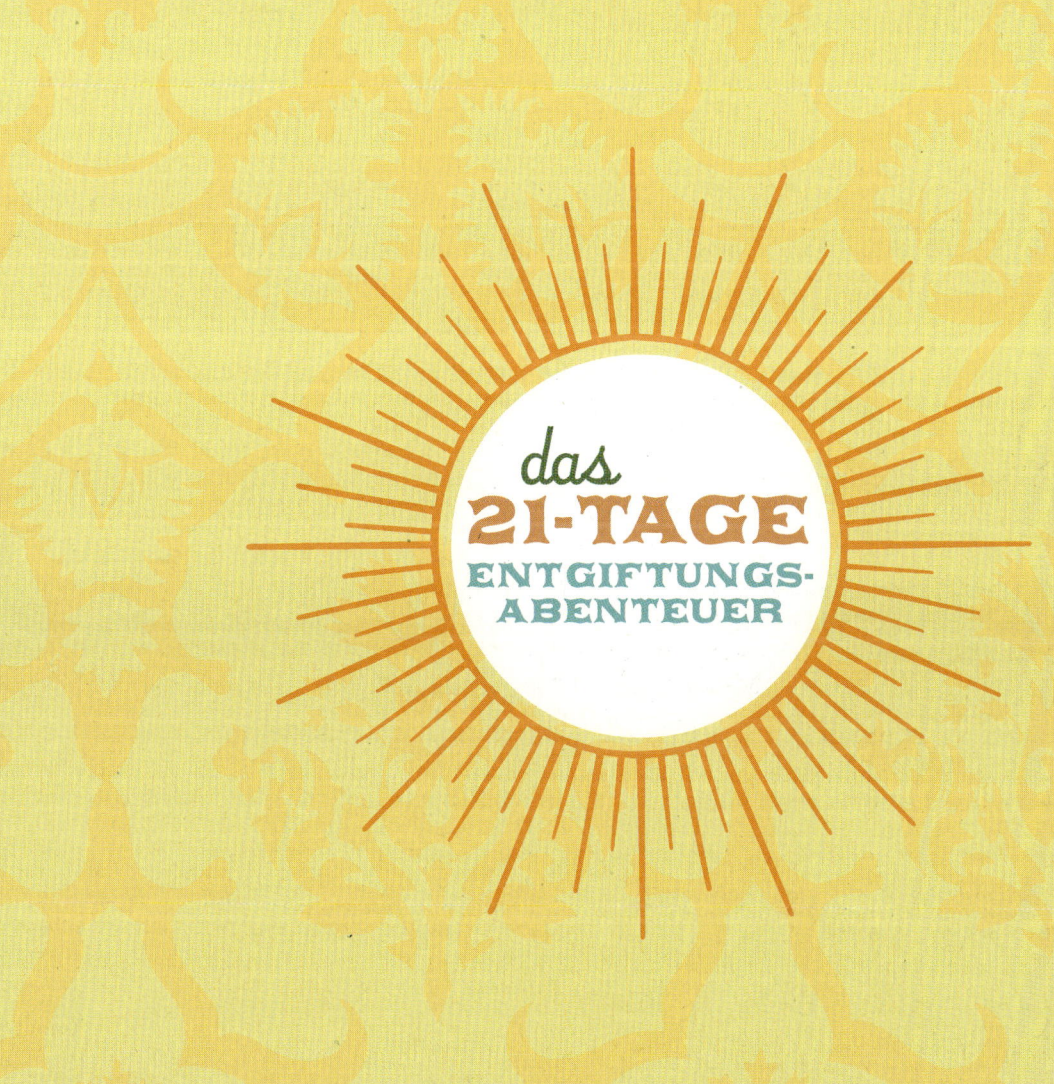

Tag 1

Ta da! Heute ist der erste Tag deines Tuneups. Deine große Aufgabe in dieser Woche besteht darin, dich einerseits über deine Wohlfühlzone hinauszubewegen und andererseits sanft zu dir zu sein. Es ist nicht notwendig, dass du dich darauf einlässt, um „zu gewinnen". Lass dich darauf ein, um es besser zu machen, dich besser zu fühlen und deine selbst auferlegten Grenzen zu erweitern – das ist mehr als genug. Heute wirst du völlig ohne Kaffee auskommen. Ja, du wirst ihn aufgeben. Wenn du nach wie vor Fleisch und Milchprodukte verzehrst, dann sag ihnen jetzt Lebewohl. Da Fleisch der Vergangenheit angehört (zumindest für die nächsten 21 Tage), ist es an der Zeit, zusätzlich zu deiner Nahrung ein Vitamin-B12- und ein B-Komplex-Präparat zu dir zu nehmen. Gluten ist passé. Die einzige Möglichkeit für dich herauszufinden, ob du empfindlich darauf reagierst, besteht darin, ihm vorläufig einen Fußtritt zu verpassen. Raffinierter Zucker und verarbeitete Kohlenhydrate sind definitiv out. Bis später!

FOKUS

Es ist äußerst wichtig, worauf du in den nächsten 21 Tagen deinen Fokus richtest. Ich möchte, dass du dich auf das Positive konzentrierst statt auf das Negative. Statt zu denken, „Ich habe es nicht richtig gemacht", möchte ich, dass du über all das nachdenkst, was du erreicht hast. Um das zu tun, musst du dich wirklich damit auseinandersetzen, welche Art von Sprache du verwendest. Wir alle führen Selbstgespräche. Überprüfe, was du sagst, und denk dran, dass deine Zellen Ohren haben! Sie hören zu.

GEBET

Bitte hilf mir, mich für Neues zu öffnen. Entfache meine kindliche Neugier und eine Alles-ist-möglich-Haltung. Tippe mir auf die Schulter, wenn ich wie eine schrullige alte Schachtel reagiere. Die Stimmen, die mich zurückhalten, sind total auf dem Holzweg. Gib mir die Weisheit, sie jetzt freizusetzen.

AFFIRMATION

Ich bin fähig, zuversichtlich, intelligent und widerstandsfähig und ich habe das Sagen. Gesundheit und Glück sind mein Geburtsrecht und ich nehme sie voller Dankbarkeit an.

FRÜHSTÜCK

Trinke ein großes Glas gefiltertes Wasser mit Zitrone und füge eine winzige Prise Cayenne-Pfeffer hinzu, um deinen Kreislauf in Schwung zu bringen. Lass darauf eine Tasse Kräutertee, ein oder zwei Tassen grünen oder weißen Tee oder Matetee folgen. Wenn du Hunger hast, dann trinke einen knappen halben Liter frischen grünen Bio-Saft oder einen grünen Smoothie in kleinen Schlucken (vgl. den Rezeptteil für Beispiele). Wenn du dann immer noch hungrig bist, trink noch mehr Saft und/oder Smoothie.

MITTAGESSEN

Fülle 60 bis 80 Prozent deines Tellers mit einem möglichst bunten Salat, guten Fetten und anderen rohen Köstlichkeiten. Leckere „Erdnuss"-Nudeln, rohe Gemüsepasta, Nuss-Paté und Jicama-Nori-Röllchen sind eine gute Wahl. Vielleicht reicht dir das schon. Die übrigen 20 bis 40 Prozent auf deinem Teller kannst du mit gesunder und vollwertiger gekochter Kost garnieren (mit leicht gedämpftem oder sautiertem Gemüse, Bohnen, Tempeh, Tofu, glutenfreiem Getreide und glutenfreier Pasta, Suppe, gebackene Süßkartoffel etc.). Weitere Ideen findest du im Musterrezepte-Teil sowie in der Lektüreliste – und unter crazysexylife.com warten Hunderte weiterer Rezepte auf dich!

SNACK

Die Saftbar ist offen und es ist Cocktail-Stunde. Zwischen 15.00 und 16.00 Uhr nachmittags erleben wir alle ein Tief. Statt auf Stimulanzien zurückzugreifen, welche die Nebennieren belasten, wird dein neues

Ich einen großen, putzmunter machenden grünen Saft schlürfen! Wenn du mehr willst, dann iss eine Handvoll roher Mandeln oder braune Reiswaffeln mit Hummus, Tahini oder Guacamole, Flachscracker, Bohnendip und so weiter. Werd' kreativ!

Wenn du ein Mädel (oder ein Junge) auf dem Sprung bist, dann nimm Snacks mit. So wirst du nicht in Versuchung geraten, einen Schlenker zu einem Mini-Supermarkt oder Warenautomaten zu machen. Eine kleine Reise-Kühlbox mit Eisbeuteln wird dir helfen, Saft und andere verderbliche Lebensmittel frisch zu halten. Viele Stevia-Marken werden in praktischen Packungen für deinen Geldbeutel angeboten, also schaff dir einen Vorrat an. Rohe Nüsse und Samen lassen sich auch gut in deiner Schreibtischschublade aufbewahren. Übertreib es nur nicht – sie sind wirklich nahrhaft und eine großartige Quelle für gute Fette, doch die Kalorien könnten sich summieren..

ABENDESSEN

Dieselben Anteile wie beim Mittagessen – so einfach, dass du nicht einmal darüber nachdenken musst. Ein durchschnittliches Abendessen chez Carr/Fassett (also bei uns zu Hause) ist supereinfach. Wir machen einen schönen bunten Salat aus Romana-Blattsalat, Tomaten, Zuckererbsen, Hanfsamen, roten Zwiebeln, in Öl eingelegten Oliven und einem leichten Agavendicksaft-Senf-Dressing. Für den gekochten Anteil bereiten wir eine Buddha-Schüssel mit Quinoa, Brokkoli, Kichererbsen, Knoblauch, Apfelessig, schwarzem Pfeffer, Cayenne-Pfeffer und ein wenig Leinöl zu. Ich nehme mir eine Riesenportion Salat (60-80 Prozent meines Tellers) und eine kleinere Portion der Buddha-Schüssel (20-40 Prozent meines Tellers).

DESSERT

Hä? Nun, wenn du es brauchst und keine größeren gesundheitlichen Probleme hast oder wenn du ein solches Schleckermäulchen bist, dass du dich in einen Werwolf verwandelst, wenn du nichts Süßes zwischen die Zähne bekommst, dann wird dich ein wenig Zartbitterschokolade (mindestens 70%), Kakao-Pudding oder ein gelegentliches Stück Carobschokolade nicht umbringen. Ich mache meine eigene Schokolade aus 100% Kakao und Stevia oder Yacón-Sirup. Bitte beachte, dass regelmäßig genossene Desserts den Reinigungsprozess verlangsamen. Aber wenn du ohne Leckereien durchdrehst, dann iss lieber etwas Süßes und BLEIB AUF KURS!

DEINEN KÖRPER IN SCHWUNG BRINGEN

BEWEEEG DICH!!! Lass deine Bewegung dein Gebet sein, geh spazieren, jogge, tanze, spiele mit Schnuffi – tu, was immer dich in Stimmung bringt. Ich appelliere an dich, dich mindestens 35 Minuten lang an fünf Tagen pro Woche zu bewegen. Achte außerdem darauf, dass du vor dem Duschen das Trockenbürsten nicht vergisst. Beginne bei den Zehen und arbeite dich bis zu deiner Nase hoch. Wenn du in dieser Zeit regelmäßig in die Sauna oder sogar noch besser in eine Infrarotkabine gehen kannst, dann ooh là là – beschleunigst du den Erfolg.

TIPP

Am besten trinkst du bis mittags nur grünen Saft oder grüne Smoothies und nimmst dann beim Mittag- und Abendessen feste Nahrung zu dir. Wenn du dich jedoch nach mehreren Säften immer noch hungrig fühlst, warte zwanzig Minuten lang und gönne dir dann eine Schale mit Beeren, die einen niedrigen glykämischen Index haben. Verzehre Früchte bitte immer alleine, ohne andere Nahrungsmittel dabei. Andere Frühstücksoptionen sind zum Beispiel glutenfreier Toast mit Bio-Aufstrich oder Avocado mit einer Prise Meersalz, Mandelmus mit Sellerie, rohe Zerealien oder glutenfreie gekochte Zerealien, Haferflocken, Samen-Pfannkuchen, Nussmilch oder Chia-Pudding. Und natürlich wird es immer übriggebliebenes Gemüse und Getreide vom Vorabend geben! Und dann auch noch Folgendes: Erinnere dich daran zu KAUEN! Kannst du jeden Bissen zwanzigmal kauen? Wenn ja, wow, dann werden dich dein Magen und dein Darm lieben.

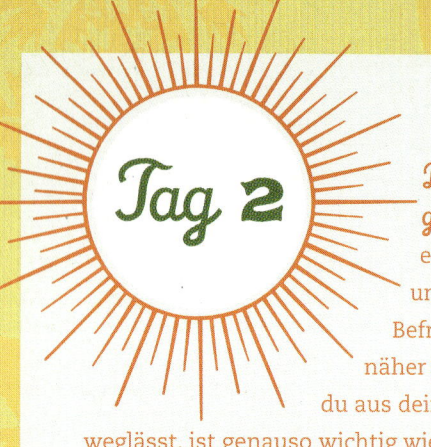

Tag 2

Du hast es geschafft! Der erste Tag ist vorbei und du bist deiner Befreiung einen Schritt näher gekommen. Was du aus deiner Ernährung weglässt, ist genauso wichtig wie das, was du einbeziehst. Die gesündesten Ernährungsweisen haben eines gemeinsam: Sie werfen beschissenes Essen weg. Diese Ernährungsweise und dieser Lebensstil sind der Rolls Royce und du verdienst eine elegante Fahrt.

FOKUS

Umarme dich – im wahrsten Sinne des Wortes. Vielleicht fühlst du dich heute müde und griesgrämig. Gestern hast du mit wesentlichen Veränderungen in deinem Leben und deiner Gesundheit begonnen – aber wahrscheinlich hat das auch alle möglichen körperlichen und emotionalen Schmerzen hochgeschwemmt. Das ist okay! Halte bei dem inne, was du gerade tust (nun ja, nachdem du meine Anleitung gelesen hast), atme sehr tief ein und hebe deine Hände zum Himmel. Führe deine wunderbaren Hände für ein Gebet zusammen. Strecke deinen Körper, und während du deine wunderschönen Arme auf einen Schlag wieder fallen lässt, atme die ganze Luft aus und umarme dich. Während du deine Erhabenheit umarmst, sage dir laut vor: „ICH LIEBE DICH, (füge deinen Namen hinzu)". Wiederhole das dreimal.

GEBET

Möge ich in meinem Herzen wissen, dass ich kostbar, würdig und göttlich (also ganz sagenhaft) bin. Wenn ich aus meiner eigenen privaten Göttlichkeit heraus handle, wird alles, was ich tue, gut genug sein.

AFFIRMATION

Ich *liebe* meine Oberschenkel. Meine Haut ist *schön*. Meine Organe sind gesund und kraftvoll.

DEINEN KÖRPER IN SCHWUNG BRINGEN

Es spielt keine Rolle, zu welcher Tageszeit du es tust – tu es einfach! Bewege dich fünfunddreißig Minuten lang. Es gibt da kein Zurück, also versuch nicht, dich herauszuwinden. Oh, und wie läuft's mit der Meditation, meine Liebe? Blas sie nicht ab, okay? Wen juckt es, ob dein Verstand eine Meuterei veranstaltet? Wichtig ist vielmehr, dass du auf der Bildfläche erscheinst.

TIPP

Plane deine Mahlzeiten im Voraus. Das ist eine riesige Hilfe! Auch wenn ich dir nicht sagen werde, was du auf jedem Schritt des Weges essen sollst, bedeutet das nicht, dass du keine Strategien entwickeln solltest. Lass dich nicht mit runtergelassenen Abendessen-Hosen erwischen, Schwester. Krame deine Kochbücher hervor, geh einkaufen und schmiede ein Komplott mit dir selbst. Erhöhe die Erfolgschancen zu deinen Gunsten.

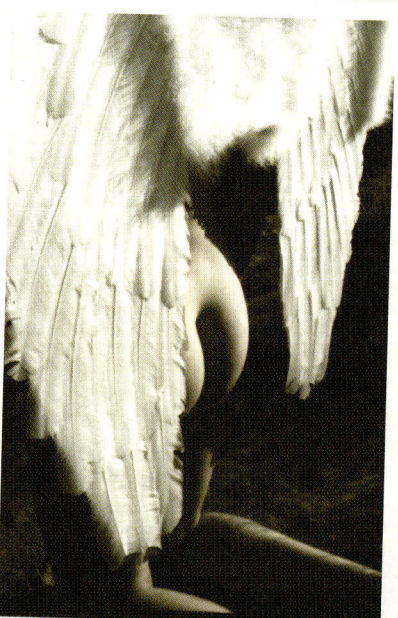

Mittwoch – Schlechte-Laune-Tag! Vielleicht stößt du heute an deine erste richtige Grenze. Du Tapfere! Stoße daran und dann spring drüber, Champion! In Wirklichkeit ist sie nichts weiter als eine Bodenschwelle. Vielleicht bekommst du ein paar körperliche Entgiftungssymptome wie Müdigkeit, Kopfschmerzen, ein matschiges Gehirn, Hautausschläge und Muskelschwäche. Das ist in Ordnung: Es ist normal. Dein Körper wird die Gelegenheit beim Schopfe packen, um eingelagerte Gifte auszuscheiden. Dies ist die Stützräder-Woche, also bleib, wo du bist, grinse und ertrage es.

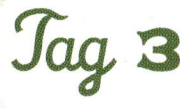

Tag 3

FOKUS

Stelle dir vor deinem inneren Auge vor, wie gut es sich anfühlt, etwas Neues anzufangen und es zu Ende zu führen. Schließ deine Augen ein oder zwei Minuten lang und stell dir einen bunten Kalender vor. Beobachte dich dabei, wie du jeden Tag der Reinigungskur mit einem grünen Marker abhakst. Lass dich von deiner Freude durchfluten, während du deine Leistung in deinem Gewebe aufnimmst. Du hast es geschafft! Jetzt öffne die Augen und wisse, dass du es schaffen wirst, so gut du es zu dieser Zeit eben kannst. Der einzige Misserfolg besteht darin, nicht zu handeln.

GEBET

Erlaube mir, meine Beschränkungen loszulassen und mir selbst nicht im Weg zu stehen. Ich bin so frei, wie ich mich selbst sein lassen kann, und ich könnte wirklich eine sanfte Erinnerungshilfe gebrauchen (und vielleicht einen Klaps auf den Hintern).

AFFIRMATION

Ich bin so unheimlich cool und köstlich und hübsch und witzig und schlau! Ich liebe jeden Zentimeter an mir! Wer würde das nicht tun?

DEINEN KÖRPER IN SCHWUNG BRINGEN

Zeig, was du drauf hast, Mädel, zeig, dass du's bringst! Deine Lymphe braucht dich. Hey, Süße, heute ist auch ein großartiger Tag, um mit deinem Neti-Kännchen zu spielen. Deine Nebenhöhlen und deine Lungen werden sich vor dir verneigen.

TIPP

Wenn du nach einem Capuccino oder einem Muffin lechzt, dann sieh in Kapitel 3 nach. Dort wirst du Tipps finden, um deine Gelüste in den Griff zu bekommen.

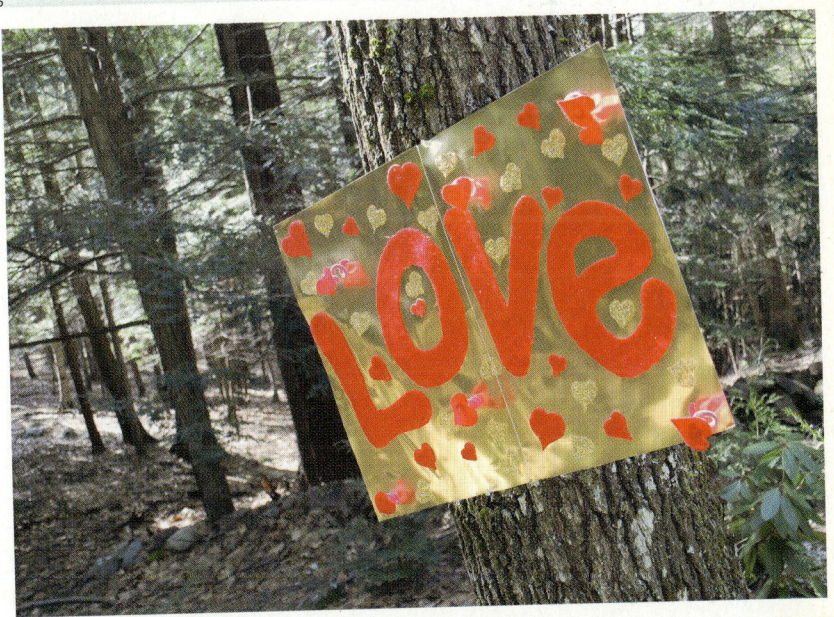

DAS ABENTEUER REINIGUNG BEGINNT

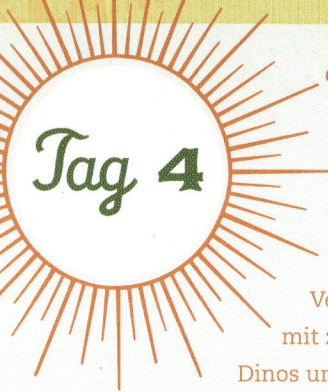

Tag 4

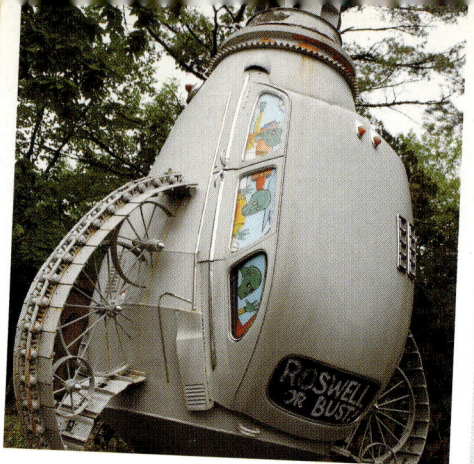

Erinnerst du dich noch an die Zeit, als wir Kinder waren und uns vorstellten, wir hätten unseren eigenen Vergnügungspark mit zwei süßen kleinen Dinos und einer Rakete, um in die Schule zu fliegen? Wir haben das nicht nur gedacht, sondern wir haben es bis ins Mark hinein geglaubt. Dann kam eines Tages eine Idiotin aus der Nachbarschaft an und durchbohrte den Traum mit wirklich dämlichen Worten: „Suzie, es ist nicht möglich, dass du eine Rakete oder einen Dinosaurier besitzt. Das ist echt dumm." Deine Antwort: „Was?" Und dann kamen Tränen, Rotz und Desillusionierung. Ganz ähnlich könnte das neue Du Menschen Angst machen, weil es sie zwingt, in den Spiegel zu sehen. Vielleicht wirst du von jetzt an und auch in der Zukunft die Stimme der Negativität in Freunden, Familienmitgliedern und Bekannten hören. Lass dich von den Urteilen anderer, die deinen neuen Lebensstil nicht besonders unterstützen oder sich von ihm beunruhigt (oder vielleicht sogar bedroht) fühlen, nicht runterziehen. Verstehe, dass sie ihn einfach nicht verstehen. Vergewissere ihnen, dass du glücklich bist und gesünder wirst. Mach es auf nette Weise, mit Liebe.

FOKUS

Lass deine Ziele, egal wie groß sie sind, sich für dich real anfühlen und real sein. Sauge sie ein, schnuppere daran und schmecke sie. Du hast nichts zu verlieren! Oh, und lass die Idiotin los. Es könnte sein, dass du immer noch an ihren Worten festhältst, auch wenn sie schon lange aus deinem Leben verschwunden ist.

GEBET

Bitte hilf mir, meine innere Rebellin zu finden. Möge ich eine bahnbrechende Anführerin sein und keine Mitläuferin. Wenn ich meine Erfolgsstory vollständig verwirkliche, dann ermutige ich andere, dasselbe zu tun.

AFFIRMATION

Ich habe jetzt unbegrenzte Gesundheit, spirituellen Reichtum und Glück. Ich bin kostbar und habe sehr viel zu geben. Die Welt braucht mich heute.

DEINEN KÖRPER IN SCHWUNG BRINGEN

Du hast einen Arsch, also schüttele ihn. Wie viele Minuten kannst du erübrigen? Nimm dir nach Möglichkeit mindestens fünfunddreißig Minuten Zeit! Hula Hoop würde Spaß machen, findest du nicht auch? Achte auf deinen Atem, während du dich bewegst. Hältst du den Atem an oder atmest du zu flach? Tiefe Atmung mit Bewegung zu kombinieren, regt dein Lymphsystem an und hilft dir, deinen Körper von Giftstoffen zu befreien. Jetzt wo du dein Neti-Kännchen verehrst, liebst du wahrscheinlich auch die Leichtigkeit in den Nebenhöhlen, die es erzeugt! Atme, Baby, atme.

TIPP

Nasche Sonnenschein. Jawohl! Raucher machen Zigarettenpausen und das scheint vollkommen akzeptabel zu sein. Warum kannst du dann nicht eine zwanzigminütige Sonnenpause machen, um kostenloses Vitamin D zu bekommen?

Tag 5

Du könntest heute auf die Gott-sei-Dank-es-ist-Freitag-Schrecken anstoßen. Der Freitag kann für diejenigen von euch beängstigend sein, die diesen Tag traditionell als Beginn eines Wochenendes voller Genuss, Alkohol und Langschläfertum ausersehen haben. Ein wenig strategische Planung ist angebracht, wie du mit Festivitäten mit Freunden umgehen kannst, die in der Vergangenheit dazu führten, dass du Junk gegessen, Gift getrunken und dich allgemeinen Ausschweifungen hingegeben hast: Feiere deine Gesinnung ohne hochprozentige Spirituosen. Wodka Tonic und Limetten werden immer da sein. Bleib fürs Erste bei den Limetten.

FOKUS

Wenn du glaubst, dass du am Wochenende über die Stränge schlagen könntest, dann plane jetzt, was du in einem solchen Fall tun willst. Wenn dann der Drang seinen wilden Kopf hebt, wirst du vorbereitet sein. Wenn es hart auf hart kommt, dann erden sich die Harten! Nimm dir einen Moment Zeit, um deine Füße auf dem Boden zu spüren, sei dir deiner Pobacken auf dem Stuhl bewusst, atme einige Male tief ein und aus und lass die Versuchung vorüberziehen. Frage dich, was du wirklich willst. Aller Wahrscheinlichkeit nach hat es nichts mit dem Essen zu tun. Vielleicht brauchst du eine Umarmung oder einen Mittagsschlaf oder ein Gespräch mit einem Therapeuten, dem du vertraust. Wenn du diesen Schwatz mit dir selbst auf dem Klo einer öffentlichen Toilette halten musst – dann tue es. Auf diesem Klo sind schon schlimmere Dinge passiert.

GEBET

Möge ich meinen Glanz mit anderen teilen, ohne ihn zu verdunkeln. Indem ich ein Beispiel gebe, inspiriere ich andere. Erinnere mich, wenn ich es vergesse, und erfülle mich mit heiliger Disziplin – et voilà.

AFFIRMATION

Wenn ich mich darauf konzentriere, kann ich alles tun, was ich will. Ich bin Wonder Woman und trage kugelsichere Stulpen. Ich bin in der Lage, meine Gelüste mit meinem Magischen Lasso einzufangen und sie mit meinem Unsichtbaren Flieger zu entfernen – ich führe hier Regie!

DEINEN KÖRPER IN SCHWUNG BRINGEN

Meditation ist nicht gleichbedeutend mit Entspannung. Meditation ist Arbeit und ich hoffe sehr, dass du sie machst! Wenn sie gut genug für die Beatles war, dann ist sie gut genug für dich! Sie haben jeden Tag zwanzig Minuten lang meditiert und diese Typen sind ziemlich gut geworden.

TIPP

Iss mit dem Göttlichen zu Abend ... Versuche, deine Mahlzeit spätestens drei Stunden vor dem Zubettgehen zu beenden. Dein Körper regeneriert sich über Nacht. Füge dieser Last nicht noch etwas hinzu, indem du ihn zu dieser Zeit verdauen lässt.

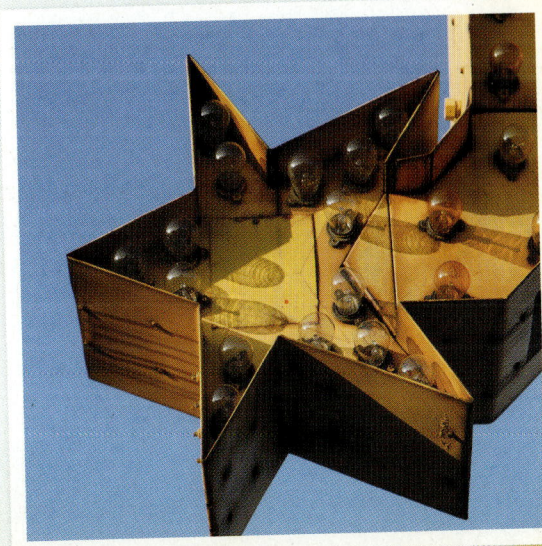

DAS ABENTEUER REINIGUNG BEGINNT

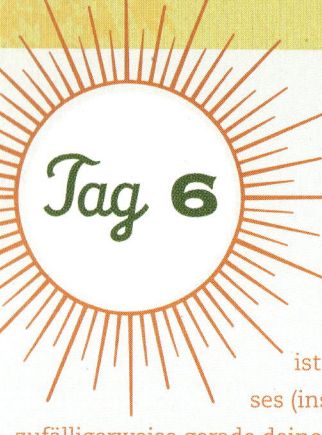

Tag 6

Emotionale Entgiftungssymptome sind völlig normal. Reizbar zu sein und sich ein wenig deprimiert und weinerlich zu fühlen, ist ein Teil des Prozesses (insbesondere, wenn du zufälligerweise gerade deine Periode hast). Du hast deine Laster in Bezug auf das Essen überwunden, die Snacks, mit denen du deinen Schmerz überdeckt hast (etwa dreißig Sekunden lang). Gut für dich! Substanzen, die uns gefühllos machen, sind Schleier. Trage sie auf deiner Hochzeit, wenn du willst, aber nicht für den Rest deines Lebens. Ich verspreche dir, dass die dunklen Wolken sehr bald verschwinden werden – aber sie werden zurückkommen, wenn du nicht in Kontakt mit deinen Emotionen bist. Deshalb sorge dafür, dass dein Gefühlsfeld immer gut gejätet ist.

FOKUS

Du! Nimm dir heute ein wenig Zeit zum Ausruhen und Erfrischen. Mache eine Bestandsaufnahme von deiner Woche und schreibe bitte in dein Tagebuch, welche Herausforderungen und welche Siege du erlebt hast. Schreibe auch Tipps auf, die dir in den folgenden Wochen helfen können. Achte darauf, dich freundlich auszudrücken. Wenn du mit der Schreiberei fertig bist, dann gönne deinem schönen Ich etwa Schönes. Eine Maniküre? Eine kräftige Massage? Einen schönen Spaziergang? Tee mit einer Freundin, mit der du gerne Zeit verbringst? Freizeit, die du ohne Essen verbringst, könnte dir ein Gefühl von, nun ja, Ziellosigkeit geben. Fülle sie mit Erfahrungen, die zu wunderbaren Erinnerungen werden können. Am Ende unseres Lebens sind Erinnerungen alles, was uns bleibt. Schaffe dir möglichst viele.

GEBET

Möge ich frei und glücklich sein. Möge ich liebevoll sein und geliebt werden.

AFFIRMATION

Jeder Schritt ist ein Sieg. Jeder Sturz ist eine Lektion. Wie auch immer, mir geht es jetzt besser.

DEINEN KÖRPER IN SCHWUNG BRINGEN

Füge deiner Bewegungsroutine ein paar lange, genüssliche Dehnungen hinzu. Sprich bei jeder Bewegung Affirmationen. Berühre deine Zehen: Ich bin flexibel. Drehe dich zur Seite: Ich bin mutig. Greife nach dem Himmel: Ich kann mich ausdehnen. Beuge dich nach hinten: Ich bin schlank. Stehe auf dem Kopf: Ich bin eine großartige Köchin.

TIPP

Geh einkaufen. Kaufe Spinat statt Schuhe. Du hast noch eine weitere wichtige Woche vor dir und morgen ist ein Fastentag – bereite dich darauf vor, meine Liebe! Achte auch darauf, dass du genügend Wasser trinkst, genügend gute Fette zu dir nimmst und dein grünes Gemüse mampfst. Du solltest nicht hungrig sein. Ja, vielleicht verlierst du an Gewicht, aber das ist ein Nebeneffekt und nicht der Hauptpunkt. Wenn du normalgewichtig oder eher dünn bist und das Gefühl hast, zu viele Pfunde zu verlieren, dann iss mehr Nüsse und Samen (ganz oder in Form von Mus), gekochtes Getreide, glutenfreies Brot und andere hochkalorische Nahrungsmittel wie Avocados. Wenn du übergewichtig bist, wird die CSE deinen Körper ganz von selbst wieder ins Gleichgewicht bringen.

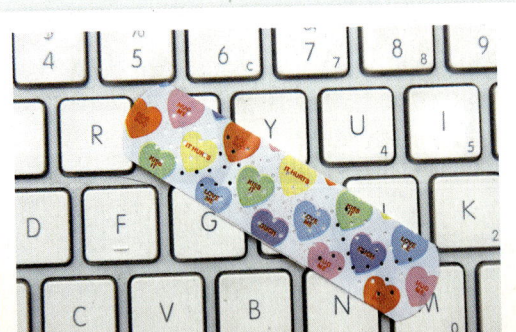

Vielleicht fastest du heute den ganzen Tag oder einen Teil des Tages. Tue das, was sich richtig für dich anfühlt und höre auf deinen Körper. Was immer du beschließt, sorge dafür, dass du dich gut mit Wasser versorgst und saftig bleibst.

Tag 7

FOKUS

Technik-Entgiftung! Gestern hast du deine Emotionen bereinigt, heute wirst du die Notwendigkeit bereinigen, obsessiv dein E-Mail-Posteingangsfach checken zu müssen. Ja richtig: Mach ein Pixel-Fasten. Wenn dir bewusst wird, dass du mehr Zeit damit verbringst, spaßige Sachen zu googlen als reale Dinge zu tun, die Spaß machen, dann musst du deine wahllosen Online-Aktivitäten durch Alternativen aus der realen Welt ersetzen. Wenn du zu viel Zeit damit verbringst, herumzusitzen und im Internet zu surfen, bekommst du trockene Augen, Rücken-und Schlafprobleme, das Karpaltunnelsyndrom oder sogar Migräne. Ändere dein Verhältnis zu deinen Aktivitäten am Computer. Beginne damit, dass du über Möglichkeiten nachdenkst, wie du deine Techno-Zeit besser strukturieren kannst. Ziehe folgende Optionen in Betracht:

- Nimm im Stil der alten Schule den Hörer ab, statt endlose E-Mails hinauszuschießen.
- Checke deine Mails nur zu bestimmten Zeiten – 10 Uhr, 14 Uhr, 16 Uhr – und schalte die Audio-Benachrichtigung ab, wenn du schon dabei bist.
- Schränke dein Internet-Multitasking ein. Damit bekommst du weniger getan als du glaubst.
- Unterlasse es, deinem Ex-Freund auf Facebook nachzuschnüffeln.
- Benutze einen E-Mail-Autoresponder, wenn du erreichbar sein musst oder einfach nur eine Auszeit haben willst. In den letzten sechs Monaten, in denen ich dieses Buch geschrieben habe, habe ich einen Autoresponder benutzt – ohne ihn hätte ich es nicht fertig stellen können!
- Wenn du Twitter benutzt, dann tue es mit Absicht und nicht während des Abendessens. Es kümmert wirklich niemanden, dass du dir gerade den Hintern abgewischt hast. Twitter dient dem Markenaufbau und nicht sinnloser narzisstischer Faselei.

GEBET

Hilf mir, in dieser chaotischen Welt Frieden zu finden und erinnere mich daran, die Zerstreuungen einzuschränken, die mich davon abhalten, mich liebevoll um mich selbst zu kümmern. Unmögliche Zeitplanungs-Fristen und Stress führen zu Säurebildung in meinem Körper. Die Welt wird mir nicht um die Ohren fliegen, wenn ich mir einen Tag frei nehme.

AFFIRMATION

Ich bin ruhig und leicht. Ich bin friedlich und gelassen. Ich finde Schönheit in der Einfachheit.

DEINEN KÖRPER IN SCHWUNG BRINGEN

Schaffe deinen süßen Hintern nach draußen in die Natur. Geh zum Strand, such dir einen Bergpfad oder einen Park am Ort, klettere auf einen Baum, kundschafte Wasserfälle aus. Mir ist es egal, ob draußen -15° Celsius sind und du dich lieber mit deinem Laptop einkuscheln möchtest. Tue es nicht. Wickle dich ein wie ein warmes Burrito und lass dich von dem kalten Wind bis an die Grenze des Erträglichen peitschen. Dann dusch dich heiß ab und trage ein Haut-Elixier mit ätherischen Ölen auf. Mische 15 bis 20 Tropfen deines Lieblingsöls mit einem Trägeröl aus Jojoba, Avocado, Kokosnuss oder süßer Mandel, um einen gesunden Ganzkörper-Feuchtigkeitsspender zu bekommen.

TIPP

Kille deinen Fernseher! Heute Abend ist auch Internet nicht erlaubt. Ich wette, du hast ein tolles Buch in deinem Regal, das wirklich gerne gehalten werden würde. Auch Bücher haben Gefühle.

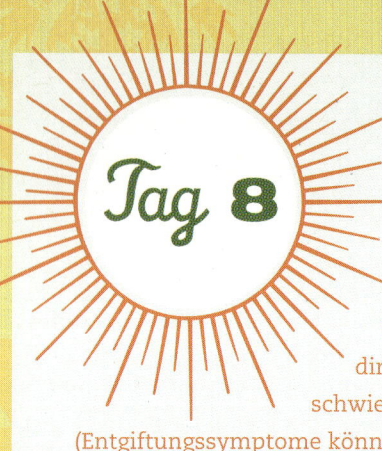

Tag 8

Du hast es geschafft! Du hast die erste Woche geschafft und egal, wie sie gelaufen ist, der schwerste Teil liegt bereits hinter dir. Es wird noch mehr schwierige Passagen geben (Entgiftungssymptome können jederzeit auftreten), aber du hast schon einige heroische Schritte gemacht. Ich wünschte mir, du könntest sehen, wie ich dir applaudiere!

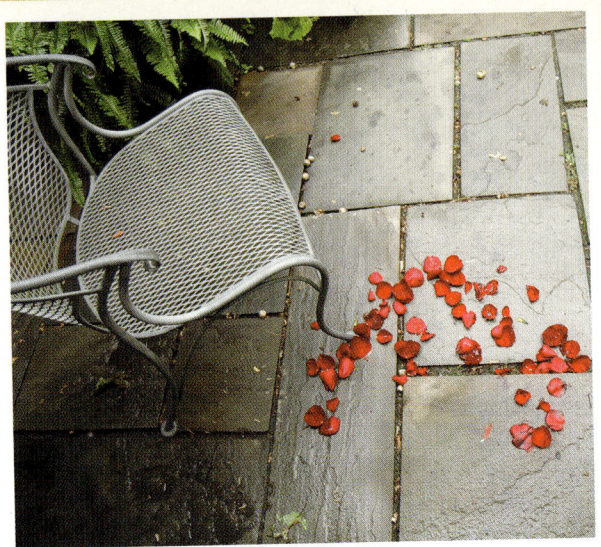

FOKUS

Alles, was du im Leben lernen musst, kannst du von einem Stuhl lernen. Die Ernährung ist die Sitzfläche (der Hauptschwerpunkt); der Geist, der Körper, die Seele und die tägliche Praxis sind die vier Beine. Wenn eines davon schief ist, fallen wir runter. Welches ist bei dir schief, Lady? Suche dir für diese Woche einen Schwerpunkt aus und dann leg mal ordentlich los!

GEBET

Mein Körper ist ein Segen: Ich bin sehr dankbar dafür, dass ich in diesem wunderschönen Tempel leben darf. Bitte zeige mir verborgene Winkel, von denen ich bisher noch nichts wusste. Bitte hilf mir, mich um diese Winkel zu kümmern.

AFFIRMATION

Ich bin anmutig. Ich bin wild. Ich bin sanft. Ich bin ein Kraftpaket. Ich bin albern. Ich bin ernst. Ich liebe alle meine Gegensätze und gleiche sie mit Leichtigkeit aus.

DEINEN KÖRPER IN SCHWUNG BRINGEN

Mach Krafttraining! Jedes Pfund Muskeln in deinem Körper verbrennt etwa 35 bis 50 Kalorien pro Tag, während ein Pfund Fett nur etwa 2 Kalorien verbrennt. Krafttraining lässt deinen Körper geradezu brennen. Experten schlagen dreißig Minuten Krafttraining zwei bis dreimal pro Woche vor. Übungsbänder sind eine weitere Möglichkeit, um Stärke aufzubauen. Die Bänder sind hübsch und tragbar. Stopfe sie in deine Handtasche und mach dich auf zum Park! Weil du gestern gefastet hast, möchtest du heute vielleicht einen Einlauf machen und danach Probiotika nehmen oder aber für eine tiefere Reinigung eine Darmspülung machen. Fasten schwemmt den Dreck hoch. Sorg dafür, dass er leicht ausgeschwemmt werden kann!

TIPP

Hab Mitgefühl. Manchmal ist es schwer, dir selbst Mitgefühl entgegenzubringen. Wenn das der Fall ist, dann tue es für die Tiere, den Planeten und für das große Ganze. Ich protestiere gegen das Leiden, indem ich mit meiner Gabel abstimme und meine Dollars dort ausgebe, wo sie von Bedeutung sind. Oder besser noch, tue es für deine Kinder. Lass das Erbe des Mangels mit dir enden.

Wie behandelt dich dein Bauch, Süße? Vielleicht bist du ein wenig verstopft oder du erlebst genau das Gegenteil – nämlich das, was meine Mutti einen „Durchmarsch" nennt. So oder so, es ist ziemlich normal. Du reinigst dich und erneuerst dich, während du durchflutet wirst und ausschwemmst. Der Erfolg kommt mit der Beständigkeit. Ballaststoffe sind wie Hanteln für deine Eingeweide und sie machen sie stärker. Vielleicht scheidest du ja aus wie ein Champion (ein bis drei Mal pro Tag) und fragst dich, ob das natürlich ist. Ja! Wenn du häufiger als sonst aufs Klo gehst, dann freu dich. Wenn nicht, dann probiere ein gutes Probiotikum aus. Vielleicht brauchst du ein wenig Hilfe, um die Dinge in Bewegung zu bringen.

TIPP

Wenn du Blähungen oder Völlegefühle hast, dann versuche konsequenter mit der Trennkost zu sein. Nimm ein Verdauungsenzym zu den Mahlzeiten und trinke kein Wasser, während du isst.

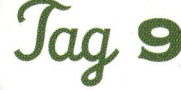

Tag 9

FOKUS

Nimm wahr, wie es deinem Darm heute geht. Ladys wurde früher beigebracht, dass sie nicht pupsen sollten. Mach diese lächerliche Domestizierung rückgängig. Blähungen sind gut. Kacken ist gut. Enge Jeans sind dumm. Lass deinen Bauch atmen.

GEBET

Manchmal bin ich wirklich verspannt und ungeduldig. Bitte hilf mir, meine schlagenden Fäuste in offene, empfangende Hände zu verwandeln.

AFFIRMATION

Ich lasse mit Leichtigkeit los. Ich bin ein klarer Kanal. Energie fließt durch mich hindurch und alle guten Dinge kommen zu mir.

DEINEN KÖRPER IN SCHWUNG BRINGEN

Da wir schon von Verstopfung sprechen: Deodorants, die voller Chemie stecken, verstopfen deine Achselhöhlen. Besorge dir ein natürliches Deodorant aus dem Bio-Laden.

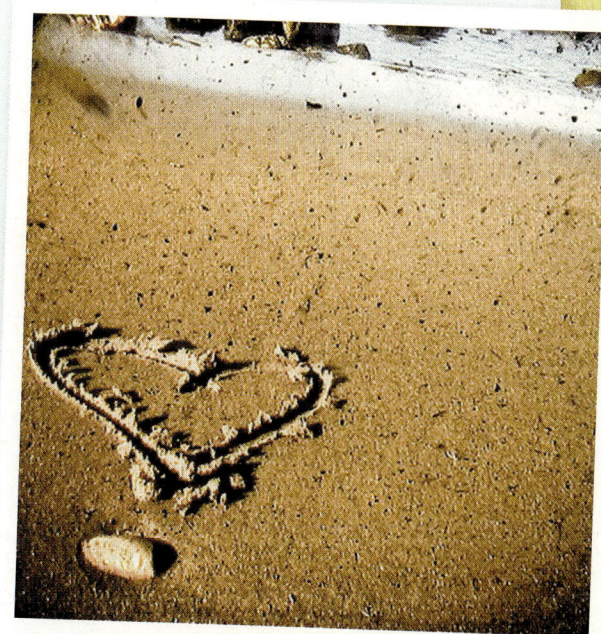

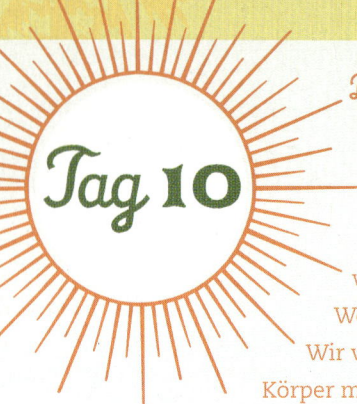

Tag 10

Du hast es jetzt schon in den zweistelligen Bereich geschafft! Hip Hip hurra! Also wie fühlst du dich, Wellness-Kriegerin? Wir versorgen unseren Körper mit der Elektrizität der Natur, um in die wunderbaren Sterne hinaufzuschießen. Aber das bedeutet nicht, dass wir uns während der Reise immer gut fühlen werden. Zweifelsohne hast du letzte Woche hier und da emotionale oder physische Berg- und Talfahrten erlebt. Diese Woche könntest du wirklich sauer auf mich, das Buch, die Reinigung, die Welt, dich selbst, den Postboten, die Regierung, ja einfach auf alles und jeden sein. Das sind einfach nur Entzugssymptome, aber es bedeutet nicht, dass deine Gefühle nicht berechtigt und wichtig wären. Nimm sie wahr und erkenne sie an, aber lass dir von ihnen nicht vorschreiben, was du zu tun hast. Was steht wirklich hinter deinen Wutanfällen? Hast du Schwierigkeiten, gesunde Grenzen zu setzen? Nein zu sagen, ist eine sehr befreiende Erfahrung! Wenn wir Ja sagen, obwohl wir eigentlich Nein meinen, ist emotionales Chaos die Folge. Wenn du auf schwierige Situationen triffst, dann lass Luft ab. Zück dein Tagebuch, du Teufelsweib! Steig auf den Berggipfel und schrei dir die Lunge aus dem Leib!

FOKUS

Begegne deiner Priesterin. Sie ist eine Naturgewalt. Sie betet Sex an, schlendert in hohen Absätzen herum und tritt für freie Rede und lautes Gelächter ein. Die Priesterin ist zutiefst liebevoll und mitfühlend, aber sie wird einen Kampf auf Leben und Tod ausfechten, um ihr inneres Kind zu beschützen. Oh, und sie riecht außerdem gut – nach Patschuli und Rose mit einem Spritzer ägyptischem Moschus. Wenn deine Priesterin irgendwie amputiert worden ist, dann heile sie!

GEBET

Möge ich in dem Wissen, dass ich geliebt werde und innen wie außen schön bin, meine weibliche Energie umarmen. Führe mich zu meiner Priesterin zurück und lehre mich, sie nie wieder zu verlassen.

AFFIRMATION

Ich bin voller Macht, Leidenschaft und Knistern. Ich liebe und wertschätze meine Weiblichkeit.

DEINEN KÖRPER IN SCHWUNG BRINGEN

Tanze nackt. Nimm danach ein heißes Bad bei Kerzenlicht. Ein paar Tropfen Rosmarin, Lavendel oder Kiefernessenz entspannen deine Muskeln und deinen Geist. Lehn dich zurück und schlürfe ein wenig Kräutertee, jetzt wo du schon dabei bist.

TIPP

Füge deinem Salat heute ein wenig „funktionale Nahrung" hinzu. Kimchi oder andere natürlich fermentierte Gemüse (die in den Kühlregalen von Bioläden oder Reformhäusern erhältlich sind) vollbringen Wunder in deiner inneren freundlichen Flora.

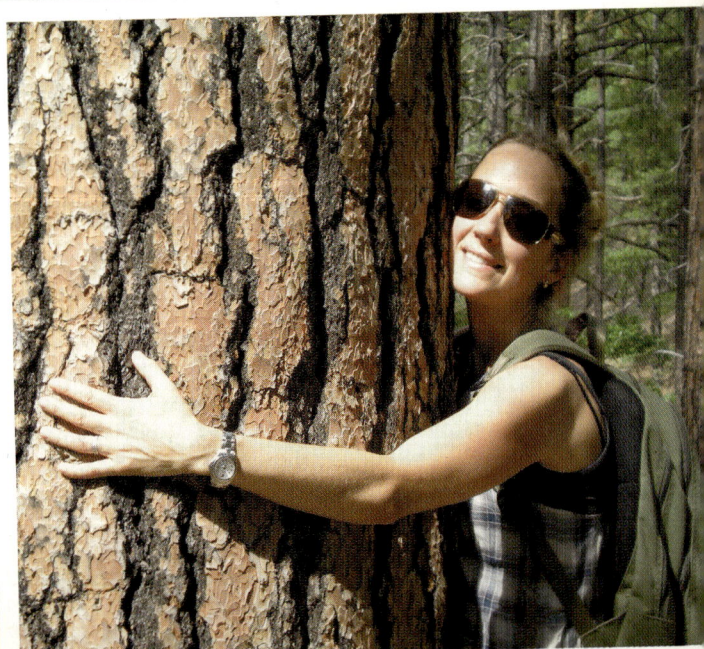

Tag 11

Gestern hast du dich darangemacht, deine Frustrationen und deine Wut anzuerkennen. Fang heute an, jenen Momenten Aufmerksamkeit zu schenken, in denen du dich – ganz unerwartet – großartig fühlst. Viele Menschen erleben mitten in einer Reinigung Wohlbefinden oder sogar Euphorie. Du verzehrst sehr viele Lebensmittel für deine gute Laune – Zeug, das besser ist als Prozac, aber viel weniger Nebenwirkungen hat. Liebe diese Gefühle, und sie werden dich wieder lieben, indem sie sich vervielfachen. Liebe dich selbst und die Welt um dich herum, und du wirst den Himmel auf Erden erfahren. Wenn es dir schwerfällt, genau zu erkennen, was du liebst, dann bist du vielleicht einfach aus der Übung. Ich werde dich dabei unterstützen, deinem Gedächtnis auf die Sprünge zu helfen!

FOKUS

Mache eine Liebesliste – zehn Dinge, die du absolut liebst. Die Liebe ist eine magnetische Kraft, die eine unendliche Menge an Herzensgüte in deine Zellen hineinzieht. Liebe lässt uns strahlen. Nimm die Liebe wahr und lade sie zum Tee ein. Gib deinen Lieblingen Bestätigung, unabhängig davon, wie klein oder unbedeutend sie dir erscheinen mögen. Dieser einfache Akt erinnert uns daran, wie viele schöne Dinge wir wahrnehmen, wenn wir unseren Blick dafür schärfen.

GEBET

Erlaube mir, die Wunder und die Erhabenheit in meinem Leben wahrzunehmen – das hilft mir dabei, mich selbst wahrzunehmen.

AFFIRMATION

Ich liebe es, wie wunderbar ich mich fühle, und ich bin jetzt im Moment und am heutigen Tag unheimlich stolz auf mich.

DEINEN KÖRPER IN SCHWUNG BRINGEN

Wenn es draußen schön ist, dann mach eine Fahrradtour. Wenn es draußen schüttet oder kalt ist, dann drehe die Heizung auf 23 Grad hoch und gönne dir eine warme Yoga-Sitzung. Buche als nächstes eine Massage und trage sie mit roter Tinte in deinen Kalender ein.

TIPP

Zieh selber Sprossen! Mungobohnensprossen sind ein unglaublich nahrhafter Zusatz für deinen Salat. Du findest sie überall, vom Bioladen bis zum Gartencenter. Hier kommt meine Kurzanleitung zum Keimen: Weiche die Bohnen über Nacht in warmem Wasser ein. Lasse sie in einem Sieb abtropfen und spüle sie im Laufe des Tages mehrmals durch. Wenn ihre kleinen Schwänzchen so ungefähr 2,5 cm groß sind, kannst du sie essen. Bewahre sie im Kühlschrank auf

---

Das alles liebe ich ...

Stifte mit violetter Tinte

Mit meinem Hund Lola zu kuscheln

Kronleuchter

Bob Dylan

Beim Scrabble zu mogeln

Jogginghosen

Haarclips mit Strass-Steinen

Greg Smithey aus dem Buns-of-Steel-Workout-Video (meine Mutter liebt ihn auch)

In offiziellen Dokumenten herumzukritzeln

Wenn mein gutaussehender Ehemann den Entsafter reinigt

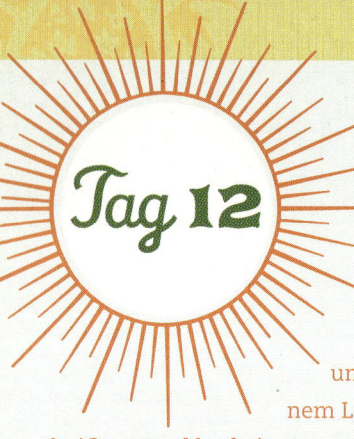

Tag 12

Dankbarkeit ist die richtige Einstellung! Jetzt wo du herausgefunden hast, was du liebst, hast du eine wunderbare Gelegenheit, um Dankbarkeit in deinem Leben willkommen zu heißen. Dankbarkeit versetzt dich in die Lage, zu haben statt zu wollen. Wenn ich mir meiner himmlischen Geschenke wirklich bewusst werde, dann bekomme ich weitere Geschenke. Wenn ich bodenloses „Wollen" ins Universum projiziere, dann bekomme ich mehr Wollen zurück. Das Leben fängt nicht erst an, wenn alle deine Quietsche-Enten schön hintereinander aufgereiht sind; es passiert alles genau jetzt. Nimm wahr, was du hast, statt dich auf das zu konzentrieren, was du nicht hast. Überfluss vervielfältigt sich wie geile Häschen, aber Mangel ebenso. Wenn dir nichts dazu einfällt, dann hat dich dein innerer Miesepeter gekapert. Das ist eine sehr ernste Sache. Schick sofort ein mit einem Feuerwehrschlauch bewaffnetes SEK-Team hin, damit es dich rettet!

FOKUS

Jetzt wo du herausgefunden hast, was du liebst, hast du eine wunderbare Gelegenheit, um Dankbarkeit in deinem Leben willkommen zu heißen. Dankbarkeit versetzt dich in die Lage, zu haben statt zu wollen. Wenn ich mir meiner himmlischen Geschenke wirklich bewusst werde, dann bekomme ich weitere Geschenke. Wenn ich bodenloses „Wollen" ins Universum projiziere, dann bekomme ich mehr Wollen zurück. Das Leben fängt nicht erst an, wenn alle deine Quietsche-Enten schön hintereinander aufgereiht sind; es passiert alles genau jetzt. Nimm wahr, was du hast, statt dich auf das zu konzentrieren, was du nicht hast. Überfluss vervielfältigt sich wie geile Häschen, aber Mangel ebenso. Wenn dir nichts dazu einfällt, dann hat dich dein innerer Miesepeter gekapert. Das ist eine sehr ernste Sache. Schick sofort ein mit einem Feuerwehrschlauch bewaffnetes SEK-Team hin, damit es dich rettet!

GEBET

Voller Dankbarkeit für alles, was ich habe, erinnere mich daran, eine Bestandsaufnahme zu machen und dankbar für einen weiteren Tag auf Mama Erde zu sein.

AFFIRMATION

Mein Leben ist jetzt überreich; Flüsse der Freude und Gesundheit überschwemmen meinen inneren Ashram und erfüllen mich mit Ausdauer und Stärke – und Amen.

DEINEN KÖRPER IN SCHWUNG BRINGEN

Lade eine geführte Meditation aus dem Internet herunter oder leg eine CD mit friedlichen Chants auf. Nimm dir fünfzehn Minuten oder mehr Zeit, um dich auszuruhen und umzuorganisieren!

TIPP

Räume dein Kosmetiktäschchen und deinen Hausapothekenschrank aus. Sei dankbar dafür, dass du Alternativen hast – und nutze sie. Feuchtigkeitscremes mit Chemie, alte Lippenstifte und Lidschatten müssen raus.

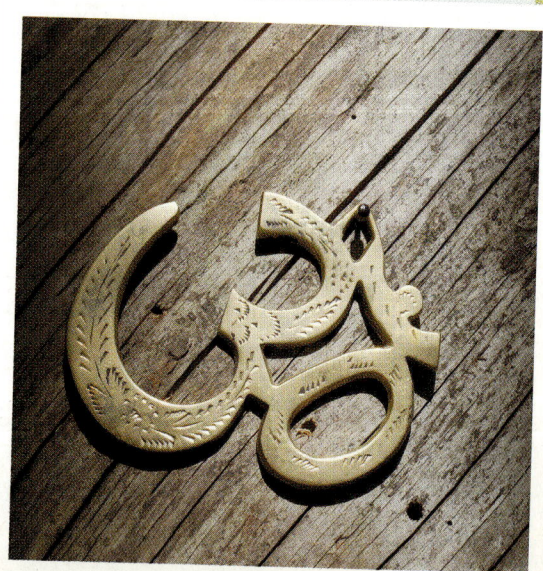

Mahlzeiten für dich selbst und andere zuzubereiten, kann ein besonderer Weg sein, um Liebe zu teilen. Wenn du dich behaglicher damit fühlst, leckere Mahlzeiten zuzubereiten, dann lade Leute ein, um mit ihnen (glutenfreies) Brot zu brechen. Nur weil du eine Reinigungskur machst, musst du dich nicht isolieren. Teile dein Wissen. Die Welt braucht dich! Zeige deinen Arbeitskolleginnen, wie man Saft macht. Bereite für deine Mutter ein gesundes Mittagessen zu und teile das Rezept mit ihr. Du bist die sexiest Vorbeugung-ist-scharf-Cheerleaderin, die ich je gesehen habe – schüttle deine Pom-Poms!

FOKUS

Sei selbst die Veränderung, die du dir für diese Welt wünschst. (Das ist nicht auf meinem eigenen Mist gewachsen – es stammt von Gandhi. Er ist scharf!)

GEBET

Erlaube mir, anderen zu helfen, ihre innerste Vitalität zu finden. Hilf mir, mein Wissen auf eine Weise zu teilen, die andere Menschen verstehen können. Auch wenn ich selbst enthusiastisch bin, ist mir bewusst, dass Menschen es nicht mögen, wenn man sie mit dem Kopf auf etwas stößt. Hilf mir, mit Geduld und Mitgefühl zu lehren.

AFFIRMATION

Ich habe die erstaunliche Fähigkeit, anderen meine Weisheit mit klaren Worten zu vermitteln.

DEINEN KÖRPER IN SCHWUNG BRINGEN

Na, wie wär's mit einer Zungenreinigung? Hast du schon mal den weißlichen Belag bemerkt, der sich manchmal auf deiner Zunge sammelt? Das sind Abfallprodukte und Bakterien. Hilf deiner Zunge, indem du diesen Belag sanft entfernst. Einen Schaber findest du in jedem Bioladen und in jeder Drogerie – sie kosten nicht viel. Zungenküsse schmecken sehr viel besser mit einer sauberen Zunge!

TIPP

Wenn du Mahlzeiten für fleischliebende Zeitgenossen zubereitest, dann wähle ein deftiges, gut gewürztes Gericht, dass sie begeistern wird – gebratenes Gemüse, eine rohe Lasagne oder reichhaltige Getreidegerichte und Suppen. Wie sieht's danach mit einem üppigen Dessert aus? Serviere vor Beginn des Freudenmahls einen frischen Saft in einem sexy Weinkelch oder einer Sektflöte.

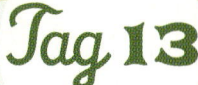

Tag 13

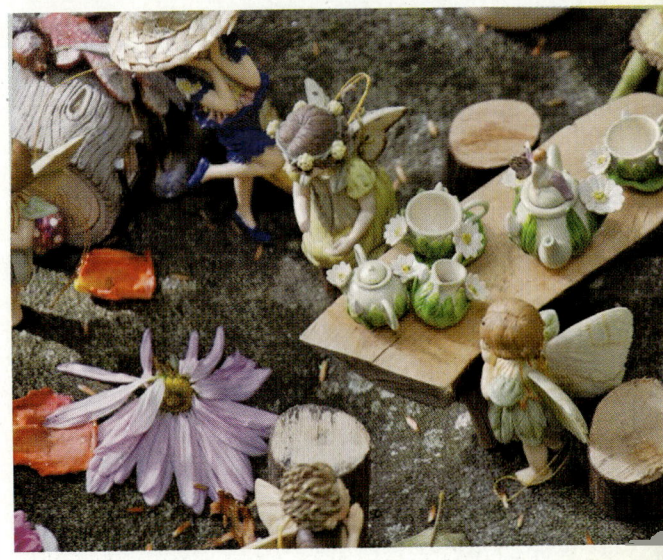

DAS ABENTEUER REINIGUNG BEGINNT

Tag 14

Weißt du was? Heute ist wieder Fastentag. Wenn du bereit dafür bist, fantastisch! Wenn nicht, dann nimm einfach leichte und lockere Nahrung zu dir. Einer der Vorteile des Fastens ist geistige Klarheit und spirituelle Reinigung. Durch das Fasten wirst du Überschüssiges los. Es schält die Schichten von Trägheit ab, die deinen göttlichen Honigkern freilegen. Einige der größten spirituellen Lehrer, Aktivisten, Künstler und Philosophen haben regelmäßig gefastet, um sich mit einer tieferen Schicht ihres Selbst zu verbinden. Gandhi, Buddha, Jesus, Mutter Theresa, Platon, Aristoteles, Abraham Lincoln und Leonardo da Vinci sind einige berühmte Beispiele aus der Hall of Fame der Fastenden. Buddhas Erfahrung mit dem Fasten ist très crazy sexy. Während er mit längerem Fasten experimentierte, stellte Buddha fest, dass es zu extrem für ihn war (für mich auch!). Stattdessen wählte er das Ein-Tages-Tune-up, das ihn auf den mittleren Weg und zur Erleuchtung führte. Buddha ist umwerfend!

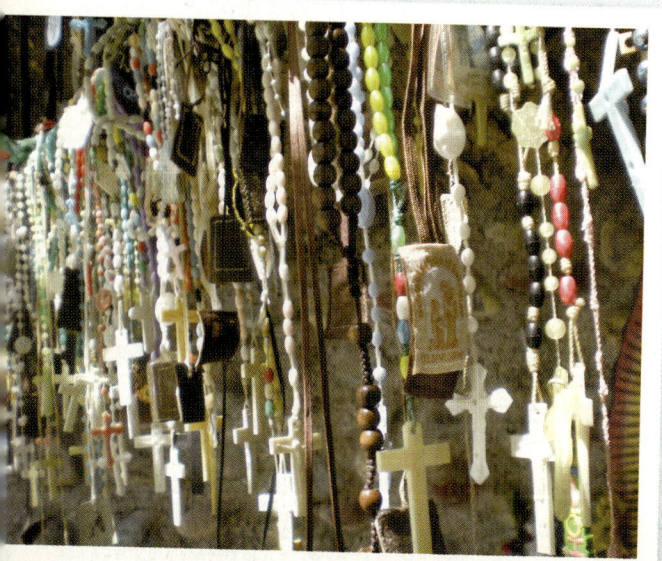

FOKUS

Denk über andere Bereiche in deinem Leben nach, in denen sich Überflüssiges angesammelt hat. Wandschränke? Aktenschränke? Wie sieht es mit deinem Adressbuch aus? Uiuiui ... Es könnte Zeit für einen kleinen Hausputz sein, und zwar nicht nur mit Putzlappen und Besen. Es ist an der Zeit, alles Gift aus dem kleinen schwarzen Buch zu entfernen. Du hast einfach nicht genug Energie, um dich mit Leuten abzugeben und auszupowern, die immer nur nehmen und nehmen. Die Menschen, die wirklich wichtig sind, werden sich der Herausforderung stellen!

GEBET

Hilf mir, mit liebevollem Herzen die Beziehungen loszulassen, die mich runterziehen. Ich segne sie und schicke sie ins Licht, damit ich ihre müden Hintern nicht länger in meinem Geist herumtragen muss. Leite mich an, mich mit Menschen zu umgeben, denen es leicht fällt zu geben und zu nehmen.

AFFIRMATION

Ich bin ein Magnet für Güte und Sternenlicht. Gleiches zieht Gleiches an. Die Beziehungen in meinem Leben sind nährend, und ich werde heute unterstützt

DEINEN KÖRPER IN SCHWUNG BRINGEN

Lies noch einmal den Abschnitt über Reiki in Kapitel 7 durch und gib dir selbst heilende Energie. Nimm nach einer fünfunddreißigminütigen Bewegungs- und Schüttelsitzung ein Salzwasser- oder ein Apfelessigbad.

TIPP

Wie läuft es mit den Nickerchen? Übst du dich darin, herunter- und abzuschalten? Oh, und bekommst du deine acht Stunden Nachschlaf.

Lass uns realistisch sein. Manchmal kann sich „Verzeihung" wie ein Schimpfwort anhören. Uns allen fällt es schwer, Menschen, Erinnerungen und Situationen loszulassen, die uns verletzen. Aber an Groll festzuhalten, hält uns gefangen. Möchtest du dich befreien? Wähle Frieden. Er ist eine Fahrkarte zum Wohlbefinden. Das bedeutet nicht, dass du deinen Feind zum Abendessen einladen und ihn umarmen oder dich über Missbrauch oder Vernachlässigung hinwegsetzen musst. Es bedeutet, dass deine Gesundheit deine oberste Priorität ist und dass alles, was den Fluss blockiert, verschwinden muss! Lass die negativen Emotionen los, die an dir nagen und deine Vitalität herabsetzen. Übe dich in Vergebung.

Manchmal ist es am schwierigsten, seinem eigenen Körper zu vergeben. Vielleicht hast du das Gefühl, dass er dich auf irgendeine Weise verraten hat. Versuche, das Problem neu zu definieren. Wenn er ein Professor wäre, was würde er dir dann beizubringen versuchen? Werde dir der Lektion bewusst. Wenn du kannst, vergib deiner Familie, deinen Freunden, Feinden, Zellen, Knochen, deinem Gewebe und, was am wichtigsten ist, dir selbst!

FOKUS

Schreibe eine Liste, in der du Menschen, Situationen und Körperteile aufzählst, denen du vergeben musst.

GEBET

Hilf mir, den Schmerz loszulassen und zu vergeben.

AFFIRMATION

Durch die Kraft der Vergebung schmelzen sämtliche emotionalen und physischen Hindernisse dahin. Ich umarme meine Vergangenheit und freue mich auf meine Zukunft. Heute verzeihe ich.

DEINEN KÖRPER IN SCHWUNG BRINGEN

Nimm Spaß ernst. Plane ihn. Notiere ihn in deinem Kalender. Über Spaß lässt sich nicht verhandeln, und Spaß hilft dir, was zu tun? Zu vergeben! Probier es mal mit Trampolinspringen. Auf einem Minitrampolin zu springen verbrennt etwa 100 Kalorien in fünfzehn Minuten. Das ist wirklich nicht zu verachten! Die Spielzeit auf dem Trampolin hilft dir, Fett aus deinem Gewebe, deinen Zellen und Oberschenkeln hinauszubefördern. Spiele deine Lieblingslieder in voller Lautstärke und springe bis zum Himmel. Wenn du dir im Moment kein Trampolin leisten kannst, dann kauf dir ein Springseil und hüpfe los, während du ein fröhliches Liedchen schmetterst!

TIPP

Stell dein eigenes Studentenfutter her. Trockenfrüchte wie zum Beispiel getrocknete Goji-Beeren haben einen niedrigen glykämischen Indexwert und lassen sich gut mit Nüssen kombinieren, weil beide dieselbe Darm-Durchlaufzeit haben. Probier zum Beispiel eine Mischung aus Goji-Beeren, rohen Macadamia- oder Cashewnüssen, Maulbeeren und einigen rohen Kakaobohnen-Bruchstücken aus. Nenne sie Vergebungs-Studentenfutter und genieße eine Handvoll davon, während du die Erfahrungen segnest, die dich zu der starken Person gemacht haben, die du heute bist.

Tag 15

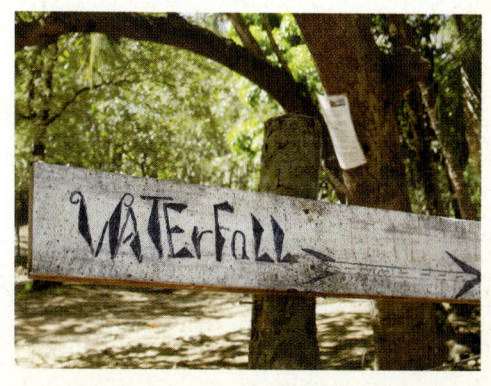

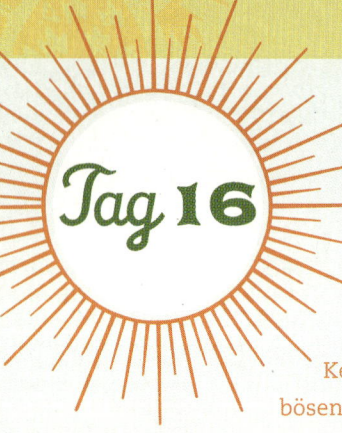

Tag 16

Eine Sache, die du brauchen könntest, um deinen Arsch in Bewegung zu setzen und so zu leben, als ob du es ernst meinst, ist das Reisen. Keine Angst. Wie die bösen Mädchen, so kommst auch du mit dem crazy sexy Lebensstil überall hin.

FOKUS

Abenteuer! Du lebst nicht auf einer Insel (natürlich nur, sofern du nicht wirklich auf einer Insel lebst). Nichts und niemand kann dich daran hindern, eine Sightseeing-Tour durch deinen eigenen Hinterhof, quer durch die Stadt oder quer über den Globus zu machen.

GEBET

Gib mir die Weisheit, über meine Grenzen hinauszusehen.

AFFIRMATION

Ich bin eine globale Göttin/ein globaler Gott und ich bin offen für die Welt.

DEINEN KÖRPER IN SCHWUNG BRINGEN

Trockenbürsten ... erledigt? Fünfunddreißig Minuten joggen, spazieren gehen, dich überschlagen, herumrollen oder springen ... erledigt? Neti-Kännchen ... erledigt? Wie steht es damit, deine Augenbrauen von einer Kosmetikfee in Form bringen zu lassen? Deine Brauen sind der Rahmen, der deine Schönheit unterstreicht. Kümmere dich um sie.

TIPP

Lies die Ratschläge meiner Freundin Emily Deschanel über crazy sexy Essen für unterwegs.

LEBE VEGAN! *mit Emily Deschanel*

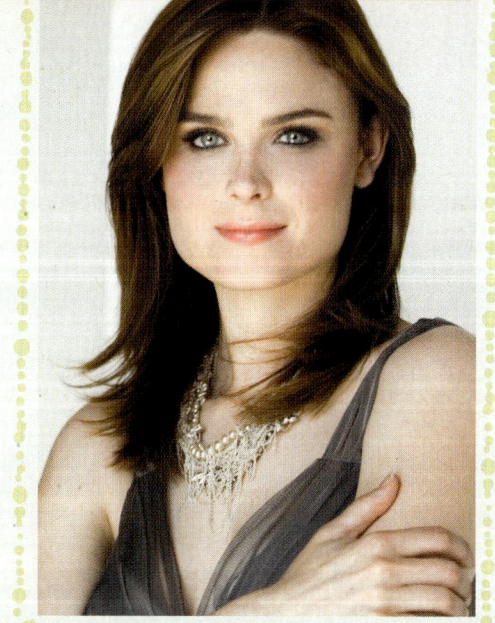

Jeff Vespa

Umweltbewusst und grün – oder vegan – zu leben, ist nicht immer leicht gewesen. Ich bin Schauspielerin, deshalb finde ich mich oft an Orten und in Umständen wieder, wo es nicht gerade leicht ist, gesund zu essen. Reisen und die Arbeit am Drehort erfordern ein wenig zusätzliche Planung.

Recherchiere immer im Internet, bevor du irgendwo hinfährst. Druck dir eine Liste mit Bioläden, Bauernmärkten und Restaurants in der Region aus, in die du fährst. Bevor ich aufbreche, schaue ich auch Saftbars nach. Saft hilft mir, mich besser und gesünder zu fühlen und er bringt meinen Körper wieder in den Normalzustand zurück, nachdem er durch das Fliegen durcheinandergekommen ist. Die folgende Webseite hilft dir bei der Suche nach einem vegetarischen oder veganen Restaurant in einer fremden Stadt: www.vegetarisch-ausgehen.de/

In fremden Ländern oder sehr entlegenen Gebieten herumzureisen, kann schwierig sein. Die Sprache und kulturellen Vorlieben können ein Hindernis darstellen. Im Vegan Passport, 3. Auflage 2010 (die deutsche Online-Version wurde von der Veganen Gesellschaft Österreichs herausgegeben), findest du deine veganen Bedürfnisse in dreiunddreißig verschiedene Sprachen übersetzt, damit Kellner und Lebensmittelhändler dir bei der Auswahl der richtigen Produkte helfen können. Halte dich ansonsten an ganze Früchte und Gemüse – vielleicht wirst du sie in bestimmten Teilen der Welt, in denen die Trinkwasserversorgung problematisch ist, in heißem Wasser abkochen müssen.

Flughäfen werden zunehmend besser darin, gesundes vegetarisches bzw. veganes Essen anzubieten, doch auch hier bleibt noch viel zu tun. Ich kann mich nicht darauf verlassen, dass ich in Terminal-Läden und Restaurants als Veganerin viel Auswahl habe. Und wie oft meine vorbestellte vegane Mahlzeit im Flieger nicht verfügbar war, kann ich schon gar nicht mehr zählen. Wenn es dir also keine Schwierigkeiten bereitet, deine Lieblingsmahlzeiten mitzunehmen, dann lege dir einen Vorrat an und lass Platz in deinem Handgepäck und deinem Koffer. Nimm einen Salat in einem verschlossenen Behälter mit. Ich liebe „Käse" von Dr. Cow® (ein rohes Nahrungsmittel, das aus Cashewnüssen besteht) und Cracker. Nori-Algen-Päckchen von Sea's Gift® sind eine tolle Alternative zu Kartoffelchips.

Ohne viel Gepäck zu reisen ist wichtig, aber genauso wichtig ist es, vorbereitet zu sein. Ich bin schon mit einem Mixer im Gepäck verreist – der Magic-Bullet®-Mixer ist ein kleiner Mixer, mit dem man leicht verreisen kann. Ich packe auch Proteinpulver und grüne Pulver für Shakes sowie Plastikbeutel mit Nahrungsergänzungsmitteln ein, auf denen ich die Tageszeit oder die Mahlzeit vermerkt habe.

Wenn du kannst, dann wohne in einem Hotel mit Kochnische, um deine eigenen Mahlzeiten zuzubereiten, oder verstaue Produkte vom Markt im Kühlschrank. Greife für die Zubereitung eines Festmahls auf Gemüserezepte auf dem Smartphone, deinem Laptop oder einem elektronischen Lesegerät zurück.

Wenn ich auf eine Party oder zu einem Abendessen eingeladen bin, biete ich immer an, mein eigenes Essen mitzubringen, damit sich meine Gastgeber nicht verpflichtet fühlen, Rezepte zu verwenden, die sie möglicherweise einschüchtern, oder eine besondere Mahlzeit nur für mich zuzubereiten. Veganes Essen kann erschreckend für Menschen klingen, für die es etwas Neues ist. Dies ist eine wunderbare Gelegenheit für dich, um andere an veganes Essen heranzuführen und sie davon zu überzeugen, wie gut es schmecken kann! Wenn ich zu einer Veranstaltung gehe und nicht weiß, was auf dem Speiseplan steht, dann esse ich, bevor ich von zu Hause weggehe.

Wenn du in Urlaub fährst, kannst du immer ein veganes Angebot wählen. Sieh unter www.vebu.de, www.verträglich-reisen.de, www.veggie-hotels.de oder www.vegotel.com nach, um Urlaubsorte und Pauschalangebote zu finden. Du kannst jedoch nicht immer eine Reise auf diese Weise planen. Ich bin im letzten Sommer nach Spanien gefahren, was nicht gerade der gemüsefreundlichste Ort ist. Also habe ich recherchiert und festgestellt, dass ihre Definition von Vegetarismus nicht genauso streng ist wie unsere. In den meisten vegetarischen Restaurants wird Huhn serviert! Doch ich war in der Lage, während der gesamten Reise vegan zu bleiben, indem ich mich an Vollwertkost hielt (wie landwirtschaftliche Erzeugnisse und Getreide). Gazpacho ist eine köstliche vegane Suppe!

Denk dran, dass es abenteuerlich ist, vegan zu leben, und Reisen ist es auch – Forschergeist, Aufgeschlossenheit und die Bereitschaft, ehrlich mit deinen Bedürfnissen umzugehen, sollten dich befähigen, völlig problemlos um die ganze Welt zu reisen!

Emily Deschanel ist Star der Serie Bones – Die Knochenjägerin und setzt sich für Gesundheit und Tierschutz ein.

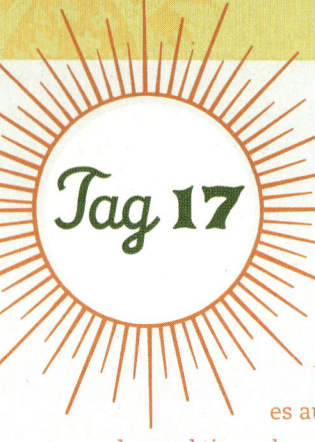

Tag 17

Eines der Dinge, die ich auf meiner Reise mit dem großen K (wie KrePs) gelernt habe, ist, dass ich meine eigene beste Freundin bin. Und stell dir vor: Du bist es auch! Wenn du dich kennen und respektieren lernst, dann bist du nie allein, egal wie schwierig es wird und wie dunkel es dir erscheinen mag. Vergiss das nie, okay? Das Leben ist heftig. Hindernisse sind an der Tagesordnung. Klopf dir selbst auf den Rücken! Sei stolz darauf, wie weit du gekommen bist. Du bist klasse!

FOKUS

Jetzt ist eine gute Zeit, um deine beste Freundin/deinen besten Freund (dich!) zu fragen:
- Was benötigt mehr Aufmerksamkeit in deinem Leben?
- Von welcher Sache könntest du dich befreien, um mehr Zeit zu haben?
- Welche liebevollen Worte über dich selbst würde dir deine beste Freundin sagen?
- Schreibe diese ermutigenden Worte mit rotem Lippenstift auf deinen Badezimmerspiegel

GEBET

Hindernisse sind verkappte Gelegenheiten – lass sie mich erkennen, wenn ich sie sehe.

AFFIRMATION

Ich akzeptiere und liebe mich so, wie ich bin. Ich glaube an mich.

DEINEN KÖRPER IN SCHWUNG BRINGEN

Lass dir die Haare schneiden, leg dir ein paar neue legere Klamotten zu, sei Madonna und erfinde dich neu. Mittlerweile hast du wahrscheinlich einige Pfunde verloren, deine Haut sieht frisch und jugendlich aus und dein Verhalten glänzt. Schaff dir einen Stil an, der dieser Magie entspricht!

TIPP

Reibe deinen Bauch sorgfältig ein. Dein kleiner Scheißer wird es dir danken. Lege dich auf den Rücken, beuge die Knie und stell dein Füße auf dem Boden ab. Wende mäßigen Druck an und reibe langsam mit kreisförmigen Bewegungen im Uhrzeigersinn. Beginne auf der rechten Seite, dann gehe weiter über deinen Bauch (unterhalb deines Brustkorbs) und schließlich über die linke Seite hinunter. Wiederhole diesen Ablauf mehrere Male. Wenn du Probleme mit Blähungen hast, die sich nicht lösen wollen, dann probier aus, ob es dir hilft, eine Wärmflasche auf dein Bäuchlein zu legen.

Tag 18

Visionstafeln manifestieren können. Ich verbeuge mich vor der universellen Magie meiner Visionstafel! Wenn du noch keine hast, dann ist heute ein guter Tag, um eine anzulegen. Wenn du schon eine Visionstafel hast, dann gestalte sie neu. Tränke sie mit Liebe und Ehrfurcht, halte sie lebendig und aktiv und wisse, dass sie große Kraft besitzt. Es reicht nicht aus, Dinge aufzuhängen und dann auf deinem Sofa zu sitzen und nichts zu tun. Hecke deinen Angriff aus und plane ihn! Um deine Lust für alle Dinge zu wecken, die mit Vision zu tun haben, erzähle ich dir hier eine meiner Lieblingsgeschichten aus der Visionstafel. Ich hoffe, sie inspiriert dich.

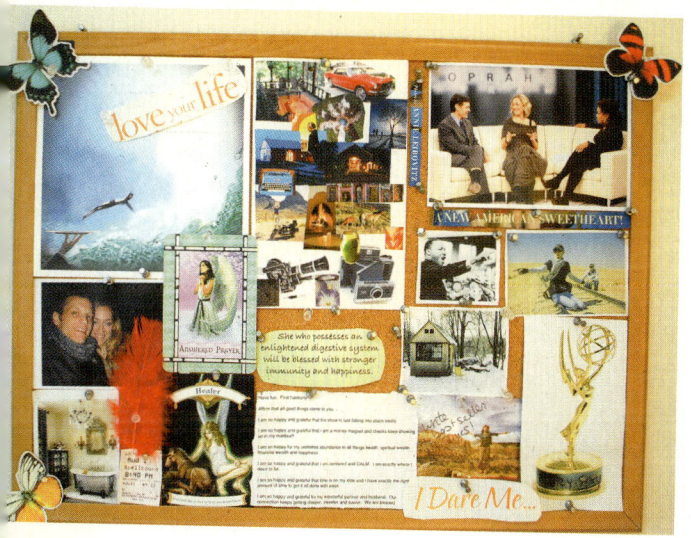

crazy sexy CANCER UND OPRAH

Als ich beschloss, meinen Film zu machen, schrieb ich die Worte CRAZY SEXY CANCER auf meine Visionstafel. Obwohl mir viele TV-Manager gesagt haben, dass ich es nie im Leben schaffen würde, einen Dokumentarfilm über Krebs (zu deprimierend) mit einem Namen wie diesem (zu schräg) ins Fernsehen zu bringen, habe ich es doch geschafft. Aber das war noch nicht alles. Neben meinen Traum hatte ich noch eine klitzekleine Notiz geheftet. Darauf stand: „Oprah, halte mir einen Platz frei, ich komme." Auch wenn ich nicht wusste, ob ich am Leben bleiben, geschweige denn einen Film beenden würde, ließ ich die Belohnung nicht aus den Augen und stürzte mich mit meinem Herzen, meiner Seele und meinen Ersparnissen in das Projekt. Vier Jahre später wurde er auf TLC ausgestrahlt, und ich saß auf Lady O's bequemer weißer Couch. Ich erinnere mich nicht mehr an viel von jenem surrealen Tag (außer, dass ihr mein Parfum gefiel und mir ihre Ohrringe und dass sie mich als „crazy sexy Lehrerin" bezeichnete, was ich wirklich cool fand, und dass sie supernett und gutaussehend war und toll umarmen konnte. Oh, und ich habe beim Chinesen gegessen, als alles vorbei war). „Was ich ganz sicher weiß", wie Oprah sagen würde, ist, dass ich an jenem Tag ein tiefes Gefühl von Stolz und Erfüllung hatte. Wenn ein Mensch von Vertrauen, einer Mission und einer Visionstafel angetrieben wird, ist es am besten, ihm oder ihr aus dem Weg zu gehen, denn sonst könnte es sein, dass du einfach umgerannt wirst.

FOKUS

Kreativität! Deine Werkzeuge = eine Schere, Zeitschriftenausschnitte, Gebete, Zitate, Liebesbriefe an dich selbst, Klebstoff und ein großes Stück Papier plus Pinnwand oder Reißzwecken und ein Korkbrett sowie Fantasie. Gib dir die Freiheit zu erforschen, was immer du möchtest. Sperr deine innere Redakteurin im Badezimmer ein; sie ist eine gottverdammte Nervensäge. Wenn du deine Tafel angelegt hast, dann stelle oder hänge sie an einen Platz, von dem aus du sie ständig sehen kannst. Deine Visionstafel will nicht, dass du eingehst wie eine Primel: Sie möchte, dass du explodierst wie ein donnernder Deckhengst!

GEBET

Trockne meine Tränen. Hilf mir, meinen Reichtum zu sehen und die Gelegenheit beim Schopf zu packen.

AFFIRMATION

Das, wonach ich mich sehne, ist schon auf dem Weg.

DEINEN KÖRPER IN SCHWUNG BRINGEN

Lerne Bauchtanz, mach einen Zumba-Kurs, fang an mit Fechten oder mit Taekwondo. Dich zu bewegen ist alles! Oh, und benutzt du Zahnseide? Ein gesunder Mund = ein gesunder Körper.

TIPP

Sei Französin. Ja, du liest richtig. Französische Frauen essen kleine Portionen. Sie lassen ihr Leben nicht aus den Fugen geraten. Lass Raum für Kreativität (und das Französisch-Sein), indem du Platz in deinem Magen lässt. Iss langsam, erkenne, wann du satt bist, und dann mach den Laden dicht.

Tag 19

Da wir uns schon auf der Zielgeraden befinden, werden wir heute mal etwas tun, was ein wenig anders ist. Sicher, ich möchte, dass du gut isst, deine Affirmationen machst, betest und dich bewegst. Aber diese Aufgabe – eine meiner Lieblingsübungen in kreativem Schreiben – erfordert sehr viel Konzentration. Schreibe einen Brief an dich selbst, aber aus deiner Perspektive in zehn Jahren. Beschreibe darin, wie gut sich alles nach zehn Jahren entwickelt hat. Beginne deinen Brief mit folgenden Worten: „Du wirst nie glauben, was passiert ist!" Schreibe so viele Details auf, wie du kannst – wo du lebst, wie du aussiehst, wie du dich fühlst und was du tust. Dann lies diesen Brief einer Freundin oder einem Freund vor – ja, richtig – und lies ihn laut vor (dein Kumpel kann es ebenfalls tun).

Tag 20

Du bist großartig! Wie fühlst du dich jetzt, wo das Programm fast zuende ist? Bist du aufgeregt? Nervös? Fühlst du dich inspiriert? Schreib es auf! Zieh Bilanz, wie weit du gekommen bist. Nimm zur Kenntnis, welche Zeilen im Skript deines Lebens du erfolgreich neu geschrieben hast. Vielleicht müssen einige davon noch redigiert werden. Du näherst dich der Ziellinie und es ist Zeit für den Endspurt!

FOKUS

Baue eine crazy sexy Gruppe auf. Gründe deine eigene unverschämte Selbsthilfegruppe oder Strick-und-Läster-Wellnessgruppe. Motiviert euch gegenseitig, tut euch zusammen, gebt euer Indianerehrenwort und helft einander, am Ball zu bleiben. Es ist wesentlich leichter, mit diesem wilden Ritt fortzufahren, wenn du eine Kameradin hast, die dir Feuer unterm Hintern macht.

GEBET

Mögen die richtigen Menschen zusammenkommen, um die unterstützendste Gruppe zu schaffen, die vorstellbar ist.

AFFIRMATION

Ich ziehe unterstützende und motivierende Freundschaften an. Wir lieben und respektieren uns gegenseitig. Wir tragen Verantwortung füreinander.

DEINEN KÖRPER IN SCHWUNG BRINGEN

Mach das Trockenbürsten und verwöhne deinen Körper nach dem Duschen mit Kokosöl. Wenn du Lust hast zu glitzern, dann probier die Körperbutter „You Glow Girl" von Simply Divine Botanicals® aus. Hier sind einige der Zutaten: Glitzer (na klar!), ätherische Öle, Vitamin E, Aloe Vera, Avocado und Sheabutter, bedingungslose Liebe und Dankbarkeit.

TIPP

Sei eine Spirulina-Ballerina! Spirulina, eine blaugrüne Alge, ist eine gute Quelle für Vitamin B12 und Eisen, und sie ist außerdem ein vollständiges Protein. Dieses magische grüne Pulver stärkt das Immunsystem, es schützt deine Leber und ist gut für die Verdauung. Gib ein wenig davon in deinen Smoothie.

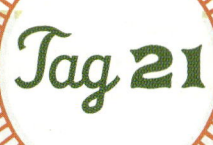

Tag 21

Du hast es geschafft! Ich gebe dir noch eine stehende Ovation – wirklich – und zusätzlich hüpfe ich noch auf und ab. Während du vorangehst, denk dran, dass die crazy sexy Diät kein „alles oder nichts" sein muss. Tu, was du kannst, um dich weiter basisch und pflanzlich zu ernähren, nähre deine Seele ebenso wie deinen Körper und achte auf deine inneren Bedürfnisse. Schreibe dein persönliches Leitbild auf und lass dich von ihm führen. Unabhängig davon, wo du gerade bist, wird es dich immer nach Hause bringen. Halte es kurz und kraftvoll, damit du dich immer daran erinnern kannst. Stelle es auf deinen Altar. Sieh es, fühle es, sei es!

MEIN LEITBILD

Ich widme mein Leben dem Streben nach Frieden. Frieden beginnt mit meinem körperlichen und mentalen Wohlbefinden, es erstreckt sich auf meinen Teller, es leitet all meine Beziehungen, meine persönlichen und geschäftlichen Vorgänge und Entscheidungen. Menschen können mir kein Glück geben; sie können nur an meinem bereits vorhandenen Glück teilhaben, das sich aus innerem Frieden herleitet.

FOKUS

Lebe in der Gegenwart, erwarte die Zukunft.

GEBET

Wisse, dass ich wunderbar bin, so wie ich bin. Hilf mir, der Zukunft mit Vorsatz und Integrität, Instinkt und Begeisterung entgegenzusehen.

AFFIRMATION

Ich bin heute die Verkörperung von Erfolg! Ich bin ein Champion.

DEINEN KÖRPER IN SCHWUNG BRINGEN

Neunzig Minuten Tiefengewebsmassage. Du hast sie dir verdient!

TIPP

Du hast deine Ernährung verändert, deinen Arsch bewegt, deinen Körper von Schlacken befreit, im crazy sexy Stil gebetet, Affirmationen gesprochen wie eine Kriegerin, anerkannt, was du liebst, dir die heiße Quelle der Dankbarkeit erschlossen und möglicherweise sogar einen Hauch von Zauberei hinzugefügt, „sicherheitshalber". Aber was wäre, wenn du aus irgendeinem saumäßigen Grund immer noch nicht an deine Fabelhaftigkeit glauben würdest? Nun, dann habe ich noch einen weiteren Trick für dich: Tue so, als ob. Schwindele es dir solange vor, bis du es tatsächlich schaffst. Einstellungs-Olympioniken nutzen diese Trainingsmethode schon seit Generationen. In Kürze wirst du dein Königtum anerkennen, ohne dich dafür entschuldigen zu müssen. Denk dran, wir manifestieren nur dann erfolgreich unsere Träume, wenn die Gefühle hinter unseren Absichten entsprechend ausgerichtet sind. So zu tun als ob, lehrt uns, an uns selbst zu glauben und uns nie mit weniger zufriedenzugeben. Wenn negative, nihilistische Gedanken hochkommen, korrigieren und ersetzen wir sie sofort durch positive Visualisierungen und Affirmationen. „Ich bin krank, schwach und hässlich" wird zu „Ich liebe meinen Körper. Ich bin gesund und stark und absolut atemberaubend". Probiere dein Selbstvertrauen an, bis es passt – und gehe voran.

Ich liebe dich! Vielen Dank dafür, dass du diesen Weg mit mir gegangen bist. Ich fühle mich wirklich geehrt, dass du es getan hast …

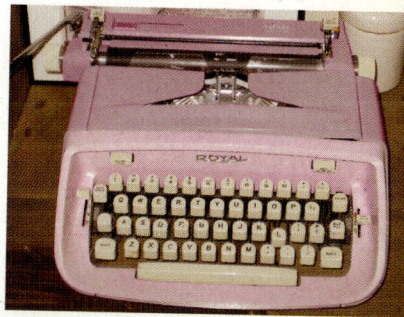

Kommentar: Becky B.

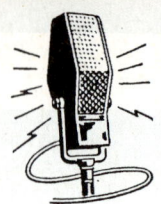

Nachdem ich Kris' Film Crazy Sexy Cancer entdeckt hatte (okay, am Anfang fand ich den Titel ziemlich schräg), konnte ich nicht umhin, mich von ihrer schönen Seele angezogen zu fühlen. Unabhängig von ihrem Gesundheitszustand strahlte sie, und ich wollte etwas von dieser Chuzpe haben! Ich litt an einer Reihe von Autoimmunstörungen unbekannten Ursprungs und wollte etwas finden, das die westliche Medizin und die großen Pharma-Unternehmen nicht vermochten: Mir selbst meine Gesundheit zurückgeben. Oder mir zumindest etwas geben, das ich tun konnte, außer die verordneten Medikamente zu nehmen und gehorsam zu nicken. Kurz nachdem die Crazy-sexy-life-Website ans Netz gegangen war und sich die Internet-Gemeinschaft gegründet hatte, war ich schon süchtig. Zahlreiche Veränderungen sollten bald folgen: angefangen damit, dass ich verarbeitete Nahrungsmittel, Zucker und die üblichen Übeltäter fast vollständig wegließ, bis dahin, dass ich Freunde fand, die mir auf meinem Weg halfen. Ich habe Wissen gesammelt und es mit allem und jedem geteilt, der auf meinem Weg ist. Meine Gastroparese hat sich verbessert, meiner Schilddrüse geht es besser, meine Dickdarmentzündung ist geheilt und ich bin in mehr Hinsichten gewachsen, als ich aufzählen kann. Jetzt arbeite ich jeden Tag daran, mein eigenes Strahlen von innen nach außen zu bringen!

Fazit

Wow, du grüne, schlanke „Gottes- bzw. Göttinnen-Maschine"! Wir haben es gemeinsam in ziemlich kurzer Zeit ziemlich weit geschafft. Die größere Neuigkeit ist: Du hast soeben dein Leben verändert, selbst wenn du gerade erst begonnen hast, grüne Säfte zu trinken oder das Rindfleisch wegzuwerfen und es durch Bohnen zu ersetzen. Wie fantastisch ist das? Wie brillant und inspirierend bist du? Nun, ich habe eine aktuelle Kurzmeldung – einen Warnhinweis – für dich: Das große Abenteuer hat gerade erst begonnen! Viele der Menschen, denen ich auf dieser Reise begegnet bin, waren genau wie du, bevor sie den Sprung in den CSE-Pool gewagt haben. Sie haben sich miserabel gefühlt – vielleicht sogar an einer Krankheit gelitten – und sie haben geglaubt, dass es einen anderen Weg geben müsse. Hey, auch ich war so ein Mensch! Sobald du dich volle Kanne in die CSE stürzt (und ich hoffe, dass du das tun wirst), wirst du erstaunlich viele Möglichkeiten für deine Gesundheit und dein Glück erkennen. Das Leben wird leichter und du leuchtest heller. Schön. Wenn du deinen Hintern bewegst, dich fokussierst, manifestierst, betest und lachst – Frau oh Frau, wirst du dann in die Höhe schnellen! Tatsächlich hoffe ich, meine Liebe, dass du dich meiner Internet-Gemeinschaft anschließen und mir deine Geschichten und Erfahrungen erzählen wirst, während du auf dem crazy sexy Pfad weitergehst. Ich kann es kaum erwarten, deine großartigen Neuigkeiten zu hören! (Ach ja: Wenn du mir ein neues gesundes Rezept schicken willst, dann ist das auch gut!). Bis wir uns wiedersehen, du süßer Engel ...

Frieden und Gemüse!
kris carr

Säfte und Smoothies

crazy sexy REZEPTE

MACH SAFT, NICHT KRIEG GRÜNER SAFT
(Für 2 Personen)

Dieses ist mein Motto und mein Morgengetränk. Das Rezept ergibt fast einen Liter Saft.

- 2 große Gurken (geschält, falls keine Bioqualität)
- 4-5 Grünkohlstängel
- 4-5 Blätter Romanasalat
- 4 Stangen Staudensellerie
- 1-2 große Brokkolistiele
- 1-2 Birnen
- 1 ca. 2,5 cm großes Stück Ingwerwurzel

Verarbeite alle Zutaten zu Saft. Anderes Grünzeug, das du wahlweise hinzufügen kannst: Petersilie, Spinat oder Löwenzahn. Gib auch Gartenerbsen- oder Sonnenblumensprossen hinein, wenn du welche da hast.

SAFT à la URBAN ZEN
von Marc Alvarez, Küchenchef im Urban Zen

(Für 8 Personen; ergibt 8 Tassen)

- 6-8 Blätter Romanasalat
- 4-6 Blätter Palmkohl
- 2 Granny Smith-Äpfel
- 4 Fuji-Äpfel
- 1 Fenchelknolle
- ½ Sellerieknolle
- 1 ganze Gurke
- 1 gelbe Paprika
- 1 Packung Babyspinat (360 g)
- 1 ca. 2,5 cm großes Stück Ingwerwurzel
- 1 ganze Zitrone

Weiche den Romanasalat und die Palmkohlblätter in einer großen Schüssel mit kaltem Wasser ein. Bewege die Blätter sanft hin und her, um den Sand zu entfernen. Hebe die Blätter aus dem Wasser und lege sie in eine andere Schüssel.

Wasche die übrigen Früchte und Gemüse in kaltem Wasser. Schneide alles in Stücke, die klein genug sind, um in die Öffnung des Entsafters zu passen.

Verarbeite alle Zutaten zu Saft, indem du abwechselnd Blattgemüse und Obst in den Entsafter gibst. Bewahre den Saft höchstens zwei Tage im Kühlschrank auf.

GRÜNER GURU SMOOTHIE
(Für 2 Personen)

- 1 Avocado
- 5-8 Blätter Romanasalat
- 1 Gurke
- 60 ml E3Live® (Algen)
- 1 Tasse Kokosnusswasser (oder gefiltertes Wasser)
- 1 Banane oder 1-2 Birnen
- Stevia nach Geschmack oder 1 Teelöffel Agavensüße

Gib alle Zutaten in einen Mixer und püriere sie so lange, bis sie weich sind.

APFEL-SPROSSEN-SMOOTHIE
(Für 2 Personen)

- 1-2 grüne Äpfel
- 1 kleiner Bund Romanasalat
- 1 Gurke
- ½ Esslöffel Kokosöl
- 1 Tasse Brokkoli- oder Gartenerbsensprossen
- Gefiltertes Wasser oder Kokosnusswasser
- Stevia nach Geschmack oder 1 Teelöffel Agavendicksaft

Gib alle Zutaten in einen Mixer und püriere sie so lange, bis sie weich sind.

Salate und Dressings

WOODSTOCK-FRIEDENSSALAT

Verwende einige oder alle der folgenden Zutaten und richte sie mit Tahini-Dressing an:

- Gemischtes Biogemüse (Romanasalat, Ruccola oder Spinat), in Würfel geschnittene Gurken, rote Paprika, geriebene Karotten, Brokkoliröschen, gewürfelte rote Zwiebeln, geriebener Rotkohl, jede Art von Sprossen (meine Lieblingssorten sind Sonnenblumen- und Mungobohnensprossen), Avocado, in Öl eingelegte Oliven und Hanfsamen

TAHINI DRESSING

- 1 Tasse* Tahini
- ½ Tasse Zitronensaft
- 1 Knoblauchzehe
- Wasser (verwende genug, um das Dressing zu verdünnen und die gewünschte Konsistenz zu erreichen)
- Salz und Pfeffer nach Geschmack

Verrühre alle Zutaten in einer Schüssel, bis sie gut vermischt sind.

TOFUSALAT OHNE EI

von Chad Sarno, www.rawchef.com

(Für 6 Personen)

- 2 Blöcke fester Tofu
- 1 Tasse vegane Mayonnaise
- ¼ Tasse fein geriebene Zwiebeln
- ¼ Tasse geriebene Karotten
- ½ Tasse fein gehackte Petersilie
- ¼ Tasse Nährhefe
- 1 Esslöffel Dijon-Senf
- ½ Teelöffel Salz
- ½ Teelöffel Pfeffer

Zerbröckele den gesamten Tofu in einer großen Schüssel. Vermenge die übrigen Zutaten mit den Händen, bis sie gründlich vermischt sind. Der Salat hält sich fünf Tage.

GEHOBELTER GRÜNKOHL-AVOCADO-SALAT

von Chad Sarno, www.rawchef.com

(Für 2 Personen)

- 1 gehobelter Grünkohl
- 1 Tasse gewürfelte Tomaten oder rote Paprika
- 1 Tasse geschnittene Avocado
- 2½ Esslöffel Oliven- oder Leinöl
- 1½ Esslöffel Zitronensaft
- 1 Teelöffel Meersalz
- ½ Teelöffel Cayenne-Pfeffer

Schwenke alle Zutaten in einer Rührschüssel und drücke beim Vermengen den Grünkohl mit der Hand aus, damit er zusammenfällt. Die Avocado sollte cremig sein. Serviere sofort.

Füge als Variante frische, feingehackte Kräuter hinzu oder gewürfeltes Gemüse deiner Wahl. Du kannst den Grünkohl durch Mangold oder Spinat ersetzen.

KOHL-HANF-SALAT

von Chad Sarno, www.rawchef.com

(Für 4 Personen)

- 4 Tassen gehobelter Rot- oder Grünkohl
- 3 Esslöffel Hanf- oder Sesamsamen
- 1½ Esslöffel Hanföl
- 2 Esslöffel Olivenöl
- 2 Esslöffel Zitronensaft
- ¼ Tasse gehackter Koriander
- ½ Esslöffel Meersalz
- 1 Prise Cayenne-Pfeffer (nach Belieben)

Vermenge alle Zutaten gut in einer großen Rührschüssel. Knete den Kohl durch, bis das Dressing absorbiert ist und der Kohl weich wird.

* 1 Tasse entspricht 230ml.

VEGANER CÄSARSALAT MIT DRESSING

von Pam Brown, Garden Café, Woodstock, New York, www.gardencafewoodstock.com

- 1 Tasse Vegenaise® (vegane Mayonnaise)
- 1½ Teelöffel Dijon-Senf
- 1 Knoblauchzehe
- 1 Esslöffel Wasser
- 1½ Teelöffel Zitronensaft
- 1 Esslöffel Olivenöl
- 1½ Teelöffel Nährhefe
- Salz und Pfeffer nach Geschmack

Gieße das Dressing zum Servieren über Romana-Salatblätter und gehackte rote Zwiebeln. Toaste glutenfreies Brot und schneide es in kleine Quadrate, um Croutons zu erhalten.

MEDITERRANER QUINOA-SALAT MIT KAPERN

von Chad Sarno, www.rawchef.com

(Für 4 Personen)

- 3 Tassen gekochter Quinoa
- ¼ Tasse Olivenöl
- 3 Esslöffel frisch gehackte Minze oder frischer Dill (nach Belieben)
- 3 Esslöffel Kapern
- 2 Esslöffel Zitronensaft
- 1 Esslöffel abgeriebene Zitronenschale
- 3 Esslöffel leicht geröstete Pinienkerne
- 3 fein gehackte Knoblauchzehen
- 2 Esslöffel kleingeschnittener Lauch
- Salz und Pfeffer nach Geschmack

Vermenge alle Zutaten mit der Hand; serviere warm oder gekühlt.

EINFACHER MEDITERRANER SALAT MIT KAPERNÄPFELN

von Chad Sarno, www.rawchef.com

(Für 2 Personen)

- 1 in feine Scheiben geschnittene Gurke
- 3 fein geschnittene Roma-Tomaten
- ¼ Tasse gestiftelte rote Zwiebeln
- ¼ Tasse Kapernäpfel
- 2 Esslöffel Apfelessig
- 2 Esslöffel Olivenöl
- 3 Esslöffel in feine Streifen geschnittenes Basilikum
- ½ Teelöffel Meersalz

Vermenge alle Zutaten gut. Lass den Salat vor dem Servieren eine Stunde stehen, damit sich alle Aromen gut verbinden können.

SÜSSE DIJONSENF-VINAIGRETTE

von Chad Sarno, www.rawchef.com

(ergibt 2 Tassen)

- ¾ Tasse Dijonsenf
- ¾ Tasse Leinöl
- ¼ Tasse Agavendicksaft
- 2 Esslöffel frischer, fein gehackter Ingwer
- 4 fein gehackte Knoblauchzehen
- ¼ Tasse Apfelessig
- 3 Esslöffel Shoyu
- ¼ Tasse Wasser
- 1 Teelöffel Meersalz

Verquirle alle Zutaten in einer Rührschüssel, bis sie weich sind. Füge nach Geschmack noch mehr Agavendicksaft hinzu.

ROHES GRÜNE-GÖTTINNEN-DRESSING

von Gena Hamshaw, www.choosingraw.com

(Ergibt ca. 1 Tasse)

- ¼ Tasse Tahini
- ¼ Tasse Olivenöl
- 1 Esslöffel plus 1 Teelöffel Nama Shoyu (unpasteurisierte Sojasoße)
- 1 Teelöffel mildes weißes Miso
- 2 Esslöffel Zitronensaft
- 1 Teelöffel geröstetes Sesamöl (nicht hundertprozentig roh, aber …)
- 2 Esslöffel unverarbeiteter, ungefilterter Apfelessig
- 1 dicht gepackte Tasse Petersilie
- ½ dicht gepackte Tasse Dill
- ½ Tasse Wasser
- 1 Knoblauchzehe (nach Belieben)
- 1-2 gehackte Frühlingszwiebeln (nach Belieben)

Mische alle Zutaten in einer Küchenmaschine oder einem Mixer mit hoher Umdrehungszahl (wenn du eine Küchenmaschine verwendest, solltest du den Knoblauch vorher hacken).

KAROTTEN-MISO-DRESSING

von Gena Hamshaw, www.choosingraw.com

(Ergibt 3 Tassen)

- 3-4 sehr große geriebene Karotten (oder 7-8 kleine)
- 1 Tasse Wasser
- 3 Esslöffel mildes weißes Miso
- 1 Esslöffel Nama Shoyu
- 1 Esslöffel Zitronensaft
- 3 große entsteinte Medjool-Datteln
- Ein 25 cm großes Stück geschälte Ingwerwurzel
- 1 Esslöffel geröstetes Sesamöl

Vermische alle Zutaten mit Ausnahme des Sesamöls in einem Mixer. Fange bei niedriger Geschwindigkeit an und erhöhe sie dann langsam. Dein Gerät wird anfangs etwas zornig klingen, doch sobald es anfängt zu mixen, wird es sich wieder beruhigen! Wenn du eine cremige, gleichmäßige Mischung hast, dann schalte die Geschwindigkeit hoch und träufle das Sesamöl hinein. Überprüfe die Textur: Wenn du sie gerne dicker hättest, dann füge mehr geriebene Karotten hinzu!

Wenn du keinen Mixer hast, dann reibe einfach die Karotten zuerst und mixe alles mit einem konventionellen Pürierstab. Serviere das Dressing auf einem Salat oder als Dip für Gemüse-Snacks – wohl bekomm's!

AVOCADO-KREUZKÜMMEL-DRESSING

von Gena Hamshaw, www.choosingraw.com

(Ergibt 1 Tasse)

Dieses cremige Dressing, das durch ein Rezept der veganen Köchin Myra Cornfield inspiriert ist, ist immer ein Hit bei Partys oder Abendessen!

- 1 Teelöffel ganze Kreuzkümmelsamen
- 3 Esslöffel frischer Limettensaft
- 3 Esslöffel Olivenöl nativ extra
- 1 reife Avocado
- ½ Teelöffel Salz
- ½ Teelöffel Dijonsenf
- 1 fein gehackte Knoblauchzehe
- ¼ - ½ Tasse Wasser (je nachdem, wie dick du es haben möchtest)
- Schwarzer Pfeffer

Röste die Kreuzkümmelsamen ohne Fett in einer schweren Pfanne, bis sie duften. Zermahle sie in einer Gewürzmühle zu Pulver. Gib den gemahlenen Kreuzkümmel zusammen mit Limettensaft, Öl, Avocado, Salz, Senf, Knoblauch und Wasser in einen Mixer und vermische das Ganze, bis es sehr weich ist. Bestreue es mit Pfeffer und würze nach Geschmack.

ROHES RANCH-DRESSING

von Gena Hamshaw, www.choosingraw.com

(Ergibt etwa 1½ Tassen)

- ¾ Tasse Cashewkerne, die mindestens 2 Stunden lang eingeweicht wurden
- ½ Tasse Wasser
- 2 Esslöffel Zitronensaft
- ¼ Tasse Apfelessig (ein wenig mehr, wenn du es saurer magst)
- ¼ - ½ Teelöffel Salz
- ½ Teelöffel getrockneter Thymian
- ½ Teelöffel getrockneter Oregano
- 1 Knoblauchzehe (nach Belieben)
- ½ Teelöffel Zwiebelpulver (nach Belieben)
- 3 Esslöffel frischer Dill
- 3 Esslöffel frische Petersilie
- 3 Esslöffel Olivenöl

Mixe alle Zutaten in einem Hochgeschwindigkeitsmixer – oder mixe alle Zutaten mit Ausnahme des Öls in einer Küchenmaschine und träufle das Öl hinein, bis die Mischung cremig ist und sich zu einer Emulsion verbunden hat.

Füge, wenn das Dressing gut vermengt ist, noch einige Esslöffel Kräuter hinzu und vermische sie mit den übrigen Zutaten. Genieße das Dressing auf einem großen grünen Salat.

ASIATISCHES DRESSING MIT INGWER

von Gena Hamshaw, www.choosingraw.com

(Ergibt etwa 1⅓ Tassen)

- 1 ca. 2,5 cm langes Stück Ingwerwurzel (oder 1½ Teelöffel Ingwerpulver)
- ½ Teelöffel Kurkuma
- ¾ Tasse Leinöl
- 2 Teelöffel geröstetes Sesamöl
- ¼ Tasse Limettensaft
- 2 Esslöffel mildes weißes Miso
- 4 große entsteinte Medjool-Datteln oder 1-2 Päckchen Stevia
- ¼ Tasse Nama Shoyu
- ¼ Tasse Wasser

Mische alle Zutaten bei hoher Umdrehungszahl, bis sie cremig sind und sich zu einer Emulsion verbunden haben.

KNOBLAUCH-HANF-KÖNIGSDRESSING

von Kristen Suzanne, www.kristensraw.com

(Ergibt etwa 1½ Tassen)

- 1 Tasse Hanföl
- ½ Tasse frischer Zitronensaft
- 3 große Knoblauchzehen
- 1½ Teelöffel italienische Gewürzmischung
- ½ Teelöffel Himalaya-Salz

Mixe alle Zutaten gründlich, bis die Mischung eine cremige Konsistenz bekommt. Träufle etwas davon auf deinen nächsten Salat. Wenn du das Knoblauch-Hanf-Königsdressing in einem luftdichten Behälter in deinem Kühlschrank aufbewahrst, ist es bis zu fünf Tage lang haltbar.

AZTEKEN-SALAT

von Candle Café, New York City, www.candlecafe.com

(Für 4 Personen)

Dieser reichhaltige und beglückende Salat ist voll von mexikanischen Aromen. Alle Bestandteile können lange im Voraus vorbereitet und erst kurz vor dem Servieren miteinander vermengt werden.

Für den Tempeh:

- 225 g geviertelter Tempeh
- 1 Tasse Apfelsaft
- 1 Tasse Shoyu (Sojasoße)
- ⅔ Tasse Wasser
- ¼ Tasse geschälter, geriebener Ingwer
- 2 gehackte Knoblauchzehen
- 1 Tasse Agavendicksaft
- Barbecue-Sauce mit geräucherten Jalapeños (Rezept siehe nächste Seite)

Für den Quinoa:

1½ Tassen ungekochter Quinoa

2¾ Tassen Wasser

1 Esslöffel Meersalz

2 geschälte Maiskolben

1 geschälte, dünn geschnittene rote Zwiebel

1 Tasse gehackter frischer Koriander

1 entkernte, abgezogene und in feine Streifen geschnittene rote Paprika

2 Tassen getrocknete schwarze Bohnen, gekocht und abgetropft, oder 2 Tassen abgetropfte Bohnen aus der Dose

Saft einer Limette

Vinaigrette aus gebratenen Tomaten (Rezept siehe weiter unten)

Für die gerösteten Kürbiskerne:

1 Tasse Kürbiskerne

2 Teelöffel Olivenöl

1 Teelöffel Meersalz

½ Teelöffel Chilipulver

4 Tassen Blattsalatmischung

Um das Tempeh vorzubereiten:

Heize den Ofen auf 175° Celsius vor. Lege die Tempeh-Viertel in einer einzigen Schicht in eine Backform. Vermische den Apfelsaft mit Shoyu, Wasser, Ingwer, Knoblauch und Agavendicksaft und gieße die Mischung über das Tempeh. Decke das Ganze zu und backe es 45 Minuten lang im Ofen. Lass das Tempeh abtropfen und abkühlen.

Bereite ein Kochfeld oder einen Holzkohlengrill vor oder stelle den Grill an. Bestreiche das Tempeh mit der Jalapeño-Barbecue-Sauce und grille es, bis es leicht gebräunt ist.

Um den Quinoa-Salat vorzubereiten:

Spüle den Quinoa durch, bis das Wasser klar ist, dann gieße ihn ab. Bringe das Wasser mit Salz zum Kochen, füge den Quinoa hinzu, reduziere die Hitze und lass ihn köcheln. Decke ihn zu und lass ihn 20 bis 25 Minuten lang kochen. Lockere den Quinoa mit einer Gabel auf und gib ihn in eine große Schüssel. Lockere ihn nochmals auf und stelle ihn zum Abkühlen beiseite.

Koche den Mais 8 Minuten lang in siedendem Salzwasser. Gieße das Wasser ab und lass den Mais abkühlen. Löse die Körner mit einem scharfen Messer aus den Kolben heraus. Stell sie beiseite.

Schütte Zwiebeln, Koriander, rote Paprika und schwarze Bohnen zusammen und schwenke sie. Füge den Limettensaft hinzu und schwenke alles noch einmal. Gib die Mischung zu dem Quinoa und vermische alles sanft miteinander. Füge etwa ¼ Tasse Vinaigrette mit gebratenen Tomaten hinzu und mische alles noch einmal.

Um die gerösteten Kürbiskerne vorzubereiten:

Heize den Ofen auf 190° Celsius vor. Schwenke die Kürbiskerne zusammen mit dem Olivenöl, Salz und Chilipulver. Breite sie auf einem Backblech aus und backe sie 5 bis 7 Minuten lang, bis die Kerne anfangen zu knacken. Stelle sie zum Kühlen beiseite.

Um den Salat zusammenzustellen:

Verteile den Blattsalat auf vier Salatschalen. Gibt etwa eine Tasse der mit Dressing verfeinerten Quinoa-Mischung auf den Salat. Schneide jedes Tempeh-Viertel in Dreiecke und lege vier Dreiecke Tempeh in einem Speichenmuster über den Quinoa. Bestreue den Salat mit Kürbiskernen und beträufle ihn mit einer kleinen Menge Dressing.

BARBECUE-SAUCE MIT GERÄUCHERTEN JALAPEÑOS

von Candle Café, New York City, www.candlecafe.com

(Ergibt 5 Tassen)

Diese würzige Sauce lässt sich sehr gut in der Speisekammer aufbewahren. Wir haben immer gerne etwas davon in Reserve, um sie über gegrillten Tofu oder Seitan zu gießen. Sie ist auch köstlich zu gegrilltem Gemüse.

3 getrocknete, geräucherte Jalapeños

3 Esslöffel fein gehackter Knoblauch

1 ½ Tassen Tomatenpaste

1 Tasse Apfelessig

½ Tasse Melasse

1 Tasse Agavendicksaft

¼ Tasse Senf

¾ Tasse getrocknetes Basilikum

1 Teelöffel Meersalz

Frisch gemahlener schwarzer Pfeffer

1 Tasse Wasser

½ Tasse Shoyu

Weiche die geräucherten Jalapeños 15 Minuten lang in heißem Wasser ein. Gieß dann das Wasser ab und zerkleinere sie. Gib die geschnittenen Jalapeños zusammen mit den übrigen Zutaten in einen Mixer und mixe sie solange, bis sie weich sind. Die Sauce wird sich zugedeckt bis zu zwei Wochen im Kühlschrank halten.

VINAIGRETTE MIT GEBRATENEN TOMATEN

von Candle Café, New York City, www.candlecafe.com

(Ergibt 3 Tassen)

Dieses Dressing ist vielseitig und köstlich. Sein kräftiger Geschmack passt gut zu allen möglichen Salaten, Gemüsen und Getreidesorten.

4 halbierte Roma-Tomaten

1¼ Tassen und 1 Esslöffel Olivenöl nativ extra

½ Teelöffel Meersalz

Frisch gemahlener schwarzer Pfeffer

½ Tasse Rotweinessig

1 Teelöffel zerkleinerte rote Pfefferflocken

2 fein gehackte Knoblauchzehen

2 Esslöffel gehackter frischer Koriander

Heiz den Backofen auf 200° Celsius vor.

Vermenge die Tomaten mit 1 Esslöffel Olivenöl und Salz und Pfeffer. Lege sie mit der Schnittseite nach unten auf ein Backblech und brate sie 20 bis 25 Minuten lang im Ofen, bis die Haut aufplatzt. Stelle sie zum Abkühlen beiseite.

Dann gib die Tomaten mit den restlichen 1¼ Tassen Olivenöl, Essig, den roten Pfefferflocken, Knoblauch, Koriander und Salz und Pfeffer in einen Mixer und mixe sie solange, bis sie weich sind. Schmeck ab und pass die Gewürze an. Die Vinaigrette wird sich zugedeckt bis zu einer Woche im Kühlschrank halten.

Variante: Willst du eine würzige Vinaigrette mit gerösteten Tomaten im Southwestern-Stil essen, dann gib vor dem Mixen vier gut gewässerte, geräucherte Jalapeños hinzu.

TUNESISCHER PALMENHERZ-SALAT MIT OLIVEN UND ZITRONIGEM TAHINI-DRESSING

von Latham Thomas, Tender Shoots Wellness

(Für 8 Personen)

2½ Bund frische Palmenherzen (auch Palmkohl genannt), entlang der Rippen in dünne Streifen geschnitten

1 Teelöffel Meersalz

¼ Tasse Olivenöl nativ extra

¼ Tasse Nama Shoyu

1 Esslöffel Agavendicksaft

1 Teelöffel scharfes Currypulver

½ Tasse Zitronensaft

1 Teelöffel Cayennepfeffer

1 Tasse Tahini

20 Gramm geriebene Ingwerwurzel

1 Tasse Pinienkerne

1½ Tassen entsteinte grüne Oliven

1½ Tassen gewürfelte rote Paprika

1 Tasse Hanfsamen

Nimm drei Stängel Palmenherzen (auch Palmkohl genannt) und schichte sie übereinander. Schneide den Palmkohl entlang der Rippen in 2,5 cm lange, dünne Streifen. Mische alle anderen Zutaten (mit Ausnahme der Oliven, Paprikaschoten und Hanfsamen), um ein dickes Dressing zu bekommen. Lege die Oliven, die Paprikastücke und die Hanfsamen in die Schüssel mit dem Palmkohl. Dann gieße das Tahini-Dressing darüber und mische das Ganze gründlich. Lass den Palmkohl ruhig zusammenfallen, wenn du ihn mit dem Dressing vermischst – das Salz und die Säure der Zitrone im Dressing lassen den Palmkohl weich werden und machen die Fasern zarter und leichter verdaulich. Den Palmkohl zu kneten, ist ebenfalls ein Teil des Ganzen, also benutze zum Mischen einen schönen Holzlöffel oder deine eigenen Hände.

Dieser Salat kann sofort serviert oder einen Tag im Voraus zubereitet werden. Er wird sich im Kühlschrank nicht sehr lange halten, wenn er mit Dressing übergossen worden ist – nach spätestens zwei Tagen wird er matschig. Willst du ihn ein paar Tage im Voraus machen? Dann bewahre den Palmkohl und das Dressing getrennt voneinander auf und gieße das Dressing erst vor dem Servieren über den Salat.

Suppen

TOMATEN-WILDREISSUPPE

von Chad Sarno, www.rawchef.com

(Für 4 Personen)

¼ Tasse sonnengetrocknete Tomaten, in Wasser eingeweicht

1 Esslöffel fein gehackter Knoblauch

3 Tassen Wasser (am besten das Wasser, das zum Einweichen der getrockneten Tomaten verwendet wurde)

3 Tassen zerkleinerte frische Tomaten

½ Tasse gehackte Petersili

⅓ Tasse gehacktes Basilikum

1 geschnittene Zucchini

½ Apfel

2 Esslöffel fein gehackter frischer Oregano

½ Esslöffel Meersalz

¼ Teelöffel Cayennepfeffer oder feingehackte scharfe Chilischote

1 Prise weißer Pfeffer

2 Tassen gekeimter Wildreis

1½ Tassen gewürfelte, in 2 Esslöffeln Nama Shoyu marinierte Portobello-Pilze

Mische die sonnengetrockneten Tomaten mit dem Knoblauch und einer Tasse Wasser im Mixer, bis sie weich sind. Füge alle übrigen Zutaten mit Ausnahme des Reises und der Pilze hinzu. Püriere sie bei geringer Umdrehungszahl, um eine etwas grobere Konsistenz zu erhalten. Füge den Reis und die Pilze hinzu und püriere sie bei geringer Umdrehungszahl 10-20 Sekunden lang. Serviere die Suppe warm.

ROHE GÖTTINNENSUPPE

(Für 1-2 Personen)

1 große Avocado

1 rote Paprikaschote

2 Tassen Blattsalat

1 Handvoll Grünkohl

1-2 Schalotten

1 Teelöffel Rotalge

Meersalz oder Apfelessig nach Geschmack

1 zerdrückte Knoblauchzehe

1 Prise Cayennepfeffer

Frische Kräuter wie Dill, Thymian und Basilikum nach Geschmack

Wasser

Püriere sämtliche Zutaten. Verwende Wasser, wenn du die Suppe noch etwas verdünnen möchtest. Du musst diesem Rezept nicht genau folgen – welche Gemüse magst du? Du kannst anstelle der Avocado auch Oliven- oder Leinöl nehmen.

MISOBRÜHE MIT ZUCCHINI, SOMEN-NUDELN UND SHIITAKE-PILZEN

von Chad Sarno, www.rawchef.com

(Für 4 Personen)

¼ Tasse dunkles Gerstenmiso

4 Tassen warmes Wasser

1½ Tassen frischer gehackter Ingwer

2 Knoblauchzehen

2 Esslöffel Sesamöl

½ Esslöffel Shoyu

¼ Teelöffel Cayennepfeffer

1 geschälte und mit Hilfe eines Spiralschneiders zu Spiralen geschnittene Zucchini

8-9 Shiitake-Pilze, die du nach dem Entfernen der Stiele papierdünn geschnitten und in einem Esslöffel Shoyu und einem Esslöffel Olivenöl mariniert hast;

2 Esslöffel fein geschnittene Frühlingszwiebeln

Püriere in einem Hochgeschwindigkeitsmixer das Miso, warmes Wasser, Ingwer, Knoblauch, Sesamöl, Shoyu und Cayennepfeffer. Gieße die Suppe langsam durch ein feinmaschiges Sieb und achte darauf, keinen Schaum zu produzieren. Gieße die Suppe zum Servieren in Schalen und gib die übrigen Zutaten zu gleichen Teilen hinein. Serviere die Suppe warm.

ZITRONENGRAS-INGWER-MISOSUPPE

von Candle Café, New York City, www.candlecafe.com

(Für 6-8 Personen)

Zitronengras, eine wichtige Zutat der Thai-Küche, gibt deiner Suppe ein wunderbar erfrischendes Aroma, insbesondere, wenn du es mit Miso und Ingwer kombinierst. Serviere diese köstliche und belebende Suppe mit einem Salat und Getreide.

- 8 Tassen Wasser
- 1 Stängel Zitronengras, geputzt, geschält und in dünne Scheiben geschnitten
- 1 Teelöffel Sesamöl
- 1 Tasse gelbe Zwiebel, geschält, halbiert und in dünne Scheiben geschnitten
- 2 Esslöffel fein gehackte Ingwerwurzel
- ¾ Tasse weißes Miso
- 1 Tasse Enoki-Pilze zum Garnieren
- 1 Tasse dünn geschnittene Frühlingszwiebeln (nur der grüne Teil) zum Garnieren

Bring das Wasser mit dem Zitronengras zum Kochen und lasse es fünfzehn Minuten lang köcheln; dann wirf das Zitronengras weg und gieße das Wasser in ein gesondertes Gefäß. Erhitze das Öl in einer Schwenkpfanne und koche Zwiebeln und Ingwer zusammen etwa zehn Minuten lang, bis die Zwiebeln glasig sind. Gib beides in einen Suppentopf und füge das vorher beiseite gestellte Kochwasser hinzu. Bringe alles zum Kochen, reduziere die Hitze und lasse es ohne Deckel fünf Minuten lang köcheln. Nimm den Topf vom Feuer und rühre das Miso ein.

Fülle die Suppe in Schalen, garniere sie mit Enoki-Pilzen und Frühlingszwiebeln und serviere sie sofort.

GESUNDE GURKEN-AVOCADO-SUPPE

von Angel Ramos, Küchenchef im Candle 79, New York City, www.candle79.com

(Für 6-8 Personen)

- 8 grob geschnittene Gurken
- 4 Avocados, deren Schalen und Kerne entfernt wurden
- 1 Jalapeño-Chilischote, deren Kerne entfernt wurden
- ½ Bund Koriander
- 1 Zweig Minze, dessen Stängel entfernt wurden
- Saft einer Limette
- 2 Esslöffel Salz
- 1 kleiner, in sehr feine Streifen geschnittener Rettich
- ½ in sehr feine Streifen geschnittene rote Paprika
- Aus 1 Maiskolben gelöste Zuckermaiskörner

Gib die Gurken und Avocados zusammen mit den Jalapeños, dem Koriander, den Pfefferminzblättern, dem Limettensaft und Salz in einen Hochgeschwindigkeitsmixer. Mixe alles bei hoher Geschwindigkeit, bis sämtliche Zutaten gründlich püriert sind (etwa 1 bis 2 Minuten).

Passiere das Püree durch ein Passiersieb und nimm dabei, falls notwendig, ein Spachtelmesser zuhilfe. Schmecke ab und würze auf Wunsch nach.

Fülle eine Portion der Gurken-Avocado-Suppe in eine Schüssel. Gib die feingeschnittenen Streifen aus Rettich und roter Paprika sowie einzelne Zuckermaiskörner zum Garnieren darüber. Guten Appetit!

KRISTEN SUZANNES ERNTESUPPE

von Kristen Suzanne, www.kristensraw.com

(Ergibt 6 Tassen)

- 11 Tassen Wasser
- 1 große gewürfelte Zucchini
- 2 mittelgroße geviertelte Tomaten
- 3 Stangen gehackter Staudensellerie
- 2 Tassen gewürfelte Karotten
- 2 entsteinte Datteln
- 1 Knoblauchzehe
- 2 Teelöffel Himalaya-Salz
- 1 Esslöffel Zwiebelpulver
- ½ Teelöffel schwarzer Pfeffer
- ½ Tasse Lein- oder Olivenöl

Variationen, die Spaß machen:
- Füge ½ Teelöffel frischen Koriander hinzu
- Füge ½ Teelöffel Lebkuchengewürz hinzu

Püriere alle Zutaten mit Ausnahme des Öls bei hoher Geschwindigkeit in deinem Mixer, bis sie wirklich cremig sind (ca. 1 Minute – ich mag diese Suppe ein wenig warm und sehr cremig). Dann füge, während der Mixer bei niedriger Drehzahl läuft, das Öl hinzu. Mixe etwa eine Minute oder weniger bei höherer Drehzahl weiter. Guten Appetit!

Saucen

PRANA SAUCE

(Für 2 Personen)

- 1 Tasse Kirschtomaten
- 1 gelbe Paprika
- ¼ Tasse sonnengetrocknete Tomaten
- 1 Tasse Basilikum
- 1 Esslöffel Olivenöl
- Meersalz nach Geschmack
- Getrockneter Thymian nach Geschmack
- Getrockneter Oregano nach Geschmack

Püriere alle Zutaten in einem Hochgeschwindigkeitsmixer, bis sie weich sind und du eine sämige Sauce erhältst.

LOTOS-PESTO

(Für 2 Personen)

- 2 dicht gepackte Tassen Basilikum
- 2 Knoblauchzehen
- ½ Teelöffel Meersalz
- ½ Tasse Pinienkerne
- ½ Tasse Olivenöl

Gib alle Zutaten in eine Küchenmaschine (oder einen Mixer) und püriere sie, bis sie weich sind.

> Serviere Pasta-Saucen auf glutenfreien Nudeln aus Zucchini oder Kürbis. Um rohe Nudeln zu machen, benutzt du am besten einen Spiralschneider, aber du kannst sie auch mit etwas Geduld von Hand schneiden.

Hauptgerichte

ICH-WERDE-GELIEBT-NORI-ROLLEN
(Für 3-4 Personen)

    4 Nori-Meeresalgen-Blätter

    2-3 Tassen gekochter Rundkorn-Naturreis

    Tahini

    ½ Gurke, in dünne Stifte geschnitten

    1 kleine Karotte, in dünne Stifte geschnitten

    ½ fein geschnittene Avocado

    2 Frühlingszwiebeln, in dünne Stifte geschnitten

    ½ Tasse Sonnenblumensprossen

    Glutenfreies Nama Shoyu oder Tamari

    ¼ Tasse geriebener Ingwer

Lege ein Nori-Blatt mit der glänzenden Seite nach unten auf eine Bambusmatte. Arbeite mit nassen Händen und stelle eine kleine Schüssel Wasser neben dich, um deine Finger darin einzutauchen. Verteile eine dünne Schicht des Reises gleichmäßig auf dem Nori-Blatt und lass etwa 2,5 cm am oberen Ende frei. Verteile eine dünne Schicht Tahini über dem Reis. Lege 2 Gurkenstifte auf das Ende, das dir am nächsten ist. Lass etwa 2,5 cm am unteren Ende frei. Danach füge ¼ der Karotte, Avocado und Frühlingszwiebeln hinzu. Streue ein paar Sprossen oben drauf. Rolle das Noriblatt mit Hilfe der Matte eng von unten her auf. Versiegele es mit ein paar Tropfen Wasser am oberen Ende.

Schneide die Rolle vorsichtig in ca. 2,5 cm große Stücke. Benutze ein gezacktes Messer, das du vorher in ein wenig Wasser getaucht hast. Wiederhole dasselbe mit den übrigen Zutaten. Tauche sie in rohes Tamari oder glutenfreies Nama Shoyu. Gib den Saft des geriebenen Ingwers zu der Sauce, um ihr einen besonderen Kick zu verleihen!

Du kannst auch rohe Nori-Rollen mit Yambohne, Blumenkohl oder Rüben anstelle von Reis machen. Verwende eine Küchenmaschine, um die Gemüse zu zerkleinern, damit sie körnig aussehen.

BUDDHA-SCHÜSSEL
(Für 2-3 Personen)

Eine Budda-Schüssel ist Fast Food für den bewussten Esser. Bereite dir eine beliebige Mischung leicht gedämpfter, sautierter oder fein gehackter roher Gemüse zu und verzehre sie auf einem glutenfreien Getreide (Hirse, Quinoa, brauner Reis, was immer du im Haus hast). Füge eine Avocado hinzu, um das Ganze noch leckerer zu machen.

Hier ist ein Beispiel für 2 hungrige Esser:

    1-2 Tassen brauner Reis (du wirst welchen übrig haben).

    ½ Brokkoliröschen

    1 Tasse Kichererbsen

    ½ gewürfelte rote Zwiebel

    1 geriebene Karotte

    1 Knoblauchzehe

    ¼ Tasse gemahlener Leinsamen

    ¼ Tasse gemahlene Hanfsamen

    1 Avocado

    ½ Tasse gewürfelte, in Öl eingelegte Oliven

    Meersalz oder Tamari nach Geschmack (Oliven sind salzig, sei also sparsam)

    1 Esslöffel Oliven- oder Leinöl

    1 Prise Cayennepfeffer

Koch den braunen Reis zuerst. Verwende beim Kochprozess ein Verhältnis von 2 Teilen Wasser auf 1 Teil Reis. Wenn du rohes Gemüse verwendest, dann hacke es fein und mische es mit dem Reis, solange er noch heiß ist. Dadurch wird das Gemüse ein wenig erhitzt, aber du verlierst keine Nährstoffe. Würze die Buddha-Schüssel nach deinem Geschmack.

SEXY KERNIGE KÜCHLEIN
(Die Portionen variieren je nach der Größe der Küchlein)

- ¼ Tasse rohe Kürbiskerne
- ¼ Tasse rohe Sonnenblumenkerne
- ¼ Tasse roher Leinsamen
- ¼ Tasse rohe Sesam- oder Hanfsamen
- 1 Tasse gemahlene Hirse oder glutenfreies Mehl
- 1½ Teelöffel Back-Natron
- ½ Teelöffel Meersalz
- 1 Päckchen Stevia (oder mehr)
- 1 Prise Zimt
- Ungesüßte Hanfmilch, um den Teig zu verdünnen

Verwende eine Kaffeemühle für alle Samen mit Ausnahme der Hanfsamen – sie müssen nicht gemahlen werden. Verwende die Mühle auch für die Hirse oder nimm einfach glutenfreies Mehl. Mische alle Zutaten mit Leidenschaft. Gieße gehäufte Esslöffel des Teigs auf eine mit Kokosöl – das beste Öl für hohe Temperaturen – bestrichene Pfanne oder auf ein Kuchenblech. Koche die Mischung, bis der Teig anfängt, Blasen zu werfen, und drehe den Teig um, wenn die Unterseite des Küchleins leicht gebräunt ist. Träufle zum Schluss ein wenig Agavendicksaft darauf und serviere.

THAI-GEMÜSE MIT ERDNUSSSAUCE
von Chad Sarno, www.rawchef.com

(Für 4 Personen)

- ½ Tasse Mandelmus
- 1 Esslöffel frischer gehackter Ingwer
- 1½ Esslöffel Zitronensaft
- 2 Esslöffel Süßungsmittel (Datteln, Rosinen oder Dörrpflaumen)
- 2 Knoblauchzehen
- 1½ Esslöffel Meersalz oder 1½ Esslöffel Shoyu
- 1 Teelöffel gewürfelte Serranos – mexikanische Chilis (nach Belieben)
- ⅓ Tasse Wasser oder mehr, um die Sauce zu verdünnen
- 2 in Halbmonde geschnittene Zucchini
- 2 in feine Streifen geschnittene Karotten
- 1 Tasse Brokkoliröschen
- 1 Tasse Zuckererbsen
- ½ Tasse gehackter Koriander

Püriere in einem Hochgeschwindigkeitsmixer das Mandelmus, den Ingwer, Zitronensaft, Süßungsmittel, Knoblauch, Salz, Serranos und Wasser, bis alles weich ist. Füge nach Bedarf Wasser hinzu, um die gewünschte Dicke zu erzielen. Schwenke die Sauce zusammen mit dem Gemüse und dem Koriander in einer großen Rührschüssel. Wenn das Gemüse gut geschwenkt ist, dann dörre es auf Backpapier bei 105 Grad zwei bis drei Stunden lang, bis es weich ist.

MEXIKANISCHER PILAW
von Chad Sarno, www.rawchef.com

(Für 4 Personen)

- 3 Tassen gekeimter oder gekochter Wildreis
- 3 Esslöffel gewürfelte Frühlingszwiebeln
- 1½ Tassen gewürfelte Tomaten
- ½ Tasse gehackter Koriander
- 2 Esslöffel frischer, fein gehackter Oregano
- ½ Tasse sonnengetrocknete Tomaten, 1-3 Stunden eingeweicht
- 1½ Esslöffel weißes Miso
- 1 Esslöffel fein gehackter Knoblauch
- 1 Esslöffel Chilipulver (wenn du es nicht so scharf magst, dann nimm nur einen oder einen halben Teelöffel)
- ½ Teelöffel Kreuzkümmel
- 2 Esslöffel Olivenöl
- 1 Teelöffel Meersalz

Gib den gekeimten oder gekochten Reis in eine Rührschüssel und schwenke ihn mit der Hand zusammen mit den Frühlingszwiebeln, einer Tasse gewürfelter Tomaten, Koriander und Oregano. Stelle die Schüssel beiseite. Püriere in einem Hochgeschwindigkeitsmixer die sonnengetrockneten Tomaten, die übrige halbe Tasse gewürfelte Tomaten, Miso, Knoblauch, Chilipulver, Kreuzkümmel, Zitronensaft, Olivenöl und Salz, bis alles weich ist. Schwenke die Tomatenpaste mit dem Reis und vermische alles gut.

SÜDSTAATEN-BURGER MIT SCHWARZEN BOHNEN UND GEBRATENEN SÜSSKARTOFFELN

von Pam Brown, Garden Café, Woodstock, New York, www.gardencafewoodstock.com

(Ergibt 10 Burger)

- 2 Tassen gekochte und pürierte schwarze Bohnen,
- Süßkartoffeln, die 2 Tassen ergeben, wenn sie geschält und in kleine Würfel geschnitten worden sind
- 2 Teelöffel Olivenöl
- Salz
- 85 g gewürfelte gelbe Zwiebeln
- 2 Teelöffel Knoblauch
- 3 Esslöffel Tamari
- 2 Teelöffel gemahlener Kreuzkümmel
- Pfeffer
- 200 g gekochter Reis
- 1½ Teelöffel vegetarische Worcestershire-Sauce
- 30 g Maismehl, plus 30 g zum Bestäuben

Heize den Backofen auf 175° C vor.

Gib die pürierten schwarzen Bohnen in eine Schüssel. Schäle und schneide die Süßkartoffeln. Lass sie in kaltes Wasser fallen, während du sie schneidest. Lass sie gut abtropfen und schwenke sie dann mit Olivenöl und Salz. Verteile sie gleichmäßig auf einem leicht geölten Backblech. Backe sie 25 bis 30 Minuten lang oder solange, bis sie weich sind. Schwenke sie gelegentlich.

Erhitze ein wenig Olivenöl in einer großen Sauteuse (hochwandige französische Pfanne) bei mittlerer Hitze. Füge die Zwiebeln und den Knoblauch hinzu und koche das Ganze, bis es leicht gebräunt ist. Schütte die Zwiebeln in die Schüssel mit den Bohnen. Rühre das Tamari, den Kreuzkümmel und Salz und Pfeffer nach Geschmack ein. Füge den gekochten Reis, Süßkartoffeln, Worcestershire-Sauce und 30 g Maismehl hinzu. Mische das Ganze gut und passe die Gewürze an. Forme die Masse zu 12 g schweren Pastetchen und wälze sie leicht in den übrigen 30 g Maismehl. Erhitze eine gusseiserne Bratpfanne bei mittlerer Hitze und füge noch mehr Olivenöl hinzu. Gib die Burger hinein und lass sie leicht auf jeder Seite bräunen. Lege sie auf ein Backblech und backe sie zehn Minuten lang.

Serviere die Burger mit Salsa und Guacamole auf deinem Lieblingsbrötchen oder einer Scheibe deines Lieblingsbrotes.

OLIVEN-QUESADILLAS

von Pam Brown, Garden Café, Woodstock, New York, www.gardencafewoodstock.com

(Für 1-2 Personen)

- 1 große Tortilla aus glutenfreiem Mehl
- 200 g veganer Käse
- 100 g karamelisierte Zwiebeln
- 100 g gebratene rote Paprika
- 8 halbierte Kalamata-Oliven

Verteile den veganen Käse auf einer Hälfte der Tortilla. Gib gleichmäßig Zwiebeln, Paprika und Oliven darauf. Klappe die Tortilla zusammen und grille sie, bis sie golden und knusprig ist.

ROHE ZUCCHINI-NUDELN

von Gena Hamshaw, www.choosingraw.com

(Für 1-2 Personen)

Für das asiatische Dressing:

(Ergibt 1½ Tassen)

- 1 ca. 2,5 cm großes Stück Ingwer
- 1 Tasse Olivenöl (oder Leinöl)
- 2 Teelöffel geröstetes Sesamöl
- Saft 1 Limone
- ¼ Tasse mildes weißes Miso
- 6 entsteinte Datteln oder ¼ Tasse Ahornsirup
- 2 Esslöffel Nama Shoyu
- ⅓ Tasse Wasser

Püriere alle Zutaten bei hoher Geschwindigkeit, bis sie cremig sind und sich zu einer Emulsion verbunden haben.

Für die Nudeln:

- 1 große oder 2 kleine Zucchini, spiralisiert oder mit einem Gemüseschäler geschnitten
- ½ in feine Stifte geschnittene rote Paprika
- ½ in feine Stifte geschnittene Karotte

¼ große oder ½ kleine Gurke, geraspelt oder in lange Streifen geschält

Frühlings- oder Jungzwiebeln zum Garnieren

Bereite, um das Gericht herzustellen, einfach alle Gemüse vor und vermische sie, mit Ausnahme der Frühlings- oder Jungzwiebeln. Schwenke sie mit ¼ Tasse Dressing und füge, falls notwendig, noch mehr Dressing hinzu. Streue nun die Zwiebeln darüber.

Zuckerschoten, Shiitake-Pilze, Zuckererbsen- oder Mungobohnensprossen sind ebenfalls eine großartige Ergänzung zu den Nudeln.

TOFU TERIYAKI

von Chad Sarno, www.rawchef.com

(Für 4 Personen)

2 Blöcke Tofu, die du in jeweils 6 Scheiben geschnitten hast

3 Esslöffel Shoyu oder Tamari

1 Esslöffel Sesamöl

½ Tasse Ananassaft

3 Esslöffel Reisessig

2 Esslöffel Agavendicksaft

2 gehackte Knoblauchzehen

1 Esslöffel fein gehackter Ingwer

½ Teelöffel gehackte scharfe Chilischoten

Verquirle alle Zutaten mit Ausnahme des Tofus gründlich in einer Rührschüssel. Gieße die Marinade in ein Gefäß, tauche den dünn geschnittenen Tofu darin ein und lass ihn 1-3 Stunden ziehen.

Lege den Tofu auf ein Backblech und gieße ¼ der Marinade darüber. Backe den Tofu 1-1½ Stunden langsam bei 150° Celsius und drehe ihn nach der Hälfte der Zeit um. Er ist fertig, wenn die Marinade verdunstet und der Tofu fest ist. Serviere ihn mit gekühlten Buchweizennudeln.

GEBRATENE TOMATEN, MIT PINIENKERN-SPINAT-PATÉ UND JUNGEM DILL GEFÜLLT

von Chad Sarno, www.rawchef.com

(Ergibt 4 Tassen oder Füllung für 8-10 Tomaten)

1½ Tassen Pinienkerne

2 Knoblauchzehen

2 Esslöffel Zitronensaft

⅓ Tasse Wasser

1 Teelöffel Muskatnuss

½ Teelöffel Meersalz

2 Esslöffel Olivenöl

1½ Tassen gewürfelte rote Paprika

1 Tasse sonnengetrocknete schwarze Oliven, entkernt und fein gehackt

2 Esslöffel fein gehacktes frisches Basilikum

3 Esslöffel fein gehackter frischer Dill

1½ Esslöffel fein gehackter frischer Oregano

1½ Tassen gehackter Babyspinat

8-10 gebratene Tomaten, deren Fruchtfleisch du entfernt hast, um „Tassen" aus ihnen zu machen

Zerkleinere und mische die Pinienkerne und den Knoblauch zusammen mit Zitronensaft, Wasser, Muskatnuss, Salz und Olivenöl in einer Küchenmaschine, bis du eine glatte Masse bekommst. Fülle sie in eine Rührschüssel und mische sie mit der Hand mit den übrigen Zutaten, mit Ausnahme der Tomaten. Fülle die Tomaten dann mit der Mischung auf.

ASIATISCHES POTPOURRI

von Chad Sarno, www.rawchef.com

(Für 4-6 Personen)

1 Tasse Brokkoli-Röschen

1 Tasse in feine Streifen geschnittene rote Paprika

1 Tasse klein geschnittener Rotkohl

1 Tasse in feine Streifen geschnittene Karotten

1 Tasse Portobello-Pilze (in Würfel geschnitten und in 3 Esslöffeln Olivenöl und 2 Esslöffeln Nana Shoyu mariniert)

1 Tasse asiatische Bohnensprossen

½ Tasse Koriander

½ Tasse gezupftes Basilikum

½ Tasse Olivenöl

1⅔ Tasse Orangensaft

3 Esslöffel weißes Miso

2 Esslöffel Nama Shoyu

2 Esslöffel frischer, gehackter Ingwer

1 Esslöffel zerdrückter Knoblauch

½ Esslöffel Meersalz

1 Teelöffel Cayenne-Pfeffer

Gib Brokkoli, Paprika, Rotkohl, Karotten, die marinierten Portobello-Pilze, die asiatischen Bohnensprossen, den Koriander und das Basilikum zusammen in eine Schüssel. Stelle sie beiseite.

Mische in einem Hochgeschwindigkeitsmixer Olivenöl, Orangensaft, Miso, Shoyu, Ingwer, Knoblauch, Salz und Cayenne-Pfeffer. Schwenke die Sauce zusammen mit der Gemüsemischung. Lass das Ganze etwa eine Stunde lang marinieren. Verteile das Gemüse in einem Dörrgerät und lass es bei 40° Grad eine Stunde lang dehydrieren. Serviere es warm.

PALAK PANEER (SPINAT MIT „SAHNESAUCE")

von Chad Sarno, www.rawchef.com

(Ergibt 4 Portionen)

½ Tasse Pinienkerne

1½ Esslöffel Zitronensaft

2 Esslöffel Olivenöl

½ Esslöffel Knoblauch

1 Esslöffel feingehackter, frischer Ingwer

1 Esslöffel Garam Masala (Gewürzmischung)

½ Teelöffel Zimt

¼ Teelöffel schwarzer Pfeffer

1 Teelöffel Salz

4 Tassen Babyspinat

¼ Tasse gewürfelte rote Paprika

3 Esslöffel fein gehackter Schnittlauch

Mische in einem Hochgeschwindigkeitsmixer Pinienkerne, Zitronensaft, Olivenöl, Knoblauch, Ingwer, Garam Masala, Zimt, Pfeffer und Salz, bis sie weich sind. Menge den Babyspinat, die gewürfelte Paprika und den Schnittlauch mit der Hand unter. Du kannst die Mischung erwärmen, indem du sie bei 40° Grad eine Stunde lang in ein Dörrgerät legst.

MARINIERTE MEERESALGEN

von Chad Sarno, www.rawchef.com

(Ergibt 4 Portionen)

2 Tassen gewässerte Arame-Algen

2 Tassen gewässerte Hijiki-Algen

3 Esslöffel fein gewürfelte grüne Zwiebeln

1 Esslöffel Nama Shoyu

2 Esslöffel Olivenöl

1 Esslöffel frischer Limettensaft

½ Teelöffel geröstetes Sesamöl

3 Esslöffel ungeröstete Sesamkörner

Mische alle Zutaten gut in einer Rührschüssel. Serviere die Meeresalgen sofort oder bewahre sie im Kühlschrank auf.

Desserts

AVOCADO-SCHOKOLADEN-PUDDING (AUCH ALS CHOCO-MOLE BEKANNT!)

von Gena Hamshaw, www.choosingraw.com

- 1 reife entsteinte Avocado
- 6-10 Datteln (je nach Größe der Datteln), falls notwendig eingeweicht
- ½ Teelöffel Vanille
- 4 gehäufte Esslöffel Kakao oder 2 Esslöffel Carobpulver
- ½ Tasse Wasser

Gib die ersten vier Zutaten in eine Küchenmaschine (du kannst auch ein Mixgerät verwenden, aber Küchenmaschinen funktionieren bei diesem Rezept wesentlich besser) und fange an, sie zu vermischen.

Gib tropfenweise das Wasser hinein und fahre dabei mit dem Mixstab auch die Schüsselseiten entlang, falls notwendig, bis die Mischung einem dicken Schokoladenpudding ähnelt. Lass die Maschine weitermixen, bis die Masse glatt und cremig ist. Wenn du gerade eine Diät mit niedrig-glykämischen Lebensmitteln machst oder eine Anti-Candida-Diät, dann verwende nach Geschmack Stevia oder Agavendicksaft anstelle der Datteln.

VANILLA CHIA TAPIOCA PUDDING

von Latham Thomas

- 7 Tassen Milch (aus Paranüssen, Hanfsamen oder Cashewnüssen)
- 2 Esslöffel Vanilleextrakt
- 1 Vanilleschote
- 2 Esslöffel Zimt
- ½ Tasse Agavendicksaft
- 1 Prise Meersalz
- 1 Tasse Chia-Samen

Mixe alle Zutaten (mit Ausnahme der Chia-Samen) in einem Hochgeschwindigkeitsmixer. Schütte die Chia-Samen in eine große Schüssel, gieße die Mischung darüber und fange an, sie zu verquirlen. Schlage sie weiter regelmäßig, um sicherzugehen, dass der Tapioka nicht klumpt. Er braucht etwa eineinhalb Stunden, um fest zu werden. Du kannst die Süße anpassen. Dieses Rezept ist großartig als Dessert für Kinder oder um ein gesundes Dessert herzustellen, das reich an Omega-3-Fettsäuren ist.

BANANEN-„SOFTEIS"-DESSERT

von Gena Hamshaw, www.choosingraw.com

Nimm 2 oder 3 gefrorene Bananen (du kannst sie in wiederverschließbaren Tüten einfrieren oder in Tupperware) und wirf sie in eine Küchenmaschine. Dann schalte die Maschine ein und lass sie etwa 5 Minuten lang laufen, wobei du ab und zu stoppen solltest, um das, was sich an den Seiten festgesetzt hat, abzukratzen. Die Bananen sollten immer lockerer, schaumiger und glatter werden. Wenn du fertig bist, werden sie cremigem Softeis ähneln. Schichte die Masse in Dessertschälchen um und mach dich bereit zum Staunen.

crazy sexy LITERATUR + LINKS

BÜCHER

ERNÄHRUNG

Barnard, Neal, *Dr. Neal Barnard's Program to Reverse Diabetes Now.* Rodale Inc. 2007

Barnard, Neal, *Iss dich fit. Die vitalisierende Kraft natürlicher Ernährung.* Reinbeck: Rowohlt Verlag 1998

Block, Keith, *Life Over Cancer: The Block Center Program for Integrative Cancer Treatment.* Bantam 2009

Bock, Kenneth und Cameron Stauth, *Healing the New Childhood Epidemics: Autism, ADHD, Asthma, and Allergies: The Groundbreaking Program for the 4-A Disorders.* Ballantine Books. Neudruck 2012

Campbell, Colin, Thomas Campbell, *China Study: Die wissenschaftliche Begründung für eine vegane Ernährungsweise.* Bad Kötzing: Verlag Systemische Medizin 2011

Carr, Kris, *Wilde schöne Krebskriegerin. Mein verrücktes Leben mit dem Krebs.* Bielefeld: Aurum 2014

Carr, Kris, *Kämpfen, Leben, Lieben: Wie ich mich gegen den Krebs wehre.* Berlin: Schwarzkopf & Schwarzkopf 2009

Carr, Kris, *Crazy Sexy Cancer Survivor: More Rebellion and Fire for Your Healing Journey.* Skirt! 2008

Case, Shelley, *Gluten-Free Diet: A Comprehensive Resource Guide.* Case Nutrition Consulting Inc., erweiterte und überarbeitete Auflage 2010

Clement, Brian R., *Wunder-Lebens-Mittel. Mit dem bewährten Hippocrates-Programm Lebenskraft tanken – für Gesundheit und Vitalität bis ins hohe Alter.* Hans Nietsch-Verlag 2012

Cousens, Gabriel, *Vier Schritte zur bewussten Ernährung: Der Weg zu Gesundheit und Transformation.* Emmendingen: Hans Nietsch-Verlag 2013

Davis, Brenda und Melina Vesanto, *Becoming Raw: The Essential Guide to Raw Vegan Diets.* Book Publishing Company 2010

Davis, Brenda und Melina Vesanto, *Becoming Vegan: The Complete Guide to Adopting a Healthy Plant-Based Diet.* Book Publishing Company 2000

Ehret, Arnold. *Die schleimfreie Heilkost.* Ritterhude: Waldthausen 2000

Fitzgerald, Randall, *The Hundred-Year Lie: How to Protect Yourself from the Chemicals That Are Destroying Your Health.* Plume. Neudruck 2012

Freedmann, Rory und Kim Barnouin, *Skinny Bitch: Die Wahrheit über schlechtes Essen, fette Frauen und gutes Aussehen – Schlanksein ohne Hungern!* München: Goldmann Verlag 2008

Freston, Kathy, *Quantum Wellness: A Practical Guide to Health and Happiness.* Weinstock Books 2009

Fuhrman, Joel, *Eat Right America Nutritarian Handbook: An Andi Food Scoring Guide.*

Gannon, Sharon, *Yoga und Vegetarismus: Fleischlos zur Erleuchtung.* Bielefeld: Theseus in J. Kamphausen 2012

Gates, Donna und Linda Schatz, *The Body Ecology Diet: Recovering Your Health and Rebuilding Your Immunity.* Hay House, überarbeitete Auflage 2011

Hyman, Mark, *The UltraMind Solution: Fix Your Broken Brain by Healing Your Body First.* Scribner. 1. Neudruck 2010

Junger, Alejandro, *Clean: The Revolutionary Program to Restore the Body's Natural Ability to Heal Itself.* Harper One, erweiterte Auflage 2012

Lipman, Frank, *Revive: Stop Feeling Spent and Start Living Again.* Fireside Books 2009

Ornish, Dean, *Revolution in der Herztherapie: Der Weg zur vollkommenen Gesundheit,* Bielefeld: Kamphausen Verlag 2010

Ornish, Dean, *The Spectrum: A Scientifically Proven Program to Feel Better, Live Longer, Lose Weight, and Gain Health.* Ballantine Books 2008

Pollan, Michael, *Lebens-Mittel: Eine Verteidigung gegen die industrielle Nahrung und den Diätenwahn.* München: Goldmann 2009

Robbins, John, *Food Revolution.* Emmendingen: Nietsch Verlag 2003

Schoffro Cook, Michelle, *The Life Force Diet. 3 Weeks to Supercharge Your Health and Get Slim with Enzyme-Rich Foods.* John Wiley & Sons 2008

Tuttle, Will, *World Peace Diet: Eating for Spiritual Health and Social Harmony.* Lantern Books 2005

Walker, Norman, *Darmgesundheit ohne Verstopfung.* Ritterhude: Waldthausen Verlag 1992

Watson, Brenda und Leonard Smith, *The Detox Strategy: Vibrant Health in 5 Easy Steps.* Kindle Edition 2008

Servan-Schreiber, David, *Das Antikrebs-Buch: Was uns schützt: Vorbeugen und Nachsorgen mit natürlichen Mitteln.* München: Goldmann Verlag 2012

ENZYME

Bohager, Tom, *Everything You Need to Know about Enzymes: A Simple Guide to Using Enzymes to Treat Everything from Digestive Problems and Allergies to Migraines.* Greenleaf Book Group 2009

Howell, Edward, *Enzyme Nutrition: The Food Enzyme Concept.* Avery Publishing Group Inc. 1987

Shinya, Hiromi, *Jung und gesund durch ein vitales Immunsystem: Wie Sie die entscheidenden Enzyme und Bio-Faktoren Ihres Körpers stärken*. München: Goldmann 2012

TRENNKOST

Diamond, Harvey und Marilyn, *Fit fürs Leben: Fit for Life*. München: Goldmann 321990

Marsden, Kathryn, *Das Basis-Buch der Trennkost. Dauerhaft abnehmen, rundum gesund sein*. München: Goldmann 2002

Meyerowitz, Steve und Rick, *Food Combining and Digestion: 101 Ways to Improve Digestion: Easy to Follow Techniques to Increase Stomach Power*. Book Publishing Company 41992

GLYKÄMISCHER INDEX

Brand-Miller, Jenny, Kaye Foster-Powell und Philippa Sandall, *The New Glucose Revolution: The Glycaemic Index Solution for Optimum Health*. Hodder and Stoughton 2003

Ravage, Barbara, *The G.I. Handbook*, New Holland Publishers Ltd. 2005

Im Verlag Gräfe und Unzer sind zahlreiche Bücher von Marion Grillparzer erschienen, die Kochen unter Berücksichtigung des glykämischen Indexes als *GLYX-Diät* bezeichnet

ENTSAFTEN UND FASTEN

Calbom, Cherie, *Mit Saft und Kraft*. München: Droemer Knaur 1993 (vergriffen)

Murray, Michael T., *Das neue Saftbuch. So leben Sie gesund*. Weil der Stadt: Natura Viva 2007

Walker, Norman W., *Frische Frucht- und Gemüsesäfte: Vitalstoffreiche Drinks für Fitness und Gesundheit*. München: Goldmann 1995

Wigmore, Ann, *Schlank, fit und gesund mit Weizengras*. München: Moderne Verlagsgesellschaft 1998 (vergriffen)

pH-WERT

Schoffro Cook, Michelle, *The Ultimate pH Solution: Balance Your Body Chemistry to Prevent Disease and Lose Weight*. William Morrow Paperbacks 2007

Vasey, Christopher, *Das Säure-Basen-Gleichgewicht. Die Quelle für Vitalität und Wohlbefinden*. München: Midena Verlag im Droemer Weltbildverlag 2000.

Young, Robert O. und Shelley Redford Young, *Die pH-Formel: Für das Säure-Basen-Gleichgewicht*. München: Goldmann Verlag 2003

KOCHREZEPTE

Colleen, Patrick-Goodreau, *The Vegan Table: 200 Unforgettable Recipes for Entertaining Every Guest at Every Occasion*. Fair Winds Press 2009

Gentry, Ann, *The Real Food Daily Cookbook: Really Fresh, Really Good, Really Vegetarian*. Ten Spped Press 2005

Mosokowitz, Isa Chandra und Terry Hope Romero, *Veganomicon: The Ultimate Vegan Cookbook*. Perseus Distribution 2000

O'Brien, Susan, *The Gluten-Free Vegan: 150 Delicious Gluten-Free, Animal-Free Recipes*. Da Capo Press 2007

Pierson, Joy, Bart Potenza und Barbara Scott-Goodman, *The Candle Café Cookbook: More Than 150 Enlightened Recipes from New York's Renowned Vegan Restaurant*. Clarkson Potter 2003

Ronnen, Tal, *The Conscious Cook: Delicious Metaless Recipes to Change Your Life*. Collins Living 2009

Stepaniak, Joanne, *The Ultimate Uncheese Cookbook: Create Delicious Dairy-Free Cheese Substitutes and Classic „Uncheese" Dishes*. Book Pub Co. 2003

ROHKOST

Calabro, Rose Lee, *Living in the Raw: Recipes for a Healthy Lifestyle*. Book Pub Co. 2003

Cohen, Alissa und Leah J. Dubois, *Raw Food for Everyone: Essential Techniques and 300 Simple-To-Sophisticated Recipes*. Avery Trade. Neudruck 2011

Engelhart, Terces, *I am Grateful: Recipes and Lifestyle of Cafe Gratitude*. North Atlantic Books 2012

Kenney, Matthew, *Everyday Raw*, Gibbs Smith 2008

Kenney, Matthew und Sarma Melngailis, *Raw Food/Real World: 100 Recipes to Get the Glow*. William Morrow Cookbooks 2005

Phyo, Ani, *Ani's Raw Food Kitchen: Easy, Delectable Living Foods Recipes*. Da Capo Press 2007

Shannon, Nomi, *The Raw Gourmet: Simple Recipes for Living Well*. Alive Books 2007

crazy sexy LITERATUR UND LINKS

AUF DEUTSCH ...

... hat Attila Hildmann sehr erfolgreiche Kochbücher mit veganen Rezepten veröffentlicht:

Vegan for youth, Becker Joest Verlag 2013

Vegan for fit, Becker Joest Volk Verlag 2012

Vegan for fun: Vegane Küche, die Spaß macht, Becker Joest Volk Verlag 2011

Herzer, Uschi und Hiller, Joachim: Das Ox-Kochbuch 5: Kochen ohne Knochen – mehr als 200 vegane Punk-Rezepte, Ventil Verlag 2013.

Just, Nicole: La Veganista: Lust auf vegane Küche, Gräfe und Unzer, 2013

Just, Nicole: Vegan backen: Mit Liebe, aber ohne Ei, Gräfe und Unzer, 2013

Dahlke, Rüdiger: Vegan für Einsteiger, Gräfe und Unzer, 2014

Mattukat, Jumana: Mami ist das vegan?, J.Kamphausen, 2013

Boutenko, Victoria: Green for Life, Hans-Nietsch-Verlag, 2009

Boutenko, Victoria; Grüne Smoothies, Hans-Nietsch-Verlag, 2010

Wignall, Judita: Going Raw – Wie Sie Ihre Ernährung erfolgreich auf Rohkost umstellen und damit ihr Leben bereichern, Hans-Nietsch-Verlag, 2012

Wignall, Judita: Raw & Simpel, Hans-Nietsch-Verlag, 2013

Oberkeil, Klaus: Schlank mit Meditation und Bio, Hans-Nietsch-Verlag, 201

LINKS

TIERSCHUTZ

www.peta.de (größte internationale Tierrechtsschutzorganisation)

www.nabu.de (Naturschutzbund Deutschland e.V.)

www.greenpeace-magazin.de (Informationen zu gesellschaftsrelevanten Naturschutz- und Tierschutz-Themen)

... oder dein örtliches Tierheim, wo du Tiere findest, die ein neues Zuhause brauchen, aber auch Informationen dazu erhalten kannst, wie es in der konventionellen Landwirtschaft zugeht. Vielleicht kannst du dort auch eine Patenschaft übernehmen für ein „ausrangiertes" Bauernhoftier?

VEGETARISCH ODER VEGAN

... essen

www.vebu.de (Deutscher Vegetarierbund)

www.vegane-gesellschaft.org (Vegane Gesellschaft Deutschland e.V.)

www.vegane-lebensweise.de (Bund für vegane Lebensweise)

www.unverbissen-vegetarisch.de (Vegane Gesellschaft Deutschland e.V.)

... ausgehen

www.vegetarisch-ausgehen.de

... auf Reisen

www.verträglich-reisen.de

www.veggie-hotels.de

www.vegotel.com

NETZWERK FÜR SOLIDARISCHE LANDWIRTSCHAFT (Solawi)

www.solidarische-landwirtschaft.org

Das hier ist nur ein kleiner Einstieg. Ich möchte dich ermuntern, selbst aktiv zu werden. Setz dich an den PC und googel, was das Zeug hält, z. B. zu folgenden Themen:

- Bauernmärkte, regionale
- Colon-Hydrotherapeuten
- Entgiftungszentren
- glutenfreie Ernährung
- Kooperativen
- Lieferservice für Bio-Lebensmittel
- Lieferservice für Weizengras
- Rohkostzentren
- Verbraucherschutz

Fällt dir noch mehr ein? Dann rein damit in die Tasten!

Danksagung

Ich danke

allen meinen Lehrerinnen und Lehrern, ohne die ich heute immer noch Mist essen, trinken und denken würde!

Meiner tollen Clique für ihre topaktuellen Weisheiten, ihre Leidenschaft und ihren Aktivismus.

Mehmet Oz für seine von Herzen kommende Führung und die großzügige Unterstützung meiner Arbeit.

Dean Ornish dafür, dass er Dean Ornish ist! Danke, dass du mich daran erinnert hast, auf mein Bauchgefühl zu vertrauen.

Meinem Einhorn-Seelenverwandten Rory Freedman für das Wahnsinnsvorwort. Nana liebt dich.

Dr. Neal Barnard und Jill Eckart. Danke, dass ihr an mich glaubt und mir helft, Berge zu versetzen.

Chad Sarno für die Entwicklung eines Großteils der Rezepte für die Reinigung. Danke dafür, dass du ein gastronomisches Genie und ein wirklich cooler Typ und Visionär bist.

All den anderen Küchenchefs und -chefinnen, die Rezepte beigetragen und uns gezeigt haben, dass Köstliches auch gesund sein kann.

Meinen lieben Freunden aus dem Candle 79 – Joy Pierson, Bart Potenza und Benay Vynerib. Danke für eure endlose Unterstützung und dafür, dass ihr meinen Magen mit heilender Nahrung gefüllt habt.

Sheila Buff für ihre wunderbaren Recherchen und ihr ernährungswissenschaftliches Know-how.

Karen Kelly dafür, dass sie mir hilft, mit soliden Überarbeitungen und ein wenig Feenstaub alles miteinander zu verbinden.

Mary Norris dafür, dass sie ein drittes Mal an mich glaubt, und für eine Zeit voller Zauber.

Gena Hamshaw dafür, dass sie meine Arbeit anerkennt und mir das Selbstvertrauen gibt, sie voller Stolz zu veröffentlichen.

Jennifer Reilly, R.D., dafür, dass sie alle meine Recherchen einem Faktencheck unterzieht und ihnen ihren goldenen Genehmigungsstempel gibt.

Meiner Agentin Maura Teitelbaum dafür, dass sie teilweise Göttin und teilweise Löwin ist. Irgendwann werde ich dir ein Haus im sonnigen Florida kaufen (oder dir eines fürs Wochenende mieten, je nachdem, wie gut die Sache mit den Büchern läuft).

Karla Baker für ihre quirligen und fantastischen Zeichnungen, die mein Buch auf genussvolle Weise zugänglich machen. Ich hoffe, dass wir lange zusammenarbeiten werden.

Dem begabten Victor Juhasz für seine wundervollen Illustrationen von einer unglücklichen Welt.

Allen Fotografen, die ihre großartige Arbeit und ihr Talent mit mir geteilt haben, insbesondere Alysia Cotter, David Sax, Cliff Bumford, Bob Espito und Rick Lew.

Unseren besten Freunden Mary und Ryan Giuliani dafür, dass ich in ihrem traumhaften Heim in Woodstock Fotos machen durfte.

Der Humane Society und dem Farm Sanctuary dafür, dass sie die ernüchternden Bilder bereitgestellt haben, die zeigen, was wirklich in seelentötenden Massentierhaltungsbetrieben passiert.

Meiner lieben Freundin Kathy Stevens vom Catskill-Gnadenhof dafür, dass sie viele der inspirierenden Bilder ihrer seelenvollen Bauernhoftiere beigetragen hat. Danke dafür, dass du diese Individuen gerettet hast.

Der wilden, wunderbaren Jenny Brown vom Nutztier-Gnadenhof in Woodstock. Danke für die wunderschönen Bilder von Kühen und Schweinen.

Steve Heller dafür, dass er mir erlaubt hat, seine tolle Raketenschiffskunst zu fotografieren.

Corinne Bowen, einer brillanten Schriftstellerin, einer kreativen Tour de Force, meiner rechten und linken Hand und geschätzten Freundin. Das zu tun, was ich tue, ist so viel besser zusammen mit dir. Ich liebe dich bis ins Innerste.

Thomas (T-Pfote), dem Kater, dafür, dass er Corinnes fleißiger Praktikant und Vertrauter ist.

Jan Fine, Lolas Patin und unsere großartige Freundin. Danke dafür, dass du meiner haarigen Tochter Spaß und Abenteuer beschert hast, während ich zwei Jahre lang am Computer saß.

Lola dafür, dass sie der beste Rettungshund überhaupt und das beste Beispiel dafür ist, warum Menschen adoptieren sollten. Ich liebe dich so sehr, dass es schon weh tut.

Meinen Eltern, meiner Schwester und meinem Mann dafür, dass ihr mir zur Seite steht, dass ihr mich unterstützt und liebt.

Joni Mitchel, den Beatles, der indischen Rockband Euphoria, Bob Dylan, Corinne Bailey Rae, Yo-Yo Ma, Krishna Das, Eddie Vedder, Donna De Lory und Michael Franti – danke dafür, dass ihr tolle Musik schreibt, die mir geholfen hat, ein tolles Buch zu schreiben.

Den Vögeln vor meinem Fenster – ihr macht mich sehr glücklich. Ich werde euch immer Hirse und Samen zu fressen geben.

Und schließlich meinen Fans, und jedem, der sein Leben ändern wollte, aber nicht wusste wie. Alles, was ich tue, tue ich für euch.